DEUTSCHES ZENTRALKOMITEE
ZUR BEKÄMPFUNG DER TUBERKULOSE

TUBERKULOSE-JAHRBUCH
1958

HERAUSGEGEBEN VON

ROLF GRIESBACH
GENERALSEKRETÄR DES DEUTSCHEN ZENTRALKOMITEES
ZUR BEKÄMPFUNG DER TUBERKULOSE

MIT 50 ABBILDUNGEN

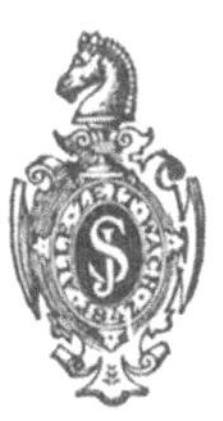

Springer-Verlag Berlin Heidelberg GmbH
1960

ISBN 978-3-662-30599-7 ISBN 978-3-662-30598-0 (eBook)
DOI 10.1007/978-3-662-30598-0

Ursprünglich erschienen bei Springer-Verlag OHG, Berlin · Göttingen · Heidelberg 1960.
Softcover reprint of the hardcover 1st edition 1960

Konrad Triltsch, Graphischer Großbetrieb, Würzburg

Vorwort

Die Fülle der Berichte und Zahlen, die in diesem Jahrbuch wieder vorgelegt werden, dazu die Beiträge in den fachwissenschaftlichen Veröffentlichungen und die lebhaften Verhandlungen auf nationalen und internationalen Tagungen lassen die Frage aufkommen, ob dies alles in einem rechten Verhältnis steht zu der Gefährdung der Volksgesundheit durch die Tuberkulose. In Wirklichkeit ist es wohl so, daß, wie immer im Ablauf eines sozialpathologischen Geschehens, so auch bei der Tuberkulose das Problem diffiziler, die Gefahr von Teil- und Scheinlösungen deutlicher wird. Das wird für den aufmerksamen Leser aus den Berichten der Arbeitsausschüsse und aus den Angaben des Jahrbuches deutlich.

In der Öffentlichkeit, die sich in erfreulich zunehmendem Maße für gesundheitspolitische Zusammenhänge interessiert, ist die Frage aufgeworfen worden, ob und wieweit es in der Gegenwart noch angezeigt sei, in der Tuberkulosebekämpfung „normative" Bestimmungen anzuwenden.

In den kulturhygienisch hochentwickelten Ländern geht das Bestreben zweifellos dahin, die sanitätspolizeilichen Vorschriften mehr und mehr durch gesundheitsfürsorgerische Maßnahmen zu ersetzen. Für die Überwindung der übertragbaren Krankheiten ist das nur in dem Maße möglich und zu verantworten, als dadurch die bisherigen Erfolge — auch unter Berücksichtigung der Weltseuchenlage — nicht gefährdet werden.

Solange in den europäischen Ländern, auch in Deutschland, der weit überwiegende Teil der Bevölkerung im Entwicklungsalter noch mit Tuberkuloseerregern nachweislich „verkehrsüblich" angesteckt wird, sollte man die Notwendigkeit und die Wirksamkeit normativer Bestimmungen und der sich daraus ergebenden staatsbürgerlichen Pflichten nicht allzu gering einschätzen.

Noch erfordert die Tuberkulose unsere volle wissenschaftliche und gesundheitspolitische Aufmerksamkeit, und so ist es mir eine angenehme Pflicht, an dieser Stelle den Mitgliedern der Arbeitsausschüsse, dem Generalsekretär und den Mitarbeitern in der Geschäftsstelle für ihren hingebungsvollen Dienst dankende Anerkennung auszusprechen.

Professor Dr. SCHRÖDER

Inhaltsverzeichnis

Abkürzungen

ATS	American Trudeau Society
BG	Bundesgrenzschutz
BK-VO	Berufskrankheiten-Verordnung
FNR	Fach-Normenausschuß
MM	Mendel-Mantoux
MMR	Miniature Radiographie
RP	Radiophotographie
THG	Tuberkulosehilfegesetz

Berichtigung

Tbk.-Jahrbuch 1957, Seite 247, Tabelle XXXVIII

Tuberkulose der Hirnhäute usw. 75—80 J.
rel. Zahlen statt: 0,09 = 0,87
,, : 0,09 = 0,82
,, : 0,09 = 0,84

Einleitung

Das Bild der Tuberkulose hat sich während der vergangenen zehn Jahre nicht zuletzt unter dem Einfluß der Chemotherapie und der modernen Operationstechnik grundlegend gewandelt. Die Krankheit, an deren Ende früher nach häufig nur kurzem Ablauf vielfach der Tod stand, wurde für viele Tausende zu einem chronischen Leiden. Ihr verheerender Einfluß auf die Kinder, Jugendlichen und vor allem auf die jüngeren Erwachsenen ist endgültig beseitigt und einer Bevorzugung der mittleren und höheren Altersklassen gewichen. Diese Entwicklung ist noch nicht abgeschlossen, sie wird das Geschehen in der nächsten Zukunft ebenso bestimmen wie die Maßnahmen, die sich als Konsequenz daraus ergeben.

Mit dem Tuberkulose-Jahrbuch des Deutschen Zentralkomitees wird der Zweck verfolgt, die jeweilige Situation und ihre Entwicklung darzustellen und die Wege zu weisen, die sich im Hinblick auf erforderliche Maßnahmen in den aktuellen Problemen andeuten. Dieser Aufgabe dienen die Berichte über die Tätigkeit der Arbeitsausschüsse und die Wiedergabe und Analyse der Morbiditäts- und Mortalitätsstatistiken. Um auch eine größere interessierte Öffentlichkeit über die Problematik der Tuberkulose zu informieren, wird bewußt Wert auf eine allgemeinverständliche Darstellung gelegt. Die Zustimmung aus dem In- und Ausland hat die Richtigkeit dieser Auffassung bestätigt.

Im vorliegenden 8. Band des Tuberkulose-Jahrbuches wird erstmalig eine alters- und geschlechtsgegliederte Statistik des Bestandes an Personen mit aktiver Tuberkulose in der Bundesrepublik Deutschland vorgelegt. Das Deutsche Zentralkomitee dankt allen beteiligten Stellen in den deutschen Bundesländern für die Mitarbeit und das Verständnis, welche Voraussetzung für die Erstellung dieser Statistik waren. Mit dem Vorliegen dieser Statistik konnte weitgehend auf die Darstellung und Diskussion der Bestandsstatistiken der Länder verzichtet werden, deren zum Teil erhebliche Abweichungen in einem gewissen Umfange durch mitunter kleine Zahlen bedingt sind. Die Morbiditätsstatistik der Tuberkulose gewinnt dadurch an Wert. Es wäre im Interesse einer weiteren Verbesserung und Vervollständigung sehr zu begrüßen, wenn sich die Länder Hessen, Rheinland-Pfalz, Baden-Württemberg und Bayern dazu entschließen könnten, in Zukunft ebenso wie die übrigen Bundesländer eine Alters- und Geschlechtsgliederung der Neuzugänge vorzunehmen, die infolge der noch kleineren Morbiditätszahlen noch größere Unterschiede aufweisen. Die damit verbundene nur unbedeutende Mehrarbeit sollte im Interesse einer exakten Aussage über die Neuzugänge und ihre Gliederung in Kauf genommen werden können. Dasselbe gilt für die Ergebnisse der Röntgenreihenuntersuchungen, die nur dann eine zuverlässige Analyse gestatten, wenn die Angaben im Detail zur Verfügung gestellt werden. Darüber hinaus liegt bei vielen mit Maßnahmen zur Bekämpfung der Tuberkulose beauftragten Dienststellen und Organisationen umfangreiches Material vor, dessen Auswertung manche noch offene Fragen klären könnte.

Die Tuberkulose ist ein internationales Problem. Ihre Beurteilung kann deshalb nicht ausschließlich aus nationaler Perspektive erfolgen, sondern setzt das Wissen um die großen Zusammenhänge voraus. Das Deutsche Zentralkomitee ist deshalb darum bemüht, auch die Verhältnisse in anderen Ländern — soweit sie von Bedeutung sind — darzustellen; allerdings zwingen hier hauptsächlich finanzielle Gründe zu einer gewissen Beschränkung. Die Zusammenfassung des Inhalts der verschiedenen Kapitel des Tuberkulose-Jahrbuches und deren Übersetzung in das Englische hat im Ausland großen Anklang gefunden.

Die Berichte der Arbeitsausschüsse wurden von deren Vorsitzenden verfaßt, den Abschnitt III und das Tabellenmaterial hat Ob.Reg.Rat a. D. Dr.-Ing. KEUTZER bearbeitet. Wir danken unseren Mitarbeitern einschließlich der Damen der Geschäftsstelle für ihre Unterstützung.

Für den Inhalt des Jahrbuches zeichnet der Generalsekretär verantwortlich.

I. Überblick über das Geschäftsjahr vom 1. 4. 1958—31. 3. 1959

Geschäftsbericht des Deutschen Zentralkomitees zur Bekämpfung der Tuberkulose

Anläßlich der 64. Tagung der Deutschen Gesellschaft für Innere Medizin am 17. April 1958 in Wiesbaden hielt der Generalsekretär einen Vortrag über das Thema:

„Neuzeitliche Tuberkulosebekämpfung unter besonderer Berücksichtigung der Röntgenreihenuntersuchung."

Dieser Vortrag sowohl wie eine im März 1958 in Frankfurt abgehaltene Pressebesprechung der Deutschen Zentrale für Volksgesundheitspflege waren der Ausgangspunkt einer Auseinandersetzung über die Röntgenreihenuntersuchungen in der Tages- und Fachpresse.

Das DZK war bei folgenden Veranstaltungen vertreten:

27. April 1958: *Tagung der Schweizerischen Tuberkulose-Gesellschaft in Brunnen.*

3. Mai 1958: *Fortbildungskursus des Bremischen Ärztevereins,* dort Referat des Generalsekretärs über ambulante Behandlung.

15.—17. Mai 1958: *Tagung der Südwestdeutschen Tuberkulose-Gesellschaft in Bad Wildungen,* wo am 17. 5. die Mitgliederversammlung des DZK stattfand.

7.—12. Juni 1958: *Sitzung der Union Internationale contre la Tuberculose in Paris.*

20.—23. Aug. 1958: *III. Internationaler Kongreß für Schirmbildröntgenologie in Stockholm,* Referat des Generalsekretärs über: *Röntgenreihenuntersuchungen und ihre Ergebnisse in Deutschland.*

14.—20. Sept. 1958: *Deutsche Tuberkulose-Tagung in Hamburg.*

Am 13. Februar 1959 fand in Karlsruhe eine Besprechung zwischen dem Generalsekretär und Herrn Dr. Gellner über *Fragen der XV. Internationalen Tuberkulose-Konferenz in Istanbul* im September 1959 statt.

13.—14. März 1959: *Tagung des Rheinischen Tuberkulose-Ausschusses in Düsseldorf.*

Am 6. Dezember 1958 nahm Prof. Dr. R. W. Müller auf Wunsch von Prof. Kleinschmidt und auf Veranlassung des DZK an einer *Tagung über Tuberkulose-Schutzimpfung* in Bologna teil.

Am 16. September 1958 fand eine Sitzung des *Präsidialbeirates* des DZK in Hamburg statt, auf der zukünftige Planungen der Arbeitsausschüsse besprochen wurden.

Am 31. 1. und 1. 2. 1959 nahm Dr. Keutzer auf Einladung der Union Internationale in Paris an Sitzungen mit der Weltgesundheitsorganisation teil, auf welchen Fragen einer vergleichbaren internationalen Mortalitäts- und Morbiditätsstatistik der Tuberkulose diskutiert wurden.

Tätigkeit der Arbeitsausschüsse im Geschäftsjahr 1958/59

1. Arbeitsausschuß für Arbeitsfürsorge und Rehabilitation bei Tuberkulose am 20. 6. 1958 in Augsburg.

Nachdem das Tuberkulosehilfegesetz vom Bundesrat nicht genehmigt worden war, entfiel die Diskussion der den Arbeitsausschuß berührenden Punkte.

Eine Statistik der Bundesanstalt für Arbeitsvermittlung und Arbeitslosenversicherung über die Zahl der vermittlungsfähigen arbeitssuchenden Tuberkulösen brachte ein erstaunlich niedriges Ergebnis. In einem Erfahrungsbericht haben die Präsidenten der Landesarbeitsämter ausnahmslos betont, daß sich die Richtlinien des DZK für die Beschäftigung von Lungentuberkulösen gut bewährt haben. Arbeitgeber und Arbeitnehmer sind sich darüber einig, daß eine unbegründete Furcht vor einer Ansteckung mit Tuberkulose durch Aufklärung bekämpft werden muß.

Die Zukunftsplanung soll umfassen:

1. geeignete und planmäßige Aufklärung der Bevölkerung;

2. Förderung des Verständnisses für die Anwendung der „Richtlinien" bei Arbeitgebern, Arbeitnehmern, Arbeitsämtern und Fürsorgestellen;

3. Intensivierung bestimmter Rehabilitationsmaßnahmen, und zwar

a) Förderung von Ausbildungs- und Umschulungsstätten, möglichst in Anlehnung an Heilstätten,

b) Förderung des Studiums von tuberkulosekranken Studenten in besonderen Heilstätten.

Nach einem Referat von Overrath ergab sich aus 1012 routinemäßigen Untersuchungen, daß rund 61% aller Tuberkulosekranken eine Minderung der Arbeitsleistung im Sinne von Knipping von 20—40% durch Atemfunktionsstörungen aufwiesen. In 25% der Fälle betrug die Leistungsminderung 50—70% und mehr. Arbeitsphysiologische Untersuchungen zur Ermittlung der Leistungsanforderung am Arbeitsplatz erscheinen erforderlich. Die Begriffe leichte, mittelschwere und schwere Arbeit sind nach den Untersuchungen nicht ohne weiteres auf den Funktionsgestörten zu übertragen.

Weiterhin wird von einem Referenten (Hain) auf Grund seiner in Mitteldeutschland gemachten Erfahrungen vorgeschlagen, auch in der Bundesrepublik Einrichtungen zu schaffen, um Tuberkulosekranke zu med.-techn. Assistentinnen und Krankenschwestern auszubilden und damit dem Mangel an Fachkräften abzuhelfen und ein Betätigungsgebiet für diesen Personenkreis zu erschließen.

Wenngleich bei der Bundeswehr nach Dinkloh das Tuberkuloseproblem eine nur geringe Rolle spielt, müssen doch Erwägungen angestellt werden, um den durch WDB dienstunfähig gewordenen Soldaten die Eingliederung in das Berufsleben zu ermöglichen.

Nach einem Bericht von Schuwirth ist mit etwa 4000 Tuberkulösen unter rund 500000 Arbeitslosen = 0,8% zu rechnen. Dieser Prozentsatz entspricht ungefähr dem Anteil aller Tuberkulösen an der Gesamtbevölkerung. Die Erfahrung lehrt, daß gegenüber vergangenen Jahren heute die größten Schwierigkeiten bei der Arbeitsbeschaffung für Tuberkulöse von den Arbeitnehmern und den Betriebsräten gemacht werden.

Vom Verwaltungsrat der Bundesanstalt ist der Entwurf eines Erlasses gebilligt worden, der die Gesichtspunkte zur beruflichen Eingliederung geistig und körperlich behinderter Personen zum Gegenstand hat und folgende Maßnahmen vorsieht:

a) Arbeits- und Berufsberatung,

b) Hilfe zur Ausbildung behinderter Berufsanwärter (hierbei handelt es sich um Personen, die einen Beruf ergreifen wollen),

c) Maßnahmen zur Erhaltung, Wiedergewinnung oder Erhöhung der Fertigkeiten im bisherigen Beruf,

d) Hilfe zur Ausbildung für einen anderen Beruf,

e) Hilfe zur Erhaltung oder Erlangung einer Arbeits- oder Ausbildungsstelle.

Es wird beschlossen, eine Überarbeitung der „Richtlinien" durch einen Unterausschuß vornehmen zu lassen, um diese den heutigen Verhältnissen anzupassen.

2. *Arbeitsausschuß für Chemotherapie* am 16. 9. 1958 in Hamburg

Es wurde die „III. Verlautbarung über die Anwendung der tuberkulostatischen Mittel für die Behandlung der Lungentuberkulose Erwachsener" besprochen. Diese ist inzwischen vom Präsidium des DZK genehmigt und veröffentlicht worden.

3. *Arbeitsausschuß für Desinfektion bei Tuberkulose* am 14. 11. 1958 in Augsburg.

Behandelt wurde zunächst die Frage der Heißluftdesinfektion von Büchern. Effenberger kam auf Grund seiner Untersuchungen zu dem Ergebnis, daß die Infektionsgefahr als sehr gering anzusehen sei, obwohl der Nachweis von virulenten TB mit dem optimalen Bradosolverfahren gelungen ist. Zur Desinfektion von Büchern müßten diese im Heißluftschrank bei 100° während 6—24 Stunden eingespannt und dann 14 Tage bis 4 Wochen bei Zimmertemperatur belastet gelagert werden, bis sie den normalen Feuchtigkeitsgrad wieder angenommen haben. Das Verfahren ist technisch durchführbar, aber wegen der Dauer nur bedingt empfehlenswert.

Nach den Untersuchungen, die Schmidt über die Verwendbarkeit von Desinfektionsmitteln zur Zimmerdesinfektion vorgenommen hat, ist es erforderlich, einige der bisher zugelassenen Mittel aus der Liste zu streichen. Die Untersuchungen sollen forgesetzt werden und sich auf die Desinfektion senkrechter Flächen, von Linoleum-Fußboden usw. erstrecken.

Heicken berichtete über eine Sitzung des Fachnormenausschusses Wasserwesen, nach der die Notwendigkeit der Desinfektion von Abwässern im Einzelfall von den zuständigen Behörden entschieden werden soll. Zur Desinfektion wurden folgende Verfahren empfohlen:

1. Chlorung mit Chlorgas nach dem indirekten Verfahren,
2. Chlorung mit Natrium-hypochlorit.

Letzteres darf jedoch zur Desinfektion der Abwässer von Tuberkuloseanstalten nicht verwendet werden wegen der Verschiebung des pH-Wertes in einen für die Desinfektion ungünstigen Bereich.

Es wird die Notwendigkeit der Aufstellung von „Richtlinien zur Verhütung von Laboratoriumsinfektionen" bejaht, da die Richtlinien der Berufsgenossenschaft zu allgemein gehalten sind. Ein Unterausschuß wird sich mit der Ausarbeitung beschäftigen.

Die Zulassung einiger neuer Desinfektionsmittel wird beschlossen.

4. *Unterausschuß für Hauttuberkulose einschließlich hautnaher Schleimhaut- und Drüsentuberkulose* am 15. 11. 1958 in Hamburg.

Es wird festgestellt, daß die tuberkulöse Erkrankung der Haut und der angrenzenden Schleimhäute noch nicht den Stand erreicht hat, der eine Reduzierung der Bekämpfungsmaßnahmen auf diesem Gebiet gestattet. Es soll versucht werden zu erreichen, durch genauere Statistiken Kenntnis über Umfang und Verbreitung der Hauttuberkulose zu erhalten und durch sorgfältige Karteien die für dringend notwendig gehaltene Überwachung der Patienten zu ermöglichen. Die Frühdiagnostik der Hauttuberkulose ist ein entscheidender Faktor für ihren Verlauf, leider wird ein Lupus nicht allzu selten erst nach 5jährigem Bestehen erkannt. Die weitere Abhaltung von Lupus-Sprechtagen wird für notwendig erachtet, schon weil die Fürsorgestellen und Amtsärzte infolge fehlender Sachkenntnis auf diesem Spezialgebiet kaum in der Lage sind, eine sachgemäße Kontrolle bei Lupuskranken selbst durchzuführen. In einer entsprechenden Empfehlung sollen Vorschläge für die einheitliche Durchführung der Lupus-Sprechtage gemacht werden. Herr KALKOFF wird veranlassen, daß die Frage des Nachweises von TB in gesunder und kranker Haut zum Gegenstand einer wissenschaftlichen Untersuchung gemacht wird.

5. *Arbeitsausschuß für Kindertuberkulose* am 5. 12. 1958 in Augsburg.

Der Ausschuß beschäftigte sich ausführlich mit den Fragen der Verhütung von Strahlenschäden bei der Röntgendiagnostik im Kindesalter. Es wurde ein Merkblatt entworfen, das jedoch noch der Billigung der Mitglieder des Arbeitsausschusses für Röntgenschirmbilduntersuchungen und für Röntgentechnik bedarf. Weiterhin ergab die Diskussion des Problems der Kindertuberkulose und ihrer Behandlung mit Tuberkulostatika die Notwendigkeit, ein Merkblatt über diese Fragen herauszugeben. Dieses Merkblatt ist inzwischen vom Präsidium des DZK genehmigt und veröffentlicht worden.

6. *Arbeitsausschuß für Tuberkulosefürsorge* am 6. 12. 1958 in Augsburg.

Hinsichtlich der Frage der Röntgendiagnostik bei Kindern zur Ermittlung unbekannter Tuberkulosen spricht sich der Arbeitsausschuß einstimmig für die Beibehaltung der Röntgenuntersuchung in besonders gelagerten Fällen aus. Die Entscheidung darüber liegt beim Fürsorgearzt.

Aus der Tatsache, daß häufig eine Reinfektion von zunächst tuberkulosefreien Rinderbeständen mit dem Typus humanus erfolgt und genügend Beweise dafür vorliegen, daß die Ursache hierfür bei tuberkulosekranken Menschen zu suchen ist, ergibt sich die Notwendigkeit einer engen Zusammenarbeit zwischen Amtsärzten und Amtstierärzten. Das DZK hat entsprechend dem Wunsche des Arbeitsausschusses die Länderregierungen darum gebeten, sich für eine enge und intensive Zusammenarbeit einzusetzen.

Ausführlich befaßte sich der Ausschuß mit den Fragen der Tuberkulose der höheren Lebensalter, die nach in- und ausländischen Statistiken einen beträchtlichen Umfang angenommen hat und besonderer Maßnahmen bedarf. Nach HOPPE ist z. B. in den Heilstätten der LVA Rheinprovinz bei einem jährlichen Durchgang von etwa 5000 Personen der Anteil der über 50jährigen von 1950 bis 1957 von 9%

auf 25% gestiegen. Über die Heilungsaussichten gab HOPPE folgende Zahlen bekannt:

Verschwinden der Kaverne	bei den 15—30-jährigen in 64% der Fälle	
Verschwinden der Kaverne	bei den über 50-jährigen in 35% der Fälle	
Es wurden negativ	bei den 15—30-jährigen 68% der Fälle	
Es wurden negativ	bei den über 50-jährigen 48% der Fälle	

Die Verteilung der Schweregrade war in allen Altersgruppen ungefähr identisch. HOPPE weist darauf hin, daß der Anteil der Kurabbrüche bei den älteren Personen am niedrigsten ist. Die Komplikationshäufigkeit nach operativen Eingriffen steigt mit dem Alter an; sie beträgt bei den 15—30jährigen 29%, bei den über 50jährigen 59%. Es ist notwendig, sich intensiver der Tuberkulose der höheren Lebensalter, und besonders des Greisenalters, anzunehmen.

In der Frage der sogenannten Entwichenen, deren Zahl nur geschätzt werden kann, wird sich das DZK um genauere Unterlagen bemühen, die als Grundlage für evtl. Maßnahmen dienen sollen.

Als Ergebnis eines Referates über die Zwangsabsonderung Ansteckend-Tuberkulöser kommt Herr EFFENBERGER auf Grund eigener und in der Literatur mitgeteilter Erfahrungen zu dem Schluß, daß eine Zwangsasylierung asozialer Tuberkulöser unter den gegenwärtigen Rechtsverhältnissen nicht tragbar ist, da deren Durchführung ohne gesetzlichen Fundus ist und die Verantwortung für alle Maßnahmen auf das Pflegepersonal abgewälzt wird. Er empfiehlt dringend, von der Neueinrichtung solcher Anstalten abzusehen, bis der Gesetzgeber mit einer Durchführungsverordnung einwandfreie Rechtsverhältnisse geschaffen hat und schlägt vor, daß die Fürsorgestellen bis dahin mehr von der Möglichkeit des Entzugs oder der Kürzung der Tuberkulosehilfe Gebrauch machen sollten, wenn es sich um asoziale, behandlungsunwillige, uneinsichtige Offentuberkulöse handelt. Das DZK hat den Bericht von Herrn EFFENBERGER dem Bundesministerium des Innern weitergegeben mit der Bitte zu prüfen, welche Maßnahmen in diesem Zusammenhang ergriffen werden können.

In einer Städtestatistik über den Bestand an Tuberkulosen in deutschen Großstädten zeigt sich eine derartig hohe Diskrepanz besonders bei den Ic-Fällen, daß Hinweise an die Länderregierungen erforderlich erscheinen, um Abhilfe zu schaffen, damit ein einigermaßen zuverläßiges Bild der tatsächlichen Verhältnisse gegeben werden kann.

Auch wenn bei der Beurteilung gerade der Ic-Fälle subjektive Momente nie völlig ausgeschaltet werden können, so sollte es doch möglich sein, die Grenzen, die einerseits durch eine Überbewertung, andererseits durch eine Unterbewertung klinischer und röntgenologischer Befunde gegeben sind, weitestgehend einzuengen. Die ärztliche Verantwortung schließt auch die Rücksicht auf jene Person ein, die aus Überängstlichkeit und damit hier aus Mangel an Verantwortungsfreudigkeit beim geringsten Verdacht zunächst einmal zu Tuberkulösen gestempelt werden. Es gibt Möglichkeiten, einigermaßen exakte Diagnosen zu stellen. Die Bedeutung einer Fürsorgestelle steht nicht in Korrelation zu der Zahl der von ihr als tuberkulös gemeldeten und registrierten Personen. In Mitteldeutschland wird ein beschränkter Austausch von Personal der Fürsorgestellen mit Extremwerten vorgenommen, um Erfahrungen zu sammeln. Es ist zu überlegen, wie hier Abhilfe zu schaffen ist, und zwar einmal im Interesse der Tuberkulösen und dann, um eine überflüssige Beunruhigung nicht betroffener Personen zu vermeiden.

7. *Arbeitsausschuß für Tuberkulose im Rahmen der Unfallversicherung* am 30. 1. 1959 in Augsburg.

Der Arbeitsausschuß befaßte sich ausführlich mit dem Problem der vom Tier auf den Menschen übertragbaren Tuberkulose und deren Bedeutung in der Begutachtung. Diese Frage ist nicht nur für den ärztlichen Gutachter oder den Versicherten von Wert, sondern ebenfalls für den Kostenträger, besonders aber für die Rechtsprechung. Es wird der Entwurf eines Merkblattes über diesen Fragenkomplex beschlossen, der von einem Unterausschuß ausgearbeitet wird.

Die vielen im Zusammenhang mit der Typendifferenzierung auftauchenden Fragen führten zu dem Vorschlag, einen *Arbeitsausschuß für bakteriologische Arbeitsmethoden* zu gründen. Der Generalsekretär wurde gebeten, dem Präsidium diesen Vorschlag zu unterbreiten.

8. *Arbeitsausschuß für stationäre Behandlung* am 28. 2. 1959 in Hamburg.

Für die wissenschaftliche Beurteilung des Krankengutes sowohl wie für die Erfolgsbeurteilung und für die Jahresberichte ist die Erstellung einer exakten und vergleichbaren Krankenhausstatistik von großer Bedeutung. Herr Unholtz berichtete über dieses Thema und erörterte die technischen Möglichkeiten derartiger Statistiken und ihrer Auswertung. Er hält die Randlochkartei für besonders geeignet und auch finanziell tragbar. Allerdings wäre ein gemeinsamer Schlüssel für die Statistik der einzelnen Heilstätten erwünscht.

Nachdem der Verband Deutscher Rentenversicherungsträger und auch der Arbeitsausschuß für Statistik eine Heilstättenkarteikarte ausgearbeitet haben, soll auf einer Sitzung eines kleinen Gremiums versucht werden, die Wünsche beider Organisationen auf einem einheitlichen Fragebogen zu koordinieren.

Die Frage, ob eine Heilstättenfürsorgerin notwendig ist, wird allgemein bejaht. Zu deren Aufgaben gehört jede Art von Hilfe bei der wirtschaftlichen Fürsorge, wie Regelung des Hausgeldes, des Übergangsgeldes, der Unterhaltshilfe für die Familienhilfe bei Renten- und Unterstützungsanträgen, Erledigung des Schriftverkehrs, Wohnungsbeschaffung, Vorarbeiten für Arbeitsbeschaffung und Umschulung und Mithilfe bei seuchenhygienischen Maßnahmen usw.

Herr Fromhold referierte über vermeidbare Fehler bei der diagnostischen Anwendung von Röntgenstrahlen in Tuberkuloseanstalten. Er empfiehlt die Röntgenaufnahme des Thorax mit Abdeckung der unteren Körperhälfte durch besonderen Bleischutz am Stativ.

9. *Arbeitsausschuß für extrapulmonale Tuberkulose* am 20. 3. 1959 in Düsseldorf.

Bei der Diskussion des Vortrages von May über „Die Behandlung der stummen Niere“ ergibt sich eine Vielfalt von Fragestellungen, daß es für notwendig erachtet wird, dieses Thema auf einer Sitzung des Unterausschusses für Urotuberkulose ausführlich zu behandeln.

Da nach den Erfahrungen die chronischen Gelenkprozesse tuberkulöser Genese wenig medikamentös beeinflußbar sind, wird einem aktiven Vorgehen in diesen Fällen zugestimmt.

Nach Darstellung von Herrn BRÜGGER existieren im Allgäu zwischen 15 und 67% tuberkulosefreie Rinderbestände. Bei 85 Typenbestimmungen sind in 42 Fällen humane, in 43 Fällen bovine Formen des TB ermittelt worden; dabei wurden Lymphknotentuberkulosen nicht berücksichtigt. Von diesen sind im Bereich der primär-lymphogenen Formen etwa 70% bovin bedingt. Nach dem Material von Herrn BRÜGGER ist die Zahl der operierten Halsdrüsentuberkulosen seit 1953 noch nicht zurückgegangen. Infolge der Exazerbation der primär verkästen und sekundär verkalkten Lymphknotentuberkulose rechnet Herr BRÜGGER zunächst auch dann nicht mit deren Verschwinden, wenn die Entseuchung der Rinderbestände weitere Fortschritte macht.

Nach Herrn KRÄUBIG, der über „Extrapulmonale Tuberkulose und Schwangerschaft" sprach, erhöht eine Interruptio bei bestehender Schwangerschaft das Risiko einer Streuung. Er befürwortet Sicherheitskuren vor und nach der Entbindung, da Geburt und Wochenbett kritische Phasen im Hinblick auf eine Streuung bedeuten.

In 4 Fällen konnte Herr KRÄUBIG Beobachtungen über connatale Tuberkulosen anstellen. Unter der Voraussetzung einer rechtzeitigen Diagnose erweist sich in solchen Fällen die tuberkulostatische Therapie als lebensrettend.

Herr CREMER setzt sich für die Aufstellung einer Statistik über Augentuberkulose ein und betont die Notwendigkeit ihrer Früherfassung, um eine Frühinvalidität abzuwenden.

10. Arbeitsausschuß für Tuberkulosegesetzgebung am 20. 3. 1959 in Düsseldorf.

Herr SPAHN referierte über den derzeitigen Stand des Tuberkulosehilfegesetzes, das am 17. 4. zum zweiten Male vom Bundesrat in seiner derzeitigen Fassung verworfen worden ist. Nach Anrufen des Vermittlungsausschusses kann das Gesetz nun frühestens am 1. Oktober 1959 in Kraft treten. Herr SPAHN hält es für zweckmäßig, wenn sich das DZK nach dem Inkrafttreten des Gesetzes in die dann zu erwartenden Verhandlungen der Landesfürsorgeverbände und der Rentenversicherungsträger über die Erstellung von „Richtlinien" einschalten würde.

Zu Beginn des Jahres 1959 wurde vom DZK unter der Regie von Herrn LUTHER und mit finanzieller Unterstützung der Landesvereine zur Bekämpfung der Tuberkulose in Schleswig-Holstein und Niedersachsen und des Rheinischen und des Westfälischen Tuberkulose-Ausschusses der Film „Das muß sein!" als Aufklärungsfilm über die RRU gedreht. Das Drehbuch hat Herr LUTHER in Zusammenarbeit mit Herrn Dr. STARKE geschrieben. Der Film hat inzwischen das Prädikat „wertvoll" erhalten.

Die vom DZK veranlaßte Auswertung der Ergebnisse der RRU in verschiedenen Bundesländern wird im Laufe des Jahres 1959 abgeschlossen werden.

Das Tuberkulose-Jahrbuch 1957 erschien im April 1959 im Springer-Verlag.

II. Berichte der Arbeitsausschüsse

Arbeitsausschuß für Tuberkulosefürsorge

Vorsitzender: Reg. Med. Rat Dr. BREU/Ludwigsburg

Im Berichtsjahr 1958 hielt der „Arbeitsausschuß für Tuberkulosefürsorge" am 6. Dezember 1958 eine Sitzung in Augsburg ab.

Bei der Neuzusammensetzung des Arbeitsausschusses gemäß Geschäftsordnung wurde ein Fürsorgearzt aus dem Saargebiet als Vertreter dieses Bundeslandes gewählt.

Vor der Erörterung der auf der Tagungsfolge stehenden Themen wurde über den Stand einiger Verhandlungspunkte der letzten Sitzung des Fürsorgeausschusses vom 5. Oktober 1957 berichtet:

a) In der Frage der Art der Röntgenuntersuchung in der Lungendiagnostik, insbesondere in der Tuberkulosefürsorge wurde der systematische Einbau des Schirmbildverfahrens im *Mittelformat* gefordert. Herr SCHRÖDER machte in der Sitzung am 5. Oktober 1957 den Vorschlag, sich in dieser Angelegenheit an die Länderregierungen zu wenden, um ihnen zu empfehlen, ihre Tuberkulosefürsorgestellen mehr mit Schirmbildgeräten auszustatten als es bisher der Fall ist. Herr SCHRÖDER hob hervor, daß in der Gegenwart wegen des viel diskutierten Problems der Strahlengefährdung der Vorstoß bei den Länderregierungen erfolgreich sein könnte, weil die Strahlendosis bei der Durchleuchtung, insbesondere bei wiederholten Durchleuchtungen, durchschnittlich wesentlich größer ist als bei den Schirmbilduntersuchungen. Herr SCHRÖDER teilte anläßlich der Präsidialsitzung am 8. Dezember 1958 mit, daß seine damaligen Vorschläge von den Ländern wohlwollend aufgenommen wurden und die Absicht bestanden habe, Abhilfe zu schaffen.

b) Eine einheitliche *Kostenregelung für die BCG-Schutzimpfung* in der Bundesrepublik scheint durch die nunmehr erfolgte Annahme des Tuberkulosehilfegesetzes gesichert zu sein, allerdings nur, wenn es sich um *gefährdete* Kinder oder Jugendliche handelt.

c) *Fürsorgerische Gesichtspunkte bei der Bekämpfung der Rindertuberkulose.* Ein Schreiben des DZK vom 2. Februar 1959 befaßt sich mit der Intensivierung der Zusammenarbeit zwischen den Gesundheitsämtern und den Veterinärämtern" bei der Bekämpfung der Tuberkulose. Eingangs heißt es darin: „Seitens des DZK wird in Übereinstimmung mit den Beschlüssen des Arbeitsausschusses für Tuberkulosefürsorge vom 5. Oktober 1957, des Arbeitsausschusses für Milch und Tiertuberkulose, des Arbeitsausschusses für Tuberkulose im Rahmen der Unfallversicherung, des Veterinärausschusses auf den Sitzungen am 26./27. November 1957 und 3./4. Juni 1958 in Bonn und des Bundeskuratoriums zur Förderung der Bekämpfung der Tuberkulose eine engere Zusammenarbeit zwischen den Gesundheitsämtern und den Kreisveterinärämtern empfohlen."

Nach diesem Schreiben besteht eine *gegenseitige Anzeigepflicht* zwischen Gesundheitsamt und Kreisveterinäramt in den Bundesländern Hessen gem. Erlaß des Hessischen Ministeriums des Innern Nr. 287 vom 22. November 1957, Niedersachsen gem. Erlaß des Niedersächsischen Ministeriums für Ernährung, Landwirtschaft und Forsten vom 15. Juni 1953 und im Regierungsbezirk Nordbaden gem. Erlaß des Präsidenten des Landesbezirkes Baden — Abt. Innere Verwaltung — vom 21. Juli 1949. In der Mehrzahl der anderen Bundesländer besteht eine formlose wechselseitige Zusammenarbeit zwischen Amtstierarzt und Gesundheitsamt.

MEYN hat bei den Veterinärreferenten der Länder auf der Sitzung des Veterinärausschusses vom 26. November 1957 erwirkt, daß die Veterinäre an die Gesundheitsämter Meldung erstatten, wo in einem tuberkulosefreien Bestand Reagenten auftreten oder offene Fälle von Rindertuberkulose bekannt werden.

Es wurden folgende Themen neu behandelt:

1. Probleme der Tuberkulose in den höheren Altersstufen.

Darunter soll die Tuberkulose bei Personen jenseits des 50. Lebensjahres verstanden sein. Es wurden epidemiologische, diagnostische, therapeutische und fürsorgerische Gesichtspunkte besprochen.

KEUTZER (DZK) teilte mit, daß im Bundesgebiet im Jahre 1957 11470 Männer an offener Tuberkulose neu erkrankt sind, davon waren 5300 (oder 46,3%) über 50 Jahre alt. Bei Ib-Fällen wurden im Jahre 1957 56,5% Männer und 26,1% Frauen neu festgestellt, die über 50 Jahre alt waren. Die Zusammenfassung der bekannten Ia- und Ib-Fälle, die im Jahre 1957 neu erkrankten, zeigt bei den über 50jährigen ein deutliches Übergewicht an Männern mit 46% gegenüber den Frauen mit 29%.

Die RRU in *Bayern* hat nach SIXT in den Jahren 1955—1957 folgendes Ergebnis (1. Durchgang) erzielt:

Ia + Ib	
Untersuchte von 15 bis 20 J.	5,2 auf 10000 d. verw. Aufn.
Untersuchte über 50 J.	17,8 auf 10000 d. verw. Aufn.
Ic	
Untersuchte von 15 bis 50 J.	17,8 auf 10000 d. verw. Aufn.
Untersuchte über 50 J.	30,6 auf 10000 d. verw. Aufn.
Ia/b + Ic	
Untersuchte von 15 bis 50 J.	23,1 auf 10000 d. verw. Aufn.
Untersuchte über 50 J.	48,4 auf 10000 d. verw. Aufn.

Für die RRU in 40 Kreisen von Baden-Württemberg (1. und 2. Durchgang) gab KREUSER folgende Zahlen an — bezogen auf je 10000 Lebende der betreffenden Gruppen:

	6 bis 50 J.	51 und mehr J.
Ia/b		
Insgesamt	3,83	8,48
männlich	5,14	14,01
weiblich	2,63	4,28
Ic		
Insgesamt	18,13	17,52
männlich	20,16	26,20
weiblich	16,28	10,90

Hoppe wies in seinem Referat über die Verhältnisse im Bereich der LVA Rheinprovinz darauf hin, daß vorläufig noch von Jahr zu Jahr das Durchschnittsalter der Tuberkulösen zunehmen wird. In den Heilstätten der LVA Rheinprovinz ist bei einem jährlichen Durchgang von etwa 5000 Tuberkulösen der Anteil der Kranken der Altersgruppe über 50 Jahre von 1950 bis 1957 von 9 auf 25% gestiegen, und zwar auf Kosten der jüngeren Jahrgänge bis 30 Jahre.

Unter den 6323 lochkartenmäßig erfaßten Tuberkulösen aus dem Jahre 1957 und den ersten drei Quartalen 1958 gehörten 33% der Altersgruppe I (= 15 bis 30 Jahre) an, der Gruppe II (= 30 bis 50 Jahre) 41% und der Gruppe III (über 50 Jahre) 25%.

Heilungsaussichten:

Verschwinden der Kaverne in Gruppe	I	64%
Verschwinden der Kaverne in Gruppe	II	51%
Verschwinden der Kaverne in Gruppe	III	35%
Es wurden negativ in Gruppe	I	68%
Es wurden negativ in Gruppe	II	57%
Es wurden negativ in Gruppe	III	48%

Hausser nahm zu den Operationsaussichten bei Tuberkulösen über 50 Jahre Stellung und führte aus, daß das Alter bis zu 60 Jahren keine grundsätzliche Kontraindikation bei einer Tuberkulose gegen einen chirurgischen Eingriff ist. Die Operationsmöglichkeiten sind im Alter mitunter schon ab 40 Jahre zunehmend eingeschränkt durch die allgemeinen Körperverhältnisse mit Begleitkrankheiten, dem meist alten, schubweise verlaufenden, über die Lappengrenze hinausreichenden Prozeß und durch das Lungenemphysem.

Bei der Diskussion des Verhandlungspunktes ergaben sich folgende *Leitsätze*:

Nach der Tuberkulose-Morbiditäts-Statistik ist eine relative Häufigkeit von Tuberkuloseerkrankungen in den höheren Altersstufen, insbesondere beim männlichen Geschlecht sowohl im In- als auch Ausland zu verzeichnen. Daraus ergeben sich ärztlich-klinische, therapeutische und sozialhygienische Aufgaben.

Zur möglichst vollständigen Erfassung aller Lungentuberkulosen in den verschiedenen Altersstufen, insbesondere auch in den höheren Altersstufen, ist die Röntgenreihenuntersuchung der gesamten Bevölkerung — mit Ausnahme der Kinder bis zum 10. bzw. 12. Lebensjahr, die zweckmäßigerweise durch den Tuberkulinkataster erfaßt werden — die Methode der Wahl.

In den Fällen, in denen es den älteren Menschen nicht möglich ist, an der Röntgenuntersuchung teilzunehmen, soll in verstärktem Maße eine klinische und bakteriologische (Auswurfuntersuchung!) Untersuchung durchgeführt werden; hierbei ist eine enge Zusammenarbeit mit dem Hausarzt anzustreben.

In Anbetracht der klinisch-röntgenologischen Eigenart der Alterstuberkulose ist im Einzelfall eine sorgfältige klinisch-röntgenologisch-bakteriologische Diagnostik erforderlich.

Nach dem Tuberkulose-Jahrbuch 1954/55 befanden sich im Bundesgebiet nur 16% (!) der über 65 Jahre alten Offentuberkulösen in stationärer Behandlung.

Auch bei der Alterstuberkulose ist in jedem Einzelfall zu prüfen, ob nicht aus klinischen oder sozialhygienischen Gründen zumindest der Versuch einer stationären Behandlung von genügend langer Dauer unternommen werden soll; ein solcher ist nach den klinischen Erfahrungen durchaus berechtigt.

In den therapeutisch nicht beeinflußbaren Fällen von ansteckender Alterstuberkulose ist eine genügend intensive fürsorgerische Betreuung sowohl des Erkrankten als auch seiner engeren Umgebung erforderlich.

Bei noch behandlungsbedürftigen Alterstuberkulosen nach Entlassung aus stationärer Behandlung besteht die Notwendigkeit einer ambulanten ärztlichen Behandlung.

Aus alledem geht hervor, daß die Tuberkulose der höheren Lebensalter ein nicht für sich alleinstehendes Problem ist, sondern als ein Teil der Gerontologie anzusehen ist. Da die Krankheiten des Greisenalters im allgemeinen in unserem Volke zunehmen, ist es notwendig, sich ihrer auch im Rahmen der Tuberkulosebekämpfung verstärkt anzunehmen.

Die Anwesenden wiesen abschließend darauf hin, daß zwar die Tuberkulose der höheren Lebensalter im Laufe der letzten Jahrzehnte zugenommen hat, daß aber angesichts dieser Tatsache die Bekämpfungsmaßnahmen nicht nur auf diese höheren Lebensalter konzentriert werden dürften, sondern in besonderem Maße nach wie vor auch die jüngeren Jahrgänge zu berücksichtigen seien.

2. Probleme des Entweichens der Ansteckendtuberkulösen aus der Tuberkulosefürsorge.

Der Vorsitzende wies im Zusammenhang mit der Veröffentlichung von Keutzer (DZK) (Tuberk.-Arzt 1957, 533) mit Nachdruck darauf hin, daß es nach § 61 der Dritten Durchführungsverordnung des Gesetzes zur Vereinheitlichung des Gesundheitswesens, Abs. 2 Pflicht einer Tuberkulosefürsorgestelle sei, Ermittlungen nach einem Ansteckendtuberkulösen, der sich durch unbekannten Wohnortwechsel der vorgeschriebenen Überwachung durch die Tuberkulosefürsorge zu entziehen versucht, anzustellen.

Im einzelnen machte Breu zu diesem Verhandlungspunkt folgende grundsätzliche Ausführungen: Nach § 5 und 6 der VO zur Bekämpfung übertragbarer Krankheiten sind die Kranken, Krankheits- und Ansteckungsverdächtigen *verpflichtet*, sich den erforderlichen ärztlichen Untersuchungen zu unterziehen. Auch nach der kürzlich getroffenen Entscheidung des Bundesverwaltungsgerichtes („Öffentl. Gesundheitsdienst“ 1958, 285) kann bei Nichterscheinen zu Röntgenuntersuchungen zwangsweise Vorführung erfolgen, wenn der Verdacht auf eine ansteckende Tuberkulose besteht. Bevor man sich zu diesem Schritt entschließt, wird man in jedem Einzelfall vorher dem Kranken dies möglichst schriftlich androhen und auch immer einen Hausbesuch mit Belehrung des Betreffenden vorangehen lassen. Bei der Einbestellung zur Kontrolluntersuchung wird es dem Tuberkulosekranken freigestellt, diese in der Fürsorgestelle oder bei einem frei praktizierenden Lungenfacharzt durchführen zu lassen.

Falls der Tuberkulöse ohne Bekanntgabe seiner neuen Anschrift verzogen ist, richtet sich das Vorgehen der Tuberkulosefürsorgestelle nach dem vorliegenden Befund. Wenn es sich um eine aktive oder dringend überwachungsnotwendige Tuberkulose handelt, dann soll die Tuberkulosefürsorgestelle Nachforschungen in einer geeigneten Weise anstellen. Ist durch einen Ansteckendtuberkulösen, der unbekannt verzogen ist, die Allgemeinheit gefährdet, so kann in indizierten Fällen eine polizeiliche Fahndung eingeleitet werden.

3. Stand der Unterbringungsmöglichkeiten der zwangsabzusondernden Ansteckendtuberkulösen.

Auf der Sitzung am 1. Dezember 1956 wurden die alten bis dahin bestehenden Richtlinien, die sich auch mit der Absonderung Ansteckendtuberkulöser befaßten, überarbeitet, wobei insbesondere das Gesetz über das gerichtliche Verfahren bei Freiheitsentziehung vom 29. Juni 1956 berücksichtigt wurde. Die neu erstellten Richtlinien sind inzwischen als „Empfehlungen“ (Tbk.-Jb. 1957, 283) vom Präsidium genehmigt und veröffentlicht worden. Obgleich seit dem Jahre 1956 das Gesetz über das gerichtliche Verfahren bei Freiheitsentziehung vorliegt, besteht in der überwiegenden Zahl der deutschen Bundesländer keine Möglichkeit zur wirksamen Absonderung behandlungsunwilliger Ansteckendtuberkulöser.

Effenberger, der als Leiter einer Anstalt zur Durchführung der Zwangsabsonderung unbelehrbarer Tuberkulöser über entsprechende Erfahrung verfügt, berichtete dem Ausschuß über die gesetzliche Absonderung und über die Mängel, die dem Verfahren zur Zwangsabsonderung anhaften. Nach Ansicht von Effenberger wäre dem Übelstand durch den Erlaß einer Durchführungsverordnung abzuhelfen, die folgende Maßnahmen berücksichtigen müßte:

1. Die rechtliche Stellung des Personals, das hoheitliche Aufgaben versieht, müßte den Aufgaben angepaßt werden.
2. Die Wegnahme der Zivilkleidung der Zwangseingewiesenen und die Aushändigung von Anstaltskleidung müßte in der Verordnung eine Stütze finden.
3. Es wäre ferner die Möglichkeit einer Zwangsbehandlung bei erregten und unbeherrschten Kranken zu erwägen (Sedativa), sowie die Zwangsbehandlung als spezifische Therapie.
4. Eine Postzensur würde sich empfehlen.
5. Entziehung der Besuchserlaubnis, ganz oder zeitweise.
6. Disziplinäre Maßnahmen gegenüber besonders aufsässigen Kranken.

Auf der Sitzung des Arbeitsausschusses für stationäre Behandlung am 28. Februar 1959 in Hamburg machte Breu folgende Ausführungen: Die Aussprache auf den Sitzungen des Arbeitsausschusses für Tuberkulosefürsorge am 6. Dezember 1958 sowie des Arbeitsausschusses für stationäre Behandlung am 28. Februar 1959 ergab die Diskrepanz zwischen dem Gesetz über das gerichtliche Verfahren der Freiheitsentziehung vom 29. Juni 1956 und den zur Verfügung stehenden Möglichkeiten für die Unterbringung uneinsichtiger Ansteckendtuberkulöser. Aus seuchenhygienischen und ärztlich-klinischen Gründen muß im Interesse des Erkrankten selbst und aus volkswirtschaftlichen Erwägungen mit allem Nachdruck die Einrichtung von Unterbringungsmöglichkeiten für Zwangsabzusondernde im Sinne der vom DZK herausgegebenen Empfehlung über die Absonderung Ansteckendtuberkulöser gefordert werden.

Solange in den verschiedenen Bundesländern derartige Unterbringungsmöglichkeiten in ausreichender Zahl nicht zur Verfügung stehen, sollten zwei Möglichkeiten ausgenutzt werden:

1. Uneinsichtige Ansteckendtuberkulöse sollten über das Amt für Öffentliche Ordnung auf eine offene Abteilung eingewiesen werden.

2. Ansteckendtuberkulöse, die sich im Rahmen einer stationären Behandlung disziplinlos verhalten oder gar entweichen, können nach § 327 StGB bestraft werden.

4. Zur Führung der I c-Fälle in der Tuberkulosestatistik.

Bei der Auswertung der Tuberkulosestatistik des Städtetages ist aufgefallen, daß insbesondere die I c-Fälle sehr unterschiedliche Werte aufweisen; aber auch die I a/b-Fälle bieten so divergierende Zahlen, daß diese nur ein ungenaues Bild der Epidemiologie der Tuberkulose geben. Es wurde vorgeschlagen, die von den Städten gemeldeten Tuberkulosezahlen mit einem Anschreiben an die Länderregierungen weiterzuleiten. Das Anschreiben soll folgenden Text haben:

„Die Sterblichkeitszahlen allein können zur Beurteilung der Epidemiologie der Tuberkulose nicht mehr herangezogen werden. Daher ist allerorts die Erstellung einer möglichst exakten und vergleichbaren Tuberkulose-Morbiditätsstatistik anzustreben.

Die Gesundheitsämter, Abteilung Tuberkulosefürsorge, werden nochmals auf die Einhaltung der „Neufassung der Erläuterungen zur Führung der Tuberkulosestatistik in den Gesundheitsämtern" hingewiesen.

Aktive Tuberkulosen werden solange in Gruppe I geführt, als Aktivitätszeichen bestehen bezüglich einer Beobachtungszeit von 1—2 Jahren, während welcher sich der Befund stabil gehalten hat.

Die möglichst zum Ende des Jahres vorzunehmende Inventur der Krankenakten wurde bereits vom DZK empfohlen."

Verschiedenes:

Die von dem Vorsitzenden angestellte Umfrage, ob bei aktiver Nierentuberkulose mit Bakterienausscheidung eine Umgebungsuntersuchung auch am Arbeitsplatz für notwendig gehalten wird, wurde überwiegend verneint, wohl aber wurden intrafamiliäre Umgebungsuntersuchungen für zweckmäßig erachtet.

Es wurde der Inhalt eines „Merkblattes" zur Verhütung von Strahlenschäden bei der Röntgendiagnostik im Kindesalter zur Kenntnis gebracht, das vom Arbeitsausschuß für Kindertuberkulose in Zusammenarbeit mit dem Arbeitsausschuß für Röntgenschirmbilduntersuchungen und für Röntgentechnik und dem Arbeitsausschuß für Tuberkulosefürsorge herausgegeben werden soll. Irgendwelche Einwände ergaben sich bei der Besprechung des Textes nicht.

Unter Leitung des Vorsitzenden fand im Rahmen der gemeinsamen Tagung der Deutschen Tuberkulose-Gesellschaft und des DZK in Hamburg am 19. September 1958 ein Tischgespräch „Aktuelle Fragen der Tuberkulosefürsorge" statt.

Auch in diesem Berichtsjahr führte der Vorsitzende einen regen Schriftwechsel in den verschiedensten Fragen der Tuberkulosefürsorge teils mit dem DZK, teils mit einer Anzahl von Fachkollegen aus dem Bundesgebiet.

Arbeitsausschuß für BCG-Schutzimpfung

Vorsitzender: Prof. Dr. Dr. h. c. KLEINSCHMIDT/Honnef

Eine Sitzung des Arbeitsausschusses fand im Berichtsjahr nicht statt. Dagegen wurden in zahlreichen Anfragen, Einzelbesprechungen und Vorträgen Fragen der BCG-Impfung erörtert. Hervorzuheben ist insbesondere das Tischgespräch anläßlich des Deutschen Tuberkulosekongresses in Hamburg 1958, das vom Vorsitzenden des BCG-Arbeitsausschusses und Dr. STEINBRÜCK vom Tuberkuloseforschungsinstitut Berlin-Buch geleitet wurde. Ein Bericht hierüber ist in den Beiträgen zur Klinik der Tuberkulose Bd. 121 erschienen. An dieser Stelle sei nur erwähnt, daß man sich allseits *für die Fortführung systematischer Impfungen* entschied. Erst nach erheblicher Verminderung der Durchseuchung könne auf die Impfung der Neugeborenen und tuberkulinnegativen Schulabgänger verzichtet werden. Eingehend wurde die Frage der *Tuberkuloseerkrankungen trotz Impfung* besprochen, über die jetzt auch aus der Bundesrepublik und West-Berlin ausführliche Veröffentlichungen vorliegen (RENOVANZ, Beitr. Klin. Tbk. 110, 99; GENZ u. HELBIG, Tbk.-Arzt 11, 199). Bei intensiver Exposition ist der Impfschutz danach nicht immer ausreichend, der Verlauf der postvaccinellen Tuberkulose, die in allen Formen vorkommt, aber günstig. Von 1076 Geschwistern aus 740 Familien ansteckungsfähiger Tuberkulosekranker erkrankte jedes 2. der nichtgeimpften, aber nur jedes 29. der stationär BCG-geimpften Kinder an Tuberkulose. Nähere Angaben finden sich bereits im Tbk.-Jb. 1957 S. 9.

Die umfangreichsten und genauesten Beobachtungen über den Effekt der *Neugeborenenimpfung* liegen in der Bundesrepublik bekanntlich aus Braunschweig vor. Von 76 Kindern, die nach der Impfung mit anschließender Isolierung bis zum Nachweis der Tuberkulinallergie in Familien mit offener oder aktiver Tuberkulose aufwuchsen, blieben alle gesund, während 118 nichtgeimpfte Kinder aus den gleichen Geburtsjahrgängen im gleichen Zeitraum eine Erkrankung erwarben (DANNENBAUM: Vortrag auf der Herbsttagung 1958 der Rhein-Westf. Tuberkulosevereinigung in Düsseldorf). Die Neugeborenenimpfung hat sich auch andernorts bewährt und ist infolgedessen weiter ausgebaut worden. In Nordrhein-Westfalen gibt es jetzt 162 stationäre Abteilungen, auf denen rund 35000 Neugeborene im Jahr geimpft werden. RENOVANZ hat sich dagegen gewandt, daß im Vertrauen auf die Sicherheit des durch die Impfung vermittelten Schutzes Röntgenkontrollen bei diesen Kindern, soweit *sie exponiert sind,* eingeschränkt oder unterlassen werden. Dem muß zugestimmt werden. Die von anderer Seite aufgestellte Forderung, *alle* geimpften Kinder vor Eintritt in den Kindergarten oder in die Schule, soweit sie positiv reagieren, der Röntgenuntersuchung zu unterziehen, ist jedoch als zu weitgehend abzulehnen.

Die Notwendigkeit der Tuberkuloseschutzimpfung auch im jugendlichen Erwachsenenalter wird von HEEPE und Mitarbeitern (Die Medizinische 1958, 1935) auf Grund der *Altersaszension der tuberkulösen Meningitis* betont. $^3/_5$ der aus der Gesamtzahl von 156 klassifizierbaren 120 Fälle entfallen auf die frühsekundäre Form bei einem Altersdurchschnitt von 19,2 Jahren, sind also Folgen später Erstinfektion, überwiegend bei der ländlichen Bevölkerung.

Daß in diesem Lebensalter auch die *frühe postprimäre* Lungentuberkulose droht, ist bekannt. Während aber noch TÖRNELL auf dem Tuberkulosekongreß in Neuenahr 1950 berichtete, daß sich in seiner schwedischen Heilstätte aus der Ermittlung des Infektionszeitpunktes nur in ungefähr $^1/_3$ der Fälle von Lungentuberkulose eine Reaktivierung aus Kindheitsinfektionen ergab, in $^2/_3$ dagegen eine frühe postprimäre Lungentuberkulose angenommen werden mußte, wird von BLITTERSDORF berechnet, daß sich im Mittel ca. 60—70% der gegenwärtigen Erwachsenenmorbidität bei uns aus Personen rekrutieren, die im Kleinkindes- und Schulalter infiziert wurden (Beitr. Klin. Tbk. 116, 241). Auch dieser geringere Prozentsatz von Erkrankungen nach später Erstinfektion bedarf jedoch sorgsamer Beachtung. Die Berufsgenossenschaft für Gesundheitsdienst und Wohlfahrtspflege hat die Konsequenz gezogen, nur tuberkulinpositives Personal (durch natürliche Infektion oder BCG-Impfung) in Tuberkuloseanstalten aufzunehmen. Wir erfahren, daß nunmehr die Zahl der Meldungen von mutmaßlichen Berufserkrankungen ganz erheblich abgesunken ist.

Nun wird freilich die Notwendigkeit *gezielter Schutzimpfungen* fast allgemein anerkannt. In Bayern wurde die Impfung tuberkulinnegativer Personen, die gezwungen sind, in tuberkulösem Milieu zu leben, 1952 vom Staatsministerium des Innern empfohlen und 1956 ein Arzthonorar von DM 5.— sowie eine Vergütung für sächliche Unkosten von DM 1.— im Rahmen der Tuberkulosehilfe zugesichert. Trotz gleichzeitig empfohlener Maßnahmen zur Aufstellung einer genauen Statistik wurden jedoch 1956 nur 317 Impfungen in Bayern gemeldet. Nach einer Veröffentlichung aus den USA wurde bei tuberkulosekranken Kindern von 0—5 Jahren in 46%, ähnlich wie in Deutschland, kein Kontakt mit Offentuberkulösen nachgewiesen, daher die Neugeborenenimpfung als Routinemaßnahme empfohlen.

Neuerdings ist die sog. *Chemoprophylaxe* in Konkurrenz zur BCG-Impfung getreten. Allerdings wurden auch Untersuchungen über die Kombination von INH-Anwendung nach Applikation einer INH-resistenten BCG-Mutante angestellt. Kikuth hat sich für Beibehaltung des gewöhnlichen BCG mit diskontinuierlicher INH-Prophylaxe ausgesprochen (Dtsch. med. Wschr. 1959, 360). Doch handelt es sich hier, wie von dem Autor ausdrücklich betont wird, zunächst nur um Tierexperimente. Kleinschmidt hat in einem Aufsatz (Dtsch. med. Wschr. 1958, 1533) zu dem Problem Stellung genommen. Er lehnt die echte Chemoprophylaxe bei tuberkulinnegativen Personen ab — einige berechtigte Ausnahmen hat Spiess angegeben (Mschr. Kinderheilk. 1959) —, spricht sich dagegen für Frühbehandlung soeben tuberkulinpositiv gewordener sog. Invertoren aus, meint nur, daß diese verhältnismäßig selten erfaßt werden. In diesem Sinne hat auch der Arbeitsausschuß für Kindertuberkulose seine Empfehlungen gegeben: „Bei tuberkulinnegativen Kindern, die exponiert sind, ist als Ansteckungsprophylaxe die BCG-Impfung grundsätzlich einer INH-Prophylaxe vorzuziehen. Bei exponierten tuberkulinpositiven Kindern, die noch vor 3 Monaten negativ reagierten, ist die INH-Anwendung zu empfehlen."

In Italien hat man sich auch in den letzten Jahren noch viel mit der Verwendung *abgetöteter Tuberkulosebakterien* zu Impfzwecken beschäftigt. Um hierüber genauere Kenntnis zu erhalten, wurde Prof. R. W. Müller zu einem Kongreß nach Bologna entsandt, auf dem man sich mit der „Vaccino diffondente Salvioli" beschäftigte. R. W. Müller kam zu dem Ergebnis, daß die Versuche der italienischen Forscher ernst zu bewerten sind, wenn auch keine exakten Vergleiche zwischen dem erwähnten Impfstoff VDS und dem BCG vorgelegt wurden (siehe Bericht im Tuberk.-Arzt 13, Heft 3, 1959). Mit diesem Problem werden wir uns auch in Deutschland beschäftigen müssen, zumal eine Schädigungsmöglichkeit durch den BCG nach neueren Erfahrungen nicht mehr von der Hand gewiesen werden kann. Entsprechende Impfschäden wie in Skandinavien sind freilich in Deutschland trotz darauf gerichteter Aufmerksamkeit nicht beobachtet worden.

Die seit Jahren mit der *Bundeswehr* gepflegten Verhandlungen wurden fortgesetzt. Es liegt hier der Vorschlag vor, alle neueingestellten Soldaten mit Tuberkulin zu prüfen und den negativ Reagierenden die BCG-Impfung zu empfehlen. Nach den bisherigen Feststellungen fällt die Tuberkulinreaktion bei etwa 20% aller Rekruten zwischen dem 18. und 20. Lebensjahr negativ aus (LIEHR, Wehrmed. Mitt. 1958, 101).

Mit Rücksicht auf die Gefahr der Infektion mit *bovinen* Tuberkelbakterien wird von dem Tuberkuloseforschungsinstitut Berlin-Buch gefordert, daß kein Tierarzt, Melker oder Bauer seinen Arbeitsplatz einnimmt, bevor er nachweislich tuberkulinpositiv ist. Gegebenenfalls wird also dort ähnlich wie bei den im Gesundheitsdienst beschäftigten Personen die BCG-Impfung durchzuführen sein (LAUGWITZ u. ZWERG, Mschr. f. Tuberkulosebekämpfung 2, 110, 1959).

Arbeitsausschuß für Milch und Tiertuberkulose

Vorsitzender: Prof. Dr. Dr. h. c. WAGENER/Hannover

Die Tilgung der Tuberkulose in den deutschen Rinderbeständen, die planmäßig im Jahre 1952 in allen Bundesländern einsetzte, ist in ihre Endphase eingetreten. Das ist ein Ergebnis, das selbst die kühnsten Hoffnungen und Prognosen aller optimistischen Sachverständigen bei Beginn der Tilgungsaktion übertrifft. Es steht auch einzigartig in der Geschichte der deutschen Tierseuchenbekämpfung da.

Angesichts dieser Erfolge bei der Beseitigung der Rindertuberkulose, die zu etwa 10% als Infektion für die menschliche Tuberkulose in Deutschland nachgewiesen wurde, ist die Versorgung der Bevölkerung mit einer tuberkulosefreien Milch kein Problem mehr. Dies darf vielleicht als Grund dafür angesehen werden, daß der Arbeitsausschuß für Milch und Tiertuberkulose, der seine Aufgabenstellung im wesentlichen dieser Problematik verdankte, im vergangenen Berichtsjahr nicht mit aktuellen Aufgaben in Anspruch genommen worden ist.

Am 1. Juli 1958, dem letzten Stichtag für die statistische Auswertung der Rindertuberkulosebekämpfung, waren 74,2% der Rinderbestände in der Bundesrepublik amtlich als tuberkulosefrei anerkannt. Das bedeutet gegenüber dem Jahre 1957 eine Zunahme um 14,2%. Damit übertrifft der Zuwachs an tuberkulosefreien Beständen von jährlich durchschnittlich 10% den alten Stand in beträchtlicher Weise. Hinsichtlich des prozentualen Anteils an anerkannten tuberkulosefreien Beständen ergibt sich für die Länder der Bundesrepublik die nachstehende Reihenfolge:

Bremen	91,9%
Hessen	90,7%
Niedersachsen	89,7%
Nordrhein-Westfalen	88,2%
Baden-Württemberg	86,5%
Hamburg	84,4%
Rheinland-Pfalz	63,6%
Schleswig-Holstein	61,1%
Bayern	51,7%

Erfreulich hieran ist, daß auch die beiden bis dahin in der Rindertuberkulosetilgung erheblich im Rückstand befindlichen Länder Schleswig-Holstein und Bayern nunmehr beide zu über 50% tuberkulosefrei geworden sind. Außer der

Reihe müssen das Saarland mit 48% und Berlin mit 3,2% anerkannter tuberkulosefreier Rinderbestände erwähnt werden.

In mehreren Ländern haben sich die tuberkulosefreien Rinderbestände schon über tuberkulosefreie Gemeinden zu tuberkulosefreien Kreisen verdichtet. Die Zahl der tuberkulosefreien Gemeinden hat sich im Berichtsjahr auf fast das Doppelte erhöht.

Vom Land Niedersachsen, das mit 93,7% anerkannt tuberkulosefreien Beständen an der Spitze der Bekämpfungsaktion liegt, werden 5 Kreise (Emden, Norden II, Blankenburg, Cuxhaven, Osnabrück-Stadt, Zellerfeld) als vollständig tuberkulosefrei gemeldet. Weitere 16 Kreise sind zu 99% frei und 29 Kreise melden eine Rindertuberkulosefreiheit zwischen 90 und 98,9%.

Die direkten Wechselbeziehungen zwischen Rindertuberkulose und boviner Tuberkulose beim Menschen wurden bewiesen durch die Ergebnisse einer epidemiologischen Untersuchung, die 1955/57 in Westdeutschland in verschiedenen weit auseinanderliegenden Gebieten vorgenommen wurde. In diesen Bezirken, in denen der Verseuchungsgrad mit Rindertuberkulose statistisch seit mehreren Jahren genau bekannt ist, wurden die Tuberkulosen von mehreren hundert Personen auf den ursächlichen Tuberkulosetypus untersucht. Dabei ergaben sich eindeutig zahlenmäßige Beziehungen, die beweisen, daß das Vorkommen der bovinen Tuberkuloseinfektion in einer Bevölkerung ein getreues Spiegelbild der Verseuchung der Rinderbestände mit Tuberkulose ist. Solche Nachweise sind geeignet oder notwendig, um Bagatellisierungen der bovinen Infektionsgefahr und Widerstände gegen eine Bekämpfungsaktion zu entkräften.

Arbeitsausschuß für Desinfektion bei Tuberkulose

Vorsitzender: Prof. Dr. K. Heicken/Berlin

Der Arbeitsausschuß für Desinfektion bei Tuberkulose hielt am 14. November 1958 eine Sitzung in Augsburg ab.

Nach der Geschäftsordnung der Arbeitsausschüsse war zunächst die Neuwahl des Vorsitzenden durchzuführen. Der bisherige Vorsitzende wurde einstimmig wiedergewählt.

1. Heißluftdesinfektion von Büchern

Die bereits im Jahre 1957 begonnenen Untersuchungen über die Desinfektion von Büchern mit Heißluft konnten im Berichtsjahr 1958 zum Abschluß gebracht werden. Herr Effenberger berichtete über die Ergebnisse der experimentellen Untersuchungen zum Problem der Bücherdesinfektion, die im Westfälischen Krankenhaus Stillenberg, Warstein (Sauerland) durchgeführt wurden. Zusammenfassend kam der Referent zur Auffassung, daß die Frage der Infektiosität der Bücher schwer zu beantworten sei. Obwohl der Nachweis von virulenten Tuberkelbakterien an Büchern mit hoher Ausleihfrequenz geglückt sei, ist nach Ansicht des Referenten die von Büchern ausgehende Infektionsgefahr als nur sehr gering zu veranschlagen. Mit Rücksicht auf das Bibliothekspersonal sei es jedoch schon aus psychologischen Gründen erwünscht, Desinfektionsmaßnahmen durchzuführen. Als weiteres Argument für die Notwendigkeit der Bücherdesinfektion wurde die seuchengesetzliche Bestimmung angeführt, wonach jeder von einem Infektionskranken benutzte Gegenstand vor dem Verlassen des Krankenzimmers zu desinfizieren sei.

Der Erprobung des Heißluftverfahrens zur Bücherdesinfektion gingen Versuche über die Thermoresistenz von Tuberkelbakterien sowie über den Einfluß von Heißluft auf die mechanischen Eigenschaften des Papiers voraus. Es wurde festgestellt, daß Tuberkulosebakterien in tuberkulösem Sputum, das in dünner Schicht an Filtrierpapierstreifen haftete, unter der Einwirkung von Heißluft von 100 bis 120° binnen einer Stunde zugrunde gehen. Die Reiß- und Knitterfestigkeit von Papier erwies sich unter diesen Temperaturverhältnissen als nicht nennenswert herabgesetzt.

In weiteren Versuchen wurde die Geschwindigkeit der Erwärmung von Büchern in Heißluft auf thermoelektrischem Wege bestimmt. Diese Versuche ergaben, daß zur Durchwärmung der Bücher auf die vorgesehene Desinfektionstemperatur von 100 bis 120° je nach der Dicke und dem Format der Bücher 6 bis 24 Stunden notwendig waren. Als nachteilig stellte sich dabei heraus, daß die Austrocknung des Papieres während der Heißluftbehandlung zu einer nicht mehr rückgängig zu machenden Wellung der Einbanddecken und Buchseiten führt. Das Verziehen der Einbanddecken und Blattseiten ließ sich verhindern, wenn die Bücher zwischen Metallplatten eingespannt der Heißluft ausgesetzt wurden und anschließend in eingespanntem Zustand bis zur Erreichung des normalen Feuchtigkeitsgrads des Papieres in Zimmerluft 3 bis 4 Wochen lang gelagert wurden. Obwohl die lange Lagerzeit der desinfizierten Bücher die praktische Anwendung des Verfahrens sehr erschwert, kam der Ausschuß überein, das Heißluftverfahren zur Bücherdesinfektion so lange zu empfehlen, bis für diese schwierige Desinfektionsaufgabe eine einfachere Lösung gefunden wurde.

Da das Problem der Bücherdesinfektion und allgemein von Papier von praktischer Bedeutung ist, sollen die Versuche zur Auffindung einfacher zu handhabender Verfahren fortgesetzt werden. Als aussichtsreicher Weg erscheint, Äthylenoxydgas zur Bücherdesinfektion anzuwenden, das auf Grund seiner schnellen Wirkung gegenüber vegetativen Keimarten und Sporen sowie seines großen Durchdringungsvermögens für den beabsichtigten Zweck das Mittel der Wahl darstellen dürfte.

2. Methodik zur Prüfung und Wertbestimmung chemischer Desinfektionsmittel zur Zimmerdesinfektion bei Tuberkulose.

Zu diesem Thema führte Herr Schmidt (Berlin) aus, daß bei der Überprüfung der in der Desinfektionsordnung angeführten Verfahren zur Zimmerdesinfektion nicht in allen Fällen günstige Resultate erzielt werden konnten. Die in der Desinfektionsanweisung empfohlenen Verfahren stützen sich auf Untersuchungen, die vor nunmehr 20 Jahren von Hailer durchgeführt wurden. Die Unstimmigkeiten in den Befunden von Hailer und Schmidt sind wahrscheinlich darauf zurückzuführen, daß die Rezeptur der beanstandeten Mittel in der Zwischenzeit geändert wurde. Eine Umfrage bestätigte diese Vermutung insofern, als die z. Zt. auf dem Markt befindlichen Mittel sich namentlich hinsichtlich der verwendeten Emulgatoren ganz wesentlich von den Präparaten unterscheiden, die vor 20 Jahren im Handel waren.

Die bereits im Jahresbericht 1957 erwähnten methodischen Untersuchungen über die Prüftechnik von Zimmerdesinfektionsmitteln wurden von Herrn SCHMIDT fortgeführt. Die Prüfung von 29 Desinfektionsmitteln auf ihren praktischen Desinfektionswert, die vergleichend mit 4 verschiedenen Methoden durchgeführt wurde, hatte zum Ergebnis, daß die Präparate auf phenolischer Basis zumeist versagen. Ein befriedigender Desinfektionserfolg konnte lediglich mit Formaldehyd, Chloramin, Kresolseife sowie auf diesen Wirkstoffgrundlagen hergestellten Handelspräparaten erzielt werden. Die Untersuchungen, die noch nicht abgeschlossen sind, werden mit Unterstützung des DZK fortgeführt.

3. Anträge um Aufnahme neuer Desinfektionsmittel und Verfahren in die Desinfektionsordnung bei Tuberkulose.

Vor der Erörterung der eingegangenen Anträge wurde vom Vorsitzenden empfohlen, künftig nur im Warenverzeichnis eingetragene Mittel in die Desinfektionsordnung aufzunehmen, weil eingetragene Präparate möglicherweise eine Gewähr für gleichbleibende Zusammensetzung bieten. In Anbetracht der bestehenden Unsicherheit, die aus der Inkonstanz der Präparate resultiert, entspann sich eine längere Debatte, wie die Firmen verpflichtet werden könnten, ihre Erzeugnisse in gleichbleibender Zusammensetzung auf den Markt zu bringen, die jedoch zu keiner praktisch brauchbaren Formulierung führte.

Auf Grund der eingegangenen Anträge und Gutachten wurde vom Ausschuß die Aufnahme folgender Mittel und Verfahren in die Desinfektionsanweisung empfohlen:

1. *Wasapon*	zur Wäschedesinfektion:	
	Gebrauchsverdünnung 1,5%	Einw.-Zeit 12 Std.
	Gebrauchsverdünnung 4%	Einw.-Zeit 4 Std.
2. *Lyorthol*	zur Wäschedesinfektion:	
	Gebrauchsverdünnung 2%	Einw.-Zeit 12 Std.
	Gebrauchsverdünnung 4%	Einw.-Zeit 4 Std.
3. *Tb-Lysoform*	zur Wäschedesinfektion:	
	Gebrauchsverdünnung 1%	Einw.-Zeit 12 Std.
	Gebrauchsverdünnung 2%	Einw.-Zeit 4 Std.
4. *Neosept-F*	zur Wäschedesinfektion:	
	Gebrauchsverdünnung 1,5%	Einw.-Zeit 12 Std.
	Gebrauchsverdünnung 3%	Einw.-Zeit 4 Std.
5. *Neosept-G*	zur Wäschedesinfektion:	
	Gebrauchsverdünnung 1%	Einw.-Zeit 12 Std.
	Gebrauchsverdünnung 2%	Einw.-Zeit 4 Std.
6. *Lysoform technisch*	zur Wäschedesinfektion:	
	Gebrauchsverdünnung 2%	Einw.-Zeit 12 Std.
	Gebrauchsverdünnung 4%	Einw.-Zeit 4 Std.
	zur Zimmerdesinfektion:	
	Gebrauchsverdünnung 4%	Einw.-Zeit 4 Std.

Zum Antrag, das *Formaldehyd-Verdampfungsverfahren nach* SCHÄFER zur Zimmerdesinfektion aufzunehmen, berichtete der Vorsitzende, daß bei der Erprobung des Verfahrens gleich gute Ergebnisse wie mit dem FLÜGGEschen Verdampfungsverfahren erzielt werden konnten, außerdem hätte das Verfahren noch den Vorzug, daß es mit einfachen Hilfsmitteln durchgeführt werden könne und deshalb besonders geeignet zur Anwendung unter ländlichen Verhältnissen sei. Bedenken gegen die Aufnahme des SCHÄFERschen Verfahrens in die Desinfektionsordnung wurden nicht geäußert. In diesem Zusammenhang wurde jedoch empfohlen, den Schlußsatz im Rundschreiben Nr. 60, wonach im Anschluß an die Zimmerdesinfektion mit Formaldehyd-Wasserdampf noch eine Scheuerdesinfektion durchzuführen sei, zu streichen, nachdem sich das Formaldehyd-Verdampfungsverfahren wirksamer als die Scheuerdesinfektion erwiesen hat.

Unter dem Punkt Verschiedenes wurde nach eingehender Diskussion die Notwendigkeit, „Richtlinien zur Verhütung von Laboratoriumsdesinfektionen" aufzustellen mit der Begründung bejaht, daß die Vorbeugungsmaßnahmen der Berufsgenossenschaft zu allgemein gehalten seien. Es wird ein Unterausschuß für die Ausarbeitung von Empfehlungen zur Verhütung von Infektionen beim Personal in pathologischen Instituten und in Tuberkulose-Laboratorien gebildet, dem die Herren EFFENBERGER, SCHÄFER und SCHMIDT angehören. Die Herren SCHÄFER und SCHMIDT haben es freundlicherweise übernommen, die Richtlinien zu entwerfen. Herr EFFENBERGER wird zu diesem Entwurf vom Standpunkt des Praktikers Stellung nehmen.

Neben der Durchführung der erwähnten experimentellen Untersuchungen übte der Ausschuß, wie in den vergangenen Jahren, eine beratende Tätigkeit auf dem Gebiet der allgemeinen Hygiene und in Desinfektionsfragen aus.

Arbeitsausschuß für Röntgenschirmbild-Untersuchung und für Röntgentechnik

Vorsitzender: Prof. Dr. med. LOSSEN/Mainz

In der Berichtszeit fand eine Sitzung des Arbeitsausschusses nicht statt. Im Spätherbst 1959 steht eine solche auf dem Programm des Zentralkomitees mit einer umfangreichen Tagesordnung.

Auf der Tuberkulosetagung in Hamburg vom 16. bis 19. September 1958 wurde unter Leitung von GRIESBACH ein Symposion über das Thema: „Die heutige Bedeutung der Röntgenreihenuntersuchung" abgehalten, an dem sich Tuberkulosespezialisten, wie GRIESBACH, Augsburg, Hygieniker HOLM, Genf, Röntgenologen LOSSEN, Mainz, Röntgenphysiker MOHR, Hamburg, Schirmbildärzte ZUTZ, Bad Nauheim, Genetiker LENZ, Hamburg, usw. lebhaft beteiligten.

Unter allgemeiner Zustimmung wurde festgestellt, daß die Röntgenschirmbildreihenuntersuchungen (=RP) wie kein anderes Verfahren imstande sind, in der Bevölkerung Personen mit unbekannten ansteckungsfähigen Lungentuberkulosen zu erfassen. Mit einem der so gefürchteten Strahlenschäden des Untersuchten oder seiner Nachkommenschaft braucht bei ordnungsmäßigem Durchführen der RP mit neuzeitlichen Aufnahmegeräten nicht gerechnet zu werden. Die gesundheitliche Gefahr für seine Umgebung, die ein unbekannter Streuer darstellt, fordert logisch, sich nicht auf gezielte Untersuchungen besonders gefährdeter Personengruppen zu beschränken, sondern Pflichtuntersuchungen der Gesamtbevölkerung durchzuführen, solange die heimtückische chronische Infektionskrankheit Tuberkulose bei Mensch und Tier nicht „ausgerottet" ist (HOLM).

Anschließend wurden auf dieser Tagung eine Anzahl *Tischgespräche* über Fragen der praktischen Phthisiologie durchgeführt. Eines der diskutierten Themen lautete:

„Wie kann ein genügender Strahlenschutz durchgeführt werden?“ (Gesprächsleiter: H. Lossen). Das Ergebnis faßt der Verhandlungsbericht (Beitr. Klin. Tuberk. 121 (1959): 253 und 254) wie folgt zusammen:

„1. Die Diskussion über mögliche Schäden durch ein Zuviel an Strahlenbelastung ergab, daß die Gefährlichkeit der RP wegen der Geringfügigkeit der Dosis in keinem Verhältnis zu den Strahlenbelastungen anderer radiologischer Maßnahmen, auch unter Berücksichtigung der Strahlungspegel aus der Umgebung steht.

2. Einer wissenschaftlichen, vor allem statistisch gesicherten Kritik halten die als Strahlenschäden angesprochenen Spätschäden einschließlich der angeblich beobachteten Leukämiefälle durch Strahlungswirkung nicht stand.

3. Selbstverständliche Voraussetzung bleibt genaue Beachtung der verschiedenen Strahlenschutzvorschriften und -empfehlungen für Bau, Einrichtung und Arbeitsweise einer Röntgenschirmbildanlage. Der Schutz der Patienten, außer dem Untersuchten auch der Wartenden in Ankleidekabinen, ist von dem des Personals gesondert zu beachten.

4. Strenge ärztliche Indikation hinsichtlich der Anwendung jeder radiologischen Maßnahme und der Zahlengröße ihrer Einzelakte ist ebenso erforderlich wie das ständige Bemühen, nicht verwertbare Fehlaufnahmen weitgehend zu vermeiden.

5. Insbesondere ist bei jeder Durchleuchtung und Aufnahme eine genaue Kontrolle der Beziehungen zwischen Fragestellung an das Röntgenbild (erforderlicher Objektumfang) und Röntgenbildgröße (Dimension des direkten Strahlenkegels) zu fordern.

6. Die Röntgendurchleuchtung des Thorax mit den bekannten Schwierigkeiten gleichmäßiger Arbeitsweise (Adaptation) und Belastungsdauer bleibt im Hinblick auf das Bemühen um kleinstmögliche Strahlenbelastung des Untersuchten mit RP, selbst in 2 Ebenen, dosismäßig unterlegen.

7. Bei vielen Ärzten herrscht leider ein mangelhaftes physikalisch-technisches Verständnis für radiologische Fragen als Voraussetzung klinischer Arbeit. Die Möglichkeiten zu theoretischer und praktischer Unterweisung des Arztes auf dem Gebiet der Strahlenkunde während des Studiums und anläßlich der Fortbildung sind bislang unzureichend.

8. Eine regelmäßige, vor allem praktische Fortbildung auch der medizinisch-technischen Assistentinnen bedarf einer weitergehenden Förderung als das bisher noch der Fall ist.

9. Es wurde von allen Beteiligten bedauert, daß bislang keine gesetzlichen Strahlenschutzbestimmungen einmal Bau und Ausstattung von Schirmbildanlagen, sowie zum anderen die Verhaltensweise des die Röntgenmaßnahme Durchführenden in seinem und im Interesse des Untersuchten regeln. Die Unfallverhütungsvorschriften der BG schützen den in abhängiger Stellung Beschäftigten. Die DIN-Normen, die durch den FNR laufend verbessert werden, sind nur Empfehlungen, die allerdings nicht ernst genug genommen werden können, zumal sie die Strahlengefährdung des Arztes und seines Personals, der Kranken und unbeteiligter Dritter berücksichtigen.

10. Es wurde angeregt, über das Gebiet der Westdeutschen Bundesrepublik hin unabhängige Beratungsstellen für Strahlenschutz und Dosimetrie einzurichten, die den Ärzten für ihre röntgenologischen Arbeiten zur Verfügung stehen.“

Vom 23. bis 30. 7. 1959 fand in München der *IX. Internationale Kongreß für Radiologie* unter dem Präsidium von Prof. Dr. Dr. B. RAJEWSKY, Frankfurt/Main, statt. Bildverstärkung, Automatik, Automation und Strahlenschutz waren einige der Hauptthemen, die den Phthisiologen interessieren. Der Vorsitz im Komitee für die wissenschaftliche Ausstellung war dem Vorsitzenden unseres Arbeitsausschusses, der gleichzeitig einer der Vizepräsidenten des Kongresses war, anvertraut worden. Eine geschlossene Schau der Organisation und Leistungen des RP-Verfahrens in den verschiedenen Ländern konnte von WEGELIUS, Stockholm, geboten werden. Der im Verhältnis zum sehr vielseitigen von mehr als 200 Wissenschaftlern gezeigten wissenschaftlichen Ausstellungsgut allzu knappe Raum, zu dem noch eine große technische Ausstellung aus 14 Ländern kam (Vorsitzender: Dr. H. MESSINESIS, Hamburg), gestattete es nicht, alle Pläne durchzuführen. Die westdeutsche Bundeswehr hatte einen kombinierten RP-Nachuntersuchungsomnibus geschickt.

Die Arbeiten und Maßnahmen verschiedener Stellen, wie des Bundesarbeitsministeriums, der gewerblichen Berufsgenossenschaft, des Fachnormenausschusses Radiologie und von EURATOM zum *Strahlenschutz* für Kranke und Beschäftigte werden laufend genau verfolgt, insbesondere im Zusammenhang mit der z. Zt. vieldiskutierten Strahlenbelastung der Bevölkerung. U. a. konnte K. HARTUNG aus der Mainzer Univ.-Kinderklinik (Direktor: Prof. Dr. KÖTTGEN) wichtiges Material für den Ausschuß in seiner Monographie „Strahlenbelastung und Strahlenschutz in der pädiatrischen Röntgendiagnostik" (Stuttgart, G. Thieme 1959) beisteuern. Ein besonderes Merkblatt für den Strahlenschutz in der Kinderheilkunde beabsichtigt das Zentralkomitee auf Grund der Arbeit mehrerer Arbeitsausschüsse demnächst herauszugeben.

Die Frage des zweckmäßigen Einbaus der Ergebnisse der RP in die allgemeine *Tuberkulosestatistik* ließ sich noch nicht abschließend beantworten.

Arbeitsausschuß für Kindertuberkulose

Vorsitzender: Prof. Dr. OPITZ/Heidelberg

Der AA hielt im Berichtsjahr 2 Sitzungen ab, am 22. 2. und am 5. 12. In der ersten Sitzung wurden zunächst der derzeitige Vorsitzende für 3 Jahre wiedergewählt und die Neukonstituierung des Ausschusses vorgenommen. Danach wurden folgende Themen behandelt:

1. Das Resistenzproblem im Hinblick auf die empfohlene alleinige INH-Prophylaxe,
2. Die Inkubationszeit für Primärtuberkulosen,
3. Überprüfung der bisherigen „Richtlinien für eine INH-Prophylaxe",
4. Schicksal der stationär behandelten und in das tuberkulöse häusliche Milieu entlassenen Kinder mit Primärtuberkulose,
5. Stellungnahme zu der Anwendung von GT und AT,
6. Unterbringung von stationär behandelten Kleinkindern mit Primärtuberkulose außerhalb der Familie.

1. Über das Resistenzproblem referierte Frau MEISSNER ausführlich auf Grund

ihrer ausgedehnten Untersuchungen. Von 1036 Primärtuberkulosen von Kindern und Jugendlichen in den Jahren 1953—1957 wiesen nur 25 = 2,4% eine primäre Sensibilitätsminderung gegen INH auf. Es sei nicht entschieden, ob tatsächlich ein Anstieg der primären Sensibilitätsminderung vorliege, was NOUFFLARD annimmt. Für die Klinik sei es von Bedeutung, daß es bei einem für ein Chemotherapeuticum primär sensibilitätsgeminderten Stamm bei Behandlung mit dem gleichen Mittel zu einer Unterdrückung der sensiblen Erreger in der Population und zur Ausbildung einer therapieresistenten Tuberkulose kommen könne. Immerhin müsse betont werden, daß trotz Sensibilitätsminderung einem Chemotherapeuticum gegenüber dieses trotzdem wirksam sein könne. Eine Resistenzentwicklung der Stämme bei Kindern durch die INH-Prophylaxe sei nicht zu erwarten, da es auch bei erkrankten Kindern nach INH-Therapie äußerst selten zur Resistenzentwicklung komme. Es bestünden also *grundsätzlich keine Bedenken gegen eine Generalisierungsprophylaxe mit INH.*

2. Herr KLEINSCHMIDT äußert sich ausführlich zur Frage der Inkubationszeit für Primärtuberkulosen im Hinblick auf Ausführungen des „AA für Tuberkulose im Rahmen der Unfallversicherung". Er empfiehlt eine Überarbeitung des „Merkblatt über Inkubations-bzw. Latenzzeit bei der Begutachtung der Lungentuberkulose", da ein prinzipieller Unterschied zwischen der Inkubationszeit des Kindes und der des Erwachsenen nicht bestünde. Tierversuche haben gezeigt, daß der Primärkomplex schon nach 2—3 Wochen deutlich ist, ausnahmsweise schon nach 10 Tagen. Die Tuberkulinreaktion wird am häufigsten zwischen dem 35.—40. Tag positiv (Schwankungen zwischen 19 und 57 Tagen). Auf weitere Ausführungen des Ref. sowie auf die schriftlichen Auslassungen von Herrn KREUSER und die Diskussionsbemerkungen von den Herren BREU und MÜLLER kann hier nicht eingegangen werden, da es sich um eine Angelegenheit des oben genannten Ausschusses handelt.

3. Es schien ratsam, die bisherigen „Richtlinien für eine INH-Prophylaxe zur Verhütung von Generalisierungen der Tuberkulose im frühen Kindesalter" zu überprüfen, da z. B. in Frankreich und in Italien der Kreis der zu behandelnden Kinder sehr viel weiter gefaßt wird. Herr ZOELCH referiert hierüber. Er empfiehlt weitere Erfahrungen zu sammeln, ehe man zu der Ausdehnung der INH-Prophylaxe auf Gefährdete und lediglich Tuberkulinpositive Stellung nehme. Auf Grund der Ausführungen wird das Merkblatt eingehend diskutiert und in der neuen Fassung angenommen, wobei die Bezeichnung „Richtlinien" durch „Empfehlungen" ersetzt wurde.

4. In neuerer Zeit ist bei der intracutanen Tuberkulinprüfung das bisher übliche Alt-Tuberkulin (AT) vielfach durch gereinigtes (GT) ersetzt worden, wobei man unterstellt, daß letzteres wegen Ausschaltung unspezifischer Reaktionen erhebliche Vorzüge besitzt. Es schien daher wünschenswert, zu dieser Frage Stellung zu nehmen. Herr SCHMID referiert über die bisherigen Literaturergebnisse und über die seiner Zeit von OPITZ durchgeführten und nicht veröffentlichten Untersuchungen. Folgende Punkte seien hervorgehoben:

a) Das GT ist um das 10—100fache schwächer wirksam als das AT.

b) Bei vergleichenden Untersuchungen mit gleich hohen Tuberkulinkonzentrationen fallen bei über der Hälfte der Testungen die AT-Reaktionen stärker aus als die GT-Reaktionen, dagegen sind letztere besser begrenzt und daher leichter ablesbar.

c) Gelegentlich bleibt auch bei florider Tuberkulose die Tuberkulinreaktion mit GT bis zu 100 TE negativ.

Daher ist für die Praxis immer noch das AT als das verläßlichste Tuberkulin für die Diagnostik zu empfehlen. Für einen Vergleich der beiden Tuberkuline ist es nach dem Ref. unerläßlich, die Standardisierung des GT zu ändern, da erst bei einer 10fach höheren Konzentration der diagnostische Wert des GT dem AT gleichkommt.

6. Die Unterbringung von stationär behandelten Kleinkindern mit Primärtuberkulose außerhalb der Familien bereitet mitunter Schwierigkeiten. Darf man solche Kinder in Heime oder Kindergärten mit tuberkulinnegativen Kindern schicken? Es handelt sich also letzten Endes um die Frage, ob nicht mehr stationärer Behandlung bedürftige tuberkulöse Kleinkinder noch infektiös sein können. Hierzu referiert Herr Breu vom fürsorgerischen Standpunkt. In der Diskussion schlägt Herr Weber vor, die Unterbringung solcher Kinder von dem Ausfall dreier Magenspülwasseruntersuchungen abhängig zu machen. Diese Forderung hat übrigens Opitz schon vor mehr als 25 Jahren aufgestellt, doch läßt sie sich nicht immer leicht durchführen. Herr Müller hebt hervor, daß die Unterbringung solcher Kinder in großen Städten kaum ein Problem darstellt, gibt aber zu, daß es in kleinen Städten oder auf dem Lande der Fall sein kann.

In der Ausschußsitzung vom 5. 12. wurden 2 Hauptpunkte behandelt:

a) Verhütung von Strahlenschäden bei der Röntgendiagnostik im Kindesalter,

b) Empfehlung für die therapeutische Anwendung von Tuberkulostatica bei Kindern und Jugendlichen.

a) Zu diesem sehr wichtigen Problem äußerten sich referierend die Herren Schmid als Kliniker, Breu und Schrag als Fürsorgeärzte und Lorenz i. V. von Herrn Lossen als Röntgenologe. Es zeigte sich bei der Diskussion der Referate, daß es nicht leicht sein würde, eine Übereinstimmung zu erzielen. Die Referenten haben schließlich ein Merkblatt entworfen, das eingehend besprochen und z. T. abgeändert wurde. Da gegen dasselbe jedoch von dem „AA für Röntgenschirmbilduntersuchungen und Röntgentechnik“ erhebliche Einwände erhoben wurden, ist es verfrüht, über den Inhalt zu berichten.

b) Der „AA für Chemotherapie“ hatte „Verlautbarungen über die Anwendung der tuberkulostatischen Mittel für die Behandlung der Lungentuberkulose Erwachsener“ erlassen, in denen naturgemäß das Kindesalter nicht berücksichtigt worden war. Die Aufgabe des Ausschusses bestand darin, eine Ergänzung zu der im September 1958 erschienenen III. Verlautbarung auszuarbeiten. Nach Referaten über die Anwendung von Tuberkulostatica bei den verschiedenen Formen, wobei auch die neueren Präparate Berücksichtigung fanden, wurde gemeinsam ein Merkblatt verfaßt, das die Besonderheiten über die „Anwendung der tuberkulostatischen Mittel für die Behandlung der Kindertuberkulose“ behandelt.

Arbeitsausschuß für Arbeitsfürsorge und Rehabilitation

Vorsitzender: Ministerialrat a. D. Dr. med. F. PAETZOLD/Bonn

Im Berichtsjahr 1958 hielt der Ausschuß am 20. Juni in Augsburg eine Sitzung ab. Der Vorsitzende berichtete über die Tätigkeit des Ausschusses, dabei u. a. über seine Teilnahme an der Arbeitstagung des Landesarbeitsamtes Baden-Württemberg vom 9.—12. Juni 1958 in Freudenstadt, die unter dem Motto stand „Die Rehabilitation als Hilfe zum Dauerarbeitsplatz“.

Aus den Referaten ist folgendes hervorzuheben:

Über die Rehabilitationsarbeit einer Tuberkulose-Heilstätte für Männer berichtete Herr OVERRATH und unterstrich, daß mehr als die Hälfte seiner Kranken zwischen 46 und 65 Jahren alt sei. Für ihre Wiedereingliederung in den Arbeitsprozeß befriedige die bisher übliche negative Bewertung „Nicht geeignet für: .....“ in keiner Weise. Sie müsse durch *positive* Aussagen des Anstaltsarztes über die Leistungsgrenzen und die Leistungsanforderungen ersetzt werden.

Zur Ermittlung der zu erwartenden Atemfunktionsstörungen hält OVERRATH routinemäßige Untersuchungen der Atemfunktion im Sinne von BRAUER-KNIPPING bis zur vita maxima für notwendig. In seiner Heilstätte ergab sich bei 1012 derartigen Untersuchungen, daß nur 12,7% der Kranken keine faßbare Minderung der Atemfunktion aufwiesen. Zur Ermittlung der *Leistungsgrenzen* des einzelnen Kranken für seine Einsatzfähigkeit am Arbeitsplatz gehören außerdem die erforderlichen arbeitsphysiologischen Untersuchungen. Sogenannte „leichte Arbeit“ stellt nach OVERRATHS Erfahrung vielfach schon eine nicht zumutbare Belastung dar. Wesentlich ist, die *Dauerleistungsgrenze* des Kranken zu bestimmen.

Aus einem Bericht von HÖFER über berufliche Maßnahmen im Rahmen der Rehabilitation Tuberkulosekranker ist hervorzuheben, daß in den meisten Tuberkuloseheilstätten trotz entsprechender Verordnungen und Gesetze noch nicht genügend zur Förderung der Wiederherstellung der Berufsfähigkeit getan wird. Nach seiner Ansicht ist es wichtig, den Kranken selbst für die Idee der Rehabilitation zu gewinnen. Aus diesem Grunde schlägt er dem Ausschuß vor, ein *Merkblatt* zu entwerfen, das dem Tuberkulosekranken in die Hand gegeben werden soll.

In diesem Zusammenhang wurde auch die Frage der Anerkennung Tuberkulosekranker als Schwerbeschädigte erörtert.

Herr SCHWENKENBECHER berichtete über die Entwicklung und den gegenwärtigen Stand der Arbeitsheilstätte Schömberg, jetzt „Erwin-Dorn-Kurheim“ genannt. Seine Ausführungen gipfelten in der Feststellung, daß sich im Laufe der Zeit ein ausgezeichnetes Vertrauensverhältnis zwischen dieser Arbeitsheilstätte und der umliegenden Industrie entwickelt habe, so daß geradezu Schwierigkeiten entstehen, die eingehenden Aufträge zu befriedigen. Die Arbeitsheilstätte plant, neben den Anlernberufen nunmehr auch mit einer echten Umschulung zu beginnen.

Über die „Tuberkulosefragen der Bundeswehr“ berichtete Herr DINKLOH. Nach Schilderung der Rechtslage und der Maßnahmen, die von seiten der Bundeswehr zur gerechten Behandlung und Wiedereingliederung an Tuberkulose erkrankter Soldaten getroffen sind, teilte der Berichterstatter mit, daß bisher in der Bundeswehr 157 Tuberkulosefälle festgestellt wurden. Nach seinen Ausführungen versucht die Bundeswehr, durch eine gelenkte Arbeitstherapie nach neuzeitlichen Gesichtspunkten die Rehabilitation schon während der Heilstättenbehandlung einzuleiten. Die Angaben über die Befriedigung von Ansprüchen kurzfristig nach Eintritt erkrankter Wehrmachtsangehöriger gaben zu lebhafter Erörterung Anlaß.

Einblick in die Verhältnisse in der Sowjetzone gab ein Bericht über die Ausbildungsmöglichkeit für Tuberkulosekranke zu med.-technischen Assistentinnen und Krankenschwestern (Hain). Danach wird in dem Heilstätten-Kombinat Bad Berka, Grumke, Vogelsang-Gommern und in Stralsund versucht, Tuberkulose-rekonvaleszentinnen zu Schwestern und med.-technischen Assistentinnen auszubilden.

Bisher haben 188 Schwestern und 171 med.-technische Assistentinnen diese Ausbildung mit der vollen staatlichen Anerkennung abgeschlossen. Es wurden weniger als 15% Versager gezählt, die sich je zur Hälfte aus Teilnehmerinnen mit Tuberkulose-Rezidiven und mit charakterlichen bzw. intellektuellen Defekten zusammensetzten.

Die Ausbildung erfolgt in einer Rahmenkur, deren konsequente Einhaltung durch eine strenge Hausordnung der Internatsbetriebe gewährleistet ist. Die Einrichtungen unterstehen ärztlicher Leitung, nur in schulischer Hinsicht wirken medizinische Fachschulen mit. Der theoretische Unterricht umfaßt für Schwestern ca. 900, für med.-techn. Assistentinnen etwa 1100 Std. Er schließt auch allgemeinbildende Fächer (Deutsch, Rechnen, Naturkunde u. a.) ein. Gegenüber den Lehrplänen für Gesunde wird ein „Rabatt für Tuberkulöse" gewährt, der durch offensichtlichen Eifer und größeren Ernst dieser Schülerinnen ausgeglichen wird. Obwohl die praktische Ausbildung, besonders der Schwestern, vorwiegend auf die Betreuung Tuberkulöser ausgerichtet ist, wird die Anerkennung der Ausbildung *ohne* Einschränkung gewährt.

Der Berichterstatter schlug auf Grund seiner in Mitteldeutschland gewonnenen Eindrücke einen ähnlichen Versuch in der Bundesrepublik vor.

Die Vertreter der Bundesanstalt gaben Aufschluß über 1900 Tuberkulosekranke, deren Schicksal von Arbeitsämtern statistisch erfaßt wurde. Es meldeten sich nur 10% der Heilstätten-Entlassenen bei den Arbeitsämtern. Bei diesen Kranken handelte es sich um 15—65jährige. Bei dem Anteil von 90%, die die Arbeitsämter nicht in Anspruch nahmen, muß berücksichtigt werden, daß etwa 20% der gesamten Heilstätten-Entlassenen arbeitsunfähig waren, 30% an den alten Arbeitsplatz zurückkehrten und 40% nicht erwerbstätig waren, weil sie Selbständige, Hausfrauen o. a. sind, die von den Arbeitsämtern nicht erfaßt werden.

Im Jahre 1956 wurden im Gebiet der Bundesrepublik 342400 Arbeitslose gezählt, unter denen sich 4612 (= 1,35%) Tuberkulosekranke befanden. Im Jahre 1957 wurden durch die Ärzte der Arbeitsämter unter den Arbeitsuchenden 8839 Tuberkulosekranke ermittelt.

Gegenwärtig (Berichtszeitpunkt!) gibt es in der Bundesrepublik und West-Berlin 500000 Arbeitslose; davon wurden mit Ausnahme von Baden-Württemberg und West-Berlin 3314 Tuberkulöse erfaßt. Insgesamt dürften sich rund 4000 Tuberkulosekranke (= 0,8%) unter den Arbeitsuchenden befinden.

Die Bundesanstalt für Arbeitsvermittlung und Arbeitslosenversicherung hat Vorschriften gemäß § 139 AVAVG zu § 39 Abs. 3 Satz 2 AVAVG für Maßnahmen zur beruflichen Eingliederung geistig- und körperlichbehinderter Personen erlassen. (Veröffentlicht in „Amtliche Nachrichten der Bundesanstalt" Nr. 10 vom 25. Oktober 1958.) Diese Vorschriften umfassen allgemeine Grundsätze, in denen zum Ausdruck kommt, daß die Erhaltung, Besserung und Wiederherstellung der Erwerbsfähigkeit geistig- und körperlich-behinderter Personen Maßnahmen auf medizinischem, beruflichem und sozialem Gebiet erfordern, die in ihrer Gesamtheit der Eingliederung behinderter Personen in Wirtschaft, Staat und Gesellschaft dienen. Sie sollen zugleich die eigene Verantwortung der Behinderten stärken und sie weitgehend von der Hilfe anderer unabhängig machen.

In der anschließenden Diskussion wurde der Behauptung eines Heilstättenarztes, daß nach Berufsumschulung mit 50% Rückfällen zu rechnen sei, von anderen Chefärzten lebhaft widersprochen, die lediglich 15% bzw. 20—30% Rückfälle beobachteten. Grundsätzlich wurde festgestellt, daß bei der Zahl der Rückfälle sozial ungünstige Verhältnisse des Tuberkulosekranken vielfach entscheidend sind. In der Literatur werden für Mitteldeutschland Zahlen von 27—45% für Rückfälle angegeben.

Ein wesentlicher Besprechungspunkt waren die „Richtlinien über die Beschäftigung von Lungentuberkulösen an geeigneten Arbeitsplätzen".

Während bisher der Ausschuß den Standpunkt vertrat, die Richtlinien unverändert bestehen zu lassen, ergab die Aussprache, daß im Hinblick auf die veränderte soziale Gesetzgebung und die seit Erscheinen der Richtlinien bereits verstrichene Zeitspanne von vier Jahren eine Änderung erforderlich ist. Diese Änderung soll jedoch, da es sich um ein *Abkommen* auch mit außerhalb des Tuberkulosefachkreises stehenden Vertragspartnern handelt (Bundesministerium für Arbeit und Sozialordnung, Bundesministerium des Innern, Bundesanstalt für Arbeitsvermittlung und Arbeitslosenversicherung, Bundesvereinigung der Deutschen Arbeitgeberverbände, Wirtschaftsvereinigung der Eisen- und Stahlindustrie, Deutscher Gewerkschaftsbund, Bundesbahn-Sozialamt, Arbeitsgemeinschaft der Werksärzte, Bundesinstitut für Arbeitsschutz) nur einen redaktionellen Charakter haben, zumal die bisherige Fassung sich, insbesondere nach Ansicht der Arbeitsbehörden, in jeder Weise bewährt hat.

Für die Neufassung der „Richtlinien" wurde ein besonderer Unterausschuß gebildet. Da die „Richtlinien", deren Teil I für die Tuberkulosefürsorgestellen und Werksärzte und Teil II für das Arbeitsamt und Arbeitgeber bestimmt sind, nicht in die Hand des Tuberkulosekranken gehören, beschloß der Ausschuß die Herausgabe eines besonderen Merkblattes für die persönliche Unterrichtung der Kranken.

Nach wie vor wird eine geeignete und planmäßige Aufklärung der Bevölkerung über die Möglichkeit der Rehabilitation von Tuberkulösen und über die vielfach übertriebene Gefahr der Ansteckung durch frühere Tuberkulosekranke für ihre Arbeitsumgebung und ihre Familien gefordert.

Nach Angabe des Generalsekretärs wird das ZK eine intensive Aufklärung durch Presse und Film veranlassen.

Die nächsten Arbeitsziele des Ausschusses sind:

1. Neufassung der Richtlinien und Förderung des Verständnisses aller beteiligten Stellen für ihre Anwendung.

2. Aufstellung eines Merkblattes für den Tuberkulosekranken, das in einprägsamer Form den Kranken mit den Wiedereingliederungsmaßnahmen vertraut macht.

3. Förderung von Ausbildungs- und Umschulungseinrichtungen, tunlichst in Anlehnung an Tuberkulose-Krankenanstalten.

Arbeitsausschuß für Tuberkulose-Gesetzgebung

Vorsitzender: Prof. Dr. SCHMITZ/Düsseldorf

Es sind 8 Jahre vergangen, seit im Jahre 1951 der Arbeitsausschuß für Tuberkulose-Gesetzgebung im Deutschen Zentralkomitee zur Bekämpfung der Tuberkulose den ersten Entwurf für das Tuberkulosehilfegesetz (THG) in Bonn vorlegte. Nun ist es endlich so weit. Das THG ist verkündet worden. Von dem ersten Entwurf ist allerdings nicht mehr allzu viel übriggeblieben. Zahlreiche Ausschüsse haben an ihm gearbeitet, bis er schließlich am 14. 3. 1956 dem 2. Deutschen Bundestag zugeleitet wurde. Damals ergaben sich erhebliche Meinungsverschiedenheiten mit dem Bundesrat. Der vom Vermittlungsausschuß ausgearbeitete Vorschlag fand nicht die Genehmigung des Bundestages, und so wurde der Gesetzentwurf am Ende der 2. Wahlperiode abgelehnt. Am 23. 4. 1958 wurde erneut ein Entwurf des THG eingebracht. Wiederum versagte ihm der Bundesrat die Zustimmung, und endlich im Jahre 1959 ist es zu einer Einigung zwischen Bundesrat und Bundestag gekommen, indem die §§ 21 und 24 des Gesetzes, die zu den letzten Meinungsverschiedenheiten Anlaß gegeben hatten, da in ihnen der Bundesrat einen Eingriff in die Rechte der Länder sah, gestrichen wurden.

Nun liegt das Gesetz vor uns. Es gliedert sich in 5 große Abschnitte:

1. Gegenstand der Tuberkulosehilfe.
2. Aufgaben der Bundesfürsorgeverbände.
3. Aufgaben anderer Träger der Tuberkulosehilfe.
4. Die Zusammenarbeit der zur Bekämpfung der Tuberkulose verpflichteten Stellen.
5. Kostenerstattung durch den Bund, Durchführungsvorschriften und Einzelweisungen.

Es ist hier nicht der Raum, die Paragraphen des Gesetzes im einzelnen zu besprechen. Nur einige wichtige Punkte seien herausgegriffen. So bringt das neue Gesetz im Gegensatz zu der bisherigen Rechtsprechung erstmalig einen Rechtsanspruch auf die Tuberkulose-Hilfe. Ihre Leistungen sind erweitert worden. Es werden nunmehr gewährt.

1. Heilbehandlung,
2. Eingliederungshilfe,
3. wirtschaftliche Hilfe,
4. vorbeugende Hilfe.

Hinzugekommen ist also die Eingliederungshilfe und die vorbeugende Hilfe. Neu ist, daß nicht nur der Kranke, sondern auch der Genesene wirtschaftliche Hilfe erhält. Die wirtschaftliche Hilfe selbst ist nicht nur erweitert, ihre Leistungen sind auch ausgedehnt und erhöht worden.

Neu ist ferner, daß auch der öffentliche Dienst seinen Angehörigen Tuberkulose-

Hilfe zu gewähren hat. Es ist auch endlich gelungen, die Abgrenzung zwischen den Aufgaben der Landesfürsorgeverbände und denen der Träger der gesetzlichen Rentenversicherung nicht mehr wie bisher durch Vereinbarungen und Richtlinien festzulegen, sondern sie gesetzlich zu verankern. Die RVO ist entsprechend geändert worden.

Zum Zwecke der Zusammenarbeit der zur Bekämpfung der Tuberkulose verpflichteten Stellen sollen Arbeitsgemeinschaften gebildet werden. Ihre vordringliche Aufgabe wird es sein, für die schnelle Einweisung der Tuberkulosekranken in die stationäre Behandlung zu sorgen und den Bettenausgleich zu regeln. Die Pflichten des Kranken, des Genesenen und der Familienangehörigen werden in einem besonderen Paragraphen geregelt.

Endlich hat die Kostentragung des Bundes an besonders wichtigen Maßnahmen, in erster Linie bei der Gewährung stationärer Dauerbehandlung sowohl durch die Landesfürsorgeverbände als auch durch die Träger der Rentenversicherung, eine gesetzliche Regelung gefunden.

Es wird unter denen, die sich mit der Bekämpfung der Tuberkulose befassen, wohl niemanden geben, der sich nicht darüber freut, daß es durch das endliche Zustandekommen dieses Gesetzes zu einer großzügigen und einheitlichen Regelung im ganzen Bundesgebiet zugunsten unserer Tuberkulosekranken gekommen ist. Was jetzt noch fehlt, ist ein Kommentar des Gesetzes. Mit seiner Bearbeitung hat bereits in Bonn ein kleines Gremium begonnen.

Zum Schluß sei noch darauf hingewiesen, daß auch dieses soeben verkündete Gesetz über die Tuberkulose-Hilfe kein endgültiges ist. Das Bundesministerium des Innern hat zum Zwecke der Neuordnung und Zusammenfassung des gesamten Rechts der öffentlichen Fürsorge den Entwurf eines *Bundessozialhilfegesetzes* ausgearbeitet. In dieses Gesetz wird auch das THG eingebaut werden. Besprechungen hierüber haben bereits in Bonn stattgefunden, zu denen auch Vertreter des DZK geladen waren. Man rechnet mit einem Zeitraum von 2 Jahren bis zur Verkündung des Bundessozialhilfegesetzes. Bis dahin hat das THG eine Bewährungsfrist, in der auftretende Mängel vor dem Einbau in das große Gesetzwerk abgestellt werden können.

Arbeitsausschuß für Chemotherapie

Vorsitzender: Prof. Dr. LYDTIN/München

Die Tätigkeit des Arbeitsausschusses war im wesentlichen ausgefüllt von der Bearbeitung einer weiteren Verlautbarung für die Praxis über die Behandlung mit tuberkulostatischen Mitteln. Es erwies sich als ungemein schwierig, unter den Mitgliedern des Ausschusses eine Einmütigkeit zu erzielen. Im Anschluß an eine vorbereitende Sitzung am 11. 2. 1958 in Freiburg i. Br. hatte der Vorsitzende die vorgebrachten Anregungen in einem Entwurf zusammengefaßt, der den einzelnen Mitgliedern zur Stellungnahme zuging. Durch einen eingehenden schriftlichen Gedankenaustausch wurde die Verlautbarung so vorbereitet, daß bei einer letzten Sitzung des Ausschusses in Hamburg am 18. 9. 1958 die endgültige Fassung fertiggestellt werden konnte. Diese Verlautbarung ist bereits im Tuberkulosejahrbuch 1957 mitgeteilt worden.

Im Rahmen des Ausschusses konnte eine über die Welt gehende Umfrage der Internationalen Union gegen die Tuberkulose über die Häufigkeit des Vorkommens resistenter Tuberkelbakterien durch Zusammenstellungen des Materials des Tuberkulose-Forschungsinstitutes Borstel und des Tuberkulosekrankenhauses München-Harlaching beantwortet werden. Die Veröffentlichung der von CROFTON und RIST bearbeiteten Zusammenstellung aus den verschiedenen Ländern der Erde liegt noch nicht vor.

Entscheidende klinische Beobachtungen hinsichtlich der Wirkung neuerer Tuberkulostatika sind inzwischen nicht angefallen. Der Stand ist etwa noch der gleiche, wie er im Tuberkulosejahrbuch 1957 dargelegt wurde. Auch in diesem Jahre hat sich gezeigt, daß die Wirkung der großen Tuberkulostatika, insbesondere des INH, so überragend ist, daß alle neuen Mittel einen schlechten Start haben, so daß immer lange Zeit vergehen wird, bis sich klare Umrisse über den Grad der Wirkung neuerer Mittel abzeichnen. Dies gilt auch für das Thiomedon der Aetylisonikotinsäure (Präparat 1314 Rist), das sich im Tierversuch als besonders wirksam erwies. Die Zahl der Kranken, die das Mittel wegen Magenbeschwerden nicht vertragen, scheint relativ groß zu sein. Ob es sich bei diesen Beschwerden nur um lokale Unverträglichkeit von seiten des Magens handelt oder ob auch mit zentralen Nebenwirkungen zu rechnen ist, läßt sich noch nicht absehen. In die Reihe der zu prüfenden Tuberkulostatika ist auch das Kanamycin eingetreten.

Weiterhin ist noch nicht hinreichend geklärt, ob dem verschieden raschen INH-Abbau eine praktische Bedeutung zukommt, ob Erfolg oder Mißerfolg einer Behandlung damit in Zusammenhang stehen und ob bei rascherem Abbau größere Dosen notwendig sind.

Es liegt in der Natur der Sache, daß zur Frage der Chemoprophylaxe wohl zahlreiche wohlbegründete theoretische Überlegungen, aber doch nur einzelne praktische Erfahrungen vorliegen.

Auf die überhitzten Anfangszeiten der klinischen Chemotherapie der Tuberkulose folgt zwangsläufig das ruhigere Stadium mühsamer Kleinarbeit, ohne daß dabei die Aufgeschlossenheit für neue Entwicklungen der experimentellen Forschung verloren werden darf. Diese Einstellung wird für die weitere Tätigkeit des Ausschusses maßgebend sein.

Arbeitsausschuß für Tuberkulose im Rahmen der Unfallversicherung

Vorsitzender: Reg. Med. Dir. Dr. med. habil. E. LEDERER/München

Im Berichtsjahr hielt der Arbeitsausschuß am 30. 1. 1959 eine Sitzung in Augsburg ab.

Nach der Geschäftsordnung der Arbeitsausschüsse war zunächst eine Neuwahl des Vorsitzenden und der Mitglieder des Arbeitsausschusses durchzuführen. Der bisherige Vorsitzende wurde einstimmig wiedergewählt und eine Neubesetzung des Ausschusses vorgenommen.

Den Verhandlungsgegenstand der Sitzung des Arbeitsausschusses bildete die *vom Tier auf den Menschen übertragbare Tuberkulose und ihre Begutachtung.* Die Notwendigkeit ergab sich aus der großen praktischen Bedeutung, welche die damit zusammenhängenden Probleme in Durchführung der Berufskrankheiten-Verordnung gewonnen haben, und zwar sowohl für den ärztlichen Begutachter wie für den Versicherten, die Versicherungsträger und nicht zuletzt für die rechtsprechenden Instanzen. Nach der Ziffer 40 der Liste der derzeit gültigen 5. Berufskrankheiten-Verordnung sind „von Tieren auf den Menschen übertragbare Krankheiten anzeige- und entschädigungspflichtig". Unter diesen nimmt die Tuberkulose eine bedeutsame Stelle ein, in erster Linie — infolge der starken Verbreitung der Rindertuberkulose — die vom Rinde übertragene (bovine) Tuberkulose im besonderen der Lungen, weniger der Haut und der Sehnenscheiden.

Die bovine Tuberkulose war schon einmal Gegenstand der Verhandlungen des Arbeitsausschusses. Es handelte sich damals um die Notwendigkeit einer frühzeitigen bzw. rechtzeitigen Typendifferenzierung. Das Ergebnis der damaligen Beratungen war die Herausgabe von Richtlinien, die sich mit der Wichtigkeit der Typendifferenzierung der Tuberkulosebakterien für die Anerkennung einer vom Tier auf den Menschen übertragenen Tuberkulose befaßten.

Die (im Juni 1957 veröffentlichten) Richtlinien: „Bovine Tuberkulose beim Menschen als Berufskrankheit" haben — wie die Erfahrung zeigte, weitgehende Beachtung gefunden.

Die jetzigen Verhandlungen sollen die Grundlage für die Herausgabe von „Gesichtspunkten" für die Begutachtung der vom Tier auf den Menschen übertragenen Tuberkulose im Hinblick auf den für die Ziffer 40 (s. o.) einschlägigen versicherten Personenkreis schaffen. In der Praxis ergeben sich hierbei Unsicherheiten und unterschiedliche Auffassungen in verschiedenen Fragen. Ganz konkrete Fragen beziehen sich in diesem Zusammenhang beispielsweise auf die Gefährdung der Metzger, eine Inhalations- d. h. eine Lungentuberkulose zu erwerben.

Schüppert [Zeitschrift für Tuberkulose *109*, (1956), 1—2, S. 28] verneint im allgemeinen ein solches erhöhtes berufliches Infektionsrisiko in Hinsicht auf die Arbeitsbedingungen beim Schlachtvorgang und den nicht erhöhten TB-Befall dieser Berufsgruppe. In der Fleischerei-BG standen im Jahre 1954 den 86212 Unternehmern und 122120 Arbeitnehmern nur 7 anerkannte Berufskrankheitsfälle und schwebende Verfahren gegenüber.

Nach einer rechtskräftig gewordenen Entscheidung des Landessozialgerichts Hamburg vom 18. 10. 1955 (UBf 417/54) (Sammlung Breithaupt, Jg. 45 [1956], S. 471) wurde dagegen — auch ohne Typendifferenzierung — die Lungentuberkulose bei einem jungen Schlachtergesellen als Berufskrankheit der Ziffer 40 anerkannt und in der Urteilsbegründung für den Personenkreis der Schlachter in der Kriegs- und Nachkriegszeit mit ihrem erschreckenden Anstieg der Rindertuberkulose eine gegenüber der übrigen Bevölkerung erhöhte Tb-Ansteckungsgefährdung für vorliegend erachtet.

In Sachverständigen-Referaten wurde ein Überblick über die derzeitigen genügend gesicherten wissenschaftlichen Erkenntnisse und Erfahrungen in wichtigen Problemen des Gesamtthemas gegeben.

1. Mit dem „*Tier als Tb-Infektionsquelle*" befaßte sich ein Referat von Schellner, München. An erster Stelle steht das tuberkulosekranke Rind (an der Spitze die Milchkühe, dann Ochsen und Kälber); andere Tierarten folgen in großem Abstand (Ziegen, Hunde, Katzen, Stubenvögel und Zootiere). Bei Hühnern kommt praktisch eine Lungentuberkulose kaum vor, so daß eine aerogene Infektion entfällt. Durch die aerogene Infektion sind alle Menschen gefährdet, die mit tuber-

kulösen Rindern (gleichgültig, ob lebenden oder geschlachteten) zu tun haben. Außer im Stall ist mit einer aerogenen Infektion demnach auch in Schlachthäusern, hier weniger bei den Metzgern als bei den die Fleischbeschau ausübenden Berufen (Tierarzt, Fleischbeschauer) zu rechnen.

Zum Infektionsrisiko liefern — wie sich in der Diskussion ergab — die Schlachthofstatistiken keine Anhaltspunkte über den Anteil von „Streuern" unter den Schlachttieren. In der Schlachthofstatistik wird jedes Tier als tuberkulös infiziert angesehen, das irgendeinen tuberkulösen Befund aufweist, ob es sich nun um eine große Kaverne oder eine kleine verkalkte Drüse handelt. Der Begriff der offenen Tuberkulose beim Rind ist im übrigen anders auszulegen als beim Menschen.

Ob dann eine Berufsgruppe generell stark gefährdet ist, läßt sich ohne spezielle Untersuchungen — die wünschenswert wären — nicht sagen. Beispielsweise war bei vergleichenden Untersuchungen mit Berufsgruppen ohne beruflichen Umgang mit Tieren der Prozentsatz von boviner Tuberkulose in etwa der gleichen Größenordnung wie bei 100 tb-kranken Melkern, von denen nicht mehr als 4 den Typus bovinus aufwiesen, festgestellt worden.

2. Im Zusammenhang mit der praktisch wichtigen Frage nach dem Umfang der Tierverseuchung und der Bedeutung des Reagentennachweises im Viehstall referierte Herr MEYN über die *Tuberkulinreaktion beim Rinde.* Es ist hier eine weitgehende Vereinheitlichung in der Durchführung der Probe und in der Beurteilung ihrer Ergebnisse erreicht worden. Die Treffsicherheit beträgt 96—98%. Experimentelle Versuche, eine Differenzierung mittels Tuberkulin zwischen bovin- und humaninfizierten Tieren herbeizuführen, erbrachten kein eindeutiges Ergebnis. Die Tuberkulinreaktion ist das wertvollste diagnostische Hilfsmittel, die Tb-infizierten Rinder ausfindig zu machen und auszumerzen. In Niedersachsen sind damit über 90% und in Bayern bereits über 80% tuberkulosefreie Rinderbestände erzielt worden.

3. Zur Frage der Typendifferenzierung referierte Herr BRAUN, München, über die *Reinzüchtung und Identifizierung der bovinen Tb-Bakterien.* Zur Züchtung müssen die optimalsten Nährböden verwendet werden; unter den zur Zeit bekannten Nährmedien für die Züchtung von Tb-Bakterien gibt es keines, das für *alle* bovinen Stämme optimal wäre. Bewährt hat sich der Blutnährboden nach TARSHIS *und Mitarb.*; wegen möglicher Versager empfiehlt es sich, neben ihm den LÖWENSTEIN-JENSEN-Nährboden mit Zusatz von inaktiviertem Rinderserum zu verwenden. Haben die kulturellen und biochemischen Merkmale den Verdacht auf das Vorliegen von Rindertuberkulosebakterien ergeben, so wird zur endgültigen Diagnose, insbesondere bei der Begutachtung, auf alle Fälle noch der Tierversuch heranzuziehen sein. Man war sich bei der Behandlung dieser Frage darüber einig, daß es sich bei dem Tierversuch um eine so wesentliche Methode handelt, daß auf ihn nicht verzichtet werden kann.

Das Vorkommen von *Doppelinfektionen* mit beiden (humanen und bovinen) Tb-Bakterientypen macht den Kaninchenversuch bei der Untersuchung jeden tuberkulösen Untersuchungsmaterials notwendig. Was die Frage der *Typenumwandlung* der Tuberkulosebakterien im menschlichen Körper betrifft, so ist eine solche bis jetzt nicht exakt nachgewiesen, wohl aber festgestellt worden, daß sich die Erreger boviner Hautinfektionen bei der einige Jahrzehnte währenden Krankheit *nicht* in humane Typen umwandeln.

Grundsätzlich wurde die Möglichkeit einer unanfechtbaren Typendifferenzierung bejaht. Die Treffsicherheit macht etwa 99% aus. Eine auf Grund dieser Verhandlungen gemachte Anregung von Herrn Griesbach, einen „Arbeitsausschuß für bakteriologische Arbeitsmethoden" einzurichten und dem Präsidium einen entsprechenden Vorschlag zu machen, wurde begrüßt und für nützlich gehalten.

4. Einer Abklärung für Begutachtungszwecke bedarf die Auffassung über die Frage, ob eine *Sehnenscheidentuberkulose* immer haematogen oder auch durch direkte perkutane Infektion entsteht. Nach der heutigen Lehrmeinung entsteht eine Sehnenscheidentuberkulose in den allermeisten Fällen auf dem Blutwege und nicht als Folge einer Verletzung. Früher war man dagegen viel eher geneigt, eine berufliche, exogene, perkutane Infektion anzuerkennen.

Hoelscher, L. (Mschr. Unfallheilk. 53 (1951), 97—103) hat nach dem Schrifttum zusammengefaßt, daß die Sehnenscheidentbk. nur dann als Berufskrankheit bzw. Unfallfolge anerkannt werde, wenn eine direkte tuberkulöse Infektion der Sehnenscheide selbst durch ein (spitzes) Trauma stattgefunden habe oder wenn eine Impftuberkulose der Haut durch fortschreitende Entzündung auf die Sehnenscheide übergreife. Dieser Auffassung stehen praktische Erfahrungen über das Auftreten von Sehnenscheidentbk. in bestimmten gefährdeten Berufsgruppen (Metzgern, Fleischbeschauern, Tierärzten u. dergl.) entgegen, und Hoelscher berichtet dazu selbst über beobachtete Sehnenscheidentbk. bei 2 Fleischergesellen, welche beide im gleichen Betriebe mit viel tuberkulösem Material in Berührung kamen und zu gleicher Zeit erkrankten. Aus experimentellen Ergebnissen von H. Königsfeld (Zentralbl. f. Bakt. etc. I. Abt. Originale Bd. 60 H 1/2) wissen wir auch, daß die Haut den Tb-Bakterien gegenüber sehr resistent ist und eher ein Eindringen von Tb-Keimen durch die intakte Haut hindurch möglich ist, ohne eine spezifische Erkrankung derselben zu machen. Man kann sich vorstellen, daß durch feinste Hautläsionen das Eindringen durch die Haut in die Lymphbahn noch erleichtert wird. Bei dem erwähnten Personenkreis z. B. der Metzger sind täglich Bagatellverletzungen bei der Arbeit möglich, die nicht als eigentliche Unfälle registriert werden; man darf auch nicht übersehen, daß manche Sehnenscheiden doch recht hautnahe liegen.

5. *Hauttuberkulosen* können als Berufskrankheiten der Ziffer 40 der 5. BK-VO anerkannt werden, sei es, daß sie durch Eindringen der Tb-Bakterien von außen in die Haut oder von einem inneren Herd durch Streuung in die Haut entstehen. Was den letzteren Fall anbelangt, liegen die Dinge klar, wenn beispielsweise eine Lungentuberkulose als Berufskrankheit der Ziffer 40 vorlag, von der aus es zur Streuung kam. Tuberkulide und haematogene Tuberkulosen der Haut sind unter solchen Umständen als beruflich bedingt anzusehen. Entsprechend liegen die Verhältnisse, wenn eine Hauttuberkulose ihren Ausgang per continuitatem von einer Sehnenscheidentuberkulose, von einer Knochentuberkulose, von einer Lymphknotentuberkulose usw. genommen hat und die betr. Tuberkulosen als Berufskrankheit anerkannt sind. Schwierigkeiten können auftreten, wenn der innere Streuherd keinen im klinischen Sinn aktiven tuberkulösen Prozeß darstellt.

Im Hinblick auf die *exogene Infektion der Haut* ist zwischen dem Primärkomplex der Haut und Superinfektionen zu unterscheiden. Klinisch können Superinfektionen unter dem Bild der Tuberculosis cutis verrucosa (darunter fällt auch der sog. Leichentuberkel) und unter dem Bild eines Lupus vulgaris verlaufen. Die Entstehung eines Lupus vulgaris durch exogene Superinfektion ist zwar selten — in der Regel entwickelt sich eine Tuberculosis cutis verrucosa — kommt aber doch vor, beispielsweise als „Schlachterlupus".

Für die unter die *Ziffer 40* fallenden Verdachtsfälle wäre der Nachweis des Typus bovinus zur Stützung der Annahme einer beruflich bedingten Hauttuberkulose von erheblichem Wert. Andererseits würde der Nachweis des Typus humanus gegen eine berufliche Entstehung sprechen. Gelegentlich werden auch solche Wünsche von seiten der Versicherungsträger beim „Schlachterlupus" geäußert. Allerdings wird, da die Gewinnung des Untersuchungsmaterials immer einen, wenn auch kleinen operativen Eingriff erfordert, eine rechtzeitige Untersuchung in der Regel den Hautkliniken vorbehalten bleiben.

6. Zur Ausarbeitung der Gesichtspunkte, die unter Zugrundelegung der bisherigen eingehenden Beratungen für die Begutachtung der vom Tier auf den Menschen übertragbaren Tuberkulose herausgegeben werden sollen, wurde ein *Unterausschuß* gebildet, der auch den erarbeiteten Entwurf der „Gesichtspunkte" auf der nächsten Vollsitzung des Arbeitsausschusses zur Beratung vortragen wird.

7. Der Arbeitsausschuß nahm schließlich mit Billigung Kenntnis von dem Entwurf eines Schreibens des DZK, das die Intensivierung der *Zusammenarbeit der Veterinäre mit den Gesundheitsämtern* betrifft und an die Länderregierungen versendet werden soll.

Arbeitsausschuß für extrapulmonale Tuberkulosen

Vorsitzender: Dr. Kastert/Bad Dürkheim (Pfalz)

Der Unterausschuß für Skelettuberkulose hat im abgelaufenen Geschäftsjahr keine eigene Sitzung abgehalten. Dafür wurden im Rahmen der Tagung des Gesamtausschusses am 20. 3. 1959 in Düsseldorf die Probleme der chronischen Gelenktuberkulose, insbesondere ihrer Therapie besprochen.

Wie heute allgemein zugegeben wird, kann ein chronischer Knochenprozeß (und der chronische Gelenkprozeß wird zwangsweise auf die Dauer zum Knochenprozeß) über 40 Jahre und mehr aktiv bleiben (Colombani, Erlacher, Kastert, Sorrel u. a.). Ein chronisch aktiver Gelenkprozeß zerstört mit der Zeit das Gelenk vollständig, führt dadurch zur Unbrauchbarkeit der betroffenen Extremität und darüber hinaus zur toxischen Schädigung des Gesamtorganismus, bzw. der parenchymatösen Organe. Der chronische Gelenkprozeß kann selbstverständlich auch über längere Zeitperioden unter völliger Beschwerdefreiheit verlaufen. Die Patienten mit derartigen Prozessen sind oft schon äußerlich durch eine fahle Hautfarbe und herabgesetzten Hautturgor zu erkennen. Daneben sind sie schnell müde, neigen zu Schweißausbrüchen, Kopfschmerzen, Herzklopfen usw. Die Ursache für die Chronizität derartiger Prozesse ist die verkäsende Entzündungsform der Gelenktuberkulose, ferner Sequester, chronische Knochenabszesse usw. Auch in den regionären Lymphknoten findet man nach einer gewissen Zeit nicht nur Bazillen (Kauffmann), sondern auch mehr oder weniger ausgedehnte, spezifische Veränderungen (Kastert).

Die Auswertung der einzelnen Befunde bei derartigen Prozessen führte zu der

Empfehlung, chronische Gelenkprozesse operativ anzugehen und auszuräumen. Sowohl von ärztlicher als auch von versicherungstechnischer Sicht (einschließlich Sozialversicherungen) ist eine entzündungsfreie Ankylose einer chronisch entzündeten und funktionsunfähigen Gelenkruine vorzuziehen.

Die Fachvertreter des Ausschusses waren einstimmig der Auffassung, daß auch bei nichtentzündlichen Gelenkruinen nach Ablauf einer Gelenktuberkulose der früher allgemein durchgeführten extraarticulären Arthrodese die intraarticuläre Fusion der gelenkbildenden Knochenteile vorzuziehen ist. Die Voraussetzung für die erstere Behandlungsform war die Unmöglichkeit der operativen Eröffnung des spezifischen Prozesses in der vorantibiotischen Epoche und hieraus resultierend die Forderung nach herdfernem Eingriff berechtigt. Nachdem in der antibiotischen Ära diese Bedenken nachgewiesenermaßen nicht mehr bestehen, haben gelenkferne operative Versteifungen durch Verspanungen ihre ursprüngliche Begründung verloren.

Auch bei Fehlstellungen soll die Stellungskorrektur nicht mehr gelenkfern (z. B. subtrochanter usw.) vorgenommen werden, sondern intrafocal. Durch ein derartiges Vorgehen hat man neben der Möglichkeit der Stellungskorrektur auch noch die Möglichkeit, den ehemaligen Herdbereich zu visitieren, evtl. Restabszesse zu beseitigen. Dadurch sind ideale Voraussetzungen gegeben zur schnellen Knochenfusion und zur Verhinderung der von diesen Restherden ausgehenden oftmals beobachteten langwierigen Recidive. Gleichzeitig ist die Gefahr beseitigt, daß derartige chronische Herde neben der dauernden toxischen Allgemeinschädigung auch zur weiteren Metastasierung führen.

Auf dem internationalen Kongreß der Belgischen chirurgischen Gesellschaft in Brüssel (13./14. 6. 1959) wurde eine ähnliche Beschlußfassung wie die oben zitierte des Ausschusses aufgestellt. Aus europäischer Sicht heraus hat sich die Einstellung der modernen Herdtherapeuten inzwischen weitgehend durchgesetzt. Die Fragestellung lautet nicht mehr: Darf überhaupt operiert werden, sondern bereits: In welchen Fällen ist eine abwartende, konservative Therapie noch zu verantworten?

Unterausschuß für Augentuberkulose

Vorsitzender: Dr. Cremer/Tuttlingen

Als Vorsitzender des Unterausschusses Augentuberkulose berichte ich aus dem Jahre 1958:

Phlyktänuläre Bindehautentzündung stellten sich immer an der Spaltlampe mit Hornhautmikroskop bei sorgfältigem Suchen als eine Kerato-Conjunctivitis vor. Liegen die Mikrophlyktänen am Rande, dann klingen sie rasch ab, setzt sich aber ein Hornhautprozeß in der Mitte fest, dann kann der Zustand auf die Dauer sehr gefährlich werden und durch Narben im Hornhautparenchym zur Dauerschädigung führen. Für 80% stellen wir eine Allergie auf Tuberkulose fest. Das Bild einer Facies skrofulosa tritt kaum mehr in Erscheinung. Besonders sorgfältig sind durchzuprüfen: Gesamtstatus, Tonsillen, Nebenhöhlenprozeß, subfebrile Temperaturen, Würmer.

Möglichst sofortige Aufnahme als Früherfassung in die Augenheilanstalt mit

Liegekuren, Kalk, Vitamin C, Roborantien, kürzen die Krankheitsdauer erstaunlich ab und lassen keine neuen Rückfälle auftreten. Beobachtungsdauer 1 Jahr.

Bei geschwürigen Erkrankungen der Hornhaut wendeten wir Antibiotica an. Cortison haben wir bei ulcerösen Hornhauterkrankungen als kontraindiziert erkannt.

Angeregt durch eine Mitteilung von DEJEAN ET PRAT-FLOTTES über die Brauchbarkeit einer systematischen Untersuchung des Augenhintergrundes bei tuberkulösen Kindern haben wir diesen ebenfalls besondere Beachtung geschenkt. Randunschärfe der Papille ist vielfach refraktionsmäßig bedingt.

Der Augenhintergrund bei Kleinkindern läßt öfters zarte Pigmentveränderungen feststellen, die nicht pathologisch sein müssen und an die Form von Salz-Pfeffer erinnern.

Die WASSERMANN-Reaktionen waren immer negativ.

Die Angaben über Kopfschmerzen sind bei diesen Kindern sehr wenig sicher. Wir müssen wieder mehr auf Bauchdrüsen achten, besonders dann, wenn die Röntgenbilder und die Temperaturmessungen keine krankhaften tuberkulösen Prozesse erkennen lassen. Das gefährliche Ausbreitungsgebiet an den Augen, die Hornhaut und Aderhaut-Netzhaut, Sehnerven fordern in jedem Falle sorgfältigste Allgemeinuntersuchung und wieder — Früherfassung! Bei einem Mann konnten wir eine ganz schwere tuberkulöse Neuritis sehen, sie wurde in unsere Heilstätte zur Heilung gebracht.

In einem sehr betrüblichen Fall zeigte sich eine tuberkulöse Meningitis mit beiderseits vollkommener Sehnervenatrophie und prakt. Amaurose. Trotz Aussichtslosigkeit für den Visus war die Versicherungsanstalt so großzügig, diesen Mann einzuweisen, insbesondere, weil er in keiner Weise mehr richtig — infolge des meningealen Zustandes — ansprechbar war und Wiedergewinnung eines Restes von Sehvermögen nicht ganz hoffnungslos schien. Wegen des guten Allgemeinbefindens konnten wir einen erfreulichen Erfolg erzielen. Wir gewannen ihn für das Erlernen der Blindenschrift; gezielte Gewebstherapie hatte eindeutig gute Wirkung.

Im Jahre 1956 berichten FEREX u. a. [(Referat von CREMER) Zentr.bl. f. Ophthalmologie, *73*, 348] über eine einseitige isolierte retrobulbäre Sehnervenentzündung, deren Spezifität auf Grund des Operationsmaterials einwandfrei histologisch und bakteriologisch gesichert werden konnte. 24 Jahre, linker Opticus, Zentralskotom, Visus 1/20, linksseitig Anosomie, Artheriographie: Li. Carotis interna in Endstrecke deutliche Einengung, Liquor o. B. Therapie: neurochirurgisch, wobei sich zeigte, daß die Dura im Bereich des linken lobus frontalis am Orbitaldach adhaerent war. Im Gebiet des vord. linken Clinoidfortsatzes fand sich ein kleiner Abszeß, der bis an den Sehnervenkanal heranreichte. Schwammiges Gewebe wurde entfernt, Sehnerv dargestellt, blaß, oedematös verdickt. Histologisch: Typ. Bild einer Tuberkulose; bakteriologisch wurden Tuberkulosebakterien nachgewiesen.

2 eigene Beobachtungen zwingen dazu, bei Vordrängung eines Auges auch an die Möglichkeit eines Tuberkuloms in der Augenhöhle zu denken, bedingt durch endogen-haematogene Streuung von Tuberkulosebakterien oder deren Toxine.

Ende des Jahres 1958 sahen wir eine Keratoconjunctivitis epidemica, welche sich bis heute noch weiter hinzieht, immer wieder neue Fälle kommen zur Behandlung. Etwa 20% erst als epidemische Bindehautentzündung aufgetretene Krankheitsgeschehnisse zeigten nachher Mikrophlyktänen (Spaltlampenbefunde), auch breite Phlyktänen. Zusammenhang mit Allergie ist eindeutig, Virus wahrscheinlich, vielleicht aber auch Tbk. im Spiele. Auf die eingehenden Untersuchungen von Cooper und Patel „Das Auge im Vaccine-Schutz" (eingehendes Referat im Zentr.bl. f. Ophthalmologie) muß wegen des allgemeinen Interesses hingewiesen werden, besonders bei Hornhautentzündung, Uveitis und Netzhautablösung. Diagnostischer Mantoux-Test kann Herdreaktionen auslösen.

Außer hartnäckigen Blepharitiden sehen wir heute kaum mehr die früher häufige Tuberkulose der äußeren Augenabschnitte. Bei jeder tuberkulösen Meningitis muß automatisch eine eingehende Untersuchung in der äußersten Peripherie beider Augen vorgenommen werden. Dies muß eine Selbstverständlichkeit im Sinne eines kategorischen Imperativs werden.

Psyche und Auge:

Von Jahr zu Jahr merken wir immer mehr, wie notwendig die Psyche eines tuberkulösen Augenkranken erfaßt und gestützt werden muß. Das Tuberkulose-Psyche-Problem ist außerordentlich wichtig geworden, je mehr der Mensch im Laufe der letzten Zeit sich selbst verliert. Häufig finden wir soziale Konflikte, auch familiäre, welche dann für die Psyche zu einer Zerreißprobe werden, eine gute ärztliche Führung kann hier Wunder tun. Die eindeutige Wechselbeziehung von Tuberkulose und Psyche zeigt sich erstaunlich. Eine eingehende Aussprache führt oft zur Beseitigung dieser „autodestruktiven Selbstzerstörung" und erreicht eine „autokonservative Selbsterhaltung".

Besonders bittet der Unterausschuß Augentuberkulose, auf alte Pleuritiden als Ursache für die Augentuberkulose zu achten und nach dem Streuherd zu fahnden. Gerade wenn der Internist sagt „es ist alles ruhig", ist zweifellos ein besonderer Streuherd nach langen Jahren entstanden.

In Arbeit ist ein Merkblatt für die Ärzte zur Früherfassung der Augentuberkulose.

Unterausschuß für urologische Tuberkulose

Vorsitzender: Prof. Dr. K. Boshamer/Wuppertal-Barmen

Im Geschäftsjahr 1958/1959 hat der Arbeitsausschuß für urologische Tuberkulose keine Sitzung abgehalten. Für das Jahr 1959 ist eine Aussprache über folgende Probleme geplant:

1. Welche Ergebnisse hat die rein konservative Behandlung der urologischen Tuberkulose gezeitigt? (Prozentsatz der anhaltenden stabilen Konversion zu den Fällen mit wiederaufbrechenden Herden. Zeitpunkt des Rezidiveintritts).

2. Die Chemotherapie der Uro-Tbk liegt durch die starke Anreicherung der Tuberkulostatika im Nierengewebe und durch die gleichzeitige Beeinflussung der Kavernen über den tuberkulostatisch wirkenden Harn günstiger als bei allen anderen Organtuberkulosen. Ergibt sich hieraus die Möglichkeit zu einer vereinfachten Therapie?

3. Begriff der Kittniere und Therapie derselben.

4. Damit wird zugleich die Frage aufgeworfen, wie weit die Bezeichnung „stumme Niere" bei der Verschiedenheit der unter diesen Begriff fallenden Störungen heute noch bei der Uro-Tuberkulose berechtigt ist.

Unterausschuß für die Genitaltuberkulose der Frau

Vorsitzender: Prof. Dr. Kirchhoff/Göttingen

Im Jahre 1958 fand keine Sitzung des „Unterausschusses für die Genitaltuberkulose der Frau" statt.

Im Herbst 1959 ist eine Sitzung des Ausschusses in Göttingen vorgesehen. Dabei sollen im wesentlichen folgende 4 wichtige Punkte diskutiert werden:

Wenn auch die konnatale Tuberkulose eine relativ seltene Erkrankung darstellt, so tritt sie sicher doch nach neuesten Beobachtungen öfter auf als man bisher allgemein glaubte. Die Frühdiagnose erweist sich für eine erfolgreiche Behandlung als dringende Forderung. Eine Sicherheitskur der tuberkulös erkrankten Mutter am Ende der Gravidität und in den ersten Wochen post partum ist im Rahmen einer zielstrebigen Prophylaxe als vorteilhaft anzusehen; das Kind soll möglichst sofort nach der Geburt BCG-geimpft werden (Kirchhoff, Dtsch. Med. Wochenschrift *83*, 1958, 912; Kräubig, Landarzt 1959, 109).

Die zweite wichtige Frage bezieht sich auf die Notwendigkeit *lokaler* Maßnahmen bei der Therapie der Genitaltuberkulose der Frau. Hierüber sind in den letzten Jahren gewisse Meinungsverschiedenheiten aufgetaucht, die unbedingt einer näheren Diskussion bedürfen.

Ein weiteres, besonders für den Geburtshelfer wichtiges Problem ergibt sich im Hinblick auf die Schädigungsmöglichkeit des heranwachsenden Kindes einer tuberkulösen Mutter durch Anwendung der modernen Tuberkulostatika. Es ist zu klären, ob auch im Anfang der Gravidität die gebräuchlichen Tuberkulostatika ohne Schaden für das Kind angewandt werden dürfen. Aus klinischen Beobachtungen und experimentellen Erkenntnissen ergibt sich die Tatsache, daß der Foet im Zustand der Organogenese (also bis zum Abschluß der 12. Woche) besonders empfindlich auf exogene Noxen, d. h. auch medikamentöse Maßnahmen, reagieren kann.

Experimentelle Untersuchungen und eine Zusammenstellung der bisher erhaltenen Ergebnisse der Menstrualblutuntersuchung (Universitäts-Frauenklinik in Zusammenarbeit mit dem Hygiene-Institut, Medizinaluntersuchungsamt, Göttingen) haben gezeigt, daß eine Ausweitung der routinemäßigen Menstrualblutuntersuchung für den Gynäkologen und Pulmologen möglich ist. Trotz eines 24—48-stündigen Transportes ist bei tuberkulosebakterienhaltigen Menstrualblutproben mit einem positiven Ergebnis im Tierversuch bzw. in der Kultur zu rechnen. Als besonders aussichtsreich erweist sich das Verfahren der Menstrualblutuntersuchung bei den Frauen, die eine tuberkulöse Anamnese aufweisen bzw. bei denen eine primäre Sterilität besteht (vgl. Arbeit Kröger-Kräubig, Dtsch. Med. Wochenschr. *84* (1959), 859).

Unterausschuß für Hauttuberkulose, einschließlich hautnaher Schleimhaut- und Drüsentuberkulose

Vorsitzender: Prof. Dr. Kalkoff/Marburg

Am 15. 11. 1958 fand eine Sitzung des Arbeitsausschusses für Hauttuberkulose in Hamburg statt. Als Nachfolger des verstorbenen Prof. Stühmer wurde Prof. Kalkoff, Marburg, zum Vorsitzenden des Arbeitsausschusses gewählt. Diskutiert wurde die Frage, welche Aufgaben bei der derzeitigen Situation der Hauttuberkulose dem Arbeitsausschuß erwachsen und in welcher Weise diese durchzuführen sind. Die Mitglieder des Arbeitsausschusses kamen einstimmig zu der Ansicht, daß die bisherigen Bekämpfungsmaßnahmen auf dem Gebiete der Tuberkulose der Haut und der angrenzenden Schleimhäute noch keine Reduzierung erfahren dürften. Insbesondere müßte die Einrichtung der sog. Lupusbeauftragten nicht nur erhalten, sondern organisatorisch intensiviert werden.

Da in einigen Ländern Meinungsverschiedenheiten darüber bestanden, ob und in welcher Form die weitere Durchführung der organisierten Lupusbekämpfung notwendig ist, wurde zu dieser Frage von Herrn KALKOFF folgendes Referat auf der Sitzung des Präsidialbeirats des DZK am 21. 5. 1959 in Passau erstattet:

„Die Organisation der Lupusbekämpfung (STÜHMER u. a.) erfolgte nicht etwa, weil, wie bei anderen Tuberkuloseformen, Gesunde durch Lupuskranke gefährdet werden, sondern weil das Auftreten entstellender Zerstörungen durch eine Hauttuberkulose in der Öffentlichkeit als etwas Furchtbares und Unzeitgemäßes empfunden wurde. Es ist deshalb gelungen, Versicherungsträger und staatliche Stellen als Träger der Lupusorganisation zu gewinnen, die zum größten Teil von den Direktoren einiger Universitätskliniken, aber auch von Chefärzten kommunaler und anderer Krankenhäuser ehrenamtlich durchgeführt wird. Diese Hauttuberkulosesachverständigen, sog. Lupusbeauftragte, denen ein Büro mit einer Kartei zur Erfassung der Kranken zur Verfügung steht, führen die laufende Überwachung der Hauttuberkulösen u. a. mit Hilfe von Lupussprechtagen in und mit den Gesundheitsämtern durch, beraten die frei praktizierenden Ärzte, Amtsärzte und Fürsorgerinnen auf diesem speziellen Gebiet der Sozialhygiene und wirken durch Vorträge in der Öffentlichkeit im Rahmen der ärztlichen Fortbildung und Ausbildung aufklärend.

Die sog. Lupusbeauftragten wurden vor dem Zusammenbruch von der Deutschen Arbeitsfront bzw. vom Reichstuberkuloseausschuß und nach dem Zusammenbruch von den Ländern meist nach Absprache mit den Versicherungsträgern ernannt, denen ein maßgeblicher Einfluß schon deshalb zugesprochen werden muß, da die Kosten für die Lupusbekämpfung im allgemeinen von den Versicherungsträgern und nicht etwa von den Ländern übernommen wurden. Die in manchen Ländern übliche Handhabung — beispielsweise in Westfalen, aber auch in den von mir betreuten hessischen Kreisen — die Lupussprechtage mit der Hautcarcinomerfassung und Überwachung zu kombinieren, erscheint mir wegen der gleichen Kostenträger, der gleichen Sachverständigen und wegen der Bedeutung der Carcinomprophylaxe eine vernünftige Maßnahme.

Während früher die jährlichen Tätigkeitsberichte der Lupusbeauftragten beim Reichstuberkuloseausschuß nach einheitlichen Gesichtspunkten verwertet werden konnten, war das nach dem Zusammenbruch wegen des Fehlens einer solchen Zentrale nicht mehr der Fall. Die Gründung des Ausschusses Hauttuberkulose im DZK durch Herrn ICKERT war ein Versuch, eine zentrale Stelle, allerdings auf anderer Ebene, zu schaffen, wobei diesem Ausschuß ursprünglich sämtliche Lupusbeauftragten angehörten. Dieser Ausschuß ist auf Veranlassung des ZK schon durch Herrn STÜHMER verkleinert und dann zum Unterausschuß umgewandelt worden. Er mußte jetzt nach Übernahme dieses Unterausschusses durch mich nochmals reduziert werden. Da ihm nicht sämtliche Lupusbeauftragten angehören, hängt es von der freiwilligen Mitarbeit der Lupusbeauftragten ab, ob dieser Ausschuß für die Lupusbekämpfung nutzbar gemacht werden kann oder nicht.

Der Ausschuß wird diese Funktion aber nur ausüben können, wenn das DZK der Lupusbekämpfung seine moralische Unterstützung schenkt und bei organisatorischen oder finanziellen Schwierigkeiten in einzelnen Ländern mit Empfehlungen an die Länder bzw. an die Versicherungsträger herantritt. Gleichsam als Gegenleistung könnten die Lupusbeauftragten veranlaßt werden, jährliche, für die statistische Auswertung unter einheitlichen Gesichtspunkten abgefaßte Tätigkeitsberichte dem ZK zur Verfügung zu stellen. Federführend könnte hierbei der Ausschuß für Hauttuberkulose wirken.

Was die Notwendigkeit der Lupusbekämpfung in der derzeitigen Situation anbelangt, so ist zu berücksichtigen, daß auch jetzt noch Tausende schwer entstellter Lupuskranker unter uns leben. Die Zahl neu entdeckter, alter und frischer Lupusfälle ist immer noch groß und hängt nach wie vor von der Intensität der Bemühungen des jeweiligen Lupusbeauftragten ab. Auf Grund von Bestrebungen in Niedersachsen, die Lupusbekämpfung zu lockern, werden Stellungnahmen der Herren MARCHIONINI, München, LÖHE bzw. SPIER, Berlin, PROPPE, Kiel, KIMMIG, Hamburg, zitiert und auf weitere Stellungnahmen von BODE, Göttingen, FUNK, Regensburg, KEINING, Mainz, SCHUERMANN, Bonn, ZELLER, Gießen, HAUSER, Würzburg hingewiesen, die sich für die unbedingte Notwendigkeit der weiteren Durchführung der Lupusbekämpfung einschließlich der Lupussprechtage aussprechen.

Es ist eine bedauerliche, auch bei den Geschlechtskrankheiten erkennbare Entwicklung, daß mit Verbesserung der therapeutischen Möglichkeiten die Bekämpfungsmaßnahmen nachlassen und dann die Erfolge ausbleiben, die auf Grund der erzielten Fortschritte möglich wären.

Die karteimäßige Erfassung der Hauttuberkulösen ist bei einem Lupusbeauftragten deshalb eine wichtige Voraussetzung für eine erfolgreiche Bekämpfung der Hauttuberkulose, da diese Krankheit lange Zeit über den Termin der klinischen Abheilung nachbehandelt werden muß. Eine derartige Behandlung bis zur Ausheilung ist aber an eine „Mahnkartei" gebunden. Bei einer solchen Handhabung werden den Versicherungsträgern erhebliche Summen eingespart, da sonst immer wieder erneut rezidivierte Hauttuberkulosen behandelt werden müssen.

Die beispielhaft gute Zusammenarbeit der Lupusbeauftragten mit den Gesundheitsämtern, insbesondere mit den Tbc.-Fürsorgestellen sowie mit den praktizierenden Ärzten, die sich gern auf diesem Spezialgebiet der Medizin beraten lassen, sei besonders hervorgehoben. Ein richtig durchgeführter Lupussprechtag, der mit Überweisungen von Lupuskranken und aus differentialdiagnostischen Gründen kommenden Hautkranken an die praktizierenden Ärzte einhergeht, ist auch in finanzieller Hinsicht für die praktischen Ärzte kein Nachteil, sondern ein Vorteil. Vielleicht empfiehlt sich, gerade im Hinblick auf die Zusammenarbeit mit der Ärzteschaft als Aufgabe des Ausschusses für Hauttuberkulose die Herausgabe eines Merkblattes für die Durchführung von Lupussprechtagen."

Arbeitsausschuß für stationäre Behandlung

Vorsitzender: Dr. LORBACHER/Essen

Der Arbeitsausschuß für stationäre Behandlung tagte am 28. 2. 1959 in Hamburg. Als erstes Thema stand die Statistik vom Standpunkt der Heilstätte und der Versicherungsträger zur Diskussion. Die Notwendigkeit der Statistiken sowohl für die Jahresberichte als auch für die Erfolgsbeurteilung und für die wissenschaftliche Beurteilung des Krankengutes wurde bejaht. Das System der Wahl für die Heilstätten ist die Randlochkartei, die auch finanziell tragbar ist. Das Vorliegen eines gemeinsamen Schlüssels für die einzelnen Heilstätten wäre unbedingt zu begrüßen. Der gemeinsame Schlüssel muß aber auch jedem Haus eine gewisse Freizügigkeit in bezug auf Untergruppen lassen, damit ein Spielraum für die Individualität der einzelnen Häuser erhalten bleibt. Folgende Hauptpunkte sind dabei zu berücksichtigen:

1. Personalien,
2. Anamnese, und zwar die spezifische Anamnese,
3. Diagnose und Differentialdiagnose,
4. Therapie,
5. Verlauf und Erfolg der Behandlung.

Die Notwendigkeit, die Lochkarte so zu gestalten, daß sie möglichst nach der Krankengeschichte und dem Schlußbericht von einer Hilfskraft ausgefüllt werden kann, wurde betont. Ein Unterausschuß zur Ausarbeitung einer derartigen Lochkarte wurde benannt.

Als Punkt II der Tagesordnung wurde über die Heilstättenfürsorgerin und ihre Stellung und Aufgabe beraten. Vorbereitend hatte das Zentralkomitee bei den einzelnen Versicherungsträgern eine Umfrage gehalten. Der Ausschuß kam zur Aufstellung folgender Richtlinien:

Eine Heilstättenfürsorgerin ist heute nicht nur wünschenswert, sondern notwendig. Als Höchstzahl der von einer Fürsorgerin zu betreuenden Betten sollten dreihundert nicht überschritten werden. Die Tätigkeit der Fürsorgerin soll in engster Zusammenarbeit mit der ärztlichen Leitung stattfinden, die nur erreicht werden kann, wenn die Fürsorgerin direkt dem Chefarzt unterstellt ist. Zu den Aufgaben der Fürsorgerin gehören jede Art Hilfe bei der wirtschaftlichen Fürsorge. Dazu gehört die Hilfe bei der Regelung des Hausgeldes, des Übergangsgeldes, der Unterhaltshilfen für die Familien, Hilfe bei Rentenanträgen und Unterstützungsanträgen und bei der Erledigung beim Schriftverkehr der Kranken. Ferner Wohnungsbeschaffung, Vorarbeiten für Arbeitsbeschaffung und Umschulung, auch Mithilfe bei seuchenhygienischen Maßnahmen. Bei häuslichen und familiären Schwierigkeiten soll die Fürsorgerin die Patienten unterstützen und dem Chefarzt bei allen Verhandlungen mit den Behörden einschließlich der Regelung von Urlaubsfragen behilflich sein. Eine vorherige Schulung der Fürsorgerin, für ihre besonderen Aufgaben ist wünschenswert. Der Fürsorgerin soll auch die Möglichkeit gegeben werden, mit dem zuständigen Gesundheitsamt, den Ämtern und Behörden, evtl. auch mit den Arbeitgebern persönlich Fühlung zu nehmen.

Zur Frage über die Asylierung uneinsichtiger Offentuberkulöser kam der Arbeitsausschuß im Einvernehmen mit dem Arbeitsausschuß für Tuberkulosefürsorge zu folgendem Beschluß: Aus seuchenhygienischen und ärztlich-klinischen Gründen im Interesse der Kranken selbst und aus wirtschaftlichen Erwägungen muß mit allem Nachdruck die Einrichtung von Unterbringungsmöglichkeiten für zwangsabzusondernde offene Tuberkulöse im Sinne der vom DZK herausgegebenen Empfehlung über die Absonderung Offentuberkulöser gefordert werden. Solange in den verschiedenen Bundesländern derartige Unterbringungsmöglichkeiten in ausreichender Zahl nicht zur Verfügung stehen, sollten zwei Möglichkeiten ausgenutzt werden:

1. Uneinsichtige ansteckende Tuberkulöse sollten über das Amt für Öffentliche Ordnung auf eine offene Abteilung eingewiesen werden.

2. Ansteckende Tuberkulöse, die sich im Rahmen dieser stationären Behandlung disziplinlos verhalten, oder gar entweichen, können dann nach § 327 StGB bestraft werden.

Auf Grund eines Vortrags von FROMMHOLD wurde noch auf vermeidbare Fehler bei der diagnostischen Anwendung von Röntgenstrahlen in den Tuberkuloseanstalten hingewiesen. Dabei sind folgende Punkte hervorzuheben: Die Strahlenbelastung ist bei der Durchleuchtung wesentlich höher als bei der Röntgenaufnahme. Bei allen Röntgenuntersuchungen des Thorax ist die Abdeckung der unteren Körperhälfte durch einen Bleischurz dringend zu empfehlen. Die Routinedurchleuchtung ist immer mehr durch die Röntgenaufnahme und wo notwendig durch die Röntgenaufnahme in zwei Ebenen zu ersetzen. Dabei wurde auch noch auf die Wichtigkeit der Dokumentation durch den Film hingewiesen. Die Lichtblende bedeutet eine wesentliche Verbesserung des Strahlenschutzes. Auch die Simultanschichtung hat eine deutlich geringere Strahlenbelastung.

Zur Frage, wer der Kostenträger für ausländische in Deutschland an Tuberkulose erkrankte Studenten sei, wird festgestellt, daß eine gesetzliche Regelung nicht vorliegt. Ein Teil der Studenten wendet sich mit Erfolg an die Konsulate, in anderen Fällen ist der Landesfürsorgeverband für die Studenten als Kostenträger eingesprungen.

Arbeitsausschuß für Tuberkulosestatistik

Vorsitzender: Wiss.Oberrat Dr. MIKAT/Berlin

Im Jahre 1958 erfolgte keine Sitzung des Arbeitsausschusses, da die Ende des Jahres 1957 gemachten Empfehlungen zur Abänderung der Tuberkulosestatistik zunächst in einigen Ländern praktisch erprobt werden mußten.

Im Mittelpunkt der Überlegungen des Arbeitsausschusses stehen die Abänderung des 1952 aufgestellten Tuberkulose-Jahresberichtes und die Förderung von Sondererhebungen auf dem Gebiete der Tuberkulose.

1. Abänderung des Tuberkulose-Jahresberichtes

a) Da die im Jahre 1952 festgelegten Formblätter für die Statistik in den Tuberkulose-Fürsorgestellen in einigen Punkten abänderungsbedürftig erscheinen, begann der Ausschuß mit den Arbeiten für ihre Umgestaltung. Bei dieser Gelegenheit sollen auch einige Begriffsbestimmungen eindeutiger formuliert werden, um hierdurch eine einwandfreie Erfassung der verschiedenen Tuberkuloseformen zu ermöglichen.

Auf Grund der praktischen Erfahrungen in Schleswig-Holstein und Hessen ist die Aufgliederung der *Neuzugänge* in Neuerfaßte, Wiedererfaßte und Zugezogene aus anderen Berichtskreisen möglich. Allerdings erscheint es besser, nicht die vom Ausschuß vorgeschlagenen Bezeichnungen: „Neuerfaßte“ und „Wiedererfaßte“, sondern „Neuerkrankte“ — in Anlehnung an die in der Statistik der meldepflichtigen Krankheiten verwandte Bezeichnung — „oder erstmalig Erkrankte“ und „Wiedererkrankte“ zu verwenden.

b) Die Erfassung der *Diagnosenübergänge* nach dem abgeänderten BLITTERSDORFschen Schema oder nach den in Hessen verwandten Fragen bereitet keine Schwierigkeiten. Um einen einwandfreien Vergleich der Ergebnisse der Diagnosenübergänge vornehmen zu können, erscheint es erforderlich, daß alle negativ gewordenen ansteckenden Tuberkulösen nicht mehr wie bisher nach einem bzw. zwei Jahren in die Gruppe der aktiv geschlossenen übergeführt werden, sondern daß dieser Zeitraum einheitlich auf ein *oder* zwei Jahre festgelegt wird. Damit wird auch eine Beeinflussung der Höhe des *Bestandes* an ansteckenden Tuberkulösen durch die nicht einheitliche Abgrenzung dieses Übergangszeitraumes ausgeschaltet.

2. Sondererhebung auf dem Gebiete der Tuberkulose

Die Ende 1957 erarbeiteten Vorschläge zur Auszählung der in den Tuberkulose-Fürsorgestellen beobachteten Patienten und der abgeschlossenen Behandlungen in den Heilstätten werden zur Zeit erprobt. Vom Verband Deutscher Rentenversicherungsträger wird eine Erfassung der stationären Behandlungsergebnisse dringend gewünscht, um evtl. Rehabilitierungsmaßnahmen wirkungsvoller zu gestalten. Die Abstimmung dieses Erhebungsbogens mit dem vom Ausschuß aufgestellten ist vorgesehen, um die Ergebnisse des Verbandes Deutscher Rentenversicherungsträger auch für die Zwecke des Deutschen Zentralkomitees nutzbar machen zu können.

III. Übersichten über die Tuberkulosebekämpfung im Bundesgebiet und in West-Berlin

A. Bevölkerungsverhältnisse

Wohnbevölkerung der Länder und von West-Berlin
Gliederung nach Alter und Geschlecht

Mit dem am 1. Januar 1957 in die Bundesrepublik Deutschland eingegliederten Saarland belief sich die Bevölkerung der Bundesrepublik am 31. 12. 1957 nach Tab. 1 auf 51835000 Personen, darunter 47,0% Männer. In West-Berlin beträgt deren Anteil nur 42,5%.

Tabelle 1. *Die Wohnbevölkerung der Bundesrepublik Deutschland im Jahre 1957* (nach Angaben des Statistischen Bundesamtes, Wiesbaden)

Alter in Jahren	Jahresdurchschnittsbevölkerung						Bevölkerung am 31. 12. 1957					
	Männer		Frauen		gesamt		Männer		Frauen		gesamt	
	1000	%	1000	%	1000	%	1000	%	1000	%	1000	%
0–1	426	1,8	404	1,5	830	1,6	436	1,8	412	1,5	848	1,6
1–5	1576	6,5	1497	5,5	3073	6,0	1593	6,5	1513	5,5	3106	6,0
5–10	1899	7,9	1806	6,6	3705	7,2	1923	7,9	1828	6,7	3751	7,2
10–15	1694	7,0	1633	6,0	3327	6,5	1689	6,9	1627	5,9	3316	6,4
15–20	2306	9,5	2231	8,2	4537	8,8	2293	9,4	2213	8,1	4506	8,7
20–25	1937	8,0	1898	6,9	3835	7,4	2010	8,3	1959	7,1	3969	7,7
25–30	1801	7,4	1770	6,5	3571	6,9	1803	7,4	1758	6,4	3561	6,9
30–35	1571	6,5	1973	7,2	3544	6,9	1592	6,5	1947	7,1	3539	6,8
35–40	1318	5,5	1806	6,6	3124	6,1	1394	5,7	1909	6,9	3303	6,4
40–45	1325	5,6	1776	6,5	3101	6,0	1240	5,1	1672	6,1	2912	5,6
45–50	1725	7,1	2178	8,0	3903	7,6	1717	7,1	2189	8,0	3906	7,5
50–55	1770	7,3	2022	7,4	3792	7,4	1769	7,3	2041	7,4	3810	7,4
55–60	1526	6,3	1793	6,6	3319	6,4	1565	6,4	1823	6,6	3388	6,5
60–65	1073	4,4	1504	5,5	2547	5,0	1094	4,5	1528	5,6	2622	5,1
65–70	844	3,5	1187	4,3	2031	3,9	846	3,5	1204	4,4	2050	3,9
70–75	649	2,7	877	3,2	1526	3,0	651	2,7	890	3,2	1541	3,0
75–80	436	1,8	571	2,1	1007	2,0	437	1,8	579	2,1	1016	2,0
80–85	218	0,9	282	1,0	500	1,0	222	0,9	288	1,0	510	1,0
ü. 85	72	0,3	103	0,4	175	0,3	74	0,3	107	0,4	181	0,3
insgesamt	24166	100,0	27311	100,0	51477	100,0	24348	100,0	27487	100,0	51835	100,0

Seit der letzten Volkszählung (September 1950) hat die Bevölkerung der Bundesrepublik einen Zuwachs von rund 4140000 Personen erfahren, davon entfallen 1019000 auf das Saarland, der Rest wird durch den Geburtenüberschuß, Heimkehrer und Ostzonenflüchtlinge gebildet. Die Zahl der Männer hat sich in diesem Zeitraum von 7 Jahren um rund 2000000 (= 9%), die der Frauen um 2140000 (8,5%) vermehrt. Die stärkere Zunahme der Frauen trotz der vielen Heimkehrer nach 1950 dürfte auf ein Überwiegen männlicher Auswanderer hindeuten. Der 1950 13,8 und 1957 13,7% betragende Anteil der über 60 Jahre alten Männer hat sich nicht verändert, der der Frauen ist von 14,3% auf 16,7% gestiegen. Dagegen haben die 50—60jährigen Männer von 11,2 auf 13,7%, die gleichaltrigen Frauen von 12,5 auf 14,0% zugenommen.

Das 1950 vom 20.—25. Lebensjahr an zu beobachtende Überwiegen des weiblichen Geschlechts ist 1957 infolge der Altersverschiebung erst vom 30.—35. Jahr an festzustellen.

Zusammenfassung

(Bevölkerungsverhältnisse)

Die Bundesrepublik Deutschland wies Ende 1957 eine Bevölkerung von 51835000 Personen auf, darunter 47,0% Männer. In West-Berlin wurden 2227000 Einwohner gezählt; der Anteil der Männer betrug nur 42,5%.

Die Zunahme der Bevölkerung um rund 4140000 Personen seit September 1950 ist auf die Rückgliederung des Saarlandes (1019000 E.), den Geburtenüberschuß, heimkehrende Kriegsgefangene und Ostzonenflüchtlinge zurückzuführen.

Summary: Population Data

Toward the end of 1957 the German Federal Republic had a population of 51835000 inhabitants, 47% of which were males. The figure for West Berlin was 2227000 inhabitants, only 42.5% of which were males.

The increase in population of roughly 4140000 persons since September, 1950, stems from the return of the Saarland (1019000 inhabitants) to West Germany, the surplus of births, returned prisoners of war, and fugitives from the Soviet Zone.

B. Die Tuberkulosefürsorgestellen, ihr ärztliches und fürsorgerisches Personal, Betrieb der Fürsorgestellen

1. Zahl der Tuberkulosefürsorgestellen und ihr Personal

Nach Tab. 2 bestanden in der Bundesrepublik Deutschland am 31. 12. 1957 502 Hauptfürsorgestellen und 468 Nebenstellen; durch die Eingliederung des Saarlandes mit 9 Hauptstellen und je einer neuen Hauptstelle in Hamburg, Niedersachsen und Rheinland-Pfalz hat sich deren Zahl gegenüber dem Vorjahr um 12 vergrößert, die der Nebenstellen um 3.

Trotz dieser Erweiterung um 12 Fürsorgestellen hat die Zahl der Fürsorgeärzte gegenüber 1956 abgenommen, und zwar um 8 Ärzte in Niedersachsen, um 9 in Nordrhein-Westfalen, um 6 in Rheinland-Pfalz und ebenfalls um 6 in Bayern.

Auf 1 Fürsorgearzt entfallen im Mittel 65000 Einwohner. Von diesem Mittelwert weichen außer den Stadtstaaten (abgesehen von Berlin mit normalen Verhältnissen) ganz wesentlich die süddeutschen Länder Baden-Württemberg, Bayern, das Saarland und — in geringerem Maße — Hessen ab. Niedersachsen weist z. B. eine dreimal so große Arztdichte auf wie Baden-Württemberg. In Nordrhein-Westfalen kommen 280 Ärzte auf 371 Haupt- und Nebenstellen, in Bayern 80 Ärzte auf 143 Fürsorgestellen, in Niedersachsen jedoch 163 Ärzte auf 138 Fürsorgestellen. — Eine ähnliche, wenn auch nicht ganz so krasse Situation ergibt sich für

Tabelle 2. *Zahl der Fürsorgestellen und ihr Personal im Jahre 1957* (nach Länderstatistiken)

Länder	Fürsorgestellen 1957		Tbk.-Fürsorgeärzte		1 Tbk.-Fürsorgearzt auf . . . Einwohner		Zahl der Fürsorgerinnen 1957			1 Fürsorgerin auf . . . Einwohner 1956 und 1957	
	Hauptstellen	Nebenstellen	1956	1957	1956	1957	Allgemein	Tbk.-Fürs.	zusammen	1956	1957
Schleswig-Holstein	20	29	46	48	49100	47000	125	19	144	15200	15700
Hamburg	16	—	17	18	103500	98500	10	66	76	23300	23300
Niedersachsen	74	61	171	163	37900	39800	553	37	590	11400	11000
Bremen	3	—	7	7	92000	93500	92	12	104	6400	6300
Nordrhein-Westfalen	94	277	289	280	51400	53700	1442	32	1474	10160	10200
Hessen	44	21	54	54	84100	84700	202	31	233	19800	19600
Rheinland-Pfalz	40	25	53	47	61700	70000	188	5	193	17100	17000
Baden-Württemberg	65	44	60	61	119400	119000	332	42	374	19000	19000
Bayern	137	6	86	80	106100	114500	659	31	690	13350	13300
Saarland	9	5	—	10	—	101000	60	4	64	—	15800
Bundesgebiet	502	468	783	768	65000	67000	3663	279	3942	13150	13000
West-Berlin	12	—	34	34	65300	65400	—	102[1]	104	21400	21400

[1] = + 2 Schwestern

die Fürsorgerinnen, die pro Kopf in Nordrhein-Westfalen 10000 E, in Hessen rund 20000 zu betreuen haben.

Nach Tab. 3 sind 400 der insgesamt 768 Ärzte keine Lungenfachärzte. In Nordrhein-Westfalen beträgt der Anteil der Fachärzte nur 25 %, in Niedersachsen 40 %, in Baden-Württemberg 97 %.

2. Zahl der Erstuntersuchungen im Verhältnis zum Personal der Fürsorgestellen

Die Zahl der Erstuntersuchungen (s. Tab. 4) hat sich gegenüber 1956 um rund 5% verringert, obwohl erstmalig das Saarland einbezogen wurde. Die weitaus größte Zahl von Erstuntersuchungen weist Hamburg auf, dann folgen Baden-Württemberg und Bremen. Die relativ niedrigste Zahl entfällt auf Nordrhein-Westfalen. Trotzdem fand sich dort annähernd die gleiche Anzahl von neuen Tuberkulosen wie bei der doppelt so hohen Zahl an Erstuntersuchungen in Hamburg. Die Angaben des Saarlandes sind zweifellos zu niedrig, denn es ist kaum anzunehmen, daß sich unter 100 Erstuntersuchten rund 25 Neuerkrankungen befinden.

Unterlagen darüber, welcher Prozentsatz an Neuerkrankungen auf die Selbstmelder und auf von Ärzten, Behörden und sonstigen Stellen überwiesene Personen entfällt, lagen nicht vor; es ist jedoch anzunehmen, daß dieser bei den Arztüberweisungen am höchsten liegt, wenn man von den durch die Schirmbildstellen zugeführten Neuerkrankungen und Verdachtsfällen absieht.

Auch im Jahre 1957 handelt es sich bei über 90% der Erstuntersuchten nicht um Tuberkulöse.

In Nordrhein-Westfalen wurden 140 Erstuntersuchungen auf 10000 E vorgenommen und dabei 11,1 % neue Tuberkulosen ermittelt; in Baden-Württemberg fanden sich unter 270 Erstuntersuchten auf 10000 E nur 5,8 % Neuzugänge an Tuberkulose, mithin bei der doppelten Anzahl praktisch nur die Hälfte. Die Ursache dieser Diskrepanz bedarf der Klärung.

3. Zahl der Kontrolluntersuchungen im Verhältnis zu den Fürsorge- und Überwachungsfällen

Unter Berücksichtigung der Angaben von Bayern und Niedersachsen kann im Bundesgebiet mit rund 1,7 Millionen Kontrolluntersuchungen im Jahre 1957 gerechnet werden. Erfaßt werden neben den Personen mit aktiver Tuberkulose die zu überwachenden Personen (inaktive Tuberkulosen, Exponierte usw.), um möglichst frühzeitig eine klinisch oder röntgenologisch nachweisbare beginnende oder erfolgte

Tabelle 3. *Ärzte in den Fürsorgestellen 1957* (entnommen aus den Länderstatistiken 1957)

Länder	Gesamtzahl der in den Fürsorgestellen tätigen Lungen- und Nichtlungenfachärzte	Lungenfachärzte: Hauptamtl. als Ärzte des öffentl. Gesundheitsdienstes tätig			Lungenfachärzte: Nebenamtl. als Tbk.-Fürsorgeärzte tätig			Lungenfachärzte insges. (Sp. 4 u. 7)	Nichtlungenfachärzte: Hauptamtl. als Ärzte des öffentl. Gesundheitsdienstes tätig			Nichtlungenfachärzte: Nebenamtl. als Tbk.-Fürsorgeärzte tätig			Nichtlungenfachärzte insges. Sp. 11 u. 14
		ausschließl. als Tbk.-Fürsorgeärzte	nicht ausschließl. als Tbk.-Fürsorgeärzte	zusammen Sp. 2 u. 3	hauptberufl. in freier Praxis	hauptberufl. in Heilst. u. Krankenhäusern	zusammen Sp. 5 u. 6		ausschließl. als Tbk.-Fürsorgeärzte	nicht ausschließl. als Tbk.-Fürsorgeärzte	zusammen Sp. 9 u. 10	hauptberufl. in freier Praxis	hauptberufl. in Heilst. u. Krankenhäusern	zusammen Sp. 12 u. 13	
	1	2	3	4	5	6	7	8	9	10	11	12	13	14	15
Schleswig-Holstein	48	8	4	12	1	4	5	17	4	26	30	—	1	1	31
Hamburg	18	16	—	16	—	—	—	16	2	—	2	—	—	—	2
Niedersachsen	163	6	11	17	22	27	49	66	2	70	72	10	15	25	97
Bremen	7	7	—	7	—	—	—	7	—	—	—	—	—	—	—
Nordrhein-Westfalen	280	33	15	48	7	15	22	70	7	199	206	1	3	4	210
Hessen	54	8	4	12	11	13	24	36	3	12	15	—	3	3	18
Rheinland-Pfalz	47	15	3	18	5	4	9	27	1	17	18	—	2	2	20
Baden-Württemberg	61	48	7	55	1	3	4	59	1	—	1	—	1	1	2
Bayern	80	38	1	39	12	11	23	62	3	15[1]	18	—	—	—	18
Saarland	10	5	2	7	1	—	1	8	—	2	2	—	—	—	2
Bundesgebiet	768	184	47	231	60	77	137	368	23	341	364	11	25	36	400
West-Berlin*	34	12	—	12	2	3	5	17	13	—	13	1+2	1	4	17

* 3 Lungenfachärzte und 2 Nicht-Lungenfachärzte sind hauptamtlich im öffentlichen Gesundheitsdienst und nebenamtlich bei den Fürsorgestellen tätig.

Tabelle 4. *Erstuntersuchungen aller Art absolut u. auf 10000 Einwohner und im Vergleich zum Personal der Fürsorgestellen* (entnommen aus den Länderstatistiken)

Länder	Erstuntersuchungen 1957	... Erstuntersuchungen auf 10000 Einwohner		... Erstuntersuchungen auf 1 Arzt		... Erstuntersuchungen auf 1 Fürsorgerin		Neuerkrankungen Ia—Id a. 100 Erstuntersuchungen	
		1956	1957	1956	1957	1956	1957	1956	1957
Schleswig-Holstein	55655	257	246	1260	1159	392	386	8,6	8,6
Hamburg	52389	297	296	3055	2910	684	689	10,6	10,7
Niedersachsen	116237	206	179	789	713	229	197	8,1	8,6
Bremen	16562	271	253	2448	2366	170	159	7,1	6,4
Nordrhein-Westfalen	210722	148	140	755	753	149	143	11,4	11,1
Hessen	85585	202	187	1725	1585	407	233	6,2	6,4
Rheinland-Pfalz	56372	176	171	1076	1199	299	292	9,0	8,6
Baden-Württ.	195653	292	270	3450	3207	550	523	6,1	5,8
Bayern	155512	130	170	1921	1944	242	225	8,8	8,8
Saarland	7484	—	74	—	748	—	117	—	25,2
Bundesgebiet	952171	200	185	1278	1239	259	242	8,5	8,6
West-Berlin	35618	167	160	1089	1048	306	342	17,9	16,0

Verschlechterung zu erkennen. Der Schwerpunkt der Kontrolluntersuchungen liegt deshalb bei den Ic- und IIa-III-Fällen, die mindestens ca. 1,5—1,7 Millionen Personen umfassen, d.h. jede dieser Personen wird praktisch einmal pro Jahr nachuntersucht. Es kann angenommen werden, daß durch häufigere Untersuchungen manche Verschlechterung zu einem früheren Zeitpunkt ermittelt werden könnte als es der Fall ist. Nachdem aber heute bereits im Mittel jeder Fürsorgearzt ca. 13 Erst- und Kontrolluntersuchungen pro Tag durchzuführen hat, ergibt sich durch eine wesentliche Erhöhung der Zahl der Kontrolluntersuchungen eine Arbeitsbelastung, die von dem einzelnen Arzt zeitlich und physisch nicht zu bewältigen ist. Die im Mittel über 90% Nichttuberkulösen unter den Erstuntersuchten belasten die Fürsorgestellen arbeitsmäßig erheblich. Darüber hinaus sind in den Kreis der Nachzuuntersuchenden ca. 1,5 Millionen inaktive Tuberkulöse und Exponierte einbezogen, von welchen allerdings nur ein Teil laufend zu Kontrolluntersuchungen bestellt wird. Da — abgesehen von bestimmten Tuberkuloseformen — voraussichtlich in erster Linie die mittleren und höheren Altersklassen mit größerer Wahrscheinlichkeit von einer Verschlechterung betroffen werden, bestünde die Möglichkeit, diese zeitraubende wichtige Tätigkeit der Fürsorgestellen dann rationeller zu gestalten, wenn man nach entsprechenden Erhebungen den bevorzugt für Kontrolluntersuchungen zu berücksichtigenden Personenkreis evtl. altersmäßig einengen könnte.

4. Röntgenleistungen der Tuberkulosefürsorgestellen

Die Zahl der während des Jahres 1957 in den Fürsorgestellen durchgeführten Durchleuchtungen und Großaufnahmen ist aus Tab. 5 zu ersehen. Erstere liegen gegenüber 1956 um rund 5% niedriger, besonders stark ist der Rückgang in Hamburg und Bremen. Trotzdem ist in diesen beiden Ländern die Zahl der auf 10000 E vorgenommenen Durchleuchtungen noch weitaus höher als in den übrigen Ländern.

In Bayern und im Saarland wurden nur in sehr geringem Umfange Großaufnahmen gemacht, so daß in diesen Ländern das Verhältnis Großaufnahme pro Durchleuchtung, das im Idealfall etwa 1:4 betragen soll, bei 1:13,2 bzw. bei 1:19,8 liegt. Dieses Verhältnis sollte durch Erhöhung der Zahl der Großaufnahmen günstiger gestaltet werden; wenn in Schleswig-Holstein und Bremen eine Verbesserung gegenüber dem Vorjahr eingetreten ist, dann ist dies auf die Reduzierung der Zahl der Durchleuchtungen zurückzuführen. Auch dann erfolgt eine Annäherung an das Verhältnis 1:4.

Von der Möglichkeit der Schichtaufnahmen wird in Baden-Württemberg in bedeutendem Umfange Gebrauch gemacht, während diese in anderen Ländern vernachlässigt werden.

Ein besonders auffälliger Rückgang aller Röntgenleistungen der Tuberkulose-Fürsorgestellen ist in Schleswig-Holstein festzustellen.

5. Laboratoriumsuntersuchungen in den Tuberkulosefürsorgestellen

Nach Tab. 6 wurden im Jahre 1957 in den Fürsorgestellen 332501 Sputumuntersuchungen durchgeführt, um rund 45000 mehr als im Jahre 1956. Diese Steigerung ist jedoch ausschließlich auf Nordrhein-Westfalen beschränkt, während alle übrigen Länder einen leichten Rückgang zu verzeichnen haben. Die Zahl der Tierversuche ist wesentlich, die der Kulturversuche geringfügig erhöht.

Die Zahl der auf den Bestand an Offentuberkulösen bezogenen Sputumuntersuchungen liegt zwischen 1,1 (Hamburg) und 4,7 (Nordrhein-Westfalen) bzw. 4,2 (West-Berlin).

Tabelle 5. *Röntgenleistungen der Tbk.-Fürsorgestellen 1956 und 1957* (entnommen aus den Länderstatistiken 1957)

Länder	Sprechstundendurchleuchtungen (Erst- u. Kontrolluntersuchungen)		Durchleuchtungen auf 10000 Einwohner		Großaufnahmen		Durchleuchtungen pro Großaufnahme		Reihendurchleuchtung außerhalb der Sprechtage		Schichtaufnahmen	
	1956	1957	1956	1957	1956	1957	1956	1957	1956	1957	1956	1957
Schleswig-Holstein	196349	147082	872	651	22080	20871	8,9	7,0	24857	14985	4104	2434
Hamburg	120904	106904	693	603	32288	35894	3,8	3,0	23043	25921	10656	9212
Niedersachsen . .	328961	299924	504	462	56173	49475	5,9	6,1	65447	64125	8914	8922
Bremen	71749	49285	1132	752	6895	6661	10,5	7,4	4120	4235	5203	5637
Nordrh.-Westfalen	612152	583945	415	388	137557	134318	4,5	4,3	192156	143429	12354	11037
Hessen	188689	173381	409	379	20408	17841	9,2	9,7	21795	23531	1158	1242
Rheinland-Pfalz .	147705	144372	454	439	25007	23497	5,9	6,1	51371	38860	625	822
Baden-Württemberg	417535	400277	589	553	70761	64754	5,9	6,2	49480	43606	23218	21554
Bayern	458609	443197	503	484	36497	33617	12,5	13,2	109510	113315	8313	6458
Saarland	—	41315	—	408	—	2082	—	19,8	—	6974	—	142
Bundesgebiet . .	2542653	2389682	507	464	407666	389010	6,3	6,1	541779	478981	74545	67460
West-Berlin . . .	158829	147453	713	662	23120	25690	6,9	5,7	7162	5451	4944	5407

Tabelle 6. *Laboratoriumsuntersuchungen in den Tbk.-Fürsorgestellen 1957* (entnommen aus den Länderstatistiken 1957)

Länder	Sputumuntersuchungen		Kehlkopf-abstriche	Magen-saftunter-suchungen	Tier-versuche	Kultur-versuche	Sputumuntersuchungen bezogen auf			Blut-senkungen	Blutbilder	Tuber-kulinpro-ben (i. d. Fürsorge-stelle)
	abs.	rel. auf 10000 Einw.					Ia + Ib Bestand	Ia — Ic Bestand	Ia — Ic Neuer-krankun-gen			
	1	2	3	4	5	6	7	8	9	10	11	12
Schleswig-Holstein	14035	62,2	839	—	888	48	2,4	0,7	3,4	30340	2794	21070
Hamburg	6549	36,9	3871	7	1	334	1,1	0,3	1,3	26142	592	6975
Niedersachsen	44131	68,0	873	126	281	632	3,3	1,1	5,1	55497	5645	46258
Bremen	3223	49,2	583	15	—	1095	1,5	0,5	3,7	4977	3367	5928
Nordrh.-Westfalen	147698	98,2	4716	250	547	2963	4,7	1,5	7,3	146120	24736	337332
Hessen	14111	30,9	1536	—	23	209	1,9	0,7	3,2	17391	513	13799
Rheinland-Pfalz	16136	49,0	167	18	47	501	1,9	0,7	4,2	36371	2026	29587
Baden-Württemberg	29255	40,4	4603	403	963	3805	2,5	0,7	3,1	44921	3916	73450
Bayern	53719	58,7	1051	185	325	5501	2,9	1,1	4,5	37715	1786	106683
Saarland	3644	36,0	5	2	48	48	1,7	0,6	2,2	2143	129	9957
Bundesgebiet	332501	64,6	18244	1006	3123	15136	3,2	1,0	4,7	401617	45504	651039
West-Berlin	38189	171,6	8034	389	80	5109	4,2	1,3	7,3	22177	1579	5328

Dieselben Überlegungen, die in Nordrhein-Westfalen Anlaß zu derartig umfangreichen Sputumuntersuchungen sind, müßten auch in anderen Ländern angestellt werden; es ist deshalb nicht verständlich, warum man in der Hälfte der Bundesländer mit einer wesentlich geringeren Zahl auskommen zu können glaubt.

Zusammenfassung

(Die Tuberkulosefürsorgestellen, ihr ärztliches und fürsorgerisches Personal, Betrieb der Fürsorgestellen)

Am 31. 12. 1957 bestanden in der Bundesrepublik mit 502 Hauptstellen und 468 Nebenstellen 970 Tuberkulosefürsorgestellen, die mit 768 Fürsorgeärzten besetzt waren. Diesen standen 3942 Fürsorgerinnen zur Seite. Knapp die Hälfte der Fürsorgeärzte sind Lungenfachärzte.

Es wurden rund 952000 Erstuntersuchungen und ca. 1,7 Millionen Kontrolluntersuchungen durchgeführt. Bei über 90% der Erstuntersuchten lag keine Tuberkulose vor.

Die Zahl der Röntgenleistungen hat sich nicht sonderlich geändert, eine Steigerung derjenigen der Großaufnahmen erscheint ebenso wünschenswert wie die der Sputumuntersuchungen.

Summary: The TB Dispensaries, their medical and welfare staffs, the functions of the Dispensaries

On December 31st, 1957, there were 970 TB Dispensaries composed of 502 main centres and 468 minor branches staffed by 768 welfare physicians in the German Federal Republic. 3942 female welfare workers assisted them. Nearly half of the physicians were chest specialists. Roughly 952000 first-time examinations and approx. 1.7 million control examinations were carried out. More than 90% of the first-time examinees showed no traces of tuberculosis. The number of X-ray applications showed no noticeable changes. An increase in the number of large size radiogramms would seem as desirable as an increase in the number of sputum tests.

C. Die Tuberkulose-Morbidität im Bundesgebiet und in West-Berlin

1. Allgemeines über die Anzeige- bzw. Meldepflicht der Krankheitsfälle von Tuberkulose und die Gliederung der Morbiditäts-Statistik

In der Bundesrepublik Deutschland sind im Jahre 1957 570595 Personen an allen Ursachen gestorben, davon entfallen 9465 auf die Tuberkulose. Hätte diese heute noch die Bedeutung wie vor hundert Jahren, so beliefe sich die Zahl ihrer Opfer auf etwa 235000. Diese hundert Jahre spielen in der Geschichte der Menschheit eine entscheidende Rolle, weil sich in ihnen die wirtschaftliche Struktur und das soziale Gefüge grundlegend veränderten. Wenn die Tuberkulosesterblichkeit in dieser Zeit auf weniger als 5% ihres Ausgangswertes absank, dann sind diese Faktoren neben der Verbesserung der hygienischen Verhältnisse usw. an dieser Entwicklung maßgebend beteiligt. Der auf ärztliche Maßnahmen zurückzuführende Anteil beschränkt sich auf nur wenige Jahrzehnte. Unter diesen kommt dem letzten Dezennium mit dem Einsatz der Chemotherapie und der modernen Operationstechnik die größte Bedeutung zu.

Die der Bekämpfung einer Infektionskrankheit dienenden Maßnahmen erlangen erst dann ihre volle Wirksamkeit, wenn die Träger dieser Krankheit bekannt sind und einer bestmöglichen Behandlung unterzogen werden. Voraussetzung dafür ist die gesetzliche Meldepflicht. Die Tuberkulose hat eine lange Geschichte, und erst mit Robert Kochs Entdeckung des Tuberkulosebakteriums war ihr Charakter als der einer Infektionskrankheit erwiesen. Damit war *eine* Voraussetzung für eine wirkungsvolle Bekämpfung gegeben. Wenn trotzdem in Deutschland erst seit 1938 eine gesetzliche Meldepflicht für die ansteckungsfähige Tuberkulose besteht, dann dürften die zunächst nur geringen Möglichkeiten einer erfolgversprechenden Behandlung, die nicht ausreichende Bettenzahl bei der zu vermutenden hohen Zahl an Tuberkulosekranken und ähnliche Faktoren hierfür maßgebend gewesen sein. Im Jahre 1946 wurde die gesetzliche Meldepflicht auf alle Formen von aktiver Tuberkulose ausgedehnt.

Die von den Tuberkulose-Fürsorgestellen registrierten Erkrankungen an Tuberkulose umfassen:

a) *Fürsorgefälle*

Gruppe Fa oder Ia = ansteckende Lungentuberkulose mit Bakteriennachweis
Gruppe Fb oder Ib = ansteckende Lungentuberkulose ohne Bakteriennachweis
Gruppe Fc oder Ic = aktive, nicht ansteckende Lungentuberkulose
Gruppe Fd oder Id = aktive Tuberkulose anderer Organe.

b) *Überwachungsfälle*

Gruppe Üa oder IIa = klinisch geheilte Lungentuberkulose
Gruppe Üb oder IIb = klinisch geheilte Tuberkulose anderer Organe
Gruppe Üc oder IIc = Exponierte und exponiert gewesene Gesunde
Gruppe Üd oder IId = unentschiedene Diagnosen
Gruppe III = nichttuberkulöse Erkrankung der Atmungsorgane
Gruppe IV = Gesunde.

In welchem Ausmaße und in welcher Form seuchenhygienische Maßnahmen bei der Bekämpfung der Tuberkulose anzuwenden sind, hängt von der Art der Erkrankungen und deren Umfang ab. Daraus erhellt die Bedeutung zuverlässiger Morbiditätsstatistiken. Wenn für die Statistik der Tuberkulosemorbidität der Begriff der Zuverlässigkeit nur bedingt Gültigkeit hat, dann liegt dies daran, daß eine strenge Charakteristik der einzelnen Krankheitsformen infolge häufig fließender Übergänge und deren verschiedener Bewertung erschwert werden kann. Da überdies die Tuberkulose vielfach symptomlos verläuft, ergibt sich zwangsläufig, daß es sich bei den statistischen Angaben nur um eine untere Grenze handeln kann, während das wirkliche Ausmaß der Erkrankungen Schätzungen unterliegt. Trotzdem können diese Statistiken nicht entbehrt werden, da sie bei Berücksichtigung der Imponderabilien doch angenähert eine Vorstellung des tatsächlichen Geschehens vermitteln, insbesondere dann, wenn bei gleichbleibenden Unsicherheitsfaktoren laufende Jahresvergleiche angestellt werden.

Bei den von den Tuberkulosefürsorgestellen erstellten Statistiken der *Neuzugänge* (Neuerkrankungen, Neumeldungen, Neuerfaßte) handelt es sich keineswegs ausschließlich um Neuerkrankungen im Sinne einer Primärerkrankung, sondern auch um solche Personen, welche wegen wesentlicher Besserung ihres Zustandes schon seit längerer Zeit aus der Statistik ausgeschieden waren und neu erkrankt sind, und außerdem um Personen, die sich nach einem Umzug nach einem anderen Ort neu gemeldet haben. Da hierdurch bis zu einem gewissen Umfange eine Verfälschung der Statistik möglich ist, wird eine entsprechende Unterteilung der Neuzugänge in absehbarer Zeit vorgenommen werden.

Die Statistik des *Bestandes* umfaßt alle wegen aktiver Tuberkulose bei den Fürsorgestellen gemeldeten oder von diesen selbst erfaßten Personen, die am 31. Dezember eines jeden Jahres registriert waren. Da für die Zeit, während der ein Tuberkulöser im Bestand zu führen ist, die Richtlinien eine gewisse Toleranz zulassen, und die Vorschriften zum Teil mehr nach der einen, zum Teil mehr nach der anderen Seite ausgelegt werden, können sich in den Angaben der einzelnen Fürsorgestellen und auch der verschiedenen Länder Differenzen ergeben, die lediglich auf abweichender Auslegung oder Handhabung der Richtlinien beruhen. In erster Linie gilt dies für die ansteckenden Lungentuberkulosen, die noch *mindestens ein, höchstens zwei Jahre* nach dem letzten negativen Bakterienbefund als Ia-Fälle zu führen sind. Wird die Überführung nach Ic überwiegend nach *einem* Jahr vorgenommen, so muß der Bestand ganz andere Verhältnisse aufweisen, als wenn dies in der Hauptsache nach *zwei* Jahren geschieht. Nachdem auch im Ausland z. T. ähnliche Bestimmungen bestehen, welche das Ausscheiden aus dem Bestand an Offentuberkulösen bereits 6 Monate nach dem letzten positiven TB-Befund vorschreiben, müssen sich schon deswegen größere Unterschiede in der Größenordnung des Bestandes ergeben. Eine Regelung, die etwa das Ausscheiden grundsätzlich nach einem Jahr vorschreibt, würde deshalb in den Ländern der Bundesrepublik in dieser Hinsicht zu einer Verbesserung der Statistik beitragen. Es wird geschätzt, daß der Bestand an Ia-Fällen durch die obige Bestimmung der „Richtlinien“ um ca. 40%(!) überhöht ist (mündl. Mitteilung u. a. von Breu).

Die Übergänge von einer Diagnosengruppe in eine andere (*Übergangsfälle*) umfassen Verbesserungen und Verschlechterungen. Sie werden in allen Fürsorgestellen registriert und von den meisten Bundesländern im Jahresbericht bekanntgegeben (Blittersdorf-Tabelle). Obwohl in erster Linie die Verschlechterungen besonderer Aufmerksamkeit bedürfen, liegen bisher spezifizierte Angaben über deren Verteilung nach Alter und Geschlecht nicht vor. Diese dürften eine Klärung u. a. der Frage bringen, ob es möglich und berechtigt ist, die Kontrolluntersuchungen altersmäßig zu begrenzen.

Über die Neuzugänge liegen alters- und geschlechtsgegliederte Statistiken der Länder Schleswig-Holstein, Hamburg, Niedersachsen, Bremen, Nordrhein-Westfalen, Saarland und West-Berlin seit 1952 bzw. 1953 vor. Das Land Bayern hat lediglich für das Jahr 1955 eine derartige Statistik erstellt. Die Länder Hessen, Rheinland-Pfalz und Baden-Württemberg beschränken sich grundsätzlich auf eine Gliederung in die Gruppen 0—15 Jahre und Männer bzw. Frauen über 15 Jahre. Es wird wiederholt darauf hingewiesen, daß eine das Gesamtgebiet der Bundesrepublik umfassende Statistik der Neuzugänge nicht nur aus statistischen Gründen von Bedeutung ist. Eine sorgfältige Statistik der Tuberkulosemorbidität sollte auch für die Bundesrepublik eine Selbstverständlichkeit sein. Wenn sich 7 Länder trotz der arbeitsmäßigen Belastung des Personals der Fürsorgestellen dieser Aufgabe unterziehen, die zeitlich schon deshalb nicht ins Gewicht fällt, weil auf jede Fürsorgestelle *im Mittel pro Jahr 90 Neuzugänge* (= 0,3 pro Tag) entfallen, dann sollte es auch für die übrigen Länder möglich sein, diese Aufgabe ebenfalls zu übernehmen.

2. Bestätigte Neuzugänge an aktiver Tuberkulose

Im Jahre 1957 sind in der Bundesrepublik Deutschland 82016 Neuzugänge an Tuberkulose aller Formen gemeldet worden. Nach Tab. 7 beläuft sich deren Zahl im Jahre 1958 auf 79176. Der Rückgang um 2840 Neuzugänge entfällt fast ausschließlich auf die geschlossenen Tuberkulosen (I c), deren Zahl im Jahre 1958 um 2425 niedriger ist als im Vorjahr. Die I a-Fälle haben um nur 415, die I b-Fälle um 133 abgenommen; bei den extrapulmonalen Tuberkulosen ist eine Steigerung um 133 zu verzeichnen. Gegenüber 1957 ist in den Ländern Rheinland-Pfalz und Baden-Württemberg ein geringfügiger Anstieg der Zahl der Neuzugänge festzustellen, Bayern weist keine, die übrigen Länder weisen nur leichte Abnahme auf.

a) Ansteckungsfähige Lungentuberkulose (I a + I b)

Die Zahl der Neuzugänge an ansteckungsfähigen Lungentuberkulosen belief sich 1957 auf 21656, im Jahre 1958 auf 21108 Personen (4,1 auf 10000 E). Den höchsten Prozentsatz an I a + I b-Fällen haben die Stadtstaaten Berlin und Hamburg zu verzeichnen, während die kleinen Länder Schleswig-Holstein und das Saarland Maximalwerte aufweisen, die allerdings nicht wesentlich höher sind als der Mittelwert. Die relativ niedrigste Zahl an Neuzugängen meldet auch 1958 wieder das Land Hessen — mit rund 27% unter dem Mittelwert.

Nach Abb. 1 sind in den Altersgruppen unter 15 Jahren — außer in Hamburg und Berlin — nur vereinzelte Neuerkrankungen an ansteckungsfähiger Lungentuberkulose zu verzeichnen. Diese spielt für die Kinder und Jugendlichen praktisch keine Rolle mehr, sondern macht sich erst mit dem Übertritt in das Berufsleben zunehmend bemerkbar, um bei den Altersgruppen von etwa 50—70 Jahren Maximalwerte zu erreichen.

Tabelle 7. *Neuerkrankungen an aktiver Tuberkulose im Jahre 1958 im Bundesgebiet, den Ländern der Bundesrepublik und in West-Berlin, absolut und auf 10000 Einwohner* (zusammengestellt nach Angaben des Statistischen Bundesamtes)

Land	Ia	Ib	Ia – Ib	Ic	Ia – Ic	Id	Ia – Id
			nach Ländern (absolute Zahlen)				
Schleswig-Holstein	730	332	1062	2723	3785	640	4425
Hamburg	843	321	1164	3737	4901	407	5308
Niedersachsen	1923	532	2455	5319	7774	1401	9175
Bremen	175	71	246	535	781	176	957
Nordrhein-Westfalen	5529	1101	6630	12275	18905	3025	21930
Hessen	1097	295	1392	2556	3948	1140	5088
Rheinland-Pfalz	1016	375	1391	2561	3952	1151	5103
Baden-Württemberg	1937	463	2400	7373	9773	1947	11720
Bayern	2799	1098	3897	8198	12095	1623	13718
Bundesgebiet ohne Saarland und Westberlin	16049	4588	20637	45277	65914	11510	77424
Saarland	355	116	471	987	1458	294	1752
Bundesgebiet einschließlich Saarland (ohne Berlin)	16404	4704	21108	46264	67372	11804	79176
West-Berlin	1178	466	1644	3507	5151	417	5568
			auf 10000 Einwohner (1957 *kursiv*)				
Schleswig-Holstein	3,2 *3,5*	1,5 *1,8*	4,7 *5,3*	12,0 *13,2*	16,7 *18,5*	2,8 *2,8*	19,5 *21,3*
Hamburg	4,7 *4,3*	1,8 *2,1*	6,5 *6,4*	20,8 *22,7*	27,3 *29,1*	2,3 *2,4*	29,5 *31,5*
Niedersachsen	3,0 *3,0*	0,8 *0,9*	3,8 *3,9*	8,2 *9,3*	12,0 *13,2*	2,2 *2,3*	14,1 *15,5*
Bremen	2,6 *2,4*	1,1 *1,3*	3,7 *3,7*	8,0 *9,6*	11,7 *13,4*	2,6 *2,8*	14,3 *16,2*
Nordrhein-Westfalen	3,6 *3,8*	0,7 *0,7*	4,3 *4,5*	8,0 *9,0*	12,3 *13,5*	2,0 *2,1*	14,3 *15,6*
Hessen	2,4 *2,8*	0,6 *0,9*	3,0 *3,6*	5,5 *6,0*	8,5 *9,6*	2,5 *2,4*	11,0 *12,0*
Rheinland-Pfalz	3,1 *3,2*	1,1 *1,1*	4,2 *4,3*	7,7 *7,4*	11,9 *11,6*	3,5 *3,1*	15,3 *14,7*
Baden-Württemberg	2,6 *2,5*	0,6 *0,6*	3,3 *3,1*	10,0 *10,0*	13,3 *13,1*	2,6 *2,4*	15,9 *15,5*
Bayern	3,0 *3,2*	1,2 *1,1*	4,2 *4,2*	8,9 *8,8*	13,1 *13,0*	1,8 *1,9*	14,9 *14,9*
Bundesgebiet ohne Saarland und West-Berlin	3,1 —	0,9 —	4,0 —	8,9 —	12,9 —	2,3 —	15,2 —
Saarland	3,4 *4,0*	1,1 *1,1*	4,6 *5,1*	9,6 *11,2*	14,2 *16,3*	2,9 *2,3*	17,0 *18,6*
Bundesgebiet einschließlich Saarland (ohne Berlin)	3,2 —	0,9 —	4,1 —	8,9 —	12,9 —	2,3 —	15,2 —
West-Berlin	5,3 *5,2*	2,1 *2,2*	7,4 *7,5*	15,8 *15,9*	23,2 *23,4*	1,9 *2,3*	25,0 *25,6*

Die Unterschiede zwischen Hamburg und Berlin sind geringfügig, dagegen recht beträchtlich gegenüber Bremen. Auch zwischen Schleswig-Holstein und Niedersachsen bestehen große Differenzen, besonders in den Altersklassen 20 bis 60 Jahre.

Aus Abb. 2 ist die Änderung der Neuerkrankungen an ansteckungsfähiger Lungentuberkulose von 1953—1957 zu ersehen.

Diese betrifft am stärksten die 20—40jährigen. Der Abfall von 1953—1955 ist nach Abb. 2 noch recht beträchtlich, in den folgenden beiden Jahren hat er sich deutlich verringert. Oberhalb 60 Jahren sind keine Änderungen mehr festzustellen.

Ähnliche Verhältnisse zeigt Abb. 3 für die Ia + Ib-Fälle in Niedersachsen in den Jahren 1957 und 1958.

Die Kurven der Neuerkrankungen der Männer verlaufen annähernd gleich, bei den Frauen von 15—35 Jahre zeigt sich eine leichte Abnahme.

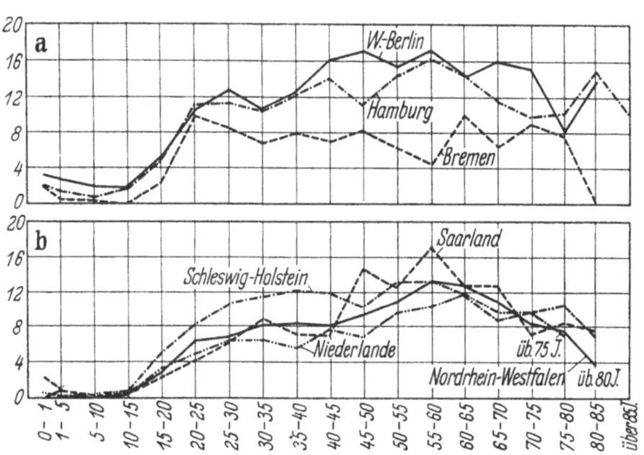

In Abb. 1b muß es statt Niederlande Niedersachsen heißen.

Abb. 1. Neuerkrankungen der Männer an ansteckungsfähiger Lungentuberkulose (Ia + Ib) im Jahre 1957 auf je 10000 M.
a) in Berlin, Hamburg und Bremen
b) in Schleswig-Holstein, Niedersachsen, Nordrhein-Westfalen und Saarland.

Beim Vergleich der Abb. 2 und 3 ergibt sich, daß nach zunächst stärkerem Rückgang der Neuerkrankungen, der bevorzugt die 15 bis 55jährigen betroffen hat, eine erhebliche Verlangsamung der Entwicklung eingetreten ist.

Nach den Berichten des Statistischen Bundesamtes über die Tuberkulose im 1. Vierteljahr 1957, 1958 und 1959 wurden im 1. Vierteljahr 1957 im Bundesgebiet (ohne Saarland) 5560 Neuzugänge an ansteckungsfähiger Tuberkulose gemeldet, 1958 handelte es sich im gleichen Zeitraum um 5445 und 1959 um 4964. Auch wenn die Angaben nur eines Vierteljahres nicht als Kriterium für die Entwicklung während des ganzen Jahres anzusehen sind, so lassen sie sich doch mit einiger Vorsicht prognostisch verwerten.

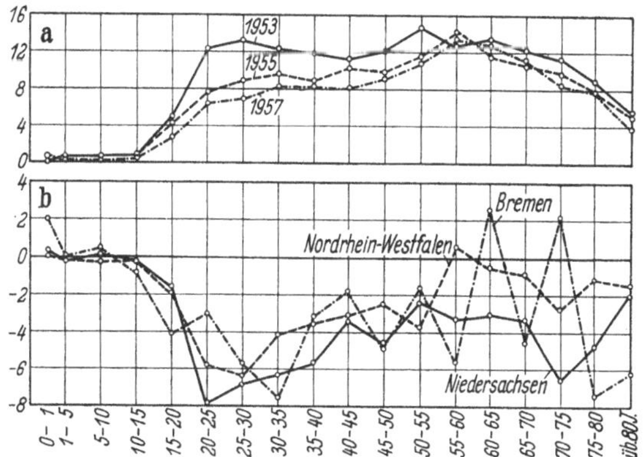

Abb. 2. a) Neuerkrankungen der Männer in Nordrhein-Westfalen an ansteckungsfähiger Lungentuberkulose (Ia + Ib) 1953, 1955 u. 1957 auf je 10000 M.
b) Rückgang der Neuerkrankungen Ia + Ib der Männer von 1953—1957 in Nordrhein-Westfalen, Niedersachsen und Bremen (Differenz der Relativzahlen).

Die einzelnen Länder meldeten nachstehende Neuzugänge an Ia + Ib-Fällen während des 1. Vierteljahres der Jahre 1957—1959 (auf 10000 E und 1 Jahr):

	Schles. Holst.	Hamburg	Niedersachsen	Bremen	Nordrh. Westf.	Hessen	Rhld.-Pfalz	Saarld.	Bad.-Württ.	Bayern	West-Berlin
1957	5,7	6,8	4,3	3,6	4,7	4,2	4,1	5,6	3,4	4,6	8,7
1958	5,4	6,7	4,0	4,5	4,6	3,2	4,8	4,5	3,5	4,4	7,6
1959	4,2	?	3,5	3,3	3,7	3,1	3,7	4,7	3,0	4,1	6,9

Danach ist im Saarland gegenüber dem Vorjahr eine leichte Zunahme, in Hessen eine unbedeutende, in den übrigen Ländern jedoch eine Abnahme um teilweise mehr als 10% eingetreten. Wenn nicht irgendwelche Umstände diese Entwicklung negativ beeinflussen, so kann für 1959 mit etwa 18000 bis höchstens 19000 Neuzugängen an ansteckungsfähiger Lungentuberkulose gerechnet werden (ca. 3,6 auf 10000 E). Der zu erwartende Abfall dürfte überwiegend den Altersklassen zwischen etwa 15 und 50 Jahren zugute kommen, nachdem allgemein die Tendenz einer Verlagerung der Erkrankungen an Tuberkulose in die höheren Lebensalter zu erkennen ist.

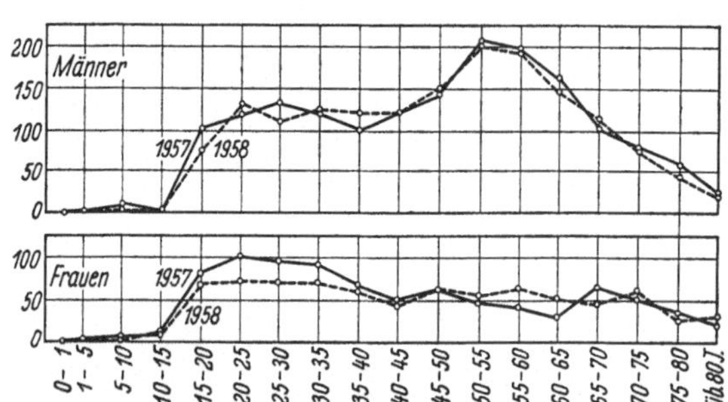

Abb. 3. Neuerkrankungen der Männer und Frauen in Niedersachsen an ansteckungsfähiger Lungentuberkulose (Ia + Ib) 1957 und 1958 – absolute Zahlen.

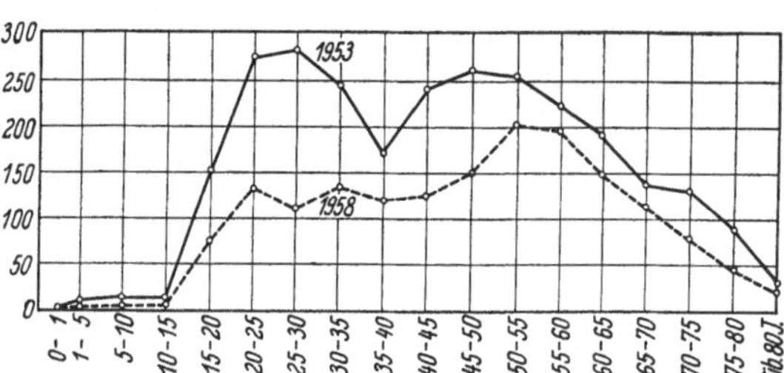

Abb. 4. Neuerkrankungen der Männer in Niedersachsen an ansteckungsfähiger Lungentuberkulose (Ia + Ib) 1953 und 1958 – absolute Zahlen.

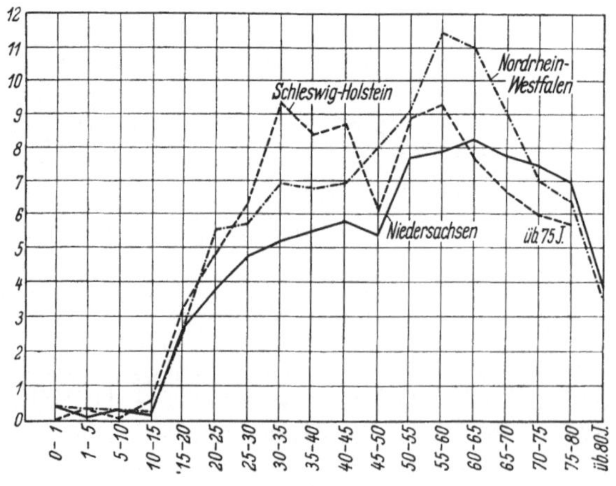

Abb. 5. Neuerkrankungen der Männer an ansteckender Tuberkulose (Ia) in Niedersachsen, Schleswig-Holstein und Nordrhein-Westfalen 1957, auf 10000 M.

Sieht man von Hamburg und Berlin ab, so liegen die Neuzugänge an ansteckender Lungentuberkulose der Atmungsorgane mit Bakteriennachweis (Ia) nach Tab. 7 ziemlich einheitlich um 3,0 auf 10000 E ± 20%. Daß sich dabei größere Abweichungen in der Altersverteilung ergeben können, zeigt Abb. 5. Von Schleswig-Holstein wurden 5,3 Neuerkrankungen (Ia) der Männer gemeldet, von Nordrhein-Westfalen 5,5 auf 10000 Männer.

Beide Länder stimmen bis zum 25. Jahr im Kurvenverlauf überein; von 25 bis 45 Jahre liegen die Neuzugänge in Schleswig-Holstein um ca. 20% höher als in Nordrhein-Westfalen, oberhalb 50 Jahren kehrt sich das Verhältnis um. Bezüglich der Erkrankungshäufigkeit der Kinder unter 15 Jahren ergibt sich in den 3 Ländern weitgehende Übereinstimmung: Auf jeweils 40000 Kinder unter 15 Jahren kommt 1 mit einer Neuerkrankung an ansteckender Lungentuberkulose (Ia). Daß Nordrhein-Westfalen in der höchsten

Altersstufe den niedrigsten Wert der 3 Länder aufweist, mag dadurch bedingt sein, daß dort — im Gegensatz zu den beiden anderen Ländern — nur in bescheidenem Umfange RRU durchgeführt werden, wodurch erfahrungsgemäß gerade die Tuberkulosen der älteren Personen vielfach verborgen bleiben.

An ansteckenden Tuberkulosen ohne Bakteriennachweis (Ib) sind im Jahre 1958 4704 Neuzugänge zu verzeichnen. Diese sind an der Gesamtzahl der Ia + Ib-Fälle mit 22,3% beteiligt. In den einzelnen Ländern liegt dieser Anteil zwischen etwa 16 und 32%. Nordrhein-Westfalen mit der höchsten Zahl an Sputumuntersuchungen weist das günstigste Verhältnis auf, das nach Möglichkeit 10% nicht überschreiten sollte. Die Diagnose für die Statistik sollte erst dann gestellt werden, wenn vor allem auch die bakteriologischen Untersuchungsergebnisse vorliegen. Gerade bei den neuerkrankten Personen, die ja noch nicht medikamentös vorbehandelt sind, müßte sich hinsichtlich der Diagnose Ib unter Ausschöpfung aller Möglichkeiten eine eindeutigere Situation ergeben als nach der Statistik der Fall ist. Vielfach dürften es doch wohl die nicht oder unzureichend bakteriologisch überprüften Neuzugänge sein, die während des Jahres nach endgültiger Feststellung der Diagnose aus Ib nach Ia — und nach Ic! — übergeführt werden.

Über die Altersgliederung der Neuzugänge zu Ib unterrichtet Abb. 6.

In den Altersklassen von 25—75 Jahren weisen Berlin und Schleswig-Holstein Werte von 4 auf 10000 E auf, während diese in Nordrhein-Westfalen in keinem Fall 2 auf 10000 E überschreiten, sondern sich im allgemeinen um 1 auf 10000 E bewegen. Gerade die Neuzugänge an ansteckender Tuberkulose ohne Bakteriennachweis müssen als Kriterium für die Arbeitsweise der Fürsorgestellen und ihre Bemühungen um eine exakte Diagnose angesehen werden. Solange diese aber nicht eindeutig feststeht, besteht immer die Möglichkeit der Einreihung in die Gruppe IId (unentschiedene Diagnosen).

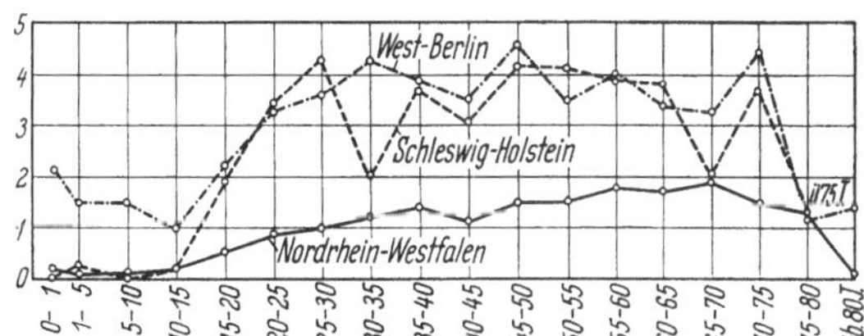

Abb. 6. Neuerkrankungen der Männer an ansteckender Lungentuberkulose ohne Bakteriennachweis (Ib) in Nordrhein-Westfalen, Schleswig-Holstein und West-Berlin 1957 auf je 10000 M.

Tab. 8 zeigt die Entwicklung der Neuzugänge an ansteckender Lungentuberkulose in Bayern (nach: Die Tuberkulose in Bayern, Stat. Berichte des Bayer. Stat. Landesamtes).

Tabelle 8. *Neuzugänge an ansteckender Lungentuberkulose (Ia + Ib) in Bayern 1946—1958 auf je 10000 Personen*

	1946	1947	1948	1949	1950	1951	1952	1953	1954	1955	1956	1957	1958
Kinder	0,8	0,7	0,5	0,5	0,5	0,4	0,4	0,3	0,3	0,3	0,2	0,1	0,2
Männer	18,5	15,4	14,8	11,1	10,6	11,0	10,4	10,2	8,8	10,0	8,2	7,9	8,1
Frauen	9,0	6,9	6,1	5,1	5,4	5,2	4,7	4,5	3,7	4,3	3,4	3,3	3,0
zusammen	10,0	8,2	7,4	6,0	6,0	6,0	5,6	5,5	4,6	5,4	4,4	4,3	4,2

Von 1950 bis 1958 haben die Neuzugänge von 6,0 auf 4,2 auf 10000 E abgenommen, das sind 30% innerhalb von 8 Jahren. Davon entfallen zwei Drittel auf die erste Hälfte dieses Zeitraumes und nur ein Drittel auf die Zeit von 1954 bis 1958. Allerdings setzten 1954 die RRU in Bayern ein, deren Ergebnis einen ähnlichen Abfall wie von 1950 bis 1954 verhinderte. Es ist kaum wahrscheinlich, daß die in den Zahlen von Tab. 8 zum Ausdruck kommende Entwicklung in absehbarer Zeit eine Beschleunigung erfahren wird.

b) Aktive, nichtansteckende Lungentuberkulose (Ic)

Während der Charakter der ansteckungsfähigen Lungentuberkulose röntgenologisch, bakteriologisch und klinisch mit ziemlicher Sicherheit bestimmt werden kann, ist für die Bewertung einer aktiven geschlossenen Tuberkulose neben gewissen klinischen und röntgenologischen Kriterien in einigem Umfange die subjektive Beurteilung des untersuchenden Arztes ausschlaggebend. Es ist verständlich, wenn hier die Tendenz besteht, eher eine etwas zu vorsichtige Diagnose zu stellen, als sich eine Nachlässigkeit nachsagen zu lassen. Daß sich hierdurch zwangsläufig statistisch ein nicht zuverlässiges Bild ergibt, liegt in der Natur der Sache. Solange man aber nicht in der Lage ist, weitere exakte Untersuchungsmethoden für die Diagnose heranzuziehen, muß diese Unsicherheit in Kauf genommen werden, sofern dadurch nicht die notwendige Behandlung wegen einer anderen nicht erkannten Krankheit verzögert und verhindert wird, wie es z. B. mitunter bei dem Lungenkarzinom der Fall ist, welches in gewissen Fällen zunächst als Tuberkulose diagnostiziert und behandelt wird.

Von diesen Einschränkungen sollten aber gewisse Erkrankungsformen der Kinder ausgenommen werden, die hauptsächlich — und vielfach nur — wegen röntgenologischer Veränderungen des Hilus oder positivem Ausfall der Tuberkulinprobe als tuberkulös bezeichnet werden. Diese Fragen wurden ausführlich im Tbk.-Jb. 1957 (S. 61) behandelt, so daß es sich erübrigt, hier weiter darauf einzugehen. Es sei nur auf die Verhältnisse im Ausland hingewiesen, wo zweifellos dieselben Symptome auftreten und beobachtet werden. Wenn diese jedoch nicht unter den Neuerkrankungen erscheinen, dann beweist dies, daß man diese Symptome im Ausland nicht als auf Tuberkulose hindeutend bewertet. Diese Feststellung kann man bei allen Ländern machen, welche altersgegliederte Morbiditätsstatistiken der Tuberkulose führen. Um die deutsche Statistik zu bereinigen, die durch die Überbewertung der Symptome bei Kindern sehr verfälscht wird, erscheint es zweckmäßig, diese Fälle nicht unter Ic, sondern solange unter IId (unbestimmte Diagnosen) einzureihen, bis eine eindeutige Entscheidung nach dieser oder jener Richtung getroffen werden kann. Ergibt sich dann tatsächlich das Vorhandensein einer Tuberkulose, dann dürfte die Diagnose auch zu einem späteren Zeitpunkt immer noch früh genug gestellt werden, eine vorzeitige und evtl. falsche Diagnose jedoch wird immer einen erheblichen Schock zur Folge haben.

Nach Tab. 7 sind im Bundesgebiet im Jahre 1958 46264 Neuzugänge an nicht ansteckender Lungentuberkulose gemeldet worden (= 8,9 auf 10000 E). Die Angaben von Hessen liegen mit 5,5 auf 10000 E beträchtlich unter, die von Hamburg mit 20,8 ganz erheblich über diesem Mittelwert. An der Gesamtzahl von 46264 Neuzugängen sind die der Kinder von 1—15 Jahren mit schätzungsweise 15000 Fällen beteiligt.

Gegenüber dem Vorjahr haben die Neuzugänge Ic um 2425 abgenommen (= rund 5%).

Auf Grund der im 1. Vierteljahr 1959 registrierten Neuzugänge zeigt sich gegenüber dem gleichen Zeitraum der Jahre 1957 und 1958 die nachstehend wiedergegebene Entwicklung.

	Schlesw. Holst.	Hamburg	Niedersachsen	Bremen	Nordrh. Westf.	Hessen	Rhld.-Pfalz	Baden-Württ.	Bayern	Berlin-West	Saarland
1957	13,6	26,3	9,9	11,2	9,8	7,0	8,1	11,7	9,7	17,7	13,5
1958	12,2	22,8	8,6	9,5	8,1	5,7	8,6	10,8	8,9	15,9	11,0
1959	10,1	?	7,7	7,7	7,4	5,3	6,4	9,3	9,4	14,3	9,2

Außer in Bayern, das einen leichten Anstieg aufweist, zeigen alle Länder einen Abfall um 10% und mehr. Wenn diese Entwicklung während des Jahres 1959 anhält, so dürfte sich die Zahl der Neuerkrankungen an geschlossener Lungentuberkulose im Jahre 1959 auf ca. 42000 belaufen (= 8,1 auf 10000 E).

Über die Altersverteilung der Neuzugänge an geschlossener Lungentuberkulose im Jahre 1957 unterrichtet Abb. 7.

In der Altersklasse der 5—10jährigen ist die Zahl der Neuerkrankungen in Hamburg noch mehr als doppelt so hoch wie in West-Berlin und über viermal so hoch wie in den Ländern Bremen, Nordrhein-Westfalen und Niedersachsen. Auch die übrigen Altersklassen weisen im Verhältnis selbst zu Berlin noch eine recht hohe Morbidität auf. In Nordrhein-Westfalen und Niedersachsen zeigen die Werte um 10 auf 10000 E mit einem nur schwach ausgeprägten Maximum zwischen 50 und 60 Jahren. Die Entwicklung der Neuerkrankungen an nichtansteckender Lungentuberkulose der Männer in Nordrhein-Westfalen seit 1953 ist aus Abb. 8 zu ersehen.

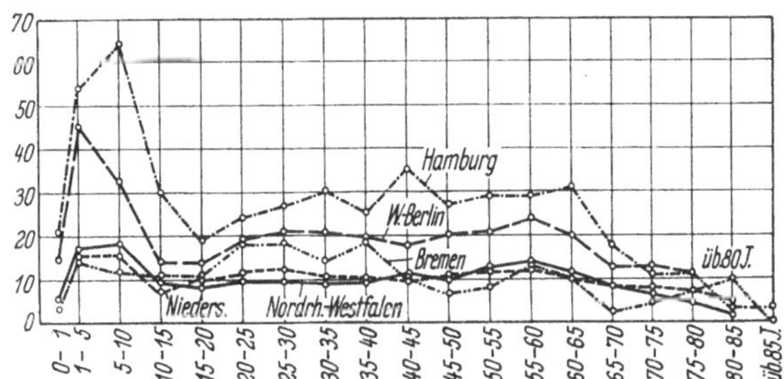

Abb. 7. Neuerkrankungen an nichtansteckender Lungentuberkulose (I c) der Männer in einigen Ländern der Bundesrepublik i. J. 1957 auf je 10000 M.

Der Rückgang betrifft in erster Linie die 1—10jährigen, welche 1953 mit 28,4% an allen I c-Fällen beteiligt waren, 1957 dagegen mit 24,1%. Es ist nicht festzustellen, ob diese Änderung auf eine strengere Beurteilung der Symptome zurückzuführen ist, oder ob heute noch derselbe Maßstab angelegt wird wie 1953, wodurch sich ein effektiver Rückgang ergäbe. Bei dem Abfall der Erkrankungshäufigkeit der Altersklassen von 10—55 Jahren, der sich ebenfalls aus Abb. 8 ergibt, dürfte es sich im wesent-

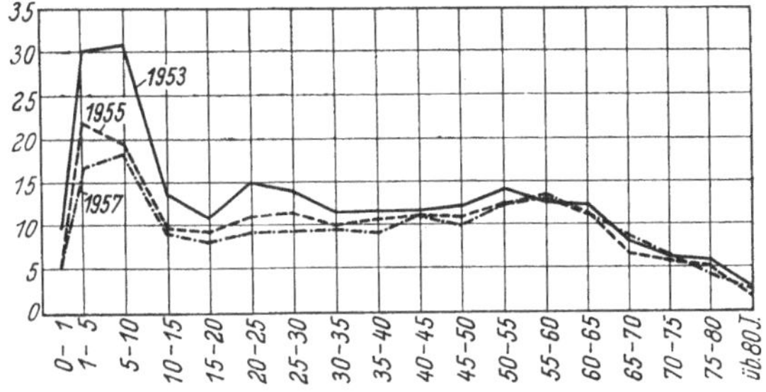

Abb. 8. Neuerkrankungen der Männer an nichtansteckender Lungentuberkulose (I c) in Nordrhein-Westfalen 1953 – 1957 auf je 10000 M.

lichen um eine reelle Abnahme handeln. Oberhalb etwa 55 Jahren ist während der Jahre von 1953—1957 keine Änderung erfolgt. Gegenüber 1953—1957 ist in den beiden letzten Jahren eine Verlangsamung der Entwicklung eingetreten.

Von 1958 liegen bisher nur absolute Zahlen der Altersverteilung der Erkrankungsfälle vor, so daß die Betrachtungen sich auf diese Angaben stützen müssen.

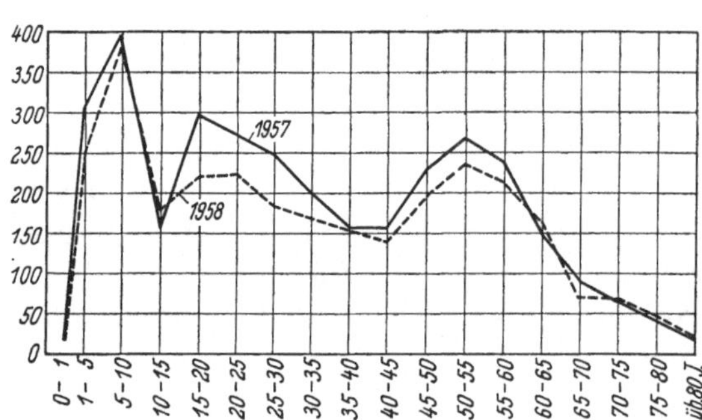

Abb. 9. Neuerkrankungen der Männer an nichtansteckender Lungentuberkulose (Ic) in Niedersachsen 1957 u. 1958 – absolute Zahlen.

Nach Abb. 9 haben die nichtansteckenden Tuberkulosen der Männer in Niedersachsen im Jahre 1958 einen stärkeren Rückgang gegenüber 1957 in den Altersklassen von 1—5 und 15—30 Jahren erfahren, auch oberhalb 40 Jahren ist bis etwa 60 Jahre eine geringe Abnahme zu verzeichnen.

Ab 60 Jahre sind keine Änderungen festzustellen. Darin deutet sich eine Fortsetzung der seit Jahren zu beobachtenden Tendenz an.

c) *Aktive Lungentuberkulose (Ia—Ic)*

Im Jahre 1958 sind an aktiver Lungentuberkulose 67372 Neuzugänge (= 12,9 auf 10000 E) gemeldet worden, das sind um rund 3000 weniger als im Jahre 1957. Sieht man von Hamburg mit besonderen Verhältnissen ab, dann wird dieser Mittelwert stärker überschritten von Schleswig-Holstein, wenig von Saarland, Baden-Württemberg und Bayern. Die Angaben der übrigen Länder liegen unter dem Bundesmittel. Die geringste Zahl an Neuzugängen hat Hessen gemeldet (8,5 auf 10000 E). Die Extremwerte weisen Schleswig-Holstein und Hessen auf; die Neuzugänge an Lungentuberkulose in Schleswig-Holstein sind annähernd 2mal so hoch wie in Hessen. Rechtfertigen diese Unterschiede aber die Annahme, daß die Tuberkulose — sei es aus wirtschaftlichen oder sozialen, sei es aus wettermäßigen (Klima) oder sonstigen Gründen — in Schleswig-Holstein um so viel günstigere Bedingungen für eine Entwicklung oder Ausbreitung antrifft als in Hessen? Betrachtet man die allgemeine Mortalität in beiden Ländern, welche in diesem Falle ebenfalls größere Unterschiede aufweisen sollte, dann ist diese Frage zu verneinen, nachdem beide Länder in dieser Hinsicht völlig übereinstimmen. Die Möglichkeit einer Erklärung wird darin gesehen, daß Schleswig-Holstein seit Jahren obligatorische RRU durchführt, die regelmäßig 10—15% der Bevölkerung erfassen, während sich die freiwilligen RRU in Hessen zwangsläufig in bescheidenen Grenzen halten müssen. Darauf dürfte wenigstens ein Teil der Differenz in der Tuberkulosemorbidität beruhen. Es ist kaum anzunehmen und es gibt keine Erklärung dafür, daß Hessen eine Art glücklicher Oase in einer stärker tuberkulös verseuchten weiteren Umgebung darstellen soll. Wenn sich die Neuzugänge in diesem Land schon seit Jahren in derartig niedrigen Grenzen bewegen, dann kann dies nur darauf hindeuten, daß gerade in Hessen infolge andersgearteter Erfassung als in den meisten anderen Ländern ein großer Teil wirklich erfolgter Erkrankungen an Tuberkulose für kürzere oder längere Zeit unbekannt bleibt. Es sei daran erinnert, daß z. B. noch bis etwa 1953 die Länder Hessen, Baden-Württemberg und Bayern in der Zahl der Neuzugänge recht gut übereinstimmten, bis sich nach Einführung der obligatorischen RRU eine beträchtliche Diskrepanz entwickelte. Würde Hessen ebenfalls RRU auf gesetzlicher Grundlage durchführen, so ergäben sich dort ohne Zweifel sehr schnell ganz andere Verhältnisse. Es muß allerdings betont werden, daß hierin nicht der einzige Grund für diese regionalen Verschiedenheiten zu erblicken ist: In Schleswig-Holstein wurden 1957 auf 10000 Kinder unter 15 Jahren 20,6 Neuerkrankungen an aktiver Lungentuberkulose festgestellt, in Hessen nur 7,7; bei den über 15 Jahre alten Erwachsenen in Schleswig-Holstein 17,8, in Hessen nur 10,1. Ein solcher Unterschied, wie ihn die Erkrankungsziffern der Kinder aufweisen, ist praktisch nicht möglich; es muß angenommen werden, daß die hohen Werte in Schleswig-Holstein und Hamburg auf einer von der Regel abweichenden Auslegung der Richtlinien beruhen. Eine genaue Überprüfung ist erwünscht.

Die Altersgliederung der Neuerkrankungen in einigen Ländern der Bundesrepublik ist in Abb. 10 wiedergegeben. Übereinstimmung besteht nur im Charakter des Kurvenverlaufs bei den Ländern Nordrhein-Westfalen, Niedersachsen und Saarland. Größenordnungsmäßig ergeben sich Differenzen besonders zwischen 1 und 20 Jahren und ab 45 Jahren. Das Maximum entfällt übereinstimmend auf die 50 bis 65jährigen. Schleswig-Holstein weicht von diesen Verhältnissen durch hohe Morbidität der 1—45jährigen beträchtlich ab.

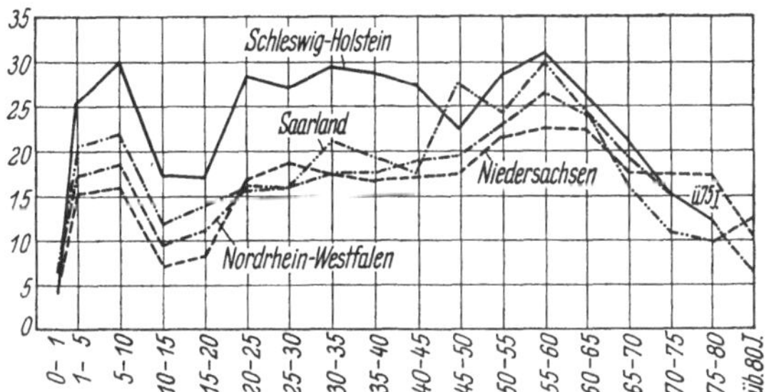

Abb. 10. Neuerkrankungen der Männer an Lungentuberkulose (Ia — Ic) 1957 auf je 10000 M.

Abb. 11 zeigt die Neuerkrankungen der Männer und Frauen in Hamburg.

Während bei den Männern erst oberhalb 65 Jahren die Tuberkulose an Bedeutung verliert, sinkt sie bei den Frauen bereits vom 30. Jahr an sehr rasch ab und verursacht bei den über 50jährigen nur noch ein Drittel bis ein Viertel der Zahl der Erkrankungen der Männer. Die außerordentlich hohen Erkrankungsziffern der 1—10jährigen sind sicherlich nicht reell.

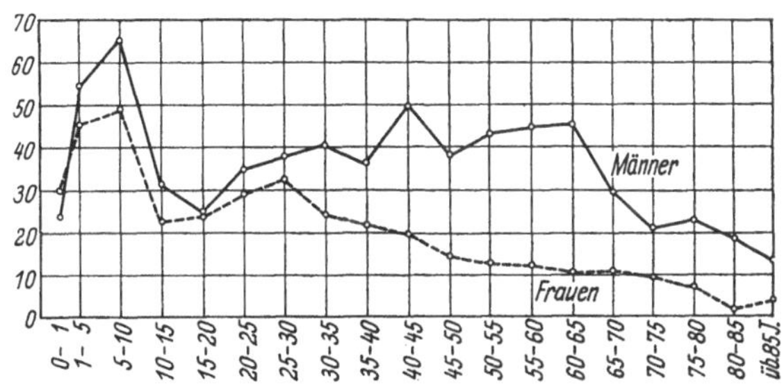

Abb. 11. Neuerkrankungen an Lungentuberkulose (Ia — Ic) der Männer und Frauen in Hamburg 1957 auf je 10000.

Die Altersgliederung der Tuberkulosen stimmt annähernd in allen Ländern mit dem Kurvenverlauf überein, wie er in den Abb. 10 und 11 wiedergegeben ist. Danach erreicht die Tuberkulose etwa für die 50—60jährigen Maximalwerte; oberhalb 60 Jahren sinkt die Zahl der Neuzugänge rasch ab. Würde die Altersgliederung noch die Gruppe 95—100 Jahre und über 100 Jahre enthalten, wiese diese meist den Wert Null auf. Nach diesen Darstellungen muß man den Eindruck gewinnen, daß die Tuberkulose für die alten Leute keine große Bedeutung habe. Die Ergebnisse der RRU, soweit diese altersgegliedert vorliegen, zeigen eine gänzlich anderes Bild. Nach Abb. 12 steigt die Zahl der erkrankten Personen stetig an und erreicht ihr Maximum im höchsten Lebensalter, und zwar sowohl bei den Männern als auch bei den Frauen.

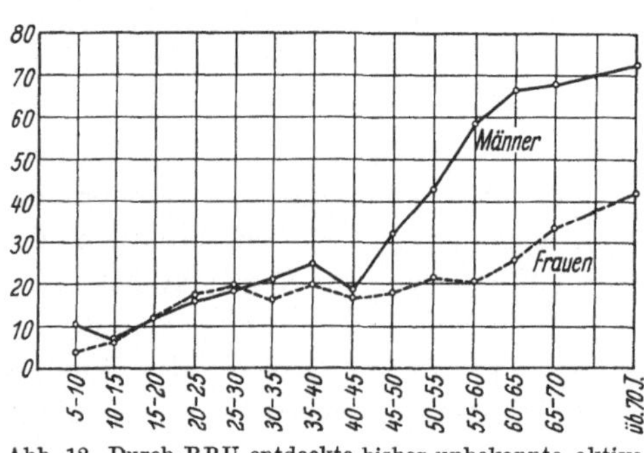

Abb. 12. Durch RRU entdeckte bisher unbekannte aktive Tuberkulose (Ia — Ic) in Bayern, 1958; auf je 10000 Aufnahmen.

Die bisher aus der Literatur bekannte Altersverteilung der Tuberkulösen stimmt bei weitem nicht mit der Wirklichkeit überein und erweckt völlig falsche Vorstellungen. Ob es sich dabei um frische oder exazerbierte Prozesse besonders der älteren Personen handelt, spielt hier keine Rolle; entscheidend ist die Tatsache, daß ohne systematische Suche, ohne eine grundsätzliche Änderung der Methoden der Erfassung nur ein Teil der Erkrankungen bekannt und hauptsächlich die Tuberkulose der Älteren nur durch Zufall entdeckt wird. In Nordrhein-Westfalen z. B. sind die über 70jährigen mit 3,6% an den Neuzugängen an Lungentuberkulose beteiligt; bei den in Bayern nach RRU ermittelten unbekannten Tuberkulösen beläuft sich deren Anteil auf 14,6%. Man kann deshalb annehmen, daß z. Zt. in Nordrhein-Westfalen nur etwa ein Viertel der tatsächlich erfolgenden Neuerkrankungen der über 70jährigen bekannt wird. Das aber genügt nicht, um eine Krankheit wie die Tuberkulose in absehbarer Zeit zum Erliegen zu bringen, zumal bei rund 3% der Männer und 2% der Frauen von mehr als 70 Jahren mit einer inaktiven Tuberkulose gerechnet werden muß, deren Verschlechterung in vielen Fällen die Ursache der Wiedererkrankungen dieser alten Leute sein dürfte, die damit ein beachtliches Reservoir an unbekannten Infektionsquellen darstellen. Von dieser Seite aus dürfte unfreiwillig ein entscheidender Beitrag zum Inganghalten der Tuberkulose-Endemie geleistet werden.

Die Zahl von 67372 Neuzugängen im Jahre 1958 besagt viel, wenn man sie mit den 111373 Neuzugängen des Jahres 1950 vergleicht, sie berechtigt nicht zu übertriebenem Optimismus, wenn man ihr die Zahl von ca. 140000 Neuerkrankungen gegenüberstellt, die wahrscheinlich während des Jahres 1958 erfolgt, aber nur zum Teil bekannt geworden sind.

Zusammenfassung

(Bestätigte Neuerkrankungen an aktiver Tuberkulose)

In der Bundesrepublik Deutschland wurden im Jahre 1958 67372 Neuzugänge an aktiver Lungentuberkulose gemeldet = 12,9 a. 10000 E. Darunter befinden sich 21108 Personen mit einer ansteckungsfähigen Lungentuberkulose = 4,1 a. 10000 E. Gegenüber dem Vorjahr ist nur eine geringfügige Änderung eingetreten. Aus den bisher vorliegenden Unterlagen kann gefolgert werden, daß im Laufe des Jahres 1959 mit einem weiteren Abfall um ca. 10% gerechnet werden kann. Von dieser Entwicklung wird besonders die Tuberkulose der Personen bis etwa 40 J. betroffen, während in den höheren Altersklassen keine markanten Änderungen zu beobachten sind.

Die Tuberkulose verliert zunehmend an Bedeutung für die jüngeren Menschen und wird damit allmählich zu einer Krankheit der älteren Leute, die nach den Ergebnissen der Röntgenreihenuntersuchungen die höchsten Morbiditätsziffern aufweisen.

Die Zahl der effektiv erfolgenden Neuerkrankungen ist erheblich höher als die Zahl der bekannt werdenden Tuberkulösen. Die systematische Erfassung aller Tuberkulosen ist deshalb die Voraussetzung für alle auf die Ausmerzung der Tuberkulose gerichteten Maßnahmen.

Summary: New cases of active tuberculosis

67372 new cases of active tuberculosis were registered in the German Federal Republic for the year 1958 = 12.9 per 10000 pop. Amongst them there are 21108 tuberculosis infectious cases = 4.1 per 10000 pop. In comparison with the preceding year the figures show only minute changes. From available information at this date, the conclusion can be made that a further 10% decrease can be expected during 1959. This development will affect in particular tuberculous persons of up to 40 years of age, while the higher age-groups will show no marked difference.

The tuberculosis rate among the younger generation is dropping steadily, gradually causing tuberculosis to be a disease of the more aged who show, according to the findings of mass X-ray examinations, the highest morbitity rate.

The number of actual new cases is considerably higher than that of the known new cases. Therefore, „the systematic registration“ of all tuberculous cases is a prerequisite for all measures aimed at eliminating tuberculosis.

3. Bestand der an aktiver Lungentuberkulose Erkrankten

Während durch die Statistik der Neuzugänge alle neu bzw. wieder an Tuberkulose erkrankten Personen erfaßt werden, gibt der Bestand die Summe der wegen aktiver Tuberkulose registrierten Personen am Jahresende wieder. In ihm sind sowohl die Neuzugänge als auch die Übergänge aus anderen Gruppen enthalten. Da nur ein Teil der Neuerkrankungen bekannt wird, kann es sich bei den Bestandsangaben lediglich um eine untere Grenze handeln.

Im Jahre 1957 erfolgte mit dem Zusammenschluß der Länder Württemberg-Baden, Baden und Württemberg-Hohenzollern die Gründung des Landes Baden-Württemberg. Wenn deshalb von diesem Land erst für das Jahr 1957 eine Alters- und Geschlechtsgliederung des Bestandes erstellt werden konnte, dann ist dies auf mit der Umorganisation verbundene verwaltungstechnische Schwierigkeiten zurückzuführen. Dank der Bemühungen der zuständigen Stellen ist es nunmehr möglich, erstmalig eine alters- und geschlechtsgegliederte Statistik des Bestandes an Tuberkulösen für das Gesamtgebiet der Bundesrepublik Deutschland vorzulegen.

Nach Tab. 9 waren am 31. 12. 1958 im Bundesgebiet 369791 Personen mit einer aktiven Tuberkulose bekannt = 70,5 auf 10000 E. Der Bestand hat sich somit im Jahre 1958 um 22792 Personen (= 5,8%) verringert. Die Zahl der Offentuberkulösen beläuft sich auf 100818. Gegenüber 1957 ist eine Abnahme der ansteckungsfähigen Tuberkulosen um 5566, der geschlossenen Tuberkulosen um 13641 und der extrapulmonalen Tuberkulosen um 3585 Fälle eingetreten. Die Abnahme entspricht ungefähr den seit Jahren zu beobachtenden Verhältnissen.

a) Ansteckungsfähige Lungentuberkulose (Ia + Ib)

Am 31. 12. 1958 waren in der Bundesrepublik 100818 Personen mit ansteckungsfähiger Lungentuberkulose registriert = 19,2 auf 10000 E. Dieser Mittelwert wird außer von Hamburg und West-Berlin beträchtlich überschritten von Bremen, geringfügig von Schleswig-Holstein, Rheinland-Pfalz und vom Saarland. Die niedrigsten Werte weisen Hessen und Baden-Württemberg auf. Diese Schwankungen sind weitgehend bedingt durch die Ib-Fälle, die in Hessen nur 1,8 auf 10000 E, in Schleswig-Holstein 8,9 und in Bremen sogar 10,2 auf 10000 E ausmachen. Hinsichtlich der Ia-Fälle zeigt sich eine für eine Morbiditätsstatistik erstaunlich gute Übereinstimmung. Wenn in den Ländern Schleswig-Holstein, Hamburg, Bremen, Rheinland-Pfalz und Saarland eine sorgfältige Überprüfung des Bestandes an Ib-Fällen vorgenommen wird, könnten die in dieser Diagnosengruppe bestehenden noch großen Differenzen weitgehend bereinigt werden. In Bremen beläuft sich der Anteil der Ib-Fälle an den Ia + Ib-Fällen auf fast 38%, in West-Berlin dagegen auf nur 8%; eine Änderung dieser Verhältnisse ist deshalb nicht nur notwendig, sondern auch ohne weiteres möglich. Höhere Werte als etwa 10% belasten den Ruf einer Fürsorgestelle.

Der Bestand an Ia-Fällen, gegliedert nach Männern und Frauen, zeigt in den einzelnen Ländern nachstehende Verhältnisse:

	Schlesw.-Holstein	Hamburg	Niedersachsen	Bremen	Nordrhein-Westfalen	Hessen	Rheinland-Pfalz	Saarland	Baden-Württ.	Bayern	West-Berlin	Bund	
Männer	23,4	34,3	26,5	27,3	24,7	20,1	25,6	19,8	20,9	24,5	59,3	24,2	a. 10000
Frauen	8,9	12,6	10,0	10,6	9,6	8,3	8,1	6,7	7,6	9,1	21,4	9,1	a. 10000

Von den Stadtstaaten abgesehen weist Niedersachsen den höchsten, das Saarland den niedrigsten Bestand sowohl bei den Männern als auch bei den Frauen auf. Der Bestand an männlichen Offentuberkulösen ist etwa zweieinhalb bis dreimal so hoch wie der an Frauen. Nachdem an geschlossener Lungentuberkulose nur etwa 50% Männer mehr erkrankt sind als Frauen, dürfte dies besagen, daß die berufliche Belastung der Männer maßgebend zur Verschlechterung einer bestehenden Tuberkulose beiträgt.

Abb. 13—15 zeigen die Altersgliederung des Bestandes an Ia-Fällen in der Bundesrepublik und den einzelnen Ländern.

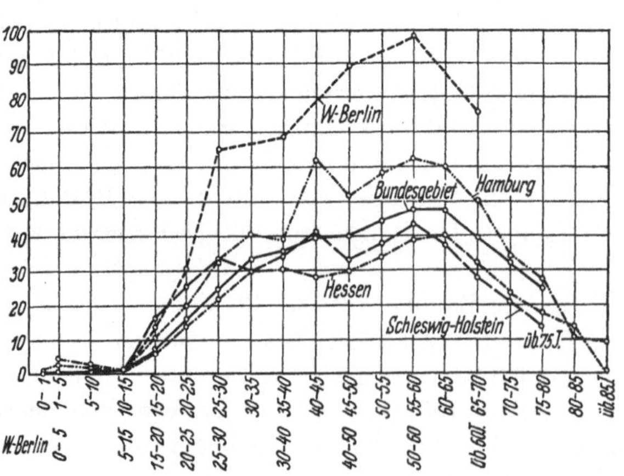

Abb. 13. Bestand an Ia-Fällen der Männer am 31. 12. 1957 auf je 10000 M.

Die ansteckende Lungentuberkulose macht sich erst mit dem Ende der Schulzeit und dem Beginn des Berufslebens bemerkbar. Der Bestand steigt also etwa vom 15. Lebensjahr an und erreicht Höchstwerte im höchsten Lebensalter. Bei den Neuerkrankungen war bereits darauf hingewiesen worden, daß das Maximum in Wirklichkeit nicht um 60 Jahre liegt, sondern daß diese Situation durch die unzureichende Erfassung bedingt ist, wodurch zahlreiche Tuberkulosen der alten Leute unbekannt bleiben. Es ist überdies auch nicht einzusehen, warum gerade in den höheren Altersklassen die Tuberkulose praktisch keine Rolle mehr spielen sollte, bei den Menschen also, deren reduzierte Widerstandskraft eine überaus günstige Voraussetzung für das Manifestwerden einer Infektion mit Tuberkulosebakterien oder die Verschlechterung einer älteren Tuberkulose ist. Die Ergebnisse der RRU — und besonders die der bayerischen — haben ein Maximum an inaktiven Tuberkulosen bei den Altersklassen von über 70 Jahren aufgedeckt. Dies ist aber dann unverständlich, wenn in diesem Alter aktive Tuberkulosen in nur dem Umfange auftreten, der sich nach der Altersverteilung der Neuerkrankungen und des Bestandes ergibt. Diese Darstellungen erwecken falsche Vorstellungen, die zu einer Bagatellisierung der Situation führen können. Die relativ hohe Zahl der Tuberkulosen der alten Leute ist ein Faktum, das in künftigen Erwägungen berücksichtigt werden muß — nicht nur im Interesse der direkt, sondern auch in dem der

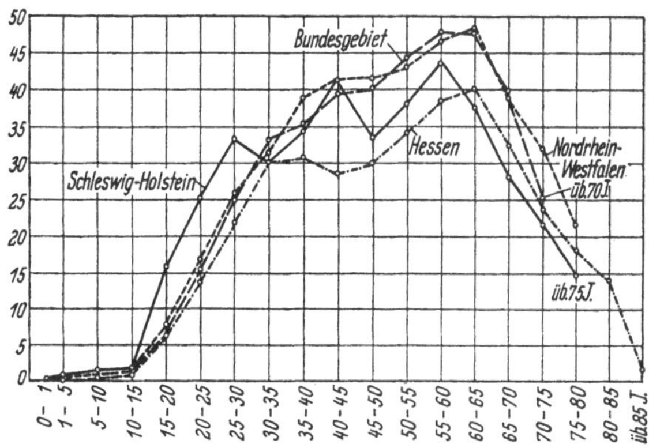

Abb. 14. Bestand an Ia-Fällen der Männer am 31. 12. 1957 auf je 10000 M.

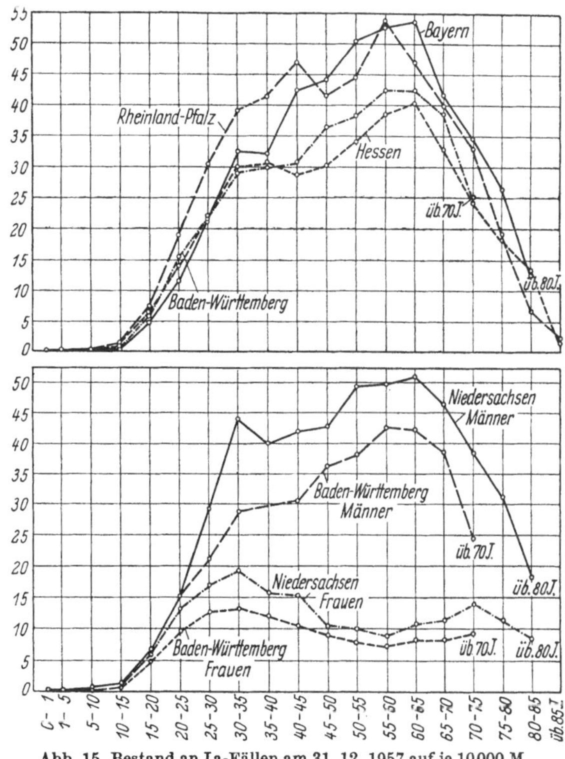

Abb. 15. Bestand an Ia-Fällen am 31. 12. 1957 auf je 10000 M.

Tabelle 9. *Bestand der an aktiver Tuberkulose Erkrankten im Jahre 1958 im Bundesgebiet, Saarland und in West-Berlin — absolut und auf 10000 Einwohner* (nach Angaben des Statistischen Bundesamtes, Wiesbaden)

	Ia	Ib	Ia + Ib	Ic	Ia — Ic	Id	Ia — Id
			nach Ländern (absolute Zahlen)				
Schleswig-Holstein	3352	2030	5382	14495	19877	2815	22692
Hamburg	3972	1717	5689	16965	22654	2035	24689
Niedersachsen	10639	1586	12225	25158	37383	6370	43753
Bremen	1154	691	1845	4638	6483	991	7474
Nordrhein-Westfalen	24611	5422	30033	66358	96391	18688	115079
Hessen	6016	822	6838	12950	19788	4499	24287
Rheinland-Pfalz	5116	2547	7663	14591	22254	4505	26759
Baden-Württemberg	9698	1551	11249	26446	37695	6488	44183
Bayern	14144	3600	17744	30583	48327	5888	54215
Bundesgebiet ohne Saarland und Berlin	78702	19966	98668	212184	310852	52279	363131
Saarland	1372	778	2150	3578	5728	932	6660
Bundesgebiet einschließlich Saarland (ohne Berlin)	80074	20744	100818	215762	316580	53211	369791
West-Berlin	8189	701	8890	21148	30038	2181	32219
			auf 10000 Einwohner (1957 kursiv)				
Schleswig-Holstein	14,7 *15,7*	8,9 *10,1*	23,7 *25,8*	63,7 *69,6*	87,3 *95,3*	12,4 *14,1*	99,7 *109,4*
Hamburg	22,0 *22,7*	9,5 *11,5*	31,5 *34,1*	93,9 *100,0*	125,3 *134,1*	11,3 *11,2*	136,6 *145,4*
Niedersachsen	16,3 *17,7*	2,4 *2,6*	18,8 *20,3*	38,6 *43,4*	57,4 *63,8*	9,8 *10,4*	67,2 *74,2*
Bremen	17,0 *18,6*	10,2 *13,2*	27,2 *31,7*	68,5 *75,6*	95,7 *107,3*	14,6 *16,5*	110,3 *123,8*
Nordrhein-Westfalen	15,9 *16,8*	3,5 *3,8*	19,4 *20,6*	42,9 *46,2*	62,4 *66,8*	12,1 *12,9*	74,4 *79,7*
Hessen	12,9 *13,9*	1,8 *2,0*	14,7 *15,9*	27,8 *30,2*	42,5 *46,2*	9,7 *10,6*	52,2 *56,7*
Rheinland-Pfalz	15,3 *16,5*	7,6 *8,6*	22,8 *25,1*	43,5 *46,5*	66,3 *71,6*	13,4 *15,6*	79,8 *87,2*
Baden-Württemberg	13,1 *13,9*	2,1 *2,5*	15,1 *16,3*	35,6 *39,7*	50,7 *56,0*	8,7 *9,8*	59,4 *65,8*
Bayern	15,2 *16,2*	3,9 *3,8*	19,1 *20,1*	33,0 *33,7*	52,1 *53,8*	6,4 *6,7*	58,4 *60,5*
Bundesgebiet ohne Saarland und Berlin	15,3 —	3,9 —	19,2 —	41,2 —	60,4 —	10,2 —	70,6 —
Saarland	13,2 *13,0*	7,5 *8,0*	20,7 *21,0*	34,4 *36,2*	55,1 *57,2*	9,0 *8,8*	64,0 *66,0*
Bundesgebiet einschließlich Saarland (ohne Berlin)	15,3 —	4,0 —	19,2 —	41,1 —	60,3 —	10,1 —	40,5 —
West-Berlin	36,8 *37,6*	3,2 *3,4*	39,9 *41,0*	95,0 *95,5*	134,9 *136,5*	9,8 *10,3*	144,7 *146,8*

indirekt Betroffenen. Die Propagierung und die Ankündigung der Durchführung freiwilliger und obligatorischer RRU muß dieser Tatsache weitgehend Rechnung tragen. Außerdem sollte die Untersuchung älterer Personen durch praktische Ärzte und Fachärzte grundsätzlich auf die Möglichkeit des Vorhandenseins auch einer Tuberkulose ausgedehnt werden.

Nach den Abb. 13—15 bestehen zwischen den einzelnen Ländern größere Morbiditätsunterschiede. Zum Teil mögen diese durch unterschiedliche Verweildauer der Tuberkulösen in der Statistik (mindestens 1 Jahr, höchstens 2 Jahre) bedingt sein. Eine entsprechende Bereinigung ist anzustreben.

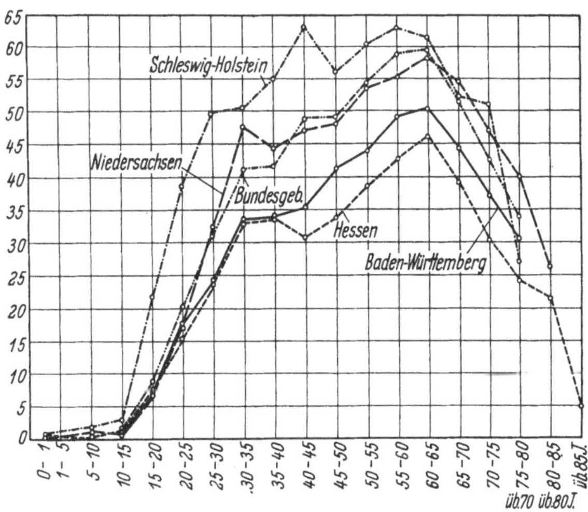

Abb. 16. Bestand an Ia + Ib-Fällen der Männer am 31. 12. 1957 auf je 10000 M.

Die Altersverteilung der Ia + Ib-Fälle der Männer im Bundesgebiet und in einigen Ländern ist aus Abb. 16 zu ersehen. Für die recht großen Unterschiede, die besonders zwischen Hessen und Schleswig-Holstein bestehen, sind in erster Linie die Ib-Fälle verantwortlich zu machen.

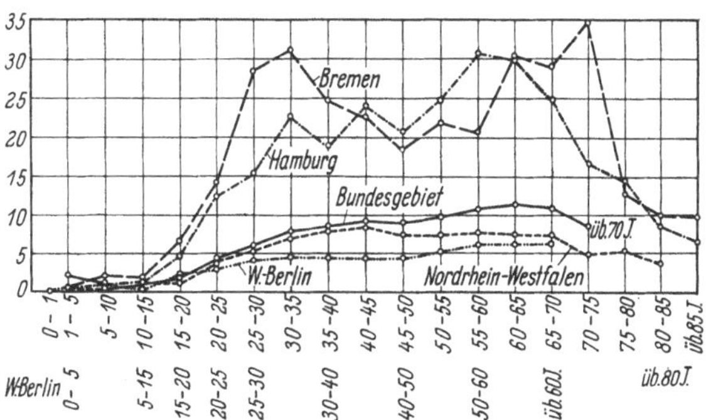

Abb. 17. Bestand an Ib-Fällen der Männer am 31. 12. 1957 auf je 10000 M.

Die Zahl der Ib-Fälle hängt überwiegend vom Umfang der bakteriologischen Untersuchungen ab. Bei den relativ niedrigen Werten in West-Berlin und anderen Ländern ist es schwer verständlich, warum diese in Bremen, Hamburg und Schleswig-Holstein ein Ausmaß erreichen, wie es aus Abb. 17 zu ersehen ist.

Die Änderungen gegenüber den Vorjahren veranschaulicht Abb. 18.

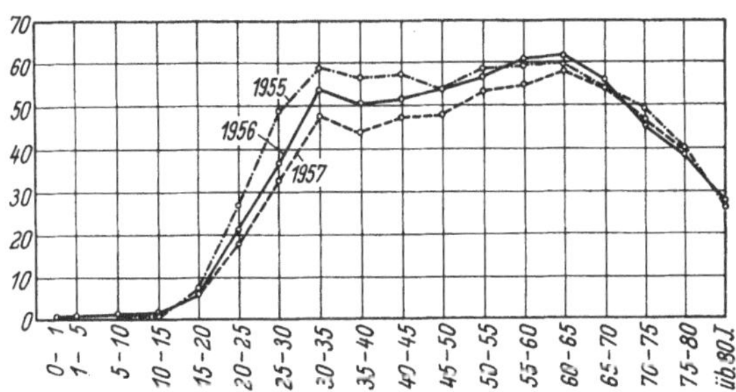

Abb. 18. Bestand an Ia + Ib-Fällen der Männer in Niedersachsen 1955—1957 auf je 10000 M.

Der Rückgang des Bestandes umfaßt die Altersklassen von 20—65 Jahren, und zwar besonders die der 20—45jährigen, darüber verringert sich die Abnahme; oberhalb 65 Jahren ist der Bestand praktisch konstant geblieben. Für die übrigen Länder gelten ähnliche Verhältnisse.

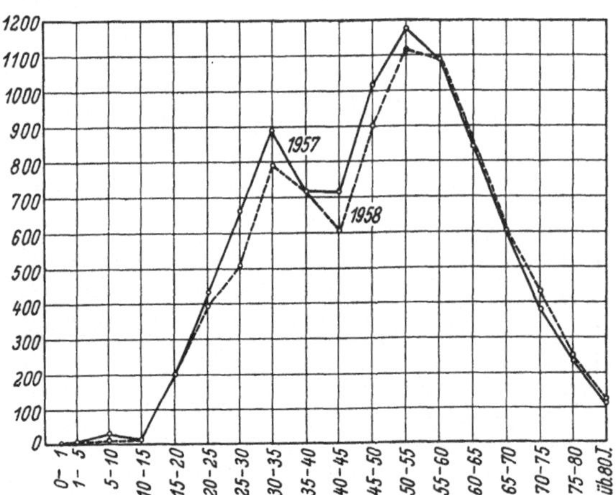

Abb. 19. Bestand an Ia + Ib-Fällen der Männer in Niedersachsen 1957 und 1958 — absolute Zahlen.

Die Entwicklung von 1957—1958 in Niedersachsen zeigt Abb. 19 in absoluten Zahlen.

Oberhalb 20 Jahren und oberhalb 60 Jahren zeigt der Bestand am Ende des Jahres 1958 dieselben Werte wie 1957; von 20—60 Jahren hat er geringfügig abgenommen. Nach Abb. 20 ergeben sich auch in Bayern nur unbedeutende Änderungen des Bestandes von 1957 auf 1958.

Der Bestand an Personen mit ansteckungsfähiger Lungentuberkulose (Ia + Ib) weist in den Ländern der Bundesrepublik am 31. 3. 1959 nachstehende Werte auf:

	Schleswig-Holstein	Hamburg	Niedersachsen	Bremen	Nordrhein-Westfalen	Hessen	Rheinland-Pfalz	Saarland	Baden-Württemberg	Bayern	West-Berlin	Bundesgebiet
31. 3. 58 . . .	25,3	33,3	20,3	30,8	20,1	15,5	24,2	21,1	16,0	19,7	40,6	20,2
31. 12. 58 . . .	23,7	31,5	18,8	27,2	19,4	14,7	22,8	20,7	15,1	19,1	39,9	19,2
31. 3. 59 . . .	22,7	31,1	18,2	25,5	18,9	14,2	22,5	20,3	15,0	18,9	39,4	18,8

Am 31. 3. 1959 waren in der Bundesrepublik 98764 Offentuberkulöse registriert. Dies bedeutet eine Abnahme um 2054 innerhalb des 1. Vierteljahres 1959. In den Ländern sind nur geringe Veränderungen erfolgt. Es kann bei Fortbestand der Entwicklung mit einem Bestand an bekannten Offentuberkulösen von etwa 94000 am Ende des Jahres 1959 gerechnet werden. Einschließlich der am Jahresende vorhandenen unbekannten Offentuberkulösen dürfte der effektive Bestand etwa 120000 Personen umfassen.

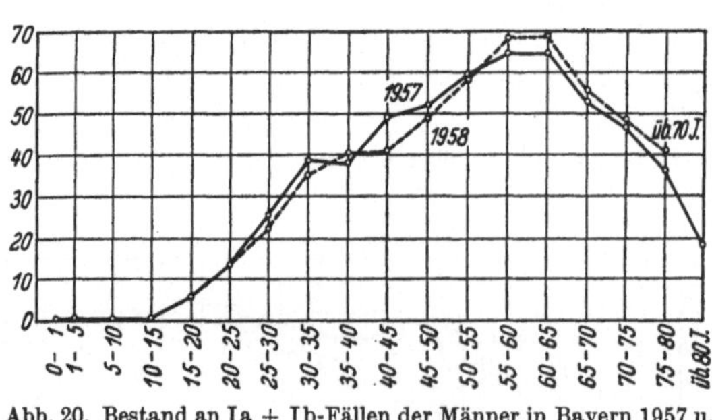

Abb. 20. Bestand an Ia + Ib-Fällen der Männer in Bayern 1957 u. 1958 auf je 10000 M.

Die Entwicklung des Bestandes an Ia + Ib-Fällen in der Bundesrepublik von 1950—1958 zeigt folgendes Bild:

	1950	1951	1952	1953	1954	1955	1956	1957	1958	
Bestand	28,8	29,3	29,0	28,1	25,8	23,8	22,1	20,5	19,2	a. 10000 E

Der Bestand ist in einem Zeitraum von 8 Jahren um 9,6 auf 10000 E (= 33,3%) gefallen. Das Maximum wurde 1951 erreicht, dann erfolgte bis 1953 ein langsames, ab 1953 ein rascheres Absinken, das von 1953 auf 1954 2,3 auf 10000 E (= 8,2%) betrug und sich von 1957 auf 1958 auf 1,3 auf 10000 E (= 6,3%) verringert hat. Wenn die Entwicklung in der Form anhält wie sie seit 1953 verläuft, dann dürfte bei weiterer Verzögerung des Abbaus des Bestandes erst um das Jahr 1970 ein Wert von ungefähr 10 auf 10000 E erreicht werden, so daß zu diesem Zeitpunkt bei leichter Zunahme der Bevölkerung immer noch ein Bestand von etwa 56000 bekannten Offentuberkulösen vorhanden wäre. Einschließlich der unbekannten Personen mit ansteckungsfähiger Lungentuberkulose dürfte es sich sogar um immer noch ca. 70000 Infektionsquellen handeln. Aber selbst wenn die jährliche Abnahme keine weitere Verzögerung erfahren sollte, sondern konstant bleibt, so daß von Jahr zu Jahr eine Verringerung um etwa 6% erfolgt, werden um das Jahr 1970 noch ca. 50000 bekannte Offentuberkulöse vorhanden sein, da die natürliche Abnahme in erster Linie durch einen in diesen 12 Jahren zu erwartenden Zuwachs von ca. 180000 an offener Tuberkulose neu erkrankten Personen (ohne Verschlechterungen) entscheidend verzögert wird. Die Situation um das Jahr 1970 wird nur dann anders sein, wenn es gelingt, die Zahl der Neuerkrankungen an offener Lungentuberkulose in diesem Zeitraum wesentlich zu reduzieren. Mit den bisherigen Methoden ist dies jedoch nicht möglich.

b) Aktive, nichtansteckende Lungentuberkulose (Ic)

Nach Tab. 9 waren am 31. 12. 1958 215762 Personen bei den deutschen Fürsorgestellen wegen einer aktiven nichtansteckenden Lungentuberkulose registriert. Der Bestand hat mithin im Jahre 1958 um 13641 Personen (= 6,0%) abgenommen. Für die Beurteilung einer geschlossenen Tuberkulose sind in der Bundesrepublik sehr voneinander abweichende Gesichtspunkte maßgebend, da es nicht möglich ist, daß auf deren eng begrenztem Territorium allein infolge epidemiologischer Verhältnisse derartige Unterschiede auftreten, wie sie in den Bestandszahlen der Länder zum Ausdruck kommen: einem Minimalwert von 27,8 auf 10000 E in Hessen stehen maximal 93,8 auf 10000 E in Hamburg und 63,7 in Schleswig-Holstein gegenüber. Den absoluten Höchstwert von 95,0 auf 10000 E weist West-Berlin auf, das hier fast mit Hamburg übereinstimmt, beim Bestand an Offentuberkulösen jedoch stark von Hamburg abweicht. Auch wenn kein objektiver

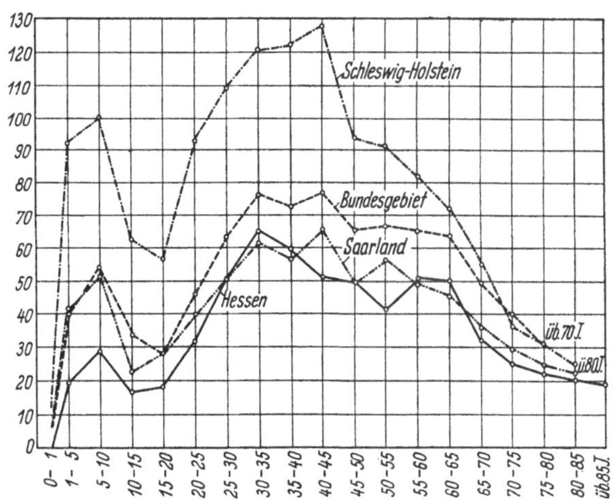

Abb. 21. Bestand an Ic-Fällen der Männer am 31. 12. 57 auf je 10000 M.

Maßstab für die Bewertung der I c-Fälle angegeben werden kann, so muß doch die Möglichkeit bestehen, Voraussetzungen für eine Limitierung solch beträchtlicher Differenzen zu schaffen, wie sie in den Abb. 21—29 zum Ausdruck kommen.

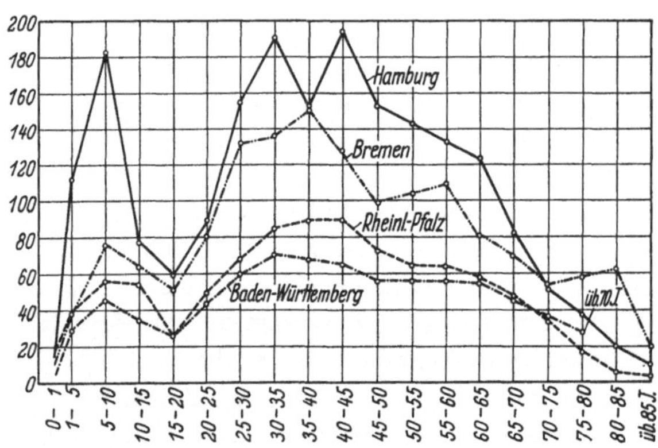

Abb. 22. Bestand an I c-Fällen der Männer am 31. 12. 57 auf je 10000 M.

Eine Diskussion der in der Abb. 22 wiedergegebenen Verhältnisse erübrigt sich, da es für die erheblichen Abweichungen nur die Erklärung gibt, daß diese nicht reell sein können. In den Ländern Schleswig-Holstein, Niedersachsen, Baden-Württemberg und Bayern werden seit Jahren obligatorische RRU durchgeführt. Es wäre deshalb verständlich, wenn sich diese den anderen Ländern gegenüber durch einen erhöhten Bestand auszeichnen und ungefähr übereinstimmen würden. Für Niedersachsen, Baden-Württemberg und Bayern ist dies auch festzustellen, während Schleswig-Holstein einen weit höheren Bestand aufweist. Andererseits müssen Länder ohne systematische RRU unter dem Mittelwert liegen. Das gilt aber nur für Hessen, während in Nordrhein - Westfalen und Rheinland-Pfalz der Bestand jedoch höher ist als in den Ländern mit RRU. Überdies entfällt nach den Ergebnissen der bayerischen RRU das Maximum auch der I c-Fälle auf die höchsten Altersklassen, so daß die Altersgliederung der Tuberkulösen nicht der in den Abb. 21—23 wiedergegebenen entsprechen dürfte, welche Maximalwerte im mittleren Alter und anschließenden stärkeren Abfall anzeigt.

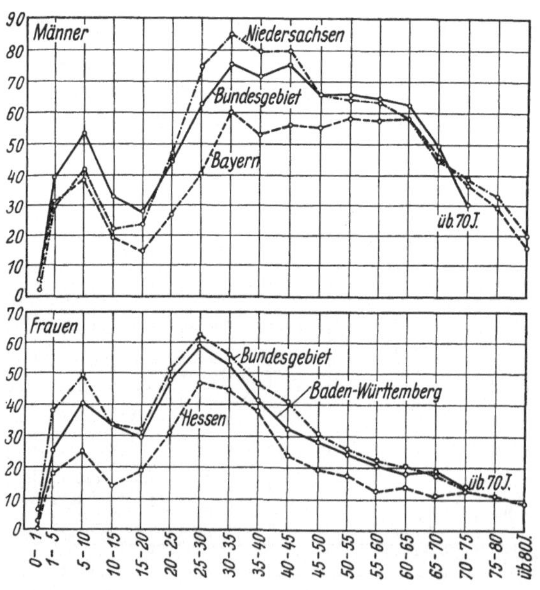

Abb. 23. Bestand an I c-Fällen am 31. 12. 1957 auf je 10000 M.

Solange die Erfassungsmethoden und die Bewertung der Symptome, welche bisher für die Eingliederung in die Gruppe I c maßgebend waren, nicht geändert werden, können die tatsächlichen Verhältnisse nur vermutet werden. Eine Bereinigung der Statistik der Gruppe I c von den nicht hierher gehörenden Fällen würde das Bild schon bedeutend verändern. Zunächst ist dabei an die Altersgruppe der 1—15jährigen gedacht, in welcher in Hamburg rund 1%, in Schleswig-Holstein ca. 0,8% aller Kinder dieser Altersklasse als Träger geschlossener Tuberkulosen gekennzeichnet sind. Bei diesen Kindern würde also annähernd jede 10. Infektion mit Tuberkulosebakterien zu einer Manifestation führen. Das ist aber höchst unwahrscheinlich.

Über die Entwicklung des Bestandes an Ic-Fällen von 1954 bis 1957 unterrichtet Abb. 24.

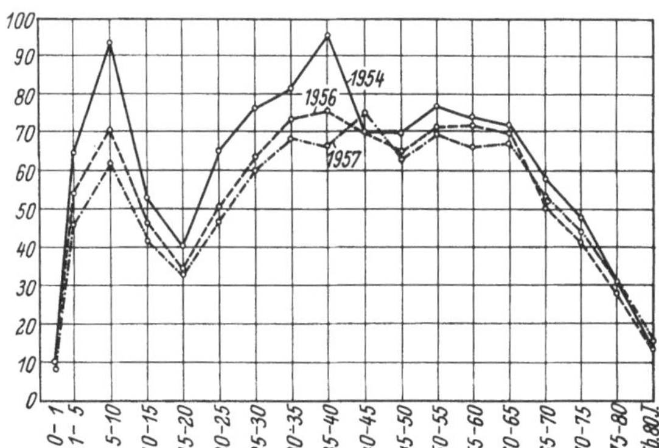

Abb. 24. Bestand an Ic-Fällen der Männer in Nordrhein-Westfalen 1954, 1956 u. 1957 auf je 10000 M.

Zwischen 1 und 60 Jahren ist der Bestand mäßig abgesunken, oberhalb 60 Jahren sind die Änderungen minimal. In dieser Altersgruppe dürften ständiger Nachschub neben dem Wechsel von Ia + Ib nach Ic und umgekehrt sowie Zugänge von Verschlechterungen aus IIa—III eine gewisse Konstanz bedingen, wobei eine Zunahme des Bestandes durch höhere allgemeine Mortalität kompensiert wird. Genauer lassen sich diese Dinge nur dann übersehen, wenn Unterlagen über die Altersgliederung der Zu- und Abgänge vorliegen, die zur Zeit nicht verfügbar sind. Die Änderung des Bestandes an Ic-Fällen in Bayern während des Jahres 1958 zeigt Abb. 25. Unterhalb 40 Jahren ist eine leichte Abnahme, oberhalb 50 Jahren bei den Männern eine stärkere, bei den Frauen eine schwächere Zunahme festzustellen.

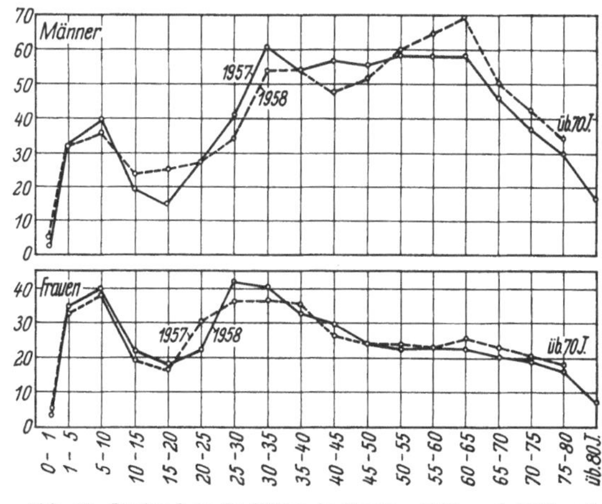

Abb. 25. Bestand an Ic-Fällen in Bayern 1957 und 1958 auf je 10000 M.

Am 31. 12. 1952 waren in Niedersachsen 18514 Männer mit nichtansteckender Lungentuberkulose registriert. Davon befanden sich 12036 (= 65,0%) im Alter von 0—40 Jahren. Am 31. 12. 1958 umfaßte der Bestand 14156 Männer. Er wies damit eine Abnahme um 4358 Personen auf. Die Zahl der 0—40jährigen hat sich in diesem Zeitraum um 4620 Männer verringert, der Bestand an über 40jährigen Männern ist von 6478 auf 6740 angestiegen (s. Abb. 26).

1958 waren die 0—40jährigen noch mit 52,4% am Bestand beteiligt. Ein Vergleich der einzelnen Jahre läßt erkennen, daß inzwischen jedoch eine Veränderung eingetreten ist, und zwar stieg der Bestand an Männern von über 40 Jahren von 6478 im Jahre 1952 auf 7450 im Jahre 1956 an, innerhalb zweier Jahre ist er dann um rund 10% auf 6740 im Jahre 1958 gesunken. In derselben Zeit sank der Bestand an 0—40jährigen um fast 19%. Ob diese Entwicklung nur auf Niedersachsen — ein Land mit obligatorischen RRU seit rund 10 Jahren — beschränkt bleibt, oder symptomatisch ist, kann noch nicht übersehen werden. Wahrscheinlich ist, daß auch in Zukunft der Abbau des Bestandes in stärkerem Maße die jüngeren und in geringerem Umfange die älteren Personen erfassen wird. Berücksichtigt man nur die Altersgruppe der über 60jährigen, dann weist diese in Niedersachsen seit 1952 bei den Männern eine Steigerung um 29%, bei den Frauen konstante Werte auf. Erst wenn der Abbau auch die über 60jährigen erreicht, kann mit einer grundsätzlichen Wandlung gerechnet werden. Bisher hat die Entwicklung jedoch vor diesem Personenkreis Halt gemacht.

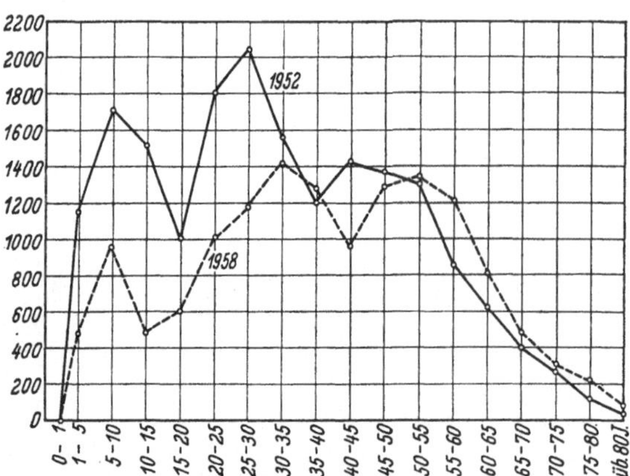

Abb. 26. Bestand an Ic-Fällen der Männer in Niedersachsen 1952 u. 1958 — absolute Zahlen.

Vom 31. 3. 1958 bis zum 31. 3. 1959 hat sich der Bestand an Ic-Fällen entsprechend nachstehender Tabelle verändert:

	Schleswig-Holstein	Hamburg	Niedersachsen	Bremen	Nordrhein-Westfalen	Hessen	Rheinland-Pfalz	Saarland	Baden-Württ.	Bayern	West-Berlin	Bundesgebiet
31. 3. 58 . . .	69,1	99,6	43,4	74,2	44,8	29,1	46,0	36,6	38,4	38,5	96,3	43,5
31. 12. 58 . . .	63,7	93,9	38,6	68,5	42,9	27,8	43,5	34,4	35,6	33,0	95,0	41,1
31. 3. 59 . . .	62,1	93,6	37,9	67,5	42,1	27,3	42,5	33,5	34,6	32,7	95,1	40,8

Bei Fortbestand der Tendenz der letzten Jahre ist Ende des Jahres 1959 ein Bestand von ungefähr 202000 Ic-Fällen zu erwarten, die den Fürsorgestellen bekannt sind.

Nach der Statistik der Übergangsfälle erleiden ungefähr 5% der Personen mit geschlossener Lungentuberkulose eine Verschlechterung und werden ansteckungsfähig. Außerdem muß damit gerechnet werden, daß bei einem weiteren Teil der in der Gruppe Ic registrierten Personen *gelegentlich* eine Ausscheidung von Bakterien erfolgt. Von einem Gesundheitsamt wurde mitgeteilt, daß bei Umgebungsuntersuchungen in 12 Fällen von Neuinfektionen trotz intensiver Quellensuche keine ansteckende Tuberkulose ausfindig gemacht werden konnte, dagegen Personen mit geschlossener Tuberkulose, die der Fürsorgestelle seit Jahren als Ic-Fälle bekannt waren. Es muß angenommen werden, daß diese mindestens gelegentlich Bakterien ausgeschieden haben und damit zu Infektionsquellen geworden sind. Legt man nur diese Zahl der wahrscheinlich eine Ansteckung verursacht habenden Personen der Bestandszahl der betroffenen Fürsorgestelle zugrunde, dann dürften wenigstens ca. 3—5% der Personen mit geschlossener Lungentuberkulose zeitweilig ansteckungsfähig sein, während weitere 5% für längere Zeit offen werden. Unter diesen Umständen kann geschätzt werden, daß ca. 8–10% aller Ic-Fälle für kurze oder längere Zeit in der Lage sind, Neuinfektionen zu verursachen. Die Notwendigkeit kurzfristiger und gründlicher Nachuntersuchungen dieses Personenkreises ergibt sich danach von selbst, zumal es sich dabei im Gebiet der Bundesrepublik um immerhin 15–20000 Personen handelt. Wenn noch berücksichtigt wird, daß sich diese Überlegungen auf den in den jüngeren Altersklassen zweifellos überhöhten Bestand beziehen, während die erwähnten Verschlechterungen nur die effektiv an geschlossener Tuberkulose erkrankten Personen betreffen, dann ergeben sich noch ungünstigere Prozentsätze als die oben erwähnten.

Die Zahl der vorhandenen, aber nicht bekannten Personen mit geschlossener Lungentuberkulose dürfte ca. 60000 betragen, so daß sich einschließlich der Überhöhungen eine Gesamtzahl von ca. 275000 ergibt.

Zusammenfassung

(Bestand der an aktiver Lungentuberkulose Erkrankten)

In der Bundesrepublik Deutschland waren am 31. 12. 1958 insgesamt 316580 Personen mit einer aktiven Lungentuberkulose registriert (= 60,3 auf 10000 E.); darunter befanden sich 100818 Offentuberkulöse (= 19,2 auf 10000 E.). Im Jahre 1958 hat sich der Bestand um 19207 Tuberkulöse verringert, von welchen 5566 auf die ansteckungsfähigen und 13641 auf die geschlossenen Tuberkulosen entfallen. Im ersten Vierteljahr 1959 ist eine weitere Abnahme um 4298 Personen erfolgt, was darauf hindeutet, daß mit einem Fortbestehen der bisherigen Entwicklung zunächst gerechnet werden kann. Ende 1959 dürfte der Bestand an Personen mit aktiver Lungentuberkulose um 300000 liegen. Dabei handelt es sich nur um die bekannt gewordenen Tuberkulösen. Der tatsächliche Bestand ist für Ende 1959 auf ungefähr 380000 zu schätzen.

Der seit Jahren zu beobachtende Rückgang betrifft im wesentlichen die Personen unter 40 Jahren, oberhalb 40 Jahre sind nur geringfügige Änderungen, ab 60 Jahre ist sogar eine Zunahme während der letzten Jahre festzustellen, die nicht nur auf einer Altersverschiebung beruht. Die Tuberkulose der alten Leute gewinnt damit mehr und mehr an Bedeutung.

Da jährlich 5% der Personen mit geschlossener Lungentuberkulose offen werden und weitere 3–5% zeitweilig Bakterien ausscheiden, ergibt sich die Notwendigkeit häufiger und gründlicher Nachuntersuchungen.

Summary: Figures of persons suffering from active pulmonary tuberculosis

On December 31st, 1958, a total of 316580 persons suffering from active pulmonary tuberculosis were registered in the German Federal Republic (= 60.3 per 10000 pop.), amongst them 100818 open tuberculous cases (= 19.2 per 10000 pop.). In 1958 the tuberculosis figures dropped by 19.207, of which 5566 were contageous and 13.641 were closed tuberculous cases. The first quarter of 1959 showed a further decrease of 4298 cases, which points to the fact that a continuation of the present development can be expected. Toward the end of 1959 the figure of active cases of tuberculosis of the lungs might be about 300000. This figure comprises only diagnosed tuberculosis cases. The actual number of cases by the end of 1959 can be estimated at roughly 380000.

The decrease noted over a period of years refers in general to persons below the age of 40; only minor differences are found above the age of 40, while above the age of 60, an increase could even be observed during the last few years, which is not merely due to increased life expectancy. Tuberculosis among the elder persons is thus gaining increased importance.

Since each year 5% of the closed tuberculosis cases become contageous and another 3 to 5% occasionally excrete bacteria, the necessity for more regular and thorough follow-up examinations is evident.

4. Übergangsfälle aus anderen statistischen Gruppen (transitive Fälle)

Für die exakte Beurteilung der epidemiologischen Situation der Tuberkulose reichen die Angaben über die Neuerkrankungen und den Bestand nicht aus. Unerläßlich ist die Kenntnis des Ausmaßes der Verschlechterungen und Verbesserungen, da hierin die *Entwicklung* besser zum Ausdruck kommt, als dies etwa bei der jährlichen Änderung der Neuerkrankungen der Fall ist. Nachdem Rheinland-Pfalz grundsätzlich über die Diagnosenübergänge nicht berichtet und die Angaben von Nordrhein-Westfalen sich auf 41 Kreise mit nur rund 6,5 Millionen Einwohner beschränken, liegen für die Blittersdorf-Tabelle nur die sich auf rund 35 Millionen Einwohner beziehenden Unterlagen vor. Einige Länder haben die in den Fürsorgestellen vorgenommenen und gemeldeten Übergänge etwa von Ia nach IIa gestrichen, weil diese nach den Vorschriften über die Führung der Tuberkulosestatistik praktisch nicht möglich sind, andere berichten über relativ zahlreiche derartige Übergänge. Aus diesem Grunde sind die in der Tabelle enthaltenen Zahlen z. T. nicht korrekt. Um in den folgenden Betrachtungen zu einer der Gesamtbevölkerung entsprechenden Darstellung zu gelangen, wurden die Angaben der Länder entsprechend extrapoliert (s. Tab. 10).

Im Jahre 1957 wurden in der Bundesrepublik Deutschland 16819 Neuzugänge an ansteckender Lungentuberkulose mit Bakteriennachweis registriert. Nach Tab. 11 sind außerdem 18685 Übergänge aus anderen Gruppen nach Ia erfolgt, so daß sich die Gesamtzahl an während des Jahres 1957 bekannt gewordenen Ia-Fällen auf 35504 beläuft. Daran sind die Neuzugänge mit 47,4, die Übergangsfälle (Verschlechterungen) mit 52,6% beteiligt. Die Angaben der einzelnen Länder differieren beträchtlich; so liegt der Anteil der Übergangsfälle in Bremen bei fast 70%, in Baden-Württemberg bei 57,0% und in Schleswig-Holstein bei 42,2%. Trotzdem kann man annehmen, daß der Mittelwert von 52,6% ungefähr den tatsächlichen Verhältnissen entspricht. Die Gesamtzahl der „neuen" Ia-Fälle ist danach in Wirklichkeit mindestens doppelt so hoch wie die Zahl der Neuzugänge. An dieser Situation hat sich im Laufe der letzten 6—8 Jahre praktisch kaum etwas geändert.

Rund 55% der zu Ia übergeführten Verschlechterungen stammen aus der Gruppe der geschlossenen Tuberkulosen. Bezogen auf den Bestand an Ic-Fällen handelt es sich um rund 4,5%, so daß also jährlich 45 von je 1000 bekannten Personen *mit geschlossener Lungentuberkulose eine wesentliche Verschlechterung* erleiden. Auch hier schwanken die Zahlenangaben erheblich (für Hamburg und Schleswig-Holstein errechnen sich nur 2,0—2,4%), was in erster Linie durch einen wahrscheinlich überhöhten Bestand an Ic-Fällen bedingt ist. Im übrigen entspricht der Mittelwert von 4,5% ebenfalls weitgehend den für frühere Jahre festgestellten Zahlenwerten.

Die Übergänge von IIa nach Ia sind mit 22,2% an deren Gesamtzahl beteiligt und stellen 11,7% aller neuen Ia-Fälle. Auf diese Situation wird bei Betrachtung der inaktiven Lungentuberkulosen noch näher eingegangen werden.

Bei 3180 in Ib eingereihten Personen wurden Tuberkulosebakterien nachgewiesen, welche die Überführung nach Ia erforderlich machten. Diese früheren Ib-Fälle machen 9% aller neuen Ia-Fälle aus und stellen rund 14% des Bestandes an Ib-Fällen dar. In welchem Umfange daran Neuzugänge beteiligt sind, die zunächst mangels bakteriologischer Untersuchung in Ib eingegliedert wurden, und in welchem Maße Personen, welche schon länger im Bestand geführt werden, kann an Hand der vorliegenden Statistiken nicht angegeben werden. Inwieweit es sich

Tabelle 10. *Diagnosenübergänge im Jahre 1957 nach dem Schema von* BLITTERSDORF

von / nach	Ia	Ib	Ic	Id	IIa	IIb	IIc	IId	III	Summe
Ia		3180	10280	105	4150	85	290	210	385	18685
Ib	4975		3070	45	1410	10	130	95	95	9830
Ic	21500	10475		275	11880	145	2800	1310	1110	49495
Id	80	35	740		820	1180	180	190	95	3320
IIa	2060	1125	83200	415		145	2980	2550	1780	94255
IIb	5	5	190	11250	130		35	60	20	11695
IIc	30	5	295	45	1450	110		350	380	2665
IId	15	15	180	175	205	10	120		770	1490
III	135	160	1250	115	1310	35	680	2220		5905
Summe	28800	15000	99205	12425	21355	1720	7215	6985	4635	197340

Die Zahlenangaben wurden nach den Unterlagen für rund 35 Mill. Einwohner durch Extrapolation ermittelt.

überhaupt bei der Gruppe Ib um eine reichlich zweifelhafte Diagnose handelt, resultiert aus den stark divergenten Angaben von Baden-Württemberg und Schleswig-Holstein: in Baden-Württemberg mit einem Bestand von nur 2,9 Ib-Fällen auf 10000 E wurden 20,5%, in Schleswig-Holstein mit 10,7 Ib-Fällen auf 10000 E, nur 5,6% des Bestandes nach Ia eingereiht. Man wird damit rechnen können, daß mindestens 25—30% der unter Ib registrierten Personen Bakterienträger sind.

14430 der bei Ia registrierten Verschlechterungen (und damit 77,5% der Gesamtzahl) stammen aus den Gruppen Ic + IIa; diese stellen somit nach wie vor ein Reservoir an neuen Infektionsquellen dar, das häufiger Kontrolle bedarf. Im besonderen gilt dies für die IIa-Fälle, da hier eine häufigere Untersuchung in zahlreichen Fällen eine Verschlechterung erkennen lassen müßte, bevor die Reaktivierung zu einer bakteriologisch nachweisbaren Tuberkulose führt. Ein erheblicher Teil der 1957 festgestellten 4150 aus IIa stammenden Ia-Fälle dürfte vermeidbar gewesen sein, wenn die betroffenen Personen in größerem Umfange von der Möglichkeit der Nachuntersuchung Gebrauch gemacht hätten und bei der Andeutung einer Verschlechterung den behandelnden Arzt oder die Fürsorgestelle aufsuchen würden.

4855 Personen wurden im Jahre 1957 aus den Gruppen Ic—III nach Ib übergeführt. Diese sind am Bestand an Ib-Fällen mit 21,7% beteiligt und entsprechen zahlenmäßig den Neuzugängen (4837), so daß auch bei den Ib-Fällen die Zahl der neu registrierten Personen um 100% höher liegt als die Zahl der Neuzugänge allein. 63,1% dieser Verschlechterungen stammen aus Ic, 29,0% aus IIa. Diese beiden Gruppen stellten 1957 92,1% aller Verschlechterungen bei Ib und 20% des gesamten Bestandes. Wenn in diesem Ausmaß Übergänge nach Ib vorgenommen werden, ist anzunehmen, daß es sich hauptsächlich um kavernöse Tuberkulosen handelt, bei welchen eine umfassende bakteriologische Untersuchung nur zum Teil vorgenommen worden ist, oder bei denen eine tuberkulostatische Therapie den Nachweis erschwert.

Außer den 21656 Neuzugängen an ansteckungsfähiger Lungentuberkulose (Ia + Ib) des Jahres 1957 sind 20360 weitere ansteckungsfähige Tuberkulosen als Verschlechterungen registriert worden, so daß sich die Gesamtzahl der 1957 *neu* ermittelten ansteckungsfähigen Tuberkulosen auf rund 42000 beläuft = 8,0 auf 10000 E. Damit sind über 39,5% des Bestandes an Ia + Ib-Fällen neue Zugänge, 60,5% stellen alten Bestand dar.

Bei den 20360 Verschlechterungen handelt es sich um 13350 aus Ic, um 5560 aus IIa und um 1450 aus sonstigen Gruppen (Id, IIb—III) stammende Verschlechterungen; 93% der neuen ansteckungsfähigen Tuberkulösen sind den Fürsorgestellen bisher als geschlossene oder inaktive Fälle bekannt gewesen. Es ergibt sich aus diesen Zahlen die Tatsache, daß rund *5,5% der im Bestand erfaßten geschlossenen Tuberkulosen* während des Jahres 1957 *eine Verschlechterung erfahren haben und ansteckungsfähig geworden sind.* Diese Feststellung entspricht im wesentlichen den Ergebnissen früherer Jahre. Wenn sich bei diesem Personenkreis in einem solchen Umfang Verschlechterungen entwickeln, dann erfordert dieser Vorgang besondere Aufmerksamkeit. Der behandelnde Arzt kann die weitere Entwicklung einer geschlossenen oder inaktiven Tuberkulose im Einzelfall nur selten voraussehen. Seine Maßnahmen, wie etwa die Festsetzung des Termins einer Kontrolluntersuchung, beruhen wesentlich auf allgemeiner Erfahrung. Vielfach scheint ein subjektives Wohlbefinden die Patienten über den Charakter ihrer Krankheit hinwegzutäuschen. Dies mag die Ursache dafür sein, Aufforderungen zur Nachuntersuchung nicht Folge zu leisten oder irgendwelche Symptome zu bagatellisieren. In diesem Verhalten sind wohl zu einem wesentlichen Teil die Gründe für das verspätete Erkennen einer Verschlechterung zu suchen. *Jeder wegen einer geschlossenen Tuberkulose registrierte Patient hat mit mindestens 5% Wahrscheinlichkeit mit einer wesentlichen Verschlechterung innerhalb von 12 Monaten zu rechnen; je älter der Tuberkulöse, um so größer ist die Wahrscheinlichkeit.* Dieses Faktum muß einen wesentlichen Bestandteil der dem Kranken zuteil werdenden Beratung bilden. Vielleicht, daß entsprechende eindringliche Hinweise langsam zu einer Besserung dieser Situation führen, zu der leider nichtsachgemäße Lebensweise,

Gleichgültigkeit und Uneinsichtigkeit der Patienten maßgebend beitragen. Auch auf die Notwendigkeit tuberkulostatischer *Lang*zeitbehandlung als Rezidivprophylaxe muß hingewiesen werden.

Bei rund 18% des Bestandes an Personen mit ansteckungsfähiger Lungentuberkulose (Ia + Ib) handelt es sich um Verschlechterungen aus Ic. Diese Personen sind mindestens für einige Zeit Infektionsquellen, ohne es zu wissen. Mit geeigneten und erfolgversprechenden Maßnahmen bei diesen bekannten Personen könnten sowohl die Zahl der durch diese verursachten Neuinfektion beträchtlich reduziert als auch langwierige und kostspielige Heilstättenkuren in einer größeren Zahl von Fällen vermieden werden. Um dieses Problem hinsichtlich der möglichen und erforderlichen Maßnahmen besser beurteilen zu können, ist eine genauere Kenntnis des Personenkreises erforderlich, der von diesen Verschlechterungen betroffen wird. Leider liegen weder Angaben darüber vor, in welchem Umfange die einzelnen Altersklassen beteiligt sind, noch ist bekannt, ob es sich um Verschlechterungen neu erkrankter Personen handelt oder um solche, die bereits zu einem früheren Zeitpunkt ansteckungsfähig gewesen sind. Mit Rücksicht auf die Bedeutung dieser Verschlechterungen erscheint es notwendig, genauere Untersuchungen anzustellen, um den Kreis der in Gegenmaßnahmen einzubeziehenden Personen möglichst klein halten zu können.

In die Gruppe der geschlossenen Tuberkulosen (Ic) wurden im Jahre 1957 außer 48689 Neuerkrankungen 49495 Übergänge aus anderen Gruppen aufgenommen, und zwar 31975 als Verbesserungen aus Ia + Ib, der Rest von 17520 als Verschlechterungen aus Id—III. Insgesamt ergeben sich damit rund 98000 neue Zugänge zu Ic, die 43% des Bestandes Ende 1957 darstellen. Eine Überführung von Ia nach Ic ist erst mindestens 1, höchstens 2 Jahre nach dem letzten negativen Bakterienbefund möglich. Da die Fürsorgestellen diese Bestimmung zum Teil nach der einen, zum Teil nach der anderen Seite auslegen und handhaben, kann geschätzt werden, daß ca. 20—25% des Bestandes an Ic-Fällen Ende 1957 aus solchen Personen bestehen, welche 1—2 Jahre vorher ansteckungsfähig gewesen sind. Da an dem Bestand von 229403 Personen 48689 Neuzugänge und 17520 Verschlechterungen beteiligt sind, verbleiben rund 163000 Fälle alter Bestand plus Verbesserungen aus Ia + Ib. In dieser Zahl sind ca. 55000 Personen eingeschlossen, die zwischen Anfang 1956 und Ende 1957 als vorher ansteckungsfähige Tuberkulosen (Ia + Ib) nach Ic übergeführt worden sind, so daß es sich bei mindestens 35% der Ende 1957 ohne Neuzugänge und Verschlechterungen vorhandenen Ic-Fälle um Personen handelt, welche bereits ansteckungsfähig gewesen sind. Vielleicht neigt dieser Personenkreis in höherem Maße zu gelegentlichen erneuten Verschlechterungen als die an aktiver geschlossener Tuberkulose Erkrankten, welche bisher noch nicht ansteckungsfähig waren.

Der Bestand an Ic-Fällen am 31. 12. 1957 setzt sich zusammen aus

Neuzugängen	48689	= 21,3%
Verbesserungen aus dem Jahre 1957	31975	= 13,9%
Verschlechterungen aus dem Jahre 1957	17520	= 7,6%
altem Bestand	131219	= 57,2%
	229403	

Die Masse der Verschlechterungen (11880) stammt aus der Gruppe IIa (inaktive Lungentuberkulosen). Diese sind mit 5,2% am Bestand beteiligt.

Die Gruppe der geschlossenen Tuberkulosen, in der gebesserte ehemalige Offentuberkulöse, an Tuberkulose neu erkrankte Personen und solche mit Verschlechterungen aus allen anderen Gruppen zusammengefaßt sind, weist eine etwa 130mal so große Wahrscheinlichkeit der Entwicklung einer ansteckungsfähigen Tuberkulose auf wie die Gesamtbevölkerung. Es ist deshalb keineswegs nur ein Anliegen der Statistik, wenn eine sorgfältige Klärung aller hier möglichen Zusammenhänge für erforderlich gehalten wird, und die Fürsorgestellen um Mitarbeit gebeten werden.

Im Jahre 1957 sind 11671 Neuerkrankungen an extrapulmonaler Tuberkulose zu verzeichnen, die Zahl der Übergänge aus anderen Gruppen beläuft sich auf 3320. Davon weisen 1675 = 50% eine aktive oder inaktive Lungentuberkulose auf. Die Wahrscheinlichkeit, daß eine Person mit aktiver Lungentuberkulose zusätzlich an einer Tuberkulose anderer Organe erkrankt, ist ungefähr 10mal so hoch wie die der Gesamtbevölkerung, an extrapulmonaler Tuberkulose überhaupt zu erkranken. Die Übergänge zu Id sind mit nur 6% am Bestand an Id-Fällen beteiligt.

Nach Tab. 10 sind 885 Personen aus IIc—III nach Ia, 320 aus diesen Gruppen nach Ib, 5220 nach Ic und 465 nach Id übergeführt worden. Bei diesen insgesamt 6890 Personen, welche als Übergänge in die Gruppe der aktiven Tuberkulosen gelangt sind, handelt es sich um Neuzugänge, da diese Personen zunächst nicht wegen einer Tuberkulose bekannt waren. Die Zahl der wirklich erfolgten Neuzugänge erhöht sich danach um diese Zahl auf 88906, während sich die der Übergänge entsprechend erniedrigt. Länder mit umfassenden RRU werden im allgemeinen eine wesentlich höhere Zahl an exponierten Personen, an unklaren Diagnosen usw. aufweisen als solche ohne RRU. Für erstere ergeben sich dann zwangsläufig mehr Übergänge und entsprechend weniger Neuzugänge als in Ländern ohne oder mit nur wenigen RRU. Diese Überlegungen führen zu der Konsequenz, in Zukunft nicht mehr nur die als Neuzugänge registrierten Fälle als solche anzusehen, sondern Neuzugänge und Übergänge aus anderen Gruppen. Die Blittersdorfsche Tabelle ist in erster Linie dazu entwickelt worden, die Dynamik innerhalb der verschiedenen Diagnosegruppen der Tuberkulose erkennen zu lassen, also aufzuzeigen, in welchem Ausmaß innerhalb der einzelnen Gruppen Verbesserungen und Verschlechterungen auftreten. Dies darf aber nicht dazu führen, die Statistik der Neuerkrankungen zu verwässern und dadurch falsche Vorstellungen zu erwecken. Bei der Analyse der Auswertung von RRU durch das DZK sind vielfach in einem ganz erheblichen Umfang bisher nicht bekannte IIa-Fälle, dafür aber unverhältnismäßig wenig aktive Tuberkulosen festgestellt worden, außerdem sehr viele IIIer Fälle. Es erscheint denkbar, daß es sich bei einem nicht unwesentlichen Teil der Übergänge von IIa und III nach Ia—Ic nicht um Verschlechterungen handelt, sondern um bei der Nachuntersuchung zunächst übersehene aktive Tuberkulosen. Die Zahl der aus IIa und III stammenden neuen aktiven Tuberkulosen beläuft sich immerhin auf rund 18000. Im Ausland ist es zum Teil üblich, die neu oder wieder an einer aktiven Tuberkulose erkrankten Personen in einer Gruppe Neuzugänge zusammenzufassen. Diese Auffassung ist insofern nicht unberechtigt, als die als Neuzugänge registrierten Personen auch keineswegs alle Träger nur einer neuen Erkrankung sind, sondern zum Teil schon vor kürzerer oder längerer Zeit eine Tuberkulose durchgemacht haben. Diese Personen gelten aber nur deshalb als Neuzugänge, weil sie aus der Statistik ausgeschieden sind. Die Zahl der Neuzugänge hängt deshalb weitgehend davon ab, ob man z. B. IIa-Fälle praktisch lebenslänglich führt oder die betreffenden Personen nach 2 oder 3 Jahren aus dieser Gruppe entläßt. Solange in dieser Hinsicht keine einheitliche Handhabung der Richtlinien erfolgt, wird das epidemiologische Bild unklar sein. Betrachtet man als Neuzugang alle jene Personen, welche erstmals oder wieder Zeichen einer aktiven Tuberkulose aufweisen, dann müssen außer den gemeldeten 82016 Personen die 26570 Übergänge aus IIa—III berücksichtigt werden, womit sich rund 108600 Neuzugänge an aktiver Tuberkulose ergeben.

Nach Tab. 10 sind 2060 Ia-Fälle nach IIa übergeführt worden. In dieser Zahl sind nicht enthalten Angaben der 41 Kreise von Nordrhein-Westfalen, welche in der Tabelle sonst enthalten sind. Der extrapolierte Wert ist deshalb viel zu niedrig angegeben. Wahrscheinlich liegt die Zahl der aus Ia nach IIa überführten Personen bei ca. 4000. In der Praxis sollten solche Übergänge nicht vorgenommen werden, sondern zunächst die Einreihung nach Ic erfolgen, wenn nicht ein nach Chemotherapie erreichter bakterienfreier Befund vorübergehend die Einweisung nach Ib erforderlich macht. Wenn es trotzdem geschieht, dann liegt der Grund darin, daß eine Kontrolle entweder längere Zeit nicht oder die Eingruppierung in die Gruppe Ia fälschlicherweise vorgenommen worden ist. Eine so wesentliche Stabilisierung, daß der Prozeß innerhalb kurzer Zeit als inaktiv anzusehen ist, dürfte bei Offentuberkulösen auch heute noch selten zu erreichen sein. Es handelt sich immerhin um schätzungsweise 5% des Bestandes an Ia-Fällen. Bei den Ib-Fällen ist die Situation noch krasser: In einigen Ländern wurden 10—12% des Bestandes an Ib-Fällen bei IIa eingereiht. Bei den 83200 aus Ic nach IIa übergeführten Personen dürfte es sich wohl auch um eine große Anzahl von Fehleinweisungen nach Ic handeln, deren inaktiver Befund infolge nicht ausreichender Untersuchung zunächst als aktiv angesehen worden ist.

Auch wenn die Übergänge von der einen Gruppe zur anderen häufig fließend sind, so muß doch festgestellt werden, daß Fluktuationen, wie sie sich aus der Blittersdorf-Tabelle ergeben, eine Dynamik im Tuberkulosegeschehen vortäuschen, die in diesem Ausmaß unwahrscheinlich ist. Wenn nicht alle für eine zuverlässige Diagnose nötigen Mittel angewandt und die Vorschriften über die Handhabung der Tuberkulosestatistik nicht in vollem Umfange berücksichtigt werden, beginnen wir, den Überblick über das Tuberkulosegeschehen zu verlieren.

Zusammenfassung

[Übergangsfälle aus anderen statistischen Gruppen (transitive Fälle)]

Für die Beurteilung der Epidemiologie der Tuberkulose, die heute entscheidend auf den Morbiditätsangaben beruht, sind zuverlässige Angaben über die Dynamik innerhalb des Krankenbestandes unerläßlich, zumal die Neuzugänge und der Bestand allein darüber nur unzureichende Aussagen zu machen vermögen. Es zeigt sich u. a., daß im Jahre 1957 rund 23500 Verschlechterungen unter den Personen mit geschlossener Tuberkulose, den Exponierten usw. zur Entwicklung einer ansteckungsfähigen Lungentuberkulose geführt haben. Rund 5,5% aller den Fürsorgestellen bekannten Personen mit geschlossener Tuberkulose werden jährlich ansteckungsfähig, und zwar verläuft dieser Vorgang anscheinend etwa parallel mit dem Alter. Erweitert man den Begriff der Neuzugänge auf die inaktiven Tuberkulosen, auf die Exponierten, welche an einer Tuberkulose erkranken usw. und versteht man darunter die erstmalige oder wiederholte Erkrankung an einer aktiven Tuberkulose, so ergeben sich für die Bundesrepublik im Jahre 1957 nicht 82016 Neuzugänge, sondern rund 108600 = 21,1 auf 10000 E.

Summary: Transitive cases from other statistical groups

For assessing the epidemiology of tuberculosis which today is decisively dependent upon morbitity statistics, it is vital to have precise statements concerning dynamics within the number of patients, particularly as the new cases and the sum total of cases itself can only provide inadequate evidence. For instance, it will be seen that in the year 1957 the condition of approx. 23500 persons with closed tuberculosis exposed persons etc. worsened sufficiently to develop contageous tuberculosis of the lungs. About 5.5% of all closed tuberculous cases known to the dispensaries annually become contageous. It seems that the incidence of such cases runs to the age some extent parallel. By extending the concept of new cases to inactive tuberculous cases and to exposed persons who catch tuberculosis, etc., and if one understands by this the first or re-occurring incidence of an active tuberculosis, the resulting figure in the Federal Republic for 1957 will not be 82016 new cases, but instead approx. 108600 = 21.1 per 10000 pop.

5. Inaktive Tuberkulose der Lunge (IIa-Fälle)

Die Höhe des Bestandes an Personen mit inaktiver Lungentuberkulose in der Bundesrepublik Deutschland ist nicht bekannt. Legt man die Angaben von Bayern und Niedersachsen mit im Mittel 138 inaktiven Lungentuberkulösen auf 10000 E zugrunde, so ergeben sich für die Bundesrepublik rund 720000 solcher Fälle, welche den Fürsorgestellen bekannt und registriert sind. Einschließlich der unbekannten Personen mit inaktiver Lungentuberkulose dürfte es sich um 1,1 bis 1,2 Millionen handeln.

Im Jahre 1957 erkrankten 4150 dieser Personen an einer offenen Lungentuberkulose mit Bakteriennachweis = 57,6 auf 10000; bei weiteren 1410 = 19,6 auf 10000 wurde eine ansteckungsfähige Tuberkulose ohne Bakterien festgestellt. Damit wurden insgesamt 5560 dieser 720000 Personen ansteckungsfähig = 77,2 auf 10000. Die Wahrscheinlichkeit, an einer ansteckungsfähigen Lungentuberkulose zu erkranken, ist für diesen Personenkreis rund 18mal so hoch wie die für die Gesamtbevölkerung, überhaupt an einer solchen Form der Tuberkulose zu erkranken. Bei 14880 IIa-Fällen wurden Aktivitätszeichen festgestellt, die eine Überführung nach Ic erforderlich machten = 165,0 auf 10000. An einer extrapulmonalen Tuberkulose erkrankten 820 Personen mit inaktiver Lungentuberkulose = 11,4 auf 10000. Danach haben diese Personen mit einer etwa 5mal so hohen Wahrscheinlichkeit zu rechnen, an einer Tuberkulose sonstiger Organe zu erkranken wie die sonstige Bevölkerung.

Bei 18260 der unter IIa registrierten Personen erfolgte im Jahre 1957 die Reaktivierung eines abgeheilten bzw. die Entwicklung eines neuen tuberkulösen Prozesses. Damit errechnet sich für diesen Personenkreis das darin zum Ausdruck kommende Risiko zu 2,5% (250 auf 10000). Diese Situation entspricht den seit Jahren bekannten Verhältnissen. Es ergibt sich für Personen mit einer inaktiven Lungentuberkulose eine fast 16mal so hohe Wahrscheinlichkeit der Verschlechterung wie für die übrige Bevölkerung, überhaupt an Tuberkulose zu erkranken. Im übrigen stammen fast 17% der Summe der Neuzugänge und Verschlechterungen aus dieser Gruppe IIa. Welche Altersgruppen bevorzugt von dieser Entwicklung betroffen werden, ob Superinfektionen oder aber Exazerbationen in höherem Maße hierzu beitragen, sind Fragen, deren Beantwortung wesentlich erscheint; leider fehlen auch hier die erforderlichen Unterlagen.

Nach Abb. 27 wiesen 2,8% der durch RRU in Bayern im Jahre 1958 erfaßten

Männer und fast 2% der Frauen von über 70 Jahren eine vorher unbekannte inaktive Lungentuberkulose auf.

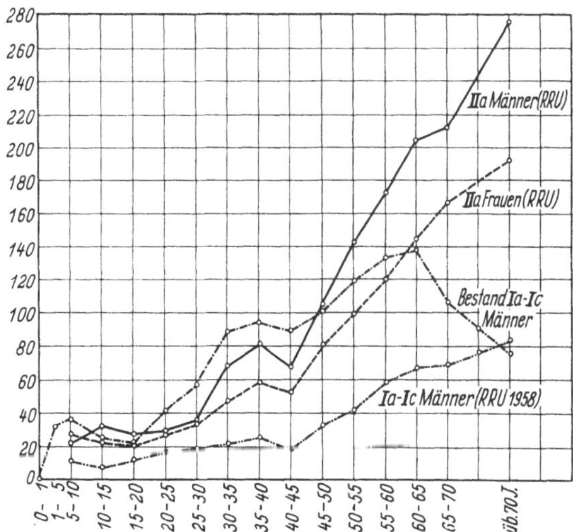

Abb. 27. Bestand an Männern mit aktiver Lungentuberkulose (Ia – Ic) am 31. 12. 1958, durch RRU 1958 neuentdeckte (bisher unbekannte) IIa-Fälle und bisher unbekannte Ia – Ic-Fälle der Männer in Bayern.

Das Maximum entfällt auf die höchsten Altersgruppen. Dasselbe ist bei den durch RRU ermittelten, bisher unbekannten aktiven Lungentuberkulosen der Männer der Fall, während der Bestand an Ia—Ic-Fällen der Männer ab 65 Jahren steil abfällt, nachdem er bis zum 50. Jahr etwas höher liegt als die Zahl der allein im Jahre 1958 entdeckten unbekannten II a-Fälle. Nachdem aber oberhalb 50 Jahren eine große mit dem Alter zunehmende Zahl von bislang nicht bekannten Männern mit inaktiver Lungentuberkulose ermittelt wurde, solcher Männer also, die irgendwann einmal eine aktive Tuberkulose — in der Mehrzahl ohne es zu wissen — durchgemacht haben, während im Bestand oberhalb 60 Jahren nur verhältnismäßig wenig aktive Tuberkulosen erfaßt sind, muß in der Altersklasse oberhalb 60 Jahren noch ein großer Teil unbekannter Personen mit aktiver Lungentuberkulose vermutet werden. Da wahrscheinlich die älteren Personen mit inaktiver Lungentuberkulose in höherem Umfange von Verschlechterungen betroffen werden als die jüngeren, zumal dann, wenn diesen nicht bekannt ist, zu einer besonders gefährdeten Gruppe zu gehören, ist ihre Erfassung durch die RRU von besonderem Wert. Bei diesen Personen dürfte eine Erkrankung an Tuberkulose wesentlich durch Exazerbation — und damit durch endogene Faktoren — verursacht werden.

In den Erläuterungen zur Führung der Tuberkulosestatistik in den Gesundheitsämtern wurden die II a-Fälle als „klinisch geheilte Tuberkulose der Atmungsorgane" bezeichnet. Wenn von den in dieser Gruppe registrierten Personen jährlich 2,5% an einer aktiven Tuberkulose erkranken, dann dürfte der Begriff „geheilt" nicht dem sonst mit diesem Ausdruck bezeichneten Zustand entsprechen. Es dürfte zweckmäßig sein, statt dessen von einer inaktiven Tuberkulose zu sprechen, um bei den betreffenden Personen keine irrigen Vorstellungen zu erwecken. Auch wenn eine Dramatisierung unangebracht ist, so kann eine mit dem Begriff Heilung verbundene Bagatellisierung höchst fatale Folgen haben. Eine sachliche Aufklärung der Patienten in dieser Richtung erscheint wesentlich.

Zusammenfassung

[Inaktive Tuberkulose der Lunge (II a-Fälle)]

Die Zahl der Personen mit inaktiver Lungentuberkulose in der Bundesrepublik Deutschland dürfte sich auf 1,1 bis 1,2 Millionen belaufen. Davon sind ca. 720000 bekannt. 18260 (= 253 auf 10000) dieser Personen sind im Jahre 1956 an einer aktiven Tuberkulose erkrankt. Die sich daraus ergebende Wahrscheinlichkeit der Entwicklung einer aktiven Tuberkulose von 2,5% ist rund 16mal so hoch wie die der sonstigen Bevölkerung, überhaupt an einer Tuberkulose zu erkranken. Die Gruppe der inaktiven Tuberkulösen, die, solange sie unbekannt sind, voraussichtlich eine noch größere Neigung zu Verschlechterungen aufweisen, stellt deshalb ein Reservoir neuer Erkrankungsfälle dar, das sorgfältiger Beobachtung bedarf. Entsprechende Aufklärung dieser Personengruppe kann mit dazu beitragen, den Umfang dieser Entwicklung auf ein Minimum zu reduzieren.

Summary: Inactive pulmonary tuberculosis (II a cases)

The cases of inactive pulmonary tuberculosis in the German Federal Republic are held to number 1.1 to 1.2 million, approx. 720000 of which are known. 18260 of these (= 253 per 10000 pop.) developed active tuberculosis in 1956. This means that the 2.5% chance of developing active tuberculosis is 16 times greater than it is for the rest of the population to develop tuberculosis at all. The group of inactive tuberculous cases which, before they are recognized, are likely to tend even more to a worsening of their condition, thus represents a potential source of newly developing cases which command serious attention. Proper instruction among this group of persons could be an effective means of reducing the scale of such development to a minimum.

6. Exponierte und exponiert gewesene Gesunde (IIc)

Die Umgebungsuntersuchungen gehören zu den wichtigsten Aufgaben der Tuberkulosefürsorgestellen. Sie dienen dem Zweck, die durch neu bekannt werdende Offentuberkulöse möglicherweise angesteckten und vielleicht schon erkrankten Personen zu ermitteln und in den Fällen sonstiger Neuerkrankungen *die Infektionsquelle* nach Möglichkeit ausfindig zu machen (Quellensuche). Die Zahl der sich ergebenden Untersuchungen hängt ab vom Alter des Patienten, seinen Lebensgewohnheiten, seiner beruflichen Tätigkeit, den Wohnverhältnissen und anderen Faktoren mehr. Daß sich für den arbeitenden Offentuberkulösen, der lange Zeit engen Kontakt mit Arbeitskollegen hatte und ständig überfüllte öffentliche Verkehrsmittel benutzt, andere Verhältnisse ergeben als etwa für alte Personen, die nur selten die Wohnung verlassen, liegt auf der Hand, zeigt aber auch, daß es im besonderen bei Personen der jüngeren und mittleren Altersklassen unmöglich ist, den gesamten in Frage stehenden Personenkreis zu erfassen. Die Tätigkeit der Fürsorgestellen muß sich deshalb überwiegend auf die Personen konzentrieren, die durch besonders häufigen oder engen Kontakt mit Offentuberkulösen überdurchschnittlich gefährdet sind.

Die Zahl der Umgebungsgefährdeten, soweit sie in den Fürsorgestellen erfaßt sind, ist nicht bekannt. Aus den Angaben von Bayern und Niedersachsen kann man schließen, daß es sich um ca. 650000 Personen handelt. Von diesen sind nach Tab. 10 420 an einer ansteckungsfähigen (= 6,5 auf 10000) und 2800 (= 43,0 auf 10000) an einer geschlossenen Tuberkulose erkrankt. Danach wäre das Risiko der Exponierten, an einer ansteckungsfähigen Tuberkulose zu erkranken, um ca. 50%, das an einer geschlossenen Tuberkulose zu erkranken, um das 4½fache höher als das der Gesamtbevölkerung.

Daß trotz erfolgter Infektion nicht alle in engem Kontakt mit Offentuberkulösen lebenden Personen an Tuberkulose erkranken, ist bekannt. BIRKHÄUSER (zitiert nach SEIFFERT, Zschr. f. Tbk. 112, 1—2, 1959) sieht die Ursache dafür in der primären Resistenz.

Nach SEIFFERT machten die bei Umgebungsuntersuchungen im Bereich der Fürsorgestelle Greiz entdeckten aktiven Tuberkulosen 1954 2,3%, 1955 8,5 und 1956 14,6% aller Neuzugänge aus. Interessant ist eine von SEIFFERT durchgeführte Untersuchung über Tuberkulosemorbidität und soziale Situation (durchschnittliche Wohnverhältnisse, Einkommensverhältnisse im Laufe der Jahre und Art des Zusammenlebens).

Es ergab sich bei

107 Familien in sehr guten sozialen Verhältnissen eine Umgebungsmorbidität von 10,2%

707 Familien in ausreichender sozialer Situation eine Umgebungsmorbidität von 11,1%

275 Familien in nicht ausreichender sozialer Situation eine Umgebungsmorbidität von 16,9%

26 Familien in schlechter sozialer Situation eine Umgebungsmorbidität von 26,1%

Die Feststellung der Umgebungserkrankungen erfolgte meist bereits bei der Erstuntersuchung, doch sind auch 5 Jahre und mehr nach Ermittlung der Infektionsquelle noch Umgebungsinfektionen gefunden worden. In 15,4% der Fälle erfolgte die Erkrankung nach dem Tod der in Frage stehenden Infektionsquelle.

Bei Abschluß der Untersuchungen von SEIFFERT waren 338 Personen von 2931 familiär Exponierten an Tuberkulose erkrankt = 13,1%. Die als Folge einer Infektion in der Wohngemeinschaft eingetretene Erkrankung an Tuberkulose umfaßt 65% aller Umgebungserkrankungen. Kinder und Jugendliche sind dabei mit 16,2% deutlich stärker belastet als Erwachsene (11,0%). Da sich nach SEIFFERT die *Infektionsgefährdung in der Umgebung geschlossener und ansteckungsfähiger Tuberkulosen* als *ungefähr gleich hoch* erwiesen hat, ergibt sich die Notwendigkeit ausreichender Umgebungsuntersuchungen auch bei Personen mit geschlossener Tuberkulose. Außerdem spielen gewisse Formen der extrapulmonalen Tuberkulose in dieser Hinsicht eine Rolle: SEIFFERT nennt als mögliche Infektionsquelle fistelnde Knochen- und Halslymphknotentuberkulose, spezifische Urogenitalerkrankungen sowie isolierte Larynx- und Nasenschleimhauttuberkulose.

WARM und JEDRZEICZAK (zit. n. Am. Rev. of Tub. Abstracts Vol 78, 17, 1958) kommen zu anderen Ergebnissen als SEIFFERT. Nach diesen Untersuchungen ist die Ansteckungsgefährdung durch Patienten mit kavernöser Tuberkulose wesentlich höher als diejenige durch nichtkavernöse Kranke. Letztere wird als identisch mit der mittleren Gefährdung angesehen und deshalb nur eine Umgebungsuntersuchung bei kavernöser Tuberkulose für notwendig erachtet. Allerdings handelt es sich hier nur um 841 Umgebungsgefährdete, über deren Expositionsdauer keine Aussage gemacht wird.

Zusammenfassung

[Exponierte und exponiert gewesene Gesunde (IIc)]

Die Zahl der von Fürsorgestellen erfaßten exponierten Personen wird auf ca. 650000 geschätzt. Diese weisen auf Grund der erhöhten Tuberkulosegefährdung eine etwa 2,5 bis 3mal so hohe Tuberkulosemorbidität auf wie die sonstige durchschnittlich gefährdete Bevölkerung. Die laufende Überwachung und Kontrolle dieser Personen stellt eine der wichtigsten Aufgaben

der Fürsorgestellen dar; diese erstreckt sich nicht nur auf die Umgebung der Offentuberkulösen, sondern umfaßt auch die engere Umgebung von Personen mit geschlossener und gewissen Formen von extrapulmonaler Tuberkulose.

Summary: Exposed and previously exposed healthy persons (IIc cases)

The number of exposed persons registered in dispensaries is held to be approx. 650000. Due to their increased susceptibility to tuberculosis the TB morbidity rate of such persons is approx. 2.5 to 3 times higher than that of the rest of the population with average exposure to this danger. The continued supervision and control of such persons represents one of the most vital tasks of the dispensaries, a task not merely confined to the contacts of open tuberculous cases, but extending to those in more intimate contact with closed tuberculous cases and certain manifestations of extra-pulmonary tuberculosis.

D. Extrapulmonale Tuberkulose

1. Morbidität

a) Neuerkrankungen

Im Jahre 1958 sind in der Bundesrepublik 11804 Neuzugänge an extrapulmonaler Tuberkulose bekannt geworden, das sind um 133 mehr als im Jahre 1957. Das Maximum wird von Rheinland-Pfalz (3,5 auf 10000 E), das Minimum von Bayern (1,8 auf 10000 E) gemeldet. Zwischen den übrigen Ländern treten nur kleinere Unterschiede auf.

Leider haben die Länder Hessen und Baden-Württemberg über die Urogenitaltuberkulose nicht gesondert berichtet, und Rheinland-Pfalz nimmt bei den Neuzugängen nur die Einteilung in Tuberkulose der Knochen und Gelenke, der Drüsen und sonstiger Tuberkulosen vor, so daß es nicht möglich ist, einen Überblick über die Neuzugänge an den verschiedenen Formen für das gesamte Bundesgebiet zu geben.

In Tab. 11 sind die Neuerkrankungen an extrapulmonaler Tuberkulose im Jahre 1957 in den Bundesländern nach dem Geschlecht gegliedert zusammengestellt.

Im Gegensatz zu den tuberkulösen Erkrankungen der Lunge ergibt sich bei der extrapulmonalen Tuberkulose ein Überwiegen der Erkrankungen des weiblichen Geschlechts, und zwar bei der Tuberkulose der Drüsen, der Hauttuberkulose und der Tuberkulose sonstiger Organe. Außerdem ist festzustellen, daß West-Berlin und Bremen bei den Männern gut mit dem Mittelwert übereinstimmen und auch Hamburg keine bedeutenden Abweichungen aufweist.

Auf eine Darstellung der Alters- und Geschlechtsgliederung der Neuzugänge an den verschiedenen Formen der extrapulmonalen Tuberkulose muß verzichtet werden, da für das Bundesgebiet die Angaben nicht vorliegen und die von den Bundesländern zur Verfügung gestellten Unterlagen zu kleine Werte aufweisen, um einen den wahrscheinlichen Verhältnissen entsprechenden Verlauf wiederzugeben. Wir müssen uns deshalb auf die Alters- und Geschlechtsgliederung der Id-Fälle in ihrer Gesamtheit beschränken (s. Abb. 28 und 29).

Aus Abb. 28 ist zu ersehen, daß die Zahl der Neuzugänge in den einzelnen Ländern innerhalb der Altersklassen erhebliche Abweichungen aufweist. Die Ursache dafür liegt hauptsächlich in der relativ niedrigen Zahl der Neuzugänge in den einzelnen Altersgruppen.

Abb. 29 zeigt die Alters- und Geschlechtsgliederung der Neuzugänge in Nordrhein-Westfalen.

Die Altersverteilung der an pulmonaler Tuberkulose erkrankten Männer zeigt Maximalwerte um 60 Jahre. Es wird als sicher erachtet, daß die tatsächlichen Höchstwerte auf die höchsten Altersklassen entfallen. Von dieser Gliederung unterscheiden sich die extrapulmonalen Tuberkulosen wesentlich, deren Maximum auf die 25—35jährigen entfällt. Allerdings erscheint es denkbar, daß oberhalb etwa 40 Jahren zahlreiche extrapulmonale Tuberkulosen nicht bekannt sind. Nach der schottischen Statistik sind über 40% der an extrapulmonaler Tuberkulose Verstorbenen vor ihrem Tode nicht oder höchstens ein Jahr lang bekannt. Selbst wenn man mit günstigeren Verhältnissen rechnet, so muß doch mit einer größeren Zahl von unbekannt bleibenden Personen mit extrapulmonaler Tuberkulose gerechnet werden, die — entsprechend den Erfahrungen bei der Lungentuberkulose — wohl überwiegend mittleren und höheren Altersklassen angehören. Dadurch kann die Altersverteilung natürlich ein ganz anderes Aussehen haben, als in Abb. 28 und 29 wiedergegeben ist. Bei den Frauen stimmt die Altersgliederung der pulmonalen und extrapulmonalen Tuberkulosen mit dem Maximum um 20—30 Jahre und ausschließenden Abfall recht gut überein; es ist deshalb auch nicht einzusehen, warum beim männlichen Geschlecht in dieser Hinsicht wesentliche Unterschiede auftreten sollten. Allerdings dürfte allein mit den unbekannten Fällen von extrapulmonaler Tuberkulose die Diskrepanz der Erkrankungs-

Tabelle 11. *Neuerkrankungen an extrapulmonaler Tuberkulose in den Ländern der Bundesrepublik und West-Berlin im Jahre 1957 auf je 10000*

Land	Knochen u. Gelenke		Drüsen		Haut		Meningitis		Urogenital-Tbk.		Sonstige		Id gesamt	
	M	F	M	F	M	F	M	F	M	F	M	F	M	F
Schleswig-Holstein	0,60	0,53	0,33	0,51	0,10	0,30	0,06	0,03	0,30	0,31	0,80	0,92	2,19	2,84
Hamburg	0,61	0,51	0,72	0,86	0,19	0,32	0,17	0,12	0,39	0,36	0,60	0,68	2,67	2,61
Niedersachsen	0,51	0,48	0,42	0,71	0,12	0,21	0,14	0,12	0,27	0,39	0,53	0,70	2,00	2,52
Bremen	0,56	0,81	0,36	0,67	0,10	0,26	0,06	0,03	0,13	0,35	1,07	1,21	2,27	3,31
Nordrhein-Westfalen	0,55	0,42	0,36	0,49	0,13	0,22	0,14	0,11	0,44	0,47	0,36	0,48	1,97	2,19
Hessen	0,51	0,42	0,50	0,68	0,17	0,18	0,13	0,09		→	1,05	1,02	2,35	2,39
Rheinland-Pfalz	0,73	0,59	0,59	0,84						→	1,65	1,55	2,98	2,99
Saarland	0,39	0,32	0,91	0,76	0,10	0,04	0,10	0,21	0,45	0,40	0,31	0,51	2,27	2,24
Baden-Württemberg	0,58	0,42	0,49	0,73	0,11	0,13	0,12	0,10		→	1,05	1,09	2,36	2,48
Bayern	0,59	0,49	0,47	0,58	0,08	0,22	0,11	0,12	0,35	0,30	0,20	0,27	1,80	1,98
West-Berlin	0,56	0,47	0,45	0,49	0,23	0,43	0,12	0,13	0,41	0,37	0,40	0,45	2,17	2,33
Mittelwert	0,56	0,50	0,51	0,66	0,13[1]	0,23[1]	0,10[1]	0,11[1]	0,34[2]	0,36[2]	0,53[2]	0,65[2]	2,18	2,52

1 ohne Rheinland-Pfalz
2 ohne Rheinland-Pfalz, Baden-Württemberg und Hessen

fälle der Männer und Frauen zwischen 20 und 45 Jahren nicht zu erklären sein. Dabei handelt es sich übrigens um das Alter, in welchem die Sterblichkeit der Frauen z. B. an Krebs bedeutend größer ist als die der Männer.

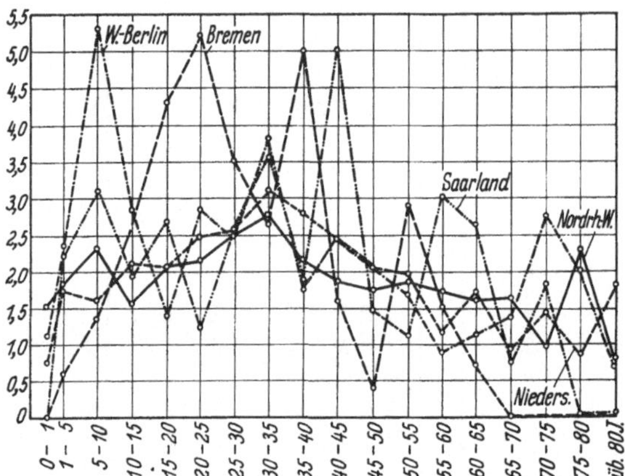

Abb. 28. Neuerkrankungen der Männer an extrapulmonaler Tuberkulose (Id) i. J. 1957 auf je 10000 M.

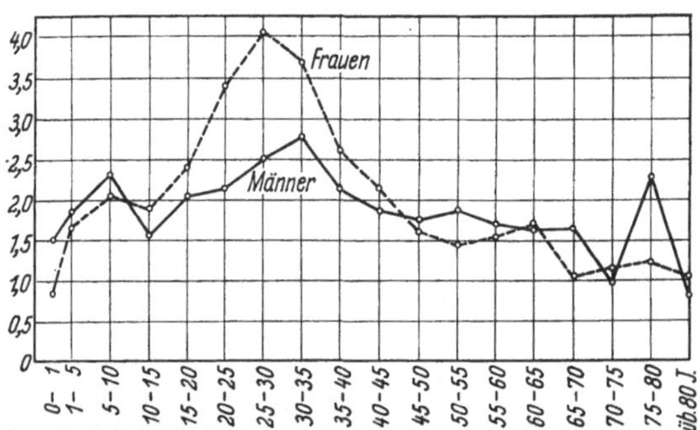

Abb. 29. Neuerkrankungen an extrapulmonaler Tuberkulose (I d) in Nordrhein-Westfalen i. J. 1957 nach Alter und Geschlecht auf je 10000 M.

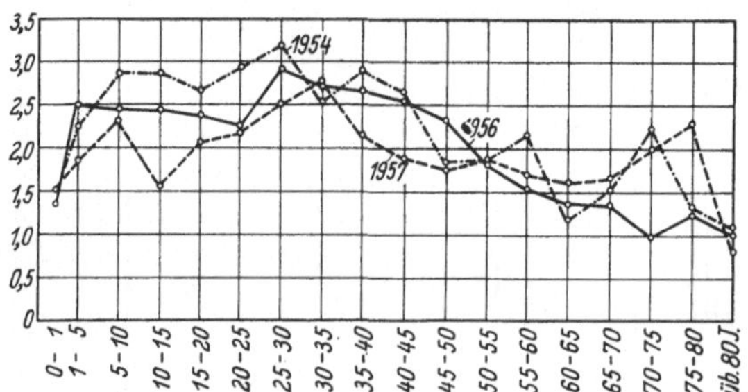

Abb. 30. Neuerkrankungen der Männer in Nordrhein-Westfalen an extrapulmonaler Tuberkulose 1954, 1956 u. 1957 auf je 10000 M.

Die Änderung der Altersverteilung der Neuerkrankungen an extrapulmonaler Tuberkulose seit 1954 ist Abb. 30 zu entnehmen. Deutlich ist der Abfall unterhalb 35 Jahren, darüber ist der Verlauf uneinheitlich.

Die relativ kleinen absoluten Zahlen in den verschiedenen Ländern lassen die tatsächliche Situation nicht deutlich genug erkennen, so daß gerade bei den Neuerkrankungen Angaben für das Gesamtgebiet der Bundesrepublik wesentlich wären, die allein den erforderlichen Überblick vermitteln könnten.

Nach Interpolation der Angaben von Hessen, Rheinland-Pfalz und Baden-Württemberg sind im Jahre 1957 2248 Neuerkrankungen an *extrapulmonaler Tuberkulose der Kinder unter 15 Jahren* innerhalb der Bundesrepublik festgestellt worden = 2,05 auf 10000 Kinder. Davon entfallen 466 (= 0,42) auf Tuberkulose der Knochen und Gelenke, 1012 (= 0,93) auf Tuberkulose der Drüsen, 81 (= 0,07) auf Tuberkulose der Haut, 400 (= 0,37) auf tuberkulöse Meningitis, 27 (= 0,02) auf Urogenitaltuberkulose und 262 (= 0,24) auf Tuberkulose sonstiger Organe. 19,3% aller Neuerkrankungen an extrapulmonaler Tuberkulose im Jahre 1957 betrafen Kinder unter 15 Jahren.

Gegenüber dem 1. Vierteljahr 1958 ergeben sich im 1. Vierteljahr 1959 die aus nachstehender Tabelle zu ersehenden Änderungen.

In Rheinland-Pfalz und Schleswig-Holstein ist ein stärkerer, in den übrigen Ländern ein nur leichter Rückgang der Neuerkrankungen erfolgt.

	Schleswig-Holstein	Hamburg	Nieder-sachsen	Bremen	Nordrhein-Westfalen	Hessen	Rheinland-Pfalz	Saarland	Baden-Württ.	Bayern	West-Berlin	Bundes-gebiet
1. Qu. 1958 . .	3,0	2,0	2,2	2,6	2,0	2,2	4,4	2,5	2,8	1,8	1,8	2,3
1. Qu. 1959 . .	2,2	2,0	1,9	2,4	1,8	2,2	2,6	2,2	2,5	1,8	1,8	2,0

b. Bestand

Der Bestand an Personen mit extrapulmonaler Tuberkulose belief sich am 31. 12. 1958 auf 53211 = 10,1 auf 10000 E. Er hat im Jahre 1958 um 3585 = 6,3% abgenommen. Einen im Verhältnis zu den anderen Ländern besonders hohen Bestand weisen Bremen, Rheinland-Pfalz und Schleswig-Holstein auf (14,6, 13,4 bzw. 12,4 auf 10000 E), dagegen sind in Bayern nur 6,4 Personen auf je 10000 mit extrapulmonaler Tuberkulose registriert.

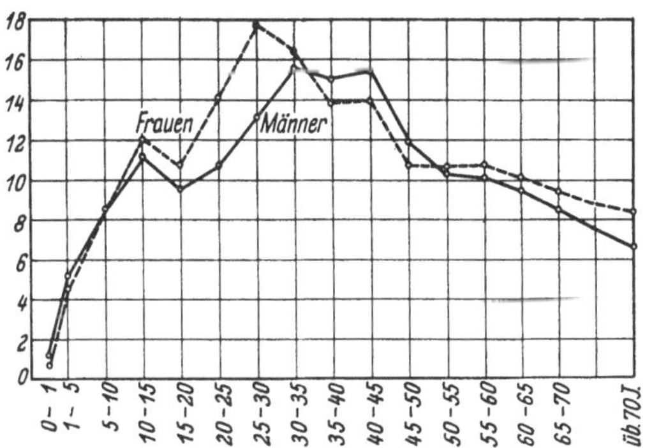

Abb. 31. Bestand an Personen mit extrapulmonaler Tuberkulose (I d) in der Bundesrepublik am 31. 12. 57 auf je 10000 derselben Altersklasse.

Erstmalig kann für das Jahr 1957 eine Alters- und Geschlechtsgliederung des Bestandes für das Bundesgebiet — nach Zusammenstellung der Angaben der Länder — gegeben werden (s. Abb. 31). Nach dieser Darstellung ergibt sich bei zunächst gleichem Verlauf für beide Geschlechter ein kleines Maximum um 10 bis 15 Jahre mit bereits leicht erhöhten Werten für die Mädchen.

Nach kurzem Abfall steigt die Morbidität dann wieder rasch an und führt zu dem absoluten Höchstwert bei den 25—30jährigen Frauen bzw. bei den Männern von 30—45 Jahren. Dann fallen die Werte steil bis zum 50. Jahr ab, um von da an langsam weiter zu sinken. Wie bereits bei den Neuerkrankungen erwähnt wurde, muß allerdings angenommen werden, daß besonders in den höheren Altersklassen ein Teil der vorhandenen Erkrankungsfälle nicht bekannt ist, so daß auch hier die Wahrscheinlichkeit eines anderen Kurvenverlaufs besteht. Charakteristisch für die extrapulmonale Tuberkulose ist das Überwiegen des weiblichen Geschlechts, das zwischen 20 und 35 Jahren und oberhalb 55 Jahren in Erscheinung tritt.

Da die Angaben der Länder zum Teil beträchtlich voneinander abweichen, was zum Teil auf die auch beim Bestand noch relativ kleinen Zahlen zurückgeführt werden muß, sollen die verschiedenen Formen der extrapulmonalen Tuberkulose an Hand der Bundesstatistik behandelt werden, die wegen der größeren Zahlen eine bessere Übersichtlichkeit gewährleistet.

Die Alters- und Geschlechtsverteilung der verschiedenen Formen der extrapulmonalen Tuberkulose geht aus Abb. 32 hervor.

Nur bei der *Tuberkulose der Knochen und Gelenke* ist danach in allen Altersklassen ein mehr oder weniger bedeutsames Überwiegen der Krankheitsfälle der Männer festzustellen, das sich vorwiegend zwischen 30—45 Jahren bemerkbar macht. Die Erkrankungshäufigkeit der Frauen weist oberhalb 15 Jahren nur kleine Unterschiede auf, ein Maximum mit einer Abweichung von etwa 30% vom Mittelwert entfällt auf die 25—30jährigen, bei den Männern auf die 30 bis 35jährigen. Die Zahl der an Tuberkulose der Knochen und Gelenke Erkrankten beläuft sich auf 17170, davon sind 8870 Fälle Erkrankungen der Männer und 8300 solche der Frauen. Diese Tuberkuloseform ist am Bestand an Id-Fällen am stärksten beteiligt, und zwar mit 34,7% bei den Männern und mit 26,5% bei den Frauen.

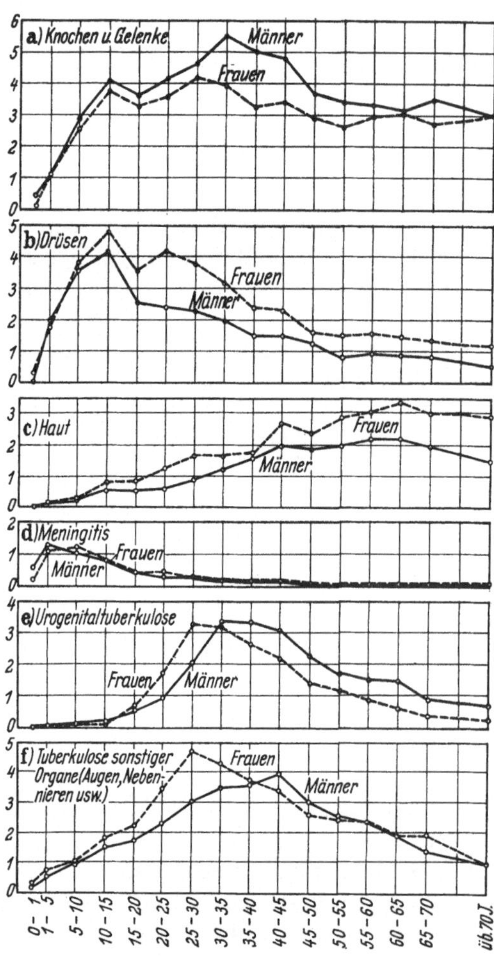

Abb. 32. Bestand an Personen mit
a) Tuberkulose der Knochen und Gelenke
b) Tuberkulose der peripheren Lymphknoten
c) Tuberkulose der Haut
d) Tuberkulöser Meningitis
e) Urogenitaltuberkulose
f) Tuberkulose sonstiger Organe (Augen, Nebennieren usw.)
in der Bundesrepublik auf je 10000 Männer bzw. Frauen derselben Altersklasse.

Die *Tuberkulose der peripheren Lymphknoten* weist die größte Erkrankungshäufigkeit bei den 10—15jährigen auf; sie spielt jedoch bei den Frauen bis etwa zum 40. Jahr noch eine recht beachtliche Rolle. Eindeutig geht aus Abb. 32 das Überwiegen des weiblichen Geschlechts hervor. Oberhalb etwa 45 Jahren fällt diese Tuberkuloseform nicht mehr entscheidend ins Gewicht. Ihr Anteil beträgt bei den Männern 17,5%, bei den Frauen 21,7%. Der Bestand umfaßt 11261 Personen, darunter 4460 Männer und 6801 Frauen.

Auch die *Tuberkulose der Haut* betrifft mehr Frauen als Männer, und zwar macht diese sich vorwiegend oberhalb 40 Jahren bemerkbar. Unterhalb 30 Jahren sind nur knapp 1500 Personen in der Bundesrepublik mit Hauttuberkulose bekannt, oberhalb 40 Jahren dagegen rund 5400 Männer und Frauen. Die Gesamtzahl beträgt 7967 Personen, darunter 2851 Männer (= 11,2% des Bestandes an Id-Fällen der Männer) und 5116 Frauen (= 16,4%). Allerdings handelt es sich auch hier nur um die bekannten Personen mit Hauttuberkulose. Mit Rücksicht auf die im allgemeinen recht einfache und erfolgversprechende Behandlung und wegen der sehr häufig durch den Lupus hervorgerufenen Entstellungen bedarf gerade die Hauttuberkulose besonderer Aufmerksamkeit. Ihre Frühentdeckung und Behandlung ist von großer Wichtigkeit.

Während noch vor weniger als 10 Jahren die *tuberkulöse Meningitis* eine fast 100%ige Letalität besaß, waren Ende 1957 1748 Personen mit tuberkulöser Meningitis im Bestand registriert. 60% davon gehörten der Altersklasse 0—15 Jahre an. Das Maximum mit 1,13 auf 10000 entfällt auf die Kinder von 1—10 Jahren. Auf diese Tuberkuloseform entfallen 3,1% aller Id-Fälle. An den extrapulmonalen Tuberkulosen der 0—1jährigen ist die Meningitis mit 35% beteiligt, an den der 1—5jährigen mit 24,5% und an den der 1—10jährigen mit 12,9%. Bei 40% des Bestandes an Kindern unter 15 Jahren mit tuberkulöser Meningitis handelt es sich um Neuzugänge; 60% werden von Verschlechterungen und älteren noch nicht ausgeheilten Erkrankungsfällen gebildet.

Die *Urogenitaltuberkulose* spielt bis zum 15. Jahr keine Rolle, unter 15 Jahren sind 89 Kinder in der Bundesrepublik an einer solchen Tuberkulose erkrankt. Ab 15 Jahren beginnt ein rascher Anstieg der Erkrankungshäufigkeit bis zum Höchstwert im Alter zwischen 25 und 35 Jahren bei den Frauen und vom 30. bis zum 45. Jahr bei den Männern. Oberhalb dieser Altersklassen nimmt die Morbidität rasch ab. Von den an Urogenitaltuberkulose erkrankten 6740 Personen sind 3318 Männer (= 13,0% von Id) und 3422 (= 10,9%) Frauen. Innerhalb der extrapulmonalen Erkrankungsformen gebührt der Urogenitaltuberkulose erhöhte Beachtung, da diese infolge der Möglichkeit des Ausscheidens von Bakterien als ansteckungsfähig zu gelten hat.

In der Gruppe der *Tuberkulosen sonstiger Organe* sind 11910 Personen registriert = 21,0% des Gesamtbestandes an Id-Fällen. Leider sind diese Erkrankungen nicht nach den betroffenen Organen aufgegliedert, so daß über diese zahlenmäßig recht bedeutsame Gruppe keine spezifizierten Aussagen gemacht werden können. Wir müssen uns auf die Wiedergabe der Alters- und Geschlechtsgliederung in Abb. 32 beschränken, nach der diese größere Ähnlichkeit mit der Kurve der Urogenitaltuberkulose aufweist, wenn man von der hier größeren Beteiligung der 0—15jährigen absieht. Es besteht deshalb eine gewisse Wahrscheinlichkeit, daß der Tuberkulose der Nebenniere innerhalb dieser Gruppe eine dominierende Bedeutung zukommt.

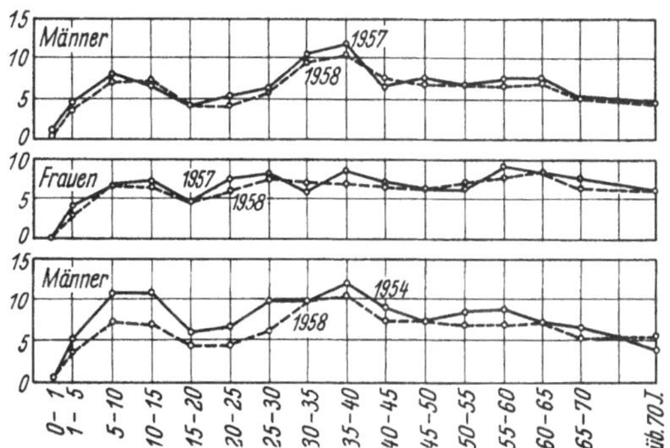

Abb. 33. Bestand an Personen mit extrapulmonaler Tbk in Bayern auf je 10000 der betreffenden Altersklassen, 1954, 1957 u. 1958.

Die Entwicklung des Bestandes an Personen mit extrapulmonaler Tuberkulose in Bayern von 1957—1958 zeigt Abb. 33. Die Änderungen sind bedeutungslos.

Nach Abb. 34 hat der Bestand an Id-Fällen in Bayern von 8,1 auf 10000 E (1954) auf 6,5 auf 10000 E (1958) abgenommen.

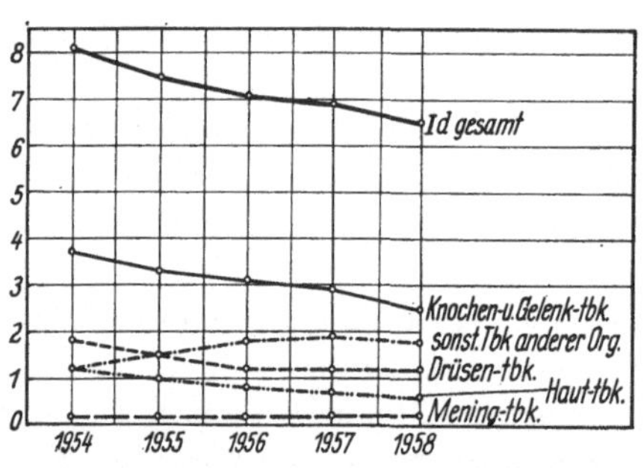

Abb. 34. Bestand an Männern mit extrapulmonaler Tbk in Bayern, 1954–1958, auf je 10000 M.

Maßgebenden Anteil an dieser Entwicklung hat die Tuberkulose der Knochen und Gelenke, während die übrigen Tuberkuloseformen ab 1956, die tuberkulöse Meningitis sogar seit 1954 keine wesentlichen Änderungen aufweisen.

Soweit man den bisherigen Ablauf in der Bundesrepublik prognostisch verwerten kann, dürfte der Bestand an Personen mit extrapulmonaler Tuberkulose bis Ende 1959 auf etwa 9,5 auf 10000 E abgesunken sein.

2. Mortalität

Extrapulmonalen tuberkulösen Erkrankungen fielen im Jahre 1956 in der Bundesrepublik 1045 Personen (= 0,21 auf 10000 E) zum Opfer, und zwar 543 Männer und 511 Frauen. Im Jahre 1957 sind dagegen nur noch 853 Personen (417 Männer und 436 Frauen) an extrapulmonaler Tuberkulose gestorben (= 0,16 auf 10000 E), so daß ein Absinken der Mortalität um 18,3% (Männer 23,3%, Frauen 14,7%) erfolgt ist. Die Altersgliederung der 1956 und 1957 verstorbenen Männer zeigt Abb. 35.

Die erwähnte Abnahme macht sich in stärkerem Maße bei den 0–1jährigen und bei den über 70 Jahre alten Männern bemerkbar, sie tritt außerdem schwächer bei

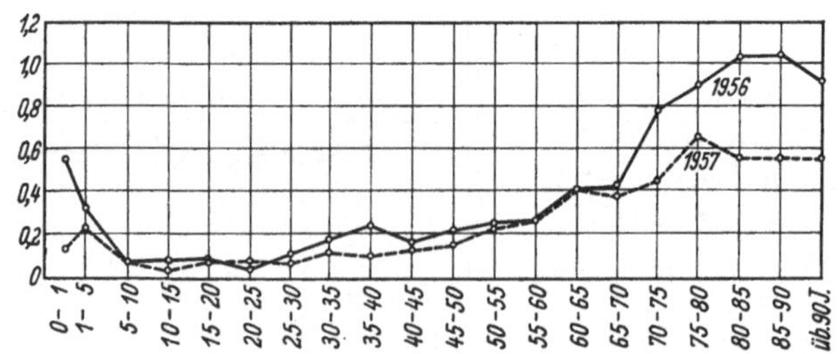

Abb. 35. Sterblichkeit der Männer an extrapulmonaler Tuberkulose in der Bundesrepublik 1956 und 1957 auf je 10000 M.

den 25–50jährigen in Erscheinung. Diese Entwicklung ist besonders erfreulich, nachdem bisher die Mortalität der älteren Leute nur geringe Veränderungen aufwies.

An Tuberkulose der Hirnhäute und des ZNS sind im Jahre 1956 379 Personen gestorben, im Jahre 1957 handelte es sich um 307 solcher Sterbefälle, darunter waren 119 Kinder unter 15 Jahren gegenüber 238 im Jahre 1956. Damit ist ein sehr bedeutungsvoller Abfall von 50% innerhalb eines Jahres erfolgt. 70,0% der an Meningitis gestorbenen Kinder von 0—15 Jahren waren 0—5 Jahre alt, 21,8% 5—10 Jahre und 8,2% 10—15 Jahre.

Im Jahre 1958 beläuft sich die Sterblichkeit an extrapulmonaler Tuberkulose auf 0,16 auf 10000 Einwohner.

Zusammenfassung

(Extrapulmonale Tuberkulose)

Im Jahre 1958 sind im Bundesgebiet 11804 Neuerkrankungen an extrapulmonaler Tuberkulose gemeldet worden (= 2,3 auf 10000 E.). Gegenüber 1957 ist damit eine leichte Steigerung eingetreten.

Der Bestand an extrapulmonaler Tuberkulose belief sich am 31. 12. 1958 auf 53211 Personen (= 10,1 auf 10000 E.) und weist in bezug auf das Vorjahr eine Abnahme um etwa 6% auf, die im wesentlichen den jüngeren und mittleren Altersklassen zugute gekommen ist.

Die Sterblichkeit hat sich von 1956 auf 1957 um 18,3% verringert, die der 0—15jährigen an tuberkulöser Meningitis ist in diesem Jahr um 50% abgesunken. Bis zum Jahre 1958 ist keine weitere Änderung der Mortalität erfolgt.

Summary: Extra-pulmonary tuberculosis

In 1958, 11804 new cases of extra-pulmonary tuberculosis were registered in the German Federal Republic (= 2.3 per 10000 pop.). Compared with 1957 this represents a small increase.

The sum total of extra-pulmonary tuberculosis on Dec. 31, 1958, was 53211 cases (= 10.1 per 10000 pop.); as against the previous year this represents a drop of approx. 6%, the major decline of which benefited the younger and middle aged groups.

From 1956 to 1957 the mortality rate dropped by 18.3% with that for tuberculous meningitis of those aged 0 to 15 years having dropped by 50% during the present year. Up to 1958 the mortality rate showed no further change.

E. Die Tuberkulosesituation in Mitteldeutschland

In Mitteldeutschland bestanden am 1. 7. 1956 373 Fürsorgestellen, und zwar 212 Hauptberatungsstellen und 161 Nebenstellen. Im Ostsektor von Berlin befinden sich 8 Hauptstellen (Steinbrück: Die Tuberkulosebekämpfung in der DDR, Zschr. f. ärztl. Fortbildung 51, 9, 1957).

Im Jahr 1955 wurden in den Fürsorgestellen rund 1,9 Millionen Durchleuchtungen (= rund 1100 auf 10000 E) und fast 354000 Großaufnahmen gemacht (1 Großaufnahme auf 5,3 Durchleuchtungen).

31,0% der Beratungsstellen führten bakteriologische Untersuchungen in eigenen Laboratorien durch, 33,8% gaben das Untersuchungsmaterial an fremde Untersuchungsstellen und 35,2% ließen sämtliche Untersuchungen auswärts vornehmen. 50—90% aller bakteriologischen Untersuchungen in 13 Kreisen waren Kehlkopfabstriche (Masuhr: Zum Tuberkulose-Jahresbericht 1957, Dtsch. Ges.-wesen 42, **1326**, 1958).

Die Beteiligung an den freiwilligen und kostenlosen RRU wird mit im Mittel 90% angegeben (Herrmann, Tagung der Schirmbildärzte, Düsseldorf 1958). Seit 1949 sind die prophylaktischen RRU von 1080100 auf 8,3 Millionen angestiegen (505 auf 1000 E gegenüber etwa 95 in Westdeutschland). Ab 1958 sollen sämtliche Einwohner Mitteldeutschlands von über 10 Jahren mit 180 Schirmbildgeräten jährlich einmal erfaßt werden. Die Zahl der seit 1939 durchgeführten RRU kann auf 30—35 Millionen geschätzt werden. Diese wesentlich intensivere Erfassung als in Westdeutschland muß sich naturgemäß auch auf die Zahlen an Neuerkrankungen und die des Bestandes auswirken. Nach MASUHR (Zschr. f. Tbk. **110**, 1, 1957) wurden durch RRU im Jahre 1955 8254 Neuerkrankungen an aktiver Tuberkulose entdeckt = 19,6 auf 10000 Aufnahmen. 1956 sind 35% aller Neuerkrankungen durch RRU ermittelt worden, 1957 handelte es sich um 36,4%. Ungefähr 45% aller durch RRU gefundenen unbekannten Tuberkulösen erwiesen sich als heilstätten- oder krankenhausbedürftig. In 20,4% aller Fälle war die entdeckte Tuberkulose ansteckungsfähig, in 74,1% noch geschlossen. Die Kosten für die RRU beliefen sich 1956 auf 6 Millionen DM.

Der Bestand an Männern über 65 Jahren mit geschlossener Tuberkulose erfuhr durch die RRU eine Steigerung um 54,3%, der der Frauen um 69,2%. Bei der ansteckenden Lungentuberkulose lag die Zunahme in dieser Altersklasse bei rund 39%. Maximalwerte ergaben sich in den Landkreisen mit vorwiegend landwirtschaftlicher Bevölkerung.

Nach STEINBRÜCK (Dtsch. Ges.-wesen 13, 15, 1958) wiesen die höheren Altersgruppen einen wesentlich höheren Anteil an den 1957 ermittelten 11700 Neuerkrankungen auf als der Altersgliederung der Bevölkerung entspricht. Nach STEINBRÜCK ist diese Tatsache jedoch nur dem Umstand zuzuschreiben, daß diese Personen bisher den Untersuchungen entgangen sein dürften.

11,9% der Neugeborenen wurden 1953 in Mitteldeutschland BCG-schutzgeimpft, 1955 bereits 55,9% und 1957 78%. In der Zeit von 1951—1955 wurden 1,7 Millionen Kinder erstmalig und z. T. wiederholt mit BCG geimpft. STEINBRÜCK gibt deren Tuberkulosemorbidität mit 1,68, die der nichtgeimpften Kinder mit 35,4 auf 10000 Kinder an. 1955 reagierten nur noch 9,4% der 15jährigen tuberkulinnegativ. Aus Untersuchungen von STEINBRÜCK geht hervor, daß der Impfschutz nach 3—4 Jahren nachzulassen beginnt und eine weitere Impfung erforderlich ist.

Ende 1955 standen in Mitteldeutschland 34000 Tuberkulosebetten zur Verfügung, davon 19000 in Heilstätten, 15000 in Tbk.-Krankenhäusern. An einem Stichtag (Nov. 1955) waren 32% aller Offentuberkulösen und 9% der Ic-Fälle in stationärer Behandlung, deren Dauer von STEINBRÜCK für 1955 mit 177 Tagen im Mittel angegeben wird. 1956 wurden für stationäre Behandlung 100 Millionen DM ausgegeben.

Im Jahre 1950 wurden in Mitteldeutschland 48,3 Neuzugänge an Tuberkulose aller Formen auf 10000 E registriert, 1957 noch 19,4. In derselben Zeit haben sich diese in Westdeutschland von 26,9 auf 15,4 auf 10000 E verringert. Die absolute Zahl in Mitteldeutschland wird mit 31787 Personen (1957) angegeben. Trotz der sehr intensiv betriebenen RRU zeigt sich bei den Neuzugängen in Mitteldeutschland seit 1949 ein stetiger Abfall. Es wird deshalb vermutet, daß die noch bis 1954 gegenüber Westdeutschland hohen Angaben über die Neuzugänge infolge prophylaktischer Maßnahmen überhöht sind, zumal die Rationierungsmaßnahmen in Mitteldeutschland erst wesentlich später als in Westdeutschland gelockert wurden. Dazu kommen die wirtschaftlichen Vergünstigungen, welche seinerzeit in Mitteldeutschland den Tuberkulösen zuerkannt wurden und die zu den hohen Erkrankungsziffern mit beigetragen haben dürften.

Mit der Stabilisierung der wirtschaftlichen Verhältnisse erscheinen nun die Morbiditätsverhältnisse allmählich im rechten Licht. Eine mindestens vorübergehende — infolge der RRU — zu erwartende Steigerung wird also überkompensiert durch die zunehmend kritischere Bewertung der Befunde. Es ist zu erwarten, daß die umfassenden RRU in Mitteldeutschland schon in Kürze zu niedrigeren Neuerkrankungsziffern führen werden als sie Westdeutschland aufweist.

Die Alters- und Geschlechtsgliederung der Neuzugänge in den Jahren 1954 und 1956 ist aus Abb. 36 zu ersehen (entnommen: KEUTZER, Vergleichende Betrachtungen über die Tuberkulose-Situation in West- und Mitteldeutschland, Tub.arzt, 7, 1959).

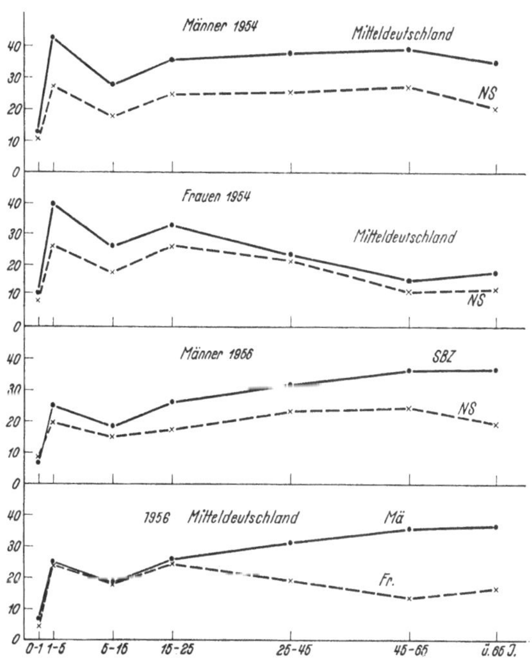

Abb. 36. Neuzugänge an Tuberkulose (aller Formen) in Mitteldeutschland und in Niedersachsen 1954 und 1956 nach Alter und Geschlecht auf je 10000 Angehörige der einzelnen Altersklassen.

In Niedersachsen sind seit 1950 jährlich etwa 1,2—1,5 Millionen Personen durch RRU erfaßt worden, 1956 hatte zum Teil bereits der 3. Durchgang begonnen. Wenn trotzdem zu diesem Zeitpunkt die Morbidität in Mitteldeutschland in allen Altersklassen der Männer nicht unwesentlich höher lag als in Niedersachsen, dann dürfte der Grund zum Teil in den intensiver betriebenen RRU, hauptsächlich aber wohl in den bereits erwähnten Verhältnissen zu suchen sein.

Der Bestand an Personen mit aktiver Tuberkulose (alle Formen) erreichte in Mitteldeutschland im Jahre 1951 mit 134,9 auf 10000 E sein Maximum; er fällt seit dieser Zeit langsam ab und beträgt 1957 117,7 auf 10000 E. Er ist am 31. 12. 1957 um rund 42,0 auf 10000 E höher als in der Bundesrepublik (55,2 %). Es ist

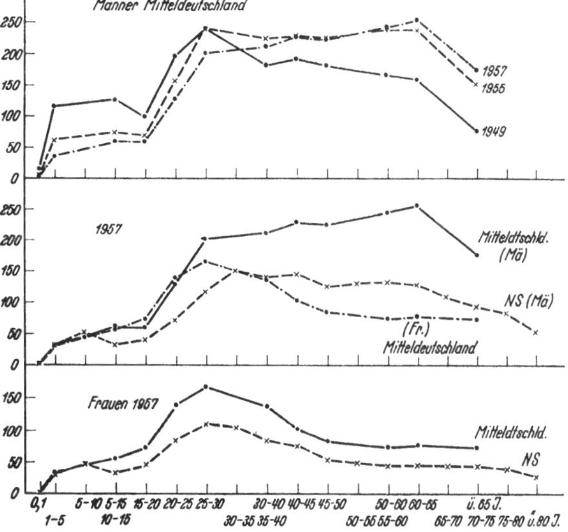

Abb. 37. Bestand an Personen mit Tuberkulose (aller Organe) in Mitteldeutschland und in Niedersachsen 1949—1957 nach Alter und Geschlecht, auf je 10000 der betreffenden Altersgruppen.

möglich, daß der Bestand noch durch zahlreiche prophylaktische Fälle, die in früheren Jahren Eingang gefunden haben, überhöht ist und daß eine konsequente Bereinigung der Karteien zu bedeutend niedrigeren Werten führen wird. Dies ist auch aus den Angaben über die Gliederung des Bestandes nach Diagnosegruppen zu folgern, die im Verhältnis zu Westdeutschland einen um 8,7 auf 10000 E höheren Bestand an Offentuberkulösen, dagegen einen um rund 30 auf 10000 E höheren Bestand an Personen mit geschlossener Lungentuberkulose aufweist. Andererseits ist nicht zu übersehen, daß aller Wahrscheinlichkeit nach die Zahl der noch unbekannten Tuberkulösen in Mitteldeutschland voraussichtlich viel niedriger sein wird als in Westdeutschland, wo wahrscheinlich ca. 70000 Personen mit geschlossener Tuberkulose nicht erfaßt sind. Abb. 37 (entn. Tub.arzt, 7, 1959) zeigt die Alters- und Geschlechtsgliederung des Bestandes.

Auch in Mitteldeutschland betrifft die Abnahme des Bestandes besonders die jüngeren Jahrgänge bis etwa 30 Jahre. Die stärkere Abnahme zwischen 1 und 15 Jahren erklärt Masuhr mit der heute kritischeren Einstellung der Ärzte der Diagnose Hilustuberkulose gegenüber. Bedeutende Unterschiede weisen die Altersklassen der 60—65jährigen auf. Hier liegt der Bestand an Tuberkulosen der Männer um 177,6 auf 10000 höher als der der Frauen (in Niedersachsen beträgt die Differenz in dieser Gruppe 81,8 auf 10000).

Seit 1953 hat der Bestand an Personen mit geschlossener Lungentuberkulose in Mitteldeutschland von 78,9 auf 74,3 auf 10000 E abgenommen, in der Gruppe der Hilustuberkulosen allein von 13,9 auf 5,9 auf 10000 E.

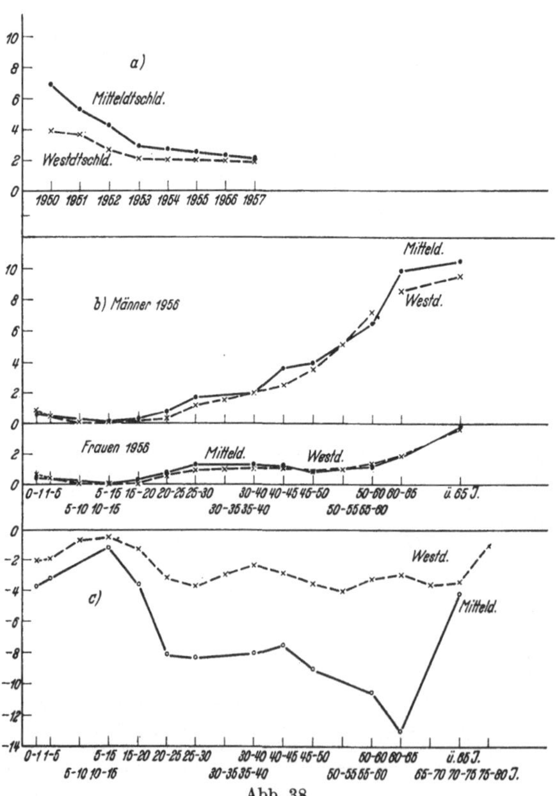

Abb. 38

a) Sterblichkeit der Männer und Frauen an Tuberkulose (aller Formen) in Mitteldeutschland und Westdeutschland 1950—1957 auf je 10000

b) Sterblichkeit an Tuberkulose (aller Formen) in Mittel- und Westdeutschland im Jahre 1956 nach Alter und Geschlecht auf je 10000 Angehörige derselben Altersklasse.

c) Änderung der Sterblichkeit an Tuberkulose (aller Formen) der Männer in Mittel- und Westdeutschland von 1950—1956 als Differenz der Relativzahlen (a. je 10000 Männer).

Die Extremwerte des Bestandes an aktiven Tuberkulosen liegen in Mitteldeutschland bei 52 bzw. 196, die des Bestandes an inaktiven Tuberkulosen bei 36 und 571 auf 10000 E. Masuhr empfiehlt, Ärzte und Hauptfürsorgerinnen solcher Beratungsstellen für kurze Zeit auszutauschen, die Extremwerte aufweisen, um zu einer besseren Statistik zu kommen.

Im Jahre 1950 starben in Westdeutschland 3,94 Personen auf 10000 E an Tuberkulose, in Mitteldeutschland 6,93, 1957 handelt es sich um 1,9 Personen in West- und um 2,2 in Mitteldeutschland. Bei den Frauen beträgt die Differenz nur noch 0,14 auf 10000 Frauen. Möglicherweise ist diese Entwicklung ebenfalls durch die RRU begünstigt, welche zahlreiche Fälle von unbekannter Tuberkulose in einem relativ frühen Stadium einer Behandlung zuzuführen gestatten, das bessere Heilungsaussichten bietet. Nähere Angaben sind Abb. 38 (Tub.Arzt 7, 1959) zu entnehmen.

Die Abnahme der Mortalität ist in Mitteldeutschland von 1950—1956 in allen Altersklassen sehr viel größer als in Westdeutschland. Die Sterblichkeit der 0—1jährigen Kinder in Mitteldeutschland liegt geringfügig niedriger als in Westdeutschland. Möglicherweise ist die Ursache hierfür in den intensiver betriebenen BCG-Schutzimpfungen in Mitteldeutschland zu suchen. Masuhr betont, daß im Jahre 1957 nur noch 51 Kinder unter 15 Jahren an Tuberkulose gestorben sind; 80% aller Kreise in Mitteldeutschland wiesen keine derartigen Sterbefälle mehr auf. 30% der 51 Todesfälle wurden im Kreis Halle festgestellt, der in den letzten Jahren die niedrigsten Impfquoten aufwies. In Westdeutschland mit einer etwa dreifach höheren Einwohnerzahl starben 1956 noch 238 Kinder unter 15 Jahren an Tuberkulose.

Zusammenfassung

(Die Tuberkulosesituation in Mitteldeutschland)

In Mitteldeutschland sind erhebliche Bemühungen im Gange, der Tuberkulose in absehbarer Zeit Herr zu werden. 1957 wurden 505 Personen unter 1000 durch RRU erfaßt, ab 1958 soll die gesamte Bevölkerung über 10 Jahre jährlich einmal geschirmbildet werden. 1957 wurden rd. 78% aller Neugeborenen BCG-geimpft.

Die Zahl der Neuerkrankungen hat seit 1950 beträchtlich abgenommen, 1957 wurden 19,4 Personen auf 10000 E registriert.

Der Bestand erreichte 1951 einen Höchstwert und sinkt seit dieser Zeit langsam ab. Wahrscheinlich haben die RRU neben prophylaktischen Maßnahmen (infolge der lange anhaltenden Rationierung der Lebensmittel) zu einer beträchtlichen Überhöhung geführt.

Die Mortalität an Tuberkulose hat sich seit 1950 wesentlich stärker verringert als in Westdeutschland. Die Werte unterscheiden sich heute nur noch geringfügig. Die Sterblichkeit der 0—1jährigen an Tuberkulose ist in Mitteldeutschland bereits niedriger als in Westdeutschland; möglicherweise ist dies eine Folge der dort wesentlich umfassender durchgeführten BCG-Schutzimpfung.

Summary: Tuberculosis in the Soviet Zone of Germany

The Soviet-Zone of Germany is making a great effort to win the battle against tuberculosis in the forseeable future. In 1957, 505 per 1000 inhabitants were subjected to mass X-ray examinations, the aim being, beginning in 1958, to screen once each year the entire population above the age of 10. In 1957 approx. 78% of all newborns were inocculated with BCG.

Since 1950 the number of new cases has dropped considerably; 19.4 per 10000 pop. were registered in 1957.

The sum total reached its highest level in 1951, since then it has been slowly decreasing. It may be assumed that mass X-ray examinations, together with prophylactic measures (due to the prolonged rationing of foodstuffs), seem to have led to an exceptional great rise.

Since 1950 the tuberculosis mortality rate has dropped considerably in comparison with that of the western area of Germany. Today the respective figures show only minor changes. The TB mortality rate of the 0 to 1 year-olds in the Soviet Zone is already lower than that in the western area of Germany; this may be due to the much wider use of the BCG vaccination by the former.

F. Tuberkulose-Mortalität

1. Tuberkulosesterbefälle und -sterbeziffern

Der Umfang der Erkrankungen an Tuberkulose kann auf Grund der Morbiditätsstatistiken einigermaßen übersehen werden. Eine absolute Zuverlässigkeit ist deshalb nicht zu erreichen, weil die Tuberkulose häufig symptomlos verläuft, oder aber weil entsprechende Symptome neben sonstigen Krankheitszeichen besonders älterer Personen nicht genügend beachtet werden. Damit hängt die Qualität einer Tuberkulose-Morbiditätsstatistik bis zu einem bestimmten Grad von der Qualität und der Quantität der der Erfassung dienenden Maßnahmen ab. Anders verhält es sich mit der Mortalitätsstatistik, da diese auf der in den meisten Ländern von Ärzten vorzunehmenden Diagnose der Todesursache beruht. Die Genauigkeit dieser Diagnose hängt jedoch weitgehend davon ab, ob der betreffende Verstorbene vor seinem Tod behandelt worden ist. Andernfalls ist, wenn sich nicht durch eine Sektion ein eindeutiger Befund ergibt, auch der Arzt vielfach auf Vermutungen angewiesen. Dies wird besonders bei älteren Personen der Fall sein, so daß die Exaktheit der Diagnose mit steigendem Alter abnimmt. Hierin ist auch die Ursache dafür zu sehen, daß in manchen Ländern die Sterblichkeit an Tuberkulose in den höheren Altersklassen abzunehmen scheint. Jedoch dürfte die dadurch verursachte Ungenauigkeit die tatsächliche Zahl an Tuberkulose-Todesfällen nicht sonderlich beeinflussen, während dies um die Jahrhundertwende in höherem Maße der Fall gewesen ist. Die Mortalitätsstatistiken können heute mit Recht als befriedigend angesehen werden. Es darf jedoch nicht übersehen werden, daß diesen als Ausgangsbasis für die Beurteilung des epidemiologischen Geschehens bei der Diskrepanz zwischen Morbidität und Mortalität nur noch ein sehr vager Aussagewert beizumessen ist; deshalb soll ihre Bedeutung trotz aller Bemühungen um Zuverlässigkeit nicht überschätzt, die Tuberkulose jedoch wegen der vielfach sehr niedrigen Mortalitätsziffern nicht bagatellisiert werden. Und dazu hat die Bewertung aus einseitiger Perspektive leider bereits vielfach Anlaß gegeben.

Nach Tab. 12 sind in der Bundesrepublik Deutschland im Jahre 1950 18806 Personen an Tuberkulose gestorben, 1957 handelt es sich um 9465 Verstorbene, so daß sich im Zeitraum von 7 Jahren ein Absinken der absoluten Zahlen um rund 50%, der relativen (infolge Zunahme der Bevölkerung) um 53,6% ergibt.

Tabelle 12. *Sterblichkeit an Tuberkulose (alle Formen) in der Bundesrepublik Deutschland 1950—1957, absolut und auf 10000 Einwohner*

Jahr	Männer		Frauen		gesamt	
	abs.	rel.	abs.	rel.	abs.	rel.
1950	11547	5,17	7259	2,87	18806	3,94
1952	8297	3,65	4984	1,94	13281	2,72
1954	6706	2,90	3404	1,30	10110	2,10
1956	6695	2,87	2999	1,13	9694	1,95
1957	6582	2,70	2883	1,05	9465	1,83

Der stärkste Abfall (31%) ereignete sich von 1950—1952, ab 1954 ist in der Entwicklung der Sterbeziffern eine wesentliche Verzögerung eingetreten, die auch 1958 noch anzuhalten scheint. Für dieses Jahr ist mit einer Mortalität von ungefähr 1,72 auf 10000 E zu rechnen. Im 1. Vierteljahr 1959 ist gegenüber dem gleichen Zeitraum 1958 in allen Bundesländern ein zum Teil sehr beträchtlicher Rückgang der Tuberkulosesterblichkeit registriert worden, der auf eine stärkere Änderung hindeutet. Wenn diese Entwicklung während des Jahres anhalten sollte, dürfte für 1959 eine Tuberkulosesterblichkeit von ungefähr 1,5 auf 10000 E zu erwarten sein.

Die Tabellen mit den nach Alter und Geschlecht gegliederten Angaben über die Sterblichkeit an Tuberkulose in den Bundesländern im Jahre 1957 sind im Anhang abgedruckt.

2. Tuberkulose-Mortalität nach Alter und Geschlecht

An Tuberkulose der Atmungsorgane sind im Jahre 1957 in der Bundesrepublik 6165 Männer und 2447 Frauen gestorben. Im Jahre 1957 hat die Sterblichkeit der Männer um 0,17 auf 10000 Männer (= 6,0%), die der Frauen um 0,12 auf 10000 Frauen (= 6,2%) abgenommen. Von dieser Entwicklung wurden neben den Säuglingen die Altersklassen zwischen 40 und 70 Jahren geringfügig betroffen (s. Abb. 39).

Auf die 0—25jährigen entfallen 217 Sterbefälle an Tuberkulose der Atmungsorgane (= 0,11 auf 10000). 6121 Männer und Frauen von über 50 Jahren — das

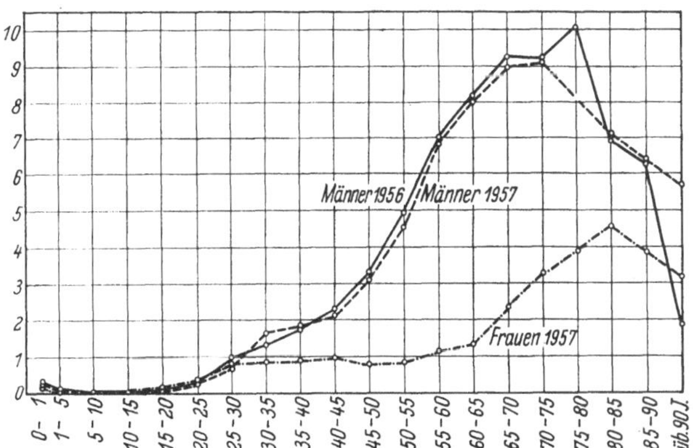

Abb. 39. Sterblichkeit der Lungentuberkulose in der Bundesrepublik Deutschland i. J. 1957 nach Alter und Geschlecht auf je 10000 (z. Vgl. Männer 1956).

sind 71,0 der Gesamtzahl — starben an Tuberkulose der Atmungsorgane, die bei den Männern oberhalb 45 Jahren, bei den Frauen erst ab 60 Jahren in zunehmendem Maße in Erscheinung tritt. Unter Berücksichtigung der unter anderen Todesursachen verborgenen Tuberkulosesterbefälle der älteren Personen dürfte eine Verschiebung der Maxima nach den oberen Altersklassen angenommen werden können, wodurch die Sterbeziffer jedoch keine besondere Änderung erfährt.

In Bayern hat sich die Sterblichkeit an Tuberkulose aller Formen von 1957 auf 1958 entsprechend der nachstehenden Tabelle geändert.

Die Sterblichkeit der Männer zeigt eine Abnahme um 10%, die in der Hauptsache bei den Altersklassen oberhalb 50 Jahren zur Auswirkung kommt. Die Sterblichkeit der Frauen ist gegenüber dem Vorjahre kaum verändert.

	0–1	1–5	5–10	10–15	15–20	20–25	25–30	30–35	35–40
M 1957	0,4	0,5	0,1	0,1	0,2	0,6	0,6	1,7	2,5
1958	0,4	0,3	0,1	—	0,1	0,3	0,9	1,3	2,1
F 1957	0,6	0,2	0,2	0,1	0,2	0,4	0,8	0,8	1,0
1958	0,7	0,3	0,1	—	0,3	0,4	0,8	0,7	1,0

	40–45	45–50	50–55	55–60	60–65	65–70	ü. 70	gesamt
M 1957	2,2	3,7	5,6	10,1	12,0	10,9	10,4	3,3 a. 10000
1958	2,4	3,6	5,1	8,0	10,1	11,7	10,0	3,0
F 1957	0,8	1,1	1,0	1,6	2,1	3,9	6,7	1,3
1958	1,0	0,9	1,6	1,2	2,5	3,2	5,7	1,2

In zahlreichen europäischen und außereuropäischen Ländern ist die Tuberkulosesterblichkeit zum Teil bedeutend niedriger als in der Bundesrepublik. Die Unterschiede machen sich besonders bei den mittleren und höheren Altersklassen bemerkbar. Eine sorgfältige Analyse dieser Verhältnisse müßte zu deren Klärung beitragen. Die Erfolge, welche das Ausland in dieser Hinsicht aufzuweisen hat, sollten auch in der Bundesrepublik nicht unerreichbar sein, zumal keineswegs bessere Lebensbedingungen oder längere Kurdauer dafür verantwortlich zu sein scheinen.

Die Darstellung der Altersgliederung von Morbiditäts- und Mortalitätswerten beruht auf der Wiedergabe der Relativzahlen, d. h. auf den Verhältnissen der Zahl der an einer bestimmten Krankheit Leidenden oder an dieser Krankheit Verstorbenen zu der Zahl der Angehörigen der jeweiligen Altersklasse. Nachdem aber deren Ausmaß mit steigendem Alter abnimmt, ergeben sich auch schon bei kleineren absoluten Zahlen unter Umständen hohe und höchste Relativwerte. Wenn also z. B. in der höchsten Altersklasse — der der über 105jährigen — 10 lebende Personen vorhanden sind, von welchen mehr oder weniger zufällig während eines Jahres 2 an Tuberkulose sterben, dann ergibt sich für diese Altersklasse — wenn die Sterbefälle vor der Jahresmitte eingetreten sind — eine Tuberkulosesterblichkeit von 25% = 2500 auf 10000 Personen dieser Altersklasse. Abgesehen davon, daß eine derartige Berechnung schon deshalb sinnlos ist, weil nur 10 Personen zu Beginn des Jahres in dieser Altersklasse vorhanden waren und bei der Existenz von 10000 höchstwahrscheinlich ganz andere Sterbeverhältnisse festgestellt werden würden, täuscht der Relativwert in diesem Falle eine Bedeutung vor, die ihm auch nicht im entferntesten zukommt. In der Praxis wird deshalb auf derartige irreführende Rechnungen verzichtet. Mit diesem Beispiel sollte nur darauf hingewiesen werden, daß die Relativwerte der Sterblichkeit höherer Altersklassen Vorstellungen erwecken können, die unrealistisch sind und das tatsächliche Geschehen seinem Gewicht nach verdecken. Wenn somit auch mit größter Wahrscheinlichkeit die Tuberkulosemortalität in den höchsten Altersklassen Maxima aufweist, dann darf darüber die Tatsache nicht unberücksichtigt bleiben, daß es sich — absolut gesehen — um einen nur geringen Prozentsatz der Gestorbenen handelt. Der auf die einzelnen Altersklassen entfallende Teil der Sterbefälle an Tuberkulose (alle Formen) ist aus der kleinen Tabelle S. 101 zu ersehen.

Über 55% aller Sterbefälle der Männer an Tuberkulose entfallen auf die 50- bis 70jährigen, während sich der Anteil der über 70jährigen auf 18,4%, der der unter 50jährigen auf 26,5% beläuft. Obwohl nach den Relativzahlen das Maximum der Tuberkulosesterblichkeit auf die höchsten Altersklassen fällt, bzw. dort vermutet wird, so ergibt sich doch andererseits, daß es sich dabei nur um rund 3% der Sterbefälle handelt. Bei den Frauen entfällt der höchste Anteil mit 20,6% auf die 70—80jährigen, bzw. mit 40,0% auf die 60—80jährigen Frauen. Oberhalb

	0–10	10–20	20–30	30–40	40–50	50–60	60–70	70–80	ü. 80 J.
Männer	1,2	0,6	3,2	8,3	13,2	29,3	25,8	15,2	3,2%
Frauen	2,4	2,2	8,2	12,4	13,3	14,9	19,4	20,6	6,6%

80 Jahren finden sich noch 6,6%. 38,5% aller Sterbefälle an Tuberkulose der Frauen betreffen die Altersklassen von 0—50 Jahren. Wären alle Sterbefälle an Tuberkulose bekannt, so würde sich voraussichtlich eine nur geringe Verschiebung ergeben, welche das Gesamtbild nicht wesentlich verändert.

Im Jahre 1957 sind 9465 Personen an Tuberkulose gestorben. Würden diese das Lebensalter erreicht haben, das sich nach den Tabellen über die mittlere Lebenserwartung errechnet, dann hätten diese 9465 Personen insgesamt weitere 190000 Lebensjahre zu erwarten gehabt. Im Mittel wurde demnach deren Lebensdauer um je 20 Jahre verkürzt. Die verschiedenen Altersklassen dieser Verstorbenen haben infolge ihres Todes an Tuberkulose *etwa* nachstehende Summe an noch zu erwartenden Lebensjahren eingebüßt:

	0–10	10–20	20–30	30–40	40–50	50–60	60–70	70–80	ü. 80 J.	gesamt
Männer	5000	2300	9200	18800	22800	36200	21000	7300	800	123400 J.
Frauen	4500	3400	11200	13700	11400	9200	7800	4700	800	66700 J.

Die an Tuberkulose gestorbenen Männer haben insgesamt 123400 Lebensjahre verloren, davon entfallen 63% auf das sehr produktive Alter von 30—60 Jahren mit dem absoluten Höchstwert zwischen 50 und 60 Jahren. Der Anteil der über 70jährigen beträgt nur noch 6,6%. Der Verlust der Frauen beläuft sich auf 66700 Jahre. Obwohl diese eine Sterblichkeit an Tuberkulose von nur 1,05 auf 10000 Frauen aufweisen — um 61% weniger als die Männer —, macht ihre Einbuße an Lebensjahren nur 46% derjenigen der Männer aus, weil 38,5% der an Tuberkulose verstorbenen Frauen unter 50 Jahre alt waren und diese eine höhere Lebenserwartung aufzuweisen haben als die 26,5% unter 50 Jahren gestorbenen Männer.

Betrachtet man das Geschehen unter den hier behandelten Aspekten, so ergeben sich für die Beurteilung der Tuberkulose wesentlich andere Gesichtspunkte, als sie aus der Alters- und Geschlechtsgliederung der Relativzahlen abzuleiten sind.

3. Sterblichkeit der Offentuberkulösen an Lungentuberkulose

Die Letalität stellt ein Kriterium dar für die Beurteilung der Erfolge der Therapie. Sie vermittelt exakte Aussagen jedoch nur dann, wenn der Ablauf der Erkrankungen an Tuberkulose einer großen Zahl neu erkrankter Personen über einen längeren Zeitabschnitt beobachtet werden kann. Das ist in der Bundesrepublik und anderen großen Ländern leider nicht möglich. Es kann nur annähernd die Frage geklärt werden, in welchem Umfange die an Tuberkulose erkrankten Personen ihrer Tuberkulose erliegen. Da solche Sterbefälle der Personen mit einwandfrei diagnostizierter geschlossener Lungentuberkulose selten sind, werden diese deshalb auf den Bestand an Offentuberkulösen bezogen.

Am 31. 12. 1957 waren 106384 Personen mit ansteckungsfähiger Lungentuberkulose (Ia + Ib) bekannt. An Lungentuberkulose sind 8612 Männer und Frauen gestorben. Daraus ergibt sich für 1957 eine Letalität von 8,1%. Nachdem aber ca. 25000 Offentuberkulöse unbekannt sind, während die Zahl der irrtümlich nicht als Tuberkulose gekennzeichneten Sterbefälle niedrig sein dürfte, wird die tatsächliche Tuberkulosesterbequote der Offentuberkulösen (bekannt + unbekannt) etwa 6—7% betragen. Unter Berücksichtigung der Sterbefälle an sonstigen Ursachen ist mit einer Sterblichkeit dieser Personen von 8—9% während des Jahres 1957 zu rechnen.

Nach Alter und Geschlecht gegliedert ergibt sich die in Abb. 40 wiedergegebene Verteilung.

An Lungentuberkulose starben im Jahre 1957 von 100 Männern des Bestandes Ia + Ib 7,7 und von 100 Frauen 6,9. Die Sterblichkeit der Offentuberkulösen an Lungentuberkulose ist mithin für Männer und Frauen annähernd gleich. Auf diese Situation wurde bereits in früheren Tbk.-Jb. ausführlich hingewiesen. Die Wahrscheinlichkeit der Frauen, an ansteckungsfähiger Tuberkulose zu erkranken, ist bedeutend geringer als die der Männer; wenn sie jedoch an dieser Form der Tuberkulose erkranken, dann ergibt sich für die Frauen dieselbe Prognose wie für die Männer.

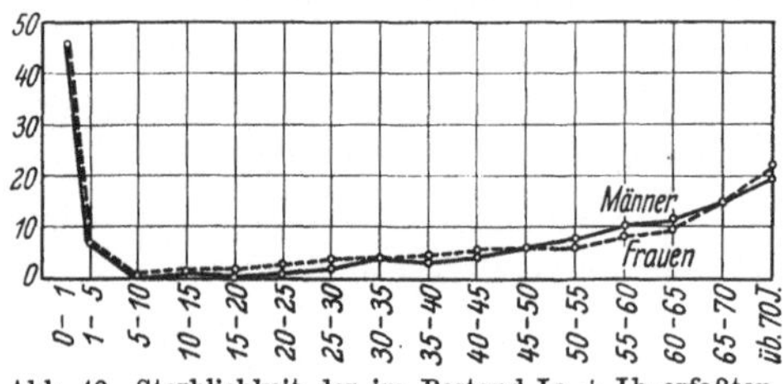

Abb. 40. Sterblichkeit der im Bestand Ia + Ib erfaßten Personen mit ansteckungsfähiger Lungentuberkulose an Tbk. im Jahre 1957 in der Bundesrepublik auf je 100 Männer bzw. Frauen des Bestandes.

Nach Abb. 40 ist die Letalität der Frauen wenig erhöht gegenüber der der Männer vom 15. bis zum 30. Jahr, sie ist etwas niedriger zwischen 50 und 65 Jahren.

Ihr größtes Ausmaß erreicht die Letalität der Offentuberkulösen bei den 0—1-jährigen Kindern, dann fällt sie steil ab bis zum 5.—10. Lebensjahr, welches die günstigsten Verhältnisse aufweist. Im Alter von 55—65 Jahren starben rund 10%, oberhalb 70 Jahren 20 % aller Offentuberkulösen an Lungentuberkulose. Die Prognose der höheren Lebensalter ist bei Vorhandensein einer offenen Lungentuberkulose noch immer ungünstig.

Zusammenfassung

(Tuberkulose-Mortalität)

In der Bundesrepublik sind im Jahre 1957 insgesamt 9465 Personen an Tuberkulose, davon 8612 an Lungentuberkulose gestorben (= 1,66 auf 10000 E). Die Männer sind daran mit 6582 (= 2,7 auf 10000 E) bzw. mit 6165 (= 2,53 auf 10000 E) beteiligt. Gegenüber 1956 ist die Mortalität um etwa 6% gefallen. Im Jahre 1958 beträgt die Tuberkulosemortalität ungefähr 1,7 auf 10000 E, für 1959 ist mit ca. 1,5 auf 10000 E zu rechnen.

In den Altersklassen unter 20 Jahren spielt die Sterblichkeit an Lungentuberkulose eine nur noch kleine Rolle. Sie erreicht ihr Maximum um 70 Jahre, bei den Frauen sogar erst um 80 Jahre. Allerdings dürften eine gewisse Zahl von Tuberkulose-Sterbefällen unter anderen Todesursachen verborgen sein, so daß das tatsächliche Maximum im höchsten Alter erwartet werden muß.

Die in der Altersgliederung der Sterbeziffern (Relativzahlen) zum Ausdruck kommenden Verhältnisse dürfen nicht darüber hinwegtäuschen, daß den Sterbefällen der älteren Personen zahlenmäßig nur eine geringe Bedeutung zukommt. Dies gilt im besonderen für die Männer:

55% der Sterbefälle der Männer an Tuberkulose sind im Alter zwischen 50 und 70 Jahren erfolgt. Für die im Jahre 1957 an Tuberkulose verstorbenen Personen ist ein Verlust von rund 190000 Lebensjahren anzunehmen. Die Gruppe der 50—60jährigen Männer allein hat etwa 36000 Lebensjahre durch den vorzeitigen Tod an Tuberkulose eingebüßt.

In der Bundesrepublik ist die Sterblichkeit der mittleren und höheren Altersklassen an Tuberkulose gegenüber zahlreichen anderen Ländern heute noch bedeutend überhöht.

Die Frauen erkranken weniger häufig an offener Tuberkulose als die Männer. Wenn sie jedoch an einer solchen Form der Tuberkulose erkrankt sind, besteht für sie das gleiche Risiko, an Tuberkulose zu sterben wie für die Männer. Die Sterblichkeit der Offentuberkulösen an Lungentuberkulose betrug im Jahre 1957 etwa 6,5%; sie liegt um 45% bei den 0—1jährigen, die bei einer derartigen Erkrankung die schlechteste Prognose haben, und beträgt 20% bei den über 70 Jahre alten Offentuberkulösen. Einschließlich der Sterbefälle an anderen Todesursachen als Tuberkulose ist die jährliche allgemeine Mortalität der Offentuberkulösen auf etwa 9% zu schätzen.

Summary: Tuberculosis mortality

In the year 1957 a total of 9465 persons, 8612 of which succumbed to pulmonary tuberculosis, died of tuberculosis in the German Federal Republic (= 1.66 per 10000 pop.). The share of male persons was 6582 (= 2.7 per 10000 pop.), respectively 6105 (= 2.53 per 10000 pop.). In comparison with 1956 the mortality rate has fallen about 6%. The tuberculosis mortality rate for 1958 was approx. 1.7 per 10000 pop., for 1959 it is estimated at ca. 1.5 per 10000 pop.

In the age groups below 20, death caused by pulmonary tuberculosis now plays merely an insignificant role. It reaches its maximum level at about 70 years of age, or even, among females, at the age of 80. However, a limited number of TB fatalities may be obscured by other death causes, so that one must expect the true maximum level to be reached in very old age.

The ratios resulting from mortality rate data according to age-classification must not lead one to overlook the fact that numerically such fatalities among older persons are of only minor significance. This is especially true of males: 55% of male tuberculous fatalities occur in the 50 to 70 age-group. A sum total of approx. 190000 years is estimated to have been lost by persons dying of tuberculosis in 1957. Approximately 36000 years alone have been lost by the premature death of males in the 50 to 60 age-group.

Among the middle and old-age groups the tuberculosis death rate in the German Federal Republic is still considerably high in comparison with many other countries.

Females suffer less frequently than males from open tuberculosis. However, when affected by such a form of tuberculosis, they run the same risk as males of dying of this disease. The death rate of open tuberculous cases due to tuberculosis of the lungs was about 6.5% in 1957; it averages about 45% in the 0 to 1 year class, this group having the least chance of survival in the case of such an affliction. The death rate of open tuberculosis cases was about 20% in the age-group above 70. It is estimated that, with the inclusion of deaths caused by diseases other than tuberculosis, the annual overall death rate for open tuberculous cases is roughly 9%.

G. Die Tuberkulose im Ausland

Anfang des Jahres 1959 führten Vertreter der Weltgesundheitsorganisation und der Union Internationale contre la Tuberculose Besprechungen, um die Möglichkeiten einer einigermaßen zuverlässigen internationalen Morbiditäts-Statistik der Tuberkulose zu klären. Ausgangspunkt dieser Verhandlungen war die Überlegung, daß die Bekämpfung der Tuberkulose nur dann erfolgversprechend durchgeführt werden kann, wenn man deren Ausmaß zahlenmäßig ungefähr zu übersehen vermag. Daß in dieser Hinsicht exakte Angaben niemals zur Verfügung stehen werden, liegt in der Natur der Sache, da viele Länder keine Meldepflicht haben; man wird immer wieder weitgehend auf Schätzungen angewiesen sein.

Die Bedeutung der Tuberkulose als Morbiditäts- und Mortalitätsursache wird zwangsläufig meist nur aus nationaler Sicht beurteilt. Die ständige Zunahme der Erdbevölkerung, ihr Zusammenrücken auf immer enger werdendem Raum, der sehr umfangreiche Reise- und Touristenverkehr zwingen uns jedoch, gesundheitspolitische und besonders seuchenhygienische Überlegungen nicht nur auf Ländergrenzen zu beschränken. Noch steht die Tuberkulose in den meisten Ländern an der Spitze der Infektionskrankheiten, ihre Bekämpfung ist — und bleibt noch lange — ein weltweites Anliegen (s. Abb. 41). (s. auch Tab. im Anhang).

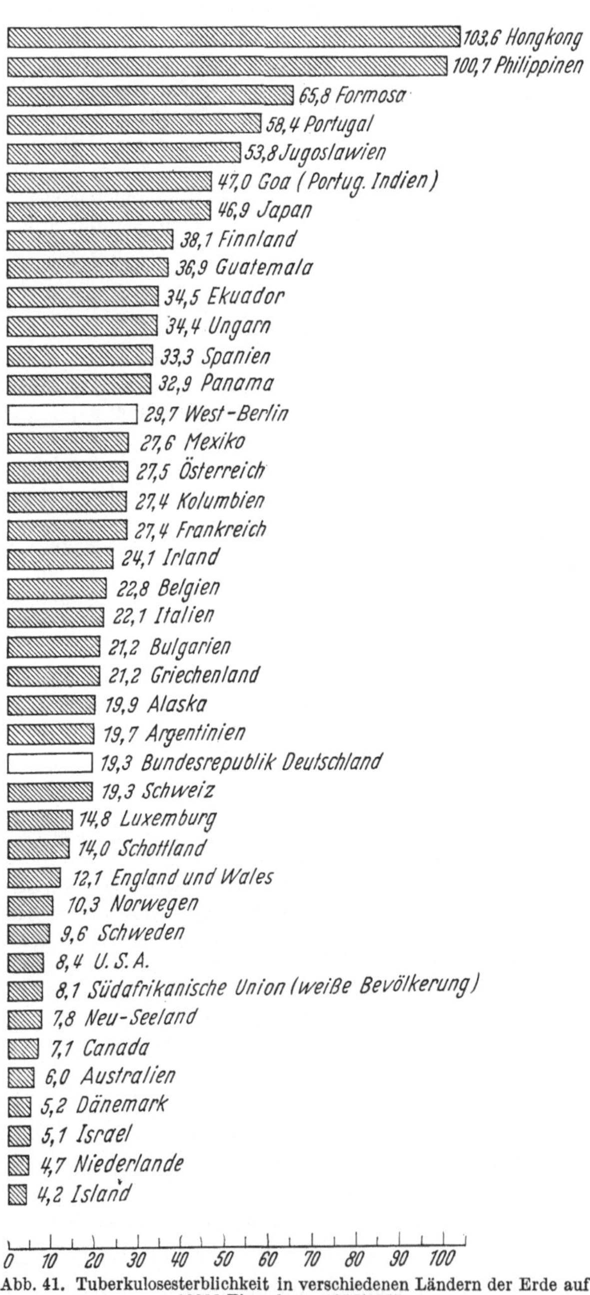

Abb. 41. Tuberkulosesterblichkeit in verschiedenen Ländern der Erde auf 10000 Einwohner, 1956/1957.

Die Erdbevölkerung kann zur Zeit auf rund 2,8 Milliarden geschätzt werden. Die Morbidität an Tuberkulose liegt in den einzelnen Ländern zwischen 0,5 und etwa 3,0% und dürfte im Mittel mindestens ca. 1,5% betragen. Dies bedeutet, daß z. Zt. mindestens 40—45 Millionen Menschen an einer aktiven Tuberkulose erkrankt sind, unter denen sich 15—20 Millionen mit einer ansteckenden Tuberkulose befinden. Für etwa 1,2 bis 1,5 Millionen jährlich bildet auch heute noch die Tuberkulose die Todesursache, d. h. täglich fallen ihr rund 4000 Menschen zum Opfer, während jeden Tag mindestens 25000 neu erkranken.

Mit Rücksicht darauf, daß vergleichbare Statistiken über die Tuberkulose-Morbidität und -Mortalität nur in bescheidenem Maße vorliegen, beschränken wir uns auf die Wiedergabe und z. T. auf die Analyse der aus dem Ausland vorliegenden Unterlagen in der Annahme, daß auch diese Unterlagen einen recht interessanten Einblick in die Tuberkulosesituation anderer Länder geben.

In *Dänemark* waren nach Danish Medical Bulletin (Vol. 6, 1, 1959) Ende 1956 12577 Personen (28,2 auf 10000) mit Lungentuberkulose bekannt. Die Zahl der Neuerkrankungen belief sich im Jahre 1956 auf 1127 (2,5 auf 10000 E), sie ist gegenüber 1955 (2,8 auf 10000) um 109 Fälle gesunken. Die Altersgliederung der Neuerkrankungen und des Bestandes ist aus Tab. 13 zu ersehen.

Die prozentuale Verteilung der Neuerkrankungen nach Altersklassen in Dänemark und Schleswig-Holstein zeigt Tab. 14.

Tabelle 13. *Neuerkrankungen und Bestand an Lungentuberkulose in Dänemark*

Alter	Neuerkrankungen		Bestand (31. 12. 56)	
	M	F	M	F
0—4	46	52	110	111
5—14	40	41	372	319
15—24	41	66	428	687
25—44	185	202	2785	3384
45—64	225	86	2053	1309
u. 65 J.	72	71	603	416
gesamt	609	518	6351	6226

Tabelle 14. *Prozentuale Verteilung der Neuerkrankungen an pulmonaler Tuberkulose in Dänemark, Schleswig-Holstein i. J. 1956 und England und Wales 1957*

Alter	Dänemark		Schlesw.-Holstein		England u. Wales	
	M	F	M	F	M	F
0—4	7,6	10,0	6,2	7,8	2,5	4,3
5—14	6,6	7,9	17,9	18,8	4,7	8,0
15—24	6,7	12,7	16,5	22,8	15,4	28,1
25—44	30,4	39,1	24,4	31,3	32,4	39,5
45—64	37,0	16,6	27,9	14,6	34,8	15,2
u. 65 J.	11,7	13,7	7,1	4,7	10,2	4,9
gesamt	100,0	100,0	100,0	100,0	100,0	100,0

Abgesehen davon, daß 1956 in Dänemark nur 2,5 Personen unter 10000 an einer Lungentuberkulose neu erkrankt waren, in Schleswig-Holstein dagegen 19,1, zeigen sich in der Altersverteilung der Tuberkulösen beträchtliche Differenzen, und zwar sind es besonders die Altersklassen der 5—24jährigen, die in Schleswig-Holstein mit 34,4 (M) bzw. 41,6% (F) an der Gesamtzahl der Neuerkrankungen beteiligt sind, während in Dänemark auf diese Altersklassen nur 13,3 (M) bzw. 20,6% (F) entfallen. Es war u. a. im Tbk.-Jb. 1957 darauf hingewiesen worden, daß im Ausland grundsätzlich andere Maßstäbe besonders an die auf eine geschlossene

Tbk. hindeutenden Symptome angelegt werden als in der Bundesrepublik; es ist wahrscheinlich, daß in Deutschland in dieser Hinsicht eine Überbewertung erfolgt. Dies geht auch aus der Tatsache hervor, daß in Dänemark in 80,6% aller Neuerkrankungen Tuberkulosebakterien gefunden worden sind, während nur 18,8% der Neuerkrankungen in Schleswig-Holstein einen positiven Bakterienbefund aufwiesen. Die Zahl der offentuberkulösen Fälle beläuft sich somit in Dänemark auf rund 2,0 auf 10000, in Schleswig-Holstein auf 3,6; damit schrumpfen die Unterschiede erheblich zusammen und konzentrieren sich überwiegend auf die geschlossenen Tuberkulosen, die in Dänemark 0,5 auf 10000, in Schleswig-Holstein 13,5 auf 10000 E betragen. Die Ib-Fälle wurden hierbei nicht berücksichtigt.

161 Neuerkrankungen an extrapulmonaler Tbk. (= 0,36 auf 10000 E) wurden 1956 in Dänemark registriert. Auch diese weisen einen Abfall um 33 Fälle gegenüber 1955 auf. In Schleswig-Holstein wurden 1956 708 solcher Neuerkrankungen (= 3,14 auf 10000 E) bekannt, mithin annähernd das 10fache.

An Tuberkulose der Atmungsorgane starben im Jahre 1956 in Dänemark 191 Personen = 0,43 auf 10000 E, 1957 170 = 0,38 auf 10000 E, an extrapulmonaler Tbk. im Jahre 1956 36 = 0,08 auf 10000 E, im Jahre 1957 noch 29 = 0,06 auf 10000 E. Schleswig-Holstein verzeichnet im Jahre 1956 424 Sterbefälle durch Tuberkulose der Atmungsorgane = 1,9 auf 10000 E und 53 (= 0,2 auf 10000 E) an extrapulmonaler Tbk., so daß die Tuberkulosemortalität (alle Formen) in Dänemark nur rund 40% derjenigen von Schleswig-Holstein beträgt.

Die Tuberkulösen werden in Dänemark durch 103 Fürsorgestellen betreut, durch welche im Jahre 1956 930166 Personen untersucht wurden.

Die Zahl der BCG-Impfungen wird mit 46338 angegeben.

Zur stationären Behandlung der Tuberkulösen stehen 9901 Betten zur Verfügung = 22,0 auf 10000 E, in der Bundesrepublik etwa 12,0 auf 10000 E.

Nach einem Bericht von GROTH-PETERSEN (ref. nach ADLER, Chest diseases, Excerpta Medica, Vol. 11, 2019, 1958) wurden unter 795000 untersuchten Erwachsenen 503 neue Fälle von aktiver Lungentuberkulose ermittelt, die Mehrzahl davon TB-positiv; 75% stammten aus der früher infizierten Bevölkerung, den Tuberkulinpositiven. In dieser Gruppe ist die Wahrscheinlichkeit der Entstehung einer Tuberkulose für die Personen mit einer inaktiven Tuberkulose 10mal größer als für jene ohne röntgenologische Veränderungen. Bei den Jugendlichen steigt diese Wahrscheinlichkeit mit der Steigerung der Tuberkulinempfindlichkeit. Die Morbidität der zwischen 1950 und 1952 BCG-geimpften Tuberkulin-negativen betrug 1/6 derjenigen der sonstigen Tuberkulinpositiven. Jährlich werden 1,5 Millionen Personen in den dänischen Fürsorgestellen untersucht. Diese Zahl könnte auf die tatsächlich notwendigen Untersuchungen beschränkt werden, würde man das potentielle Risiko der verschiedenen Bevölkerungsgruppen kennen.

In *England und Wales* wurden im Jahre 1957 29290 Neuerkrankungen an Tuberkulose der Atmungsorgane, 327 an Meningitis tbk. und 3474 Neuerkrankungen an Tuberkulosen sonstiger Organe registriert. Diese verteilen sich nach Alter und Geschlecht entsprechend Tab. 15.

Die Bevölkerung von England und Wales im Jahre 1956 wird nach Statistical Review of England u. Wales 1957 (London, Her Majesty's Stationary Office) mit 45,04 Millionen angegeben, so daß auf 10000 Einwohner 6,5 Neuerkrankungen an Lungentuberkulose entfallen, während die Gesamtzahl der Neuerkrankungen

Tabelle 15. *Neuerkrankungen an Tuberkulose in England und Wales i. J. 1957 nach Alter und Geschlecht (absolute Zahlen)*

		0–5	5–15	15–25	25–45	45–65	ü. 65 J.	unbek.	gesamt
Lungentbk.	M	452	830	2742	5754	6186	1806	55	17807
	F	489	919	3226	4523	1736	559	31	11483
Tbk. sonst. Organe	M	100	294	294	438	256	93	10	1485
	F	85	324	416	730	302	116	16	1989
Meningitis tbk.	M	41	44	33	15	13	4	—	150
	F	58	49	34	28	6	1	1	177

7,4/10000 E beträgt. Da hierin z. T. Doppelmeldungen enthalten sind, dürfte die Zahl der bekannt gewordenen tatsächlichen Neuerkrankungen etwas niedriger liegen. Diese sind in England und Wales mithin etwa dreimal so hoch wie in Dänemark, umfassen aber nur ca. 40% derjenigen von Schleswig-Holstein. Auch hier werden wiederum die geschlossenen Tuberkulosen entscheidend zu diesen Unterschieden beitragen, abgesehen davon, daß in England nicht in dem Umfange Röntgenreihenuntersuchungen durchgeführt werden wie u. a. in Schleswig-Holstein; die Zahl der bekannt werdenden Neuerkrankungen hängt aber schließlich weitgehend von der Erfassung ab.

In Tab. 14 ist die prozentuale Altersgliederung der Neuerkrankungen an Tuberkulose der Atmungsorgane in England und Wales mit den Verhältnissen in Dänemark und Schleswig-Holstein verglichen. Die Unterschiede sind z. T. beträchtlich, und zwar besonders bei den Altersklassen unter 25 Jahren, in welchen die geschlossene Tuberkulose in Deutschland besonders häufig gemeldet wird. Diese Angaben lassen sinnfällig erkennen, welche Schwierigkeiten der Erstellung einer international vergleichbaren, einigermaßen zuverlässigen Tuberkulose-Morbiditäts-Statistik entgegenstehen, deren Voraussetzung auf einer übereinstimmenden Auffassung über die Aktivität eines tuberkulösen Prozesses beruht.

An Tuberkulose (alle Formen) wurden in England und Wales im Jahre 1957 4784 Sterbefälle registriert = 1,07 auf 10000 E. Damit ist die Sterblichkeit an Tuberkulose in England und Wales seit 1953 um ungefähr 50% gefallen. Sie liegt bedeutend niedriger als in der Bundesrepublik (1,7 auf 10000 E).

In einem Bericht [Studies on medical and population subjects. X. Tuberculosis statistics for England and Wales, 1938—1955 — General Register Office (London) 1957)] wird festgestellt, daß durch die mass miniature radiography bisher unter 1000 Erwachsenen 3 unbekannte aktive Tuberkulosen ermittelt worden sind. Dabei wurden weniger infektiöse Fälle gefunden als noch ca. 10 Jahre vorher. Die Zahl der unbekannten Tuberkulösen wird auf 75000 geschätzt. Jährlich gehen in England 26 Millionen Arbeitstage durch Tuberkulose verloren, und zwar nur der krankenversicherten Personen.

Die Zahl der bekannten und unbekannten Tuberkulösen wird (1955) mit 375000 angegeben (= 83,5 auf 10000 E), davon dürften 45000 ansteckend sein. Letztere Zahl liegt beträchtlich unter der Anzahl der Offentuberkulösen in der Bundesrepublik. Außerdem wird mit ca. 36000 Personen mit extrapulmonaler Tuberkulose gerechnet.

Nach Report of the Ministry of Health for the year 1957, Part II, London:

H. M. Stationery Office 1958 verzeichnen die Neuerkrankungen seit 1953 nachstehende Entwicklung:

1953: 44000, 1954: 40000, 1955: 35000, 1956: 34000, 1957: 32000.

Die Zahl der belegten Betten beläuft sich auf 20085; gegenüber 1956 ist eine Abnahme um 4393 Betten eingetreten.

1957 wurden 233254 13jährige Schulkinder BCG-geimpft, damit beläuft sich die Gesamtzahl der geimpften Kinder auf über 577000.

Von 76 Röntgenzügen (Units) wurden im Jahre 1957 3617550 Aufnahmen gemacht und 6872 Tuberkulöse gefunden = 19 auf 10000 Aufnahmen. Seit 1954 hat sich die Zahl der neuentdeckten Tuberkulosen stetig verringert. Durch die mass radiography wurden 21,9% aller Neuerkrankungen ermittelt. Ihre Ergebnisse liegen zwischen 10 und 35 Tuberkulösen auf 10000 Aufnahmen.

Nach Report of the Country Medical Officer of Health and Principal School Medical Officer for the year 1956 (ref. n. Tub. Index, Nat.Ass. for the Prevention of Tuberculosis and Diseases of the Chest and Heart, Vol. 13, 3, 1958) wurden in *London* im Jahre 1956 bei einer Bevölkerung von 3273000 E 3929 Neuerkrankungen an Tuberkulose festgestellt = 12,0 auf 10000 E. Etwa ein Drittel der 3602 Neuerkrankungen an Tuberkulose der Atmungsorgane entfällt auf die Männer von über 45 Jahren; 1955 belief sich deren Anteil noch auf 25%. Bei den Erkrankungen der Männer der mittleren und höheren Lebensalter an Tuberkulose handelt es sich keineswegs um frische Infektionen, sondern vielfach um Verschlechterungen und um Reaktivierungen lange Jahre inaktiver Tuberkulosen. Die Ursache dieser Art von Verschlechterungen, welche bei Männern so viel häufiger auftreten als bei Frauen, ist noch nicht eindeutig zu erkennen. Diese Verhältnisse werden augenscheinlich durch die größeren Erfolge der modernen medikamentösen Behandlung der Tuberkulose bei den jüngeren Erwachsenen.

An Tuberkulose (alle Formen) starben 455 Personen = 1,4 auf 10000 E, davon entfielen 423 auf die Tuberkulose der Atmungsorgane. 85% der Sterbefälle der Männer an Tuberkulose betrafen die Altersklassen oberhalb 45 Jahren. Erstmalig befand sich unter den Verstorbenen keine Person unter 25 Jahren.

Die BCG-Impfung der Schulkinder wird fortgesetzt; unter 25077 Schülern waren 3687 Mantoux-positiv = 14,7%. Es wurde ein 3-Minuten-Farbfilm über die BCG-Impfung gedreht, der in den Lichtspielhäusern vor dem Beginn der Schulimpfung vorgeführt wurde.

4245 der in den Fürsorgestellen untersuchten 12687 Kontaktpersonen wurden geimpft, 233 waren tuberkulös = 184 auf 10000!

Bei den mass-radiographies wurden im Stadtbezirk Holbom 26, in Deptford 76 Tuberkulosen unter 10000 Aufnahmen Erwachsener gefunden.

Über die Tuberkulose-Morbidität und -Mortalität in *Finnland* und *Helsinki* berichten Härö und Pätiälä (Act. tub. scand. Vol. XXXV, Fasc. 3—4). Danach wurden in Helsinki in der Zeit von 1910—1956 die in Tab. 16 wiedergegebenen Neuerkrankungen an Tbk. der Atmungsorgane registriert.

Die Zeiten des wirtschaftlichen Niedergangs nach dem 1. Weltkrieg und der 2. Weltkrieg machen sich in den Zahlen deutlich bemerkbar. Andererseits sind die Schwankungen in den Zahlenreihen natürlich auch auf Verbesserungen der Diagnostik, die Einführung der Röntgenphotographie Ende 1920 und besonders auf die Entwicklung der Röntgenreihenuntersuchungen seit 1940 zurückzuführen.

Tabelle 16. *Neuerkrankungen der Männer und Frauen an Tuberkulose der Atmungsorgane in Helsinki, 1910—1956, auf je 10000 (standardisierte Werte, bezogen auf 1950)*

	1910	1915	1920	1925	1930	1935	1940	1945	1950	1951	1952	1953	1954	1955	1956
M	37,8	28,5	18,5	32,7	47,1	39,3	28,3	68,6	40,8	37,3	38,9	33,1	33,1	33,8	31,0
F	20,0	17,7	10,4	21,3	39,2	24,9	16,1	38,4	20,4	20,9	17,9	17,9	15,5	17,6	15,9

Seit 1945 sind die Neuerkrankungen der Männer (über 15 Jahre) von 71,6 auf 10000 M auf 41,3 im Jahre 1956 abgesunken, die der Frauen (über 15 Jahren) von 32,4 auf 19,1 auf 10000 F. In demselben Zeitraum haben die Neuerkrankungen der Knaben unter 15 Jahren von 60,2 auf 2,5, die der Mädchen von 64,1 auf 1,7 auf 10000 Mädchen abgenommen. Auch in Finnland zeigt sich danach die in anderen Ländern zu beobachtende Entwicklung besonders starken Rückgangs der Tuberkulose-Morbidität der Kinder.

Über die Altersgliederung der Neuerkrankungen in Finnland und Niedersachsen unterrichtet Abb. 42.

Wie alle Länder, außer Deutschland, von welchen altersgegliederte Morbiditäts-Statistiken vorliegen, weist Finnland eine geringe Morbidität der 0—15jährigen auf. Es muß angenommen werden, daß in der Bundesrepublik eventuell eine Überbewertung der bei Kindern auftretenden und evtl. auf Tuberkulose hindeutenden Symptome erfolgt. Diese Symptome werden zweifellos auch in anderen Ländern beobachtet, aber nicht als Tuberkulose gewertet. Und es dürfte sich auch nicht um Anzeichen einer beginnenden tuberkulösen Erkrankung handeln, da andernfalls mindestens die 5—10- oder 10—15jährigen in anderen Ländern eine höhere Erkrankungsziffer aufweisen müßten, wenn die bei den 0—5jährigen festgestellten Symptome tatsächlich einen tuberkulösen Prozeß andeuteten. Es scheint an der Zeit, daß man sich in der Bundesrepublik einmal mit dieser Frage beschäftigt, um bessere Angaben über die Erkrankungen der Kinder an Tuberkulose zu erhalten. — Ab 20. Jahr zeigt Finnland eine höhere Morbidität als Niedersachsen, besonders gilt dies für die Altersklasse 55—65 Jahre.

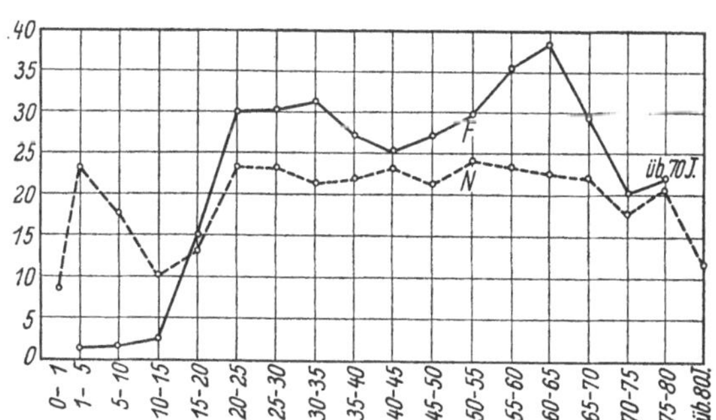

Abb. 42. Neuerkrankungen der Männer an Tuberkulose der Atmungsorgane; Finnland (F) und Niedersachsen (N) i. J. 1955 auf je 10000 M derselben Altersklasse.

Die Tuberkulose-Mortalität in Finnland ist mit die höchste in den europäischen Ländern. Ihre Entwicklung seit 1900 zeigt Tab. 17.

Tabelle 17. *Mortalität der Männer und Frauen an Lungentuberkulose in Finnland 1900—1955 auf je 10000 (standardisierte Zahlen, bezogen auf 1950)*

	1900	1905	1910	1915	1920	1925	1930	1935	1940	1945	1950	1955
M	32,3	32,2	29,0	30,2	26,8	23,6	21,3	16,3	20,1	20,0	10,6	5,2
F	30,9	31,0	28,1	27,9	21,4	21,7	21,0	15,2	15,1	11,4	5,5	2,2

Von 1900—1935 ist die Mortalität an Lungentuberkulose in Finnland auf die Hälfte, von 1945—1955 — also in nur 10 Jahren — nochmals um 75% abgesunken. Bis 1935 ist die Sterblichkeit der Männer und Frauen annähernd gleich hoch, dann sinkt sie bei den Frauen wesentlich stärker ab als bei den Männern. Ähnliche Beobachtungen liegen auch aus anderen Ländern vor.

Nach SAVONEN (Bull. Union internat. tbc. Nr. 10, 1958) verfügt Finnland über 18 Sanatorien und 47 Krankenhäuser für Tuberkulöse. Die Bettenzahl in den Sanatorien beträgt 6000. RRU sind gesetzlich für alle über 15 Jahre alten Personen vorgeschrieben; 1951 wurden 537000 Aufnahmen gemacht und dabei 8241 Tuberkulosen gefunden = 153,5 auf 10000, im Jahre 1956 entdeckte man 6196 Tuberkulöse unter 885000 Aufnahmen = 70,0 auf 10000. Die Auswirkungen der BCG-Schutzimpfung zeigen sich in der Zahl der Meningitis-Sterbefälle: 1956 nur 26, die größtenteils nicht geimpft waren. Die Zahl der Tuberkulösen belief sich 1951 auf 40621, sie ist bis 1956 auf 48960 angestiegen = 114,7 auf 10000 E.

Auch in Finnland spielt nach einem Bericht von SJOESLER (Acta tub. scand. Vol. XXXV, Fasc. 2) das Problem der asozialen Tuberkulösen eine Rolle. In der Zeit von 1950—1955 hatten die Tuberkulose-Heilstätte und die -Fürsorgestelle in Helsinki mit 456 solcher Personen zu tun, darunter 88% Männer.

Der eigentliche Grund, geeignete Maßnahmen für die Behandlung asozialer Tuberkulöser zu ergreifen, lag in der Vermeidung einer Gefährdung der Öffentlichkeit. Untersuchungen haben ergeben, daß Personen in der Umgebung dieser Personen auch nicht früher an Tbk. erkranken als die sonstige Bevölkerung von Helsinki. Die Gefahr der Ansteckung von Kindern ist nicht groß, da die Asozialen meist keine oder wenige Kinder haben, getrennt leben oder geschieden sind. Unter diesen Umständen sind schwerlich Gründe zu finden, die es erlauben, asoziale Tuberkulöse Zwangsmaßnahmen zu unterziehen. SJOESLER gelangt zu der Schlußfolgerung, daß kein Grund zu Zwangsmaßnahmen vorliegt und vertritt die Auffassung, daß solche Menschen auch nach ihrer Heilung eine Belastung für die Öffentlichkeit darstellen. Er sieht eine Lösung dieses Problems in derVerbesserung der Wohnverhältnisse und der wirtschaftlichen Situation. Es wird nicht als wünschenswert angesehen, asoziale Elemente verschiedener Art wegen ihrer Tuberkulose gemeinsam zu behandeln.

Über die Tätigkeit der Tuberkulosefürsorgestellen in *Frankreich* gibt ein Bericht von LOTTE und ROUILLON (Bull. de l'Inst. Nat. d'Hygiene, Tome 13, 2, 1958) Auskunft. Im Jahre 1956 wurden 14 Fürsorgestellen neu eröffnet, so daß sich deren Gesamtzahl in den 90 französischen Departements auf 954 belief. Auf ein Dispensaire kommen zwischen 14500 und 177000 Einwohner.

Im Jahre 1956 wurden 1679114 Beratungen durchgeführt, darunter befanden sich 554128 Personen, welche erstmalig die Fürsorgestellen aufgesucht haben. Die Zahl der systematischen Untersuchungen betrug 1259684.

386296 Personen wurden mit Tuberkulin getestet, davon waren 33% positiv. Die Unterschiede in den verschiedenen Departements sind beträchtlich. 286050 BCG-Impfungen wurden für 1956 von den Fürsorgestellen gemeldet, jedoch sind nach den Angaben der Directions de la Santé 559881 Impfungen gemacht worden. Auch diese Zahl dürfte nicht den tatsächlichen Verhältnissen entsprechen, da die von Hausärzten und Werksärzten vorgenommenen Schutzimpfungen darin nicht enthalten sind.

Von den Fürsorgestellen wurden 90103 Pneufüllungen gemacht, ungefähr ⅓ weniger als im Jahre 1955.

Die Zahl der Röntgenaufnahmen liegt 1956 um 31% höher als 1951; dasselbe gilt für Tomographien.

Im Zeitraum von 1951—1956 waren den Fürsorgestellen nur 42—47% der durch Tuberkulose verursachten Sterbefälle bekannt, welche bei den Standesämtern registriert worden waren.

Die von den Fürsorgestellen gemeldeten Neuerkrankungen kennzeichnen schon wegen der fehlenden Meldepflicht nicht die tatsächliche Tuberkulosesituation in Frankreich, da ein gewisser Teil der Kranken, welcher die Verhältnisse nicht genau kennt, der Überwachung durch die Fürsorgestellen entgeht. Der Bestand an Tuberkulösen ist ebenfalls nicht genau bekannt.

Zur Kenntnis der Fürsorgestellen gelangten 1956 49133 Neuerkrankungen an Tuberkulose aller Formen = 11,4 auf 10000 E. Dabei handelt es sich sowohl um tatsächliche Neuerkrankungen als auch um Reaktivierungen. Gegenüber 1955 ist die Neuerkrankungsziffer um 0,6 auf 10000 E gefallen (1955 = 12,0 auf 10000 E), was etwa 5% entspricht. Die Neuerkrankungen schwanken in den verschiedenen Departements zwischen 3,1 (Haute-Loire) und 20,0 auf 10000 E (Seine-Dep.).

Die Zahl der Primärinfektionen, bezogen auf Personen unter 25 Jahren, beträgt 27040 = 17,0 auf 10000. Von pathologischen Manifestationen begleitet waren nach dem Röntgenbild 15541 Fälle = 9,8 auf 10000 der unter 25jährigen. Das Maximum mit ungefähr 1,7 auf 10000 entfällt auf die 5—10jährigen, die Werte für die 10—15jährigen liegen nur wenig niedriger.

Die Neuerkrankungen an extrapulmonaler Tbk. belaufen sich auf 2303 Fälle = 0,5 auf 10000 E. Der Unterschied gegenüber dem Vorjahr ist gering. Die Männer sind häufiger betroffen als die Frauen (im Gegensatz zu den Verhältnissen in der Bundesrepublik). In den einzelnen Departements schwanken die Angaben zwischen 0,1 und 2,0 auf 10000 E.

Auf die Lungentuberkulose entfallen mehr als 50% aller Neuerkrankungen, und zwar 29045 = 6,7 auf 10000 E. In 62,5% der Neuerkrankungen war 1 Lunge, in 37,5% waren beide Lungen betroffen. In 45% aller Fälle konnten Tuberkulosebakterien nachgewiesen werden = rund 13100 = 3,0 auf 10000 E. (Im gleichen Zeitraum wurden in der Bundesrepublik unter 10000 E 3,4 Neuerkrankungen an Lungentuberkulose mit Bakteriennachweis festgestellt, die Gesamtzahl der Neuerkrankungen (Ia—Ic) betrug 14,4 auf 10000 E, sie war somit mehr als doppelt so hoch wie in Frankreich.)

Die Altersverteilung der Neuerkrankungen in Frankreich entspricht in ihrem charakteristischen Verlauf ungefähr der Situation in Deutschland und anderen Ländern; gegenüber der Bundesrepublik fällt wiederum die geringe Zahl an Erkrankungen der unter 20jährigen auf und natürlich die in allen Altersklassen festzustellende wesentlich niedrigere Erkrankungsziffer. Auf die Männer entfallen 20247 Neuerkrankungen an pulmonaler Tbk. = 9,6 auf 10000 M, auf die Frauen 8798 = 3,9 auf 10000 F. Ein kleines Maximum liegt bei den Männern um 30 bis 40 Jahre, dies ist in Deutschland schon etwas abgebaut; bei den Frauen entfällt der absolute Höchstwert wie üblich auf die 20—30jährigen, oberhalb 30 Jahren fallen die Ziffern steil ab.

Seit 1951 ist die Zahl der Neuerkrankungen von 62984 (= 14,9 auf 10000 E) auf

49133 (= 11,4 auf 10000 E) gefallen; der Rückgang ist bei den Frauen stärker als bei den Männern. Die Primärinfektionen sind in dieser Zeit um 35,5% zurückgegangen.

Die Zahl der Tuberkulosebetten (für Tbk. alle Formen) in Sanatorien ist von 34000 (1948) auf etwa 38000 (1956) angestiegen, in Präventorien von rund 20000 auf etwa 18000 gefallen. Die Sanatorien verzeichnen eine Steigerung der Patienten von ca. 38000 (1948) auf 46000 (1956), von den Präventorien wurden für 1956 ca. 24000 Neueingänge gemeldet.

Nach einem weiteren Bericht von LOTTE u. ROUILLON (Bull. de l'Inst. Nat. d'Hygiene, Tome 14, *1*, 1959) sind im Jahre 1957 in Frankreich 12085 Personen an Tuberkulose gestorben (1956 = 12419 = 2,85 auf 10000 E). Diese Angabe ist nach Auffassung der Verfasser zweifellos noch mit Fehlern behaftet, da sich unter den 48306 Sterbefällen mit unbekannter Todesursache und unter 33923 Sterbefällen an Altersschwäche (82229 = 15,7% aller Sterbefälle) sicherlich solche an Tuberkulose befinden. Auf die Lungentuberkulose entfallen 2,5 Sterbefälle je 10000 E, auf die extrapulmonale Tbk. 0,29. Der Rückgang gegenüber 1956 ist geringfügig, er beträgt 0,15 auf 10000. Die Unterschiede in den verschiedenen Departements können durch die Verschiedenartigkeit des Anteils der Sterbefälle an unbekannten Ursachen bedingt sein, welche z. T. 30% der Gesamtzahl an Sterbefällen betragen. In Frankreich wird eine Todesursachenstatistik geführt, die den Sterbeort, eine weitere, welche den Wohnort berücksichtigt. Dadurch ergeben sich Differenzen, wie z. B. im Dep. Seine-et-Oise mit 3,8 bzw. 2,8 auf 10000 E. In diesem Departement befinden sich jedoch zahlreiche Heilstätten. Im Seine-Departement erfolgten nur 2,5 Todesfälle an Tuberkulose auf 10000 E, bezogen auf dieses Departement als Wohngebiet der Verstorbenen handelt es sich um 3,1 auf 10000 E.

8498 Sterbefälle der Männer an allen Formen von Tbk. (= 4,0 auf 10000 M) stehen 3587 Sterbefällen der Frauen (= 1,6 auf 10000 F) gegenüber. Die Sterbeziffern für die extrapulmonale Tbk. lauten: 0,35 (M) und 0,25 (F). 91% aller Tuberkulosesterbefälle der Männer betreffen die Lungentuberkulose, bei den Frauen beträgt deren Anteil 84%.

Im Jahre 1930 entfiel das Maximum der Tuberkulosesterblichkeit der Männer auf die 45—50jährigen. In dieser Altersgruppe ist die Mortalität besonders stark abgesunken (von ca. 32,0 auf 5,0 auf 10000 M), der Höchstwert liegt 1957 bei den 70—80jährigen. Im Alter zwischen 5 und 20 Jahren ist die Sterblichkeit annähernd Null. Bei den Frauen hat sich seit 1930 eine Verschiebung des Maximums von 20—25 Jahren auf über 80 Jahre entwickelt. Gegenüber 1930 ist die Tuberkulosesterblichkeit beider Geschlechter in den Altersklassen über 70 Jahren etwas angestiegen, eine Feststellung, welche auch in anderen Ländern gemacht wird.

Die Sterblichkeit an tuberkulöser Meningitis hat seit 1930 in allen Altersgruppen unterhalb 55—60 Jahren erheblich abgenommen, darüber hat sie sich zum mindesten bei den Männern nur wenig geändert.

Die Abnahme der Sterblichkeit an Tuberkulose aller Formen betrifft besonders die Jugendlichen. Bei den jungen Mädchen von 15—20 Jahren ist ein Anstieg erfolgt. Die Zunahme bei den über 60jährigen, besonders bei den Männern, hält an.

Die Sterblichkeit an Tuberkulose liegt jedes Jahr in Ost-, Nord- und Westfrankreich höher als im Süden.

Die Großstädte (über 100000 E) zeigen bezüglich der Tuberkulosesterblichkeit große Unterschiede: Dijon 1,2 auf 10000 E, Nice (Nizza) 6,0 auf 10000 E.

Warnery, Voisin und Corriol (ref. nach Henneberger, Zentr.bl. f. d. ges. Tub.Fschg. 80, *366*, 1958/59) beschäftigten sich mit der Frage: Tuberkuloseerkrankung und Alkohol, soziale Folgen. Die Untersuchungen erstreckten sich auf 421 Tuberkulöse, überwiegend Arbeiter und Handwerker. Als Alkoholismus wurde der Verbrauch von mindestens 75 ccm reinen Alkohols pro Tag angesehen. Die Kranken gehörten den Altersklassen 20—60 Jahre an. Die Untersuchungen zeigten ein erhebliches Ansteigen der Tbk.-Morbidität oberhalb 35 Jahren bei den Alkoholikern, das mit 48—53 Jahren ein Maximum erreicht. Bei Nichtalkoholikern sinken die Erkrankungsziffern nach dem 35. Jahr rasch ab (dies entspricht jedoch nicht der Darstellung der Altersgliederung der Neuerkrankungen, die voraufgehend behandelt wurde. DZK). „Auf 100 verheiratete kranke Nichtalkoholiker kommen 106 Alkoholiker. 76% der verheirateten Alkoholiker verlassen ungenügend stabilisiert die Anstalt. Die Säuglingssterblichkeit bei Kindern von Alkoholikern ist doppelt so hoch wie die Norm, meist handelt es sich um eine Tuberkulose als Todesursache. 1,2% der kranken Nichtalkoholiker erleiden Arbeitsunfälle, dagegen 18,5% der Alkoholiker. Das durch erhöhten Alkohol-Tabak-Verbrauch entstehende wirtschaftliche Elend begünstigt das Auftreten neuer Tuberkuloseerkrankungen."

Über die Tuberkulose in *Grönland* berichten Stein und Groth-Petersen (ref. nach Schick, Am. Rev. of Tbc., Vol. *77*, Abstr. S. 95, 1958). Zwischen 1951 und 1955 fiel die Sterbeziffer für die pulmonale Tbk. von 73,8 auf 20,4 auf 10000 E. Im Juni 1956 wurde bei 7,7% der Einwohner eine Lungentuberkulose festgestellt, welche innerhalb der vergangenen 1½ Jahre aktiv gewesen sein dürfte. Bei 4% der Gesamtbevölkerung waren Tuberkulosebakterien im Sputum nachweisbar.

In *Jugoslawien* (Milan: Tuberculosis Control in Yugoslavia, Bull. Int. Union Tbc., News Letter, *11*, 1959) wurden 1957 43653 Neuerkrankungen an aktiver Tuberkulose gemeldet = 5,8 auf 10000 E. Diese Zahl wird als Mindestwert angesehen. Die höchsten Erkrankungsziffern wurden in Serbien und in Bosnien-Herzegowina gefunden und werden zurückgeführt auf die erheblichen Änderungen der wirtschaftlichen Struktur, die bedingt sind durch die intensive Industrialisierung in diesem Teil des Landes. Die niedrigsten Werte entfallen auf Montenegro, wo die wirtschaftlichen und sozialen Änderungen jetzt gerade anlaufen. Große Unterschiede weist die Tuberkulosemorbidität der Kinder auf: in Bosnien-Herzegowina sind unter 10000 Kindern zwischen 0 und 7 Jahren 20,7 an Tuberkulose erkrankt, in Mazedonien 18,8, in Serbien 18,3, in Slovenien 11,0 und in Montenegro 7,1. Die berufstätige Bevölkerung zwischen 20 und 30 Jahren weist in Serbien 65,7 auf 10000 Tuberkulöse auf (0,7% der Männer, 0,5% der Frauen). In Belgrad stieg die Tuberkulosemorbidität im Jahre 1957 auf 65,2 auf 10000 E.

Im ganzen Land ist in den städtischen und industriellen Bezirken eine höhere Tuberkulosemorbidität festzustellen als in den ländlichen Distrikten — im Gegensatz zur Mortalität. Die Tuberkulosesituation in den ländlichen Gebieten ist gekennzeichnet durch eine sehr hohe Krankheitshäufigkeit der Kinder, welche zweifellos auf Kontakte in der Familie, auf unbefriedigende sanitäre Einrichtungen und schlechte Wohnverhältnisse zurückzuführen ist.

Auf Grund epidemiologischer Untersuchungen ist in Jugoslavien mit ca. 200000

Personen mit aktiver Lungentuberkulose zu rechnen = 1—1,5% der Bevölkerung, 32% davon weisen positives Sputum auf.

Im Jahre 1956 wurden 14000 Sterbefälle an Tuberkulose verzeichnet = 7,5 auf 10000 E. Die noch sehr hohe Tuberkulosesterblichkeit ist mit 6,6% an der Gesamtsterblichkeit beteiligt. Die Sterblichkeit ist am höchsten in den autonomen Distrikten Kosoro und Metohija mit 15,3 auf 10000 E, sie beträgt in den übrigen Republiken: Bosnien-Herzegowina 10,8, Serbien 8,3, Kroatien 6,0, Mazedonien 5,7 und Montenegro 4,5 auf 10000 E. Zwischen 1950 und 1956 betrug der Abfall 45%. Die Sterblichkeit der Männer an Tuberkulose ist annähernd in allen Gebieten höher als die der Frauen, mit Ausnahme von Kosoro und Metohija; hier liegt die Tuberkulosesterblichkeit der Frauen um 25% höher als die der Männer.

In der Altersgruppe 20—30 Jahre ist die Tuberkulose-Mortalität von 20,0 auf 10000 E (1950) auf 5,0 im Jahre 1956 gefallen, bei den Kindern in derselben Zeit nur von 0,9 auf 0,7 auf 10000 Kinder. Die große Mehrheit der an Tuberkulose verstorbenen Personen liegt jenseits des 65. Lebensjahres.

Die Sterblichkeit an Tuberkulose der ländlichen Bevölkerung beträgt 9,1 auf 10000 E, die der Arbeiter und Angestellten 4,3 auf 10000. Diese großen Unterschiede zwischen Land und Stadt sind von großer epidemiologischer Bedeutung; die Tuberkulose bildet für die ländliche Bevölkerung noch immer ein ernstes Problem.

Der Grund für die höhere Mortalität der Landbevölkerung liegt in der zu späten Entdeckung selbst der fortgeschrittenen Erkrankungen, in dem Widerstand der Patienten, sich einer längeren Anstaltskur zu unterziehen und in den unzureichenden Möglichkeiten der Behandlung nach der Entlassung aus der Heilstätte.

Der Kampf gegen die Tuberkulose wird in Jugoslavien getragen von der zentralen Tuberkulosesektion unter Mitwirkung der regionalen Tuberkulosesektionen des Roten Kreuzes.

Nach Bundesgesundheitsblatt (2, *4*, 1959) wurden in *Litauen* bei im Jahre 1956 durchgeführten klinisch-röntgenologischen Untersuchungen 0,3% der Lehrer und Schüler mit einer aktiven Tuberkulose behaftet gefunden. In den größeren Städten Litauens belief sich die Tuberkulosemorbidität im gleichen Jahr auf 0,05%. Die Tuberkulosedurchseuchung der Schulkinder betrug 50,1% in den Städten, jedoch nur 38,7% auf dem Land.

Über die Entwicklung der Tuberkulose-Morbidität in den *Niederlanden* seit 1954 unterrichtet Tab. 18 (entn. Tegen de Tuberculose, Königl. Niederl. Centrale Ver. tot Bestrijding der Tuberculose, 55, *2*, 1959).

Tabelle 18. *Tuberkulose-Morbidität in den Niederlanden 1954—1958 — absolut und auf 10000 Einwohner*

Jahr	Primärtuberkulose		Lungentuberkulose		andere Formen der Tuberkulose		gesamt	
	abs.	a. 10000 E	abs.	a. 10000 E	abs.	a. 10000 E	abs.	a. 10000 E
1954	2787	2,63	6061	5,71	1393	1,30	10241	9,64
1955	2152	2,00	5272	4,90	1246	1,16	8670	8,06
1956	1769	1,62	4710	4,33	978	0,90	7457	6,85
1957	1740	1,58	4665	4,23	1085	0,98	7490	6,79
1958*)	1624	1,46	4492	4,04	1114	1,00	7230	6,50

* vorläufige Zahlen.

Die Zahl der Neuerkrankungen hat sich von 1954—1956 um 1,79 auf 10000 E verringert, in den folgenden beiden Jahren hat sich die weitere Abnahme wesentlich verlangsamt; sie beträgt seit 1956 nur noch 0,35 auf 10000 E. Ähnliche Verhältnisse finden sich auch in anderen Ländern.

Verglichen mit den Neuerkrankungen in der Bundesrepublik Deutschland ergeben sich die Werte von Tab. 19.

Tabelle 19. *Neuerkrankungen an Tuberkulose aller Formen in den Niederlanden*[1] *und der Bundesrepublik Deutschland 1951—1958 auf 10000 Einwohner*

	1951	1952	1953	1954	1955	1956	1957	1958
Niederlande	14,5	13,3	11,8	9,7	8,0	6,9	6,8	6,5
Bundesrepublik	25,1	23,4	22,0	19,4	18,3	16,9	15,9	15,2

[1] Angaben 1951—1953 aus: Verslag over 1955 van de Geneeskundig Hoofdinspecteur van de Volksgezondheid, -Jan.—Maart 1958.

Die Neuerkrankungen liegen in dem Zeitraum von 1951—1956 in der Bundesrepublik Deutschland um rund 10 auf 10000 E höher als in den Niederlanden.

18,4% der Primärtuberkulosen entfallen auf Männer, 23,6% auf Frauen und 58,0% auf Kinder. Die Verteilung der Erkrankungsfälle an Lungentuberkulose ergibt folgendes Bild: Männer: 62,6%, Frauen: 35,6%, Kinder: 1,8%; bei den sonstigen Tuberkulosen beträgt der Anteil der Männer 39,8%, der Frauen 52,3%, der der Kinder 7,9%.

Nach Angaben in Heft 5 (1958) derselben Zeitschrift wird die Zahl der neu registrierten Tuberkulosekranken für 1956 mit 7684, die für 1957 mit 7935 angegeben. Dieser Anstieg hatte eine Anfrage in der Kammer zur Folge, die von dem Minister für soziale Angelegenheiten und Volksgesundheit dahin beantwortet wurde, daß sich unter den Neuerkrankungen des Jahres 1957 ungarische Emigranten befinden, die den Anstieg verursacht haben, während die einheimische Bevölkerung keine Zunahme aufweist.

In der Provinz Limburg wurden (1957) 8,72 Tuberkulöse auf 10000 E registriert, in Nord-Brabant 8,31. Die niedrigsten Neuerkrankungsziffern weisen Groningen (5,91), Friesland (5,87) und Süd-Holland (5,77) auf.

Er wird betont, daß der Kampf gegen die Tuberkulose noch lange nicht beendet ist; vor allem die große Zahl der Kinder mit Primärtuberkulose erfordere besondere Aufmerksamkeit und geeignete Maßnahmen.

Auf Grund des Rückganges der Neuerkrankungen wurden in den Niederlanden im Laufe des Jahres 1955 5 Sanatorien mit insgesamt 280 Betten geschlossen. Von den übrigen 8718 Sanatoriumbetten (1955) waren 1134 nicht ausgenutzt.

Unter Berücksichtigung der Änderung der Tuberkulosesituation wurden die Maßnahmen zur Auffindung unbekannter Tuberkulöser intensiviert. Die Zentralen sollen besser mit Röntgengeräten ausgerüstet werden, desgleichen die Nebenstellen, um den notwendigen Aufgaben gerecht werden zu können.

Die BCG-Schutzimpfung wurde nur bei Kontaktpersonen und solchen Berufsgruppen durchgeführt, die einer hohen Ansteckungsgefahr ausgesetzt sind.

Im Jahre 1955 sind 3 Fälle von Schulepidemien bekannt geworden, wobei 56 Erkrankungen an Tuberkulose erfolgten.

Tabelle 20. *Sputumuntersuchung der Fälle von aktiver Lungentuberkulose in den Niederlanden 1955*

Bakterien	0–1		1–5		5–10		10–15		15–20		20–25		25–30		30–40		40–50		50–60		60–80		ü. 80 J.		gesamt	
	M	F	M	F	M	F	M	F	M	F	M	F	M	F	M	F	M	F	M	F	M	F	M	F	M	F
positiv-direkt	—	—	9	4	1	1	4	4	38	36	89	63	81	59	206	67	132	36	167	30	157	78	12	11	896	389
positiv-Kultur	—	1	16	13	22	19	13	21	79	59	117	87	104	99	235	151	185	81	145	52	155	71	18	12	1089	666
negativ-direkt	—	—	2	3	2	—	5	4	12	16	32	23	22	16	43	20	33	10	26	10	22	8	—	1	199	111
negativ-Kultur	1	1	34	26	65	42	44	39	70	108	121	113	101	102	162	152	141	54	86	39	69	15	3	4	897	695
nicht untersucht . . .	6	2	135	107	194	159	144	143	150	190	106	147	99	111	152	137	91	66	56	35	48	32	3	5	1184	1134
unbekannt	—	—	—	—	11	6	8	6	11	11	12	12	5	5	20	12	11	6	13	4	6	3	2	—	99	65
gesamt	7	4	196	153	295	227	218	217	360	420	477	445	412	392	818	539	593	253	493	170	457	207	38	33	4364	3060

Über die Alters- und Geschlechtsgliederung der Neuerkrankungen der letzten Jahre in den Niederlanden liegen noch keine Unterlagen vor. Zum Vergleich mit den deutschen Verhältnnisse werden deshalb in Abb. 43 die Angaben für 1955 für die Niederlande und Nordrhein-Westfalen wiedergegeben.

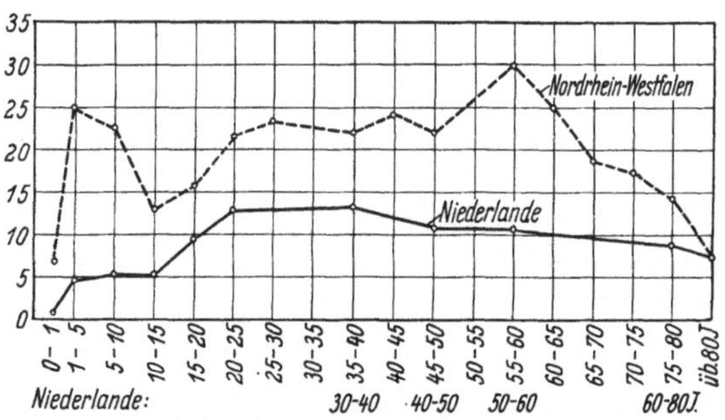

Abb. 43. Neuerkrankungen der Männer an Tuberkulose (alle Formen) in den Niederlanden und Nordrhein-Westfalen i. J. 1955 a. je 10000 M der einzelnen Altersklassen.

Außer bei den über 80jährigen ist die Zahl der Neuerkrankungen in Nordrhein-Westfalen in allen Altersklassen wesentlich höher als in den Niederlanden. Besonders große Unterschiede sind bei den 1—10jährigen und bei den 50—60jährigen festzustellen. Eine Tuberkulose der Säuglinge tritt in den Niederlanden fast überhaupt nicht in Erscheinung. Dabei muß noch darauf hingewiesen werden, daß in der Gesamtzahl der Neuerkrankungen in den Niederlanden rund 38% Rezidive enthalten sind!

Die Neuerkrankungen an Lungentuberkulose werden den Fürsorgestellen bekannt durch:

periodische Untersuchungen: 32,5%; Zuweisung durch Hausärzte: 20,9%, mass radiography: 13,5%, Zuweisung von Spezialärzten: 11,2%, Umgebungsuntersuchungen: 5,6%, ärztliche und Gruppenuntersuchungen: 7,1%, Militärstellen: 2,9%, Schulärzte: 0,6%.

Aus eigener Initiative der Kranken werden nur 0,5% der Neuerkrankungen an Lungentuberkulose bekannt — im Jahre 1955 lediglich 26 von 5272!

Unter den 4129 Neuerkrankungen der Männer mit aktiver Tuberkulose (1955) befanden sich 1995 Offentuberkulöse (= 48,3%), davon 862 mit einem Rezidiv. Die Zahl der Rezidive betrug insgesamt 1559, so daß die Zahl der eigentlichen Neuerkrankungen nur mit 2570 anzunehmen ist. Davon waren 1080 = 42% offen. Auf

10000 Männer sind dies 2,02, während in Nordrhein-Westfalen 7,18 Neuerkrankungen auf 10000 Männer in demselben Jahr festgestellt worden sind.

Die Suche nach der Infektionsquelle bei 863 registrierten Patienten mit Primärtuberkulose führte zu dem Ergebnis, daß in 458 Fällen = 53,2% die Ansteckung innerhalb der Wohngemeinschaft, in 61 Fällen = 7,1% in der Schule erfolgt war. Von den im Haushalt infizierten Personen waren 417 = 48,3% unter 20 Jahren alt.

Über das Ergebnis der Sputumuntersuchung der Fälle von aktiver Lungentuberkulose informiert Tab. 20 (s. S. 116).

Unter 4672 Personen mit aktiver Tuberkulose, die mit Tuberkulin getestet waren, befanden sich 115, die Pirquet negativ, 13, welche Pflaster negativ und 88, welche Mantoux negativ waren.

Eine Untersuchung der Rückfälle an aktiver Lungentuberkulose in Abhängigkeit von der zwischen letzter Kur und Verschlechterung liegenden Zeit führte zu folgendem Ergebnis (Tab. 21):

Tabelle 21. *Rückfälle an aktiver Lungentuberkulose mit früherer stationärer Behandlung*

letzte Kur vor	Männer	%	Frauen	%
½ Jahr	39	5,6	24	5,9
1 Jahr	58	8,4	39	9,5
2 Jahren	128	18,4	69	16,8
3 Jahren	115	16,5	51	12,4
5 Jahren	141	20,3	81	19,8
mehr als 5 Jahren	214	30,8	146	35,6
gesamt	695	100,0	410	100,0

Die Verteilung ist bei beiden Geschlechtern ungefähr gleich; es zeigt sich, daß das Maximum der Rückfälle auf die Personen entfällt, die vor über 5 Jahren letztmalig stationär behandelt wurden. Allerdings ist der Anteil der vor 2 bzw. 3 Jahren Behandelten auch bereits relativ hoch.

Ähnlich ist die Verteilung der Rückfälle bei jenen Personen, welche früher zu Hause behandelt worden sind. Auch diese weisen in der Gruppe das Maximum auf, welche letztmalig vor über 5 Jahren behandelt worden ist.

Nach einer Untersuchung über Größe und Lage der Kavernen der Personen mit aktiver Lungentuberkulose bestand in 26,7% der Fälle der Verdacht des Vorhandenseins von Kavernen, in 32,2% der Fälle (Männer) fand sich einseitig 1 Kaverne von mehr als 2 cm oder 2 Kavernen von je weniger als 2 cm, in 26,2% wurde einseitig eine Kaverne von weniger als 2 cm ⌀ festgestellt.

Unter 543 Neuerkrankungen der Männer an extrapulmonaler Tbk. waren die Tuberkulosen des Urogenitalsystems mit 190 Fällen = 35,0% am häufigsten vertreten. Dasselbe gilt für die Frauen, bei welchen diese ebenfalls rund 35% ausmachen. Diese Angaben weichen wesentlich von den Verhältnissen in der Bundesrepublik ab: In Niedersachsen entfielen z. B. 1957 13,6% aller Neuerkrankungen der Männer an extrapulmonaler Tuberkulose auf das Urogenitalsystem, bei den Frauen handelte es sich um nur 11,6%; besonders stark betroffen sind die Altersklassen von 25—50 Jahren.

Tab. 22 gibt die Entwicklung der Tuberkulose-Mortalität in den Niederlanden wieder und enthält die Vergleichszahlen für die Bundesrepublik Deutschland.

Tabelle 22. *Tuberkulose-Mortalität (alle Formen) in den Niederlanden und der Bundesrepublik Deutschland 1952—1957 — absolut und auf 10000 Einwohner*

	Niederlande		Deutschland	
	abs.	rel.	abs.	rel.
1952	1275	1,23	13281	2,72
1953	966	0,92	10594	2,16
1954	798	0,75	10110	2,10
1955	717	0,67	10039	2,00
1956	593	0,54	9694	1,95
1957	515	0,47	9465	1,72

Im Jahre 1952 gelangten erstmalig Medikamente auf INH-Basis zur Anwendung. In dem Zeitraum bis 1957 hat die Sterblichkeit an Tuberkulose in der Bundesrepublik um rund ein Drittel, in den Niederlanden um fast zwei Drittel abgenommen. 1952 war die Sterblichkeit in Deutschland annähernd doppelt so hoch wie in den Niederlanden, 1957 beträgt sie annähernd das Vierfache, dagegen ist der absolute Betrag, um den die Relativzahlen gefallen sind, in beiden Ländern praktisch gleich (ca. 0,8 bzw. 1,0 auf 10000 E). Ein Vergleich der Altersgliederung der an Tuberkulose Verstorbenen zeigt, daß es in den Niederlanden gelungen ist, auch die Tuberkulosesterblichkeit der Personen der mittleren und höheren Lebensalter herunterzudrücken, während sich in dieser Hinsicht in der Bundesrepublik in den letzten Jahren keine nennenswerten Änderungen feststellen lassen. Ob dies auf eine längere Kurdauer oder auf bessere wirtschaftliche Maßnahmen für die Tuberkulösen zurückzuführen ist, kann nicht ohne weiteres geklärt werden. Ein genaues Studium besonders dieser Verhältnisse in den Niederlanden und in Dänemark könnte die Entwicklung in Deutschland unter Umständen wesentlich beeinflussen. Was in dieser Hinsicht in jenen Ländern möglich war, sollte in der Bundesrepublik nicht völlig unmöglich sein.

In den Niederlanden spielt — wie auch in vielen anderen Ländern — das Problem der Rückfälle eine wesentliche Rolle. Das Verhältnis Neuerkrankungen zu Rezidiven lag 1945 bei 12:1, 1950 bei 5:1 und ist 1955 bereits 2:1.

In *Nordirland* (Eleventh Annual Report, 1957, ref. n. Tuberculosis Index, Vol. 13, I, 1958) wurden 1956 1110 Neuerkrankungen an Tuberkulose der Atmungsorgane (= 7,9 auf 10000 E) und 197 an Tuberkulose anderer Organe registriert (= 1,4 auf 10000 E).

Unter 4751 Kontaktpersonen wurden 0,65% Tuberkulosen entdeckt. 32669 schulentlassene Kinder wurden BCG-geimpft. 25% der 10—15jährigen waren Mantoux-positiv. Eine besondere Untersuchung in Belfast führte zu dem Ergebnis, daß der Tuberkulintest bei Schulanfängern nicht als Maßnahme zur Auffindung von Tuberkulösen anzusehen ist.

Durch mass-radiography wurden 124459 Personen erfaßt. Unter 10622 von praktischen Ärzten überwiesenen Personen wurden 438 Tuberkulöse gefunden. Durch die MR wurden 23 Tuberkulöse unter 10000 Aufnahmen ermittelt.

Die Lehrer werden jährlich untersucht. Dabei ergaben sich 1956 13 Fälle von pulmonaler Tuberkulose = 17 auf 10000 Lehrer. Für alle in den Schuldienst eintretenden Personen ist nunmehr die röntgenologische Untersuchung obligatorisch.

An Tuberkulose der Atmungsorgane starben 1956 in Nordirland 147 Personen

= 1,05 auf 10000 E. Dies ist die niedrigste Sterbeziffer, welche auf den britischen Inseln festgestellt wurde.

Nach Statistik Arbok for Norge 1958 (Statistik Sentralbyra, Oslo 1958) sind in *Norwegen* im Jahre 1956 1071 Männer (= 6,2 auf 10000 M) und 623 Frauen (= 3,6 auf 10000 F) neu wegen bacillärer Tuberkulose registriert worden. Im Mittel der Jahre 1946—1950 handelte es sich um 2051 Männer (= 13,0 auf 10000 M) und 1485 Frauen (= 9,2 auf 10000 F). Im Zeitraum 1951—1955 ist das Mittel auf 1407 Männer (= 8,4 auf 10000 M) und 971 Frauen (= 5,7 auf 10000 F) gefallen. 1954 verzeichnete die Statistik der Neuerkrankungen 1317 Männer (= 7,8 auf 10000 M) und 863 Frauen (= 5,1 auf 10000 F), 1955 1284 Männer (= 7,5 auf 10000 M) und 841 Frauen (= 4,9 auf 10000 F).

Die Gesamtzahl der Neuerkrankungen an bacillärer Tuberkulose (M + F) beläuft sich somit im Jahre 1956 auf 1694 Personen = 4,9 auf 10000 E. Im gleichen Jahr waren in der Bundesrepublik Deutschland 21967 Personen neu an einer ansteckungsfähigen Lungentuberkulose erkrankt = 4,3 auf 10000 E. Mit Bakteriennachweis waren 3,4 auf 10000 E registriert worden.

Die Altersverteilung der bacillären Fälle und die Änderungen gegenüber 1954 zeigt Abb. 44.

Auch in Norwegen ist der noch 1954 festzustellende Gipfel der Erkrankungen bei den 25—40jährigen weitgehend abgebaut, in den höheren Altersklassen (oberhalb 50 Jahren) sind innerhalb dieser zwei Jahre nur geringfügige Änderungen erfolgt. Die Altersgliederung der an ansteckender Lungentuberkulose neuerkrankten Männer stimmt gut mit der von Niedersachsen überein.

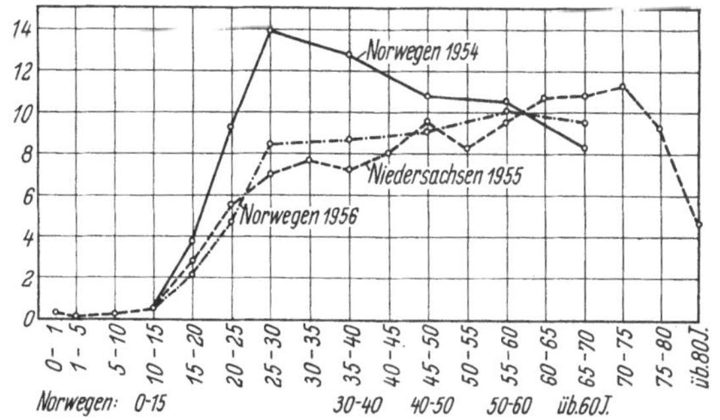

Abb. 44. Neuerkrankungen der Männer an bacillärer Tuberkulose in Norwegen 1954 und 1956 und in Niedersachsen 1956 auf je 1000 M derselben Altersgruppe.

Sonstige Angaben über die Morbidität an Tuberkulose in Norwegen liegen leider nicht vor.

Im Jahre 1956 starben in Norwegen an Lungentuberkulose 314 Personen = 0,91 auf 10000 E, an Tuberkulose sonstiger Organe 40 = 0,12 auf 10000 E. Die Tuberkulosesterblichkeit (alle Formen) der Männer betrug 1,4 auf 10000 M, die der Frauen 0,6 auf 10000 F. Im gleichen Jahr starben in der Bundesrepublik auf je 10000—2,87 Männer und 1,13 Frauen an Tuberkulose. Die Tuberkulosemortalität in der Bundesrepublik lag also bei bei den Geschlechtern doppelt so hoch wie in Norwegen. Dies berührt insofern merkwürdig, als die Morbidität an ansteckender Tuberkulose in beiden Ländern gleich zu sein scheint. Unter diesen Umständen müßte die Letalität der Tuberkulösen an Tuberkulose in Norwegen um rund 50% niedriger liegen als in der Bundesrepublik. Auch diese Tatsache bedarf hinsichtlich ihrer Ursachen einer Klärung.

Mit den Maßnahmen gegen die Tuberkulose wurde in *Portugal* im Jahre 1889 begonnen (Carvalho Dias, ref. n. Chest diseases, Excerpta medica, Vol. 11, *2667*, 1958). Ein Anstieg der Tuberkulosemortalität auf 19,2 auf 10000 E im Jahre 1930 konnte dadurch jedoch nicht verhindert werden. Wesentliche Änderungen ergaben sich erst nach einer völligen Neuorganisation im Jahre 1945 (Ausbildung von Spezialpersonal, Einrichtung von diagnostischen und prophylaktischen Zentren, Aufstellung von transportablen Röntgengeräten und BCG-Trupps usw.). In der Therapie finden Streptomycin, PAS und INH in Portugal verbreitet Anwendung. Die Behandlung erweist sich besonders erfolgreich in den Frühstadien der Krankheit. Der Abfall der Morbidität verläuft nicht parallel jenem der Tuberkulosemortalität. Neue Sanatorien werden eingerichtet und die bestehenden verbessert. Der Abfall der Sterblichkeit wird zum Teil der beträchtlichen Zunahme der Zahl von Tuberkulosebetten (1928: 6500, 1954: 22000) zugeschrieben. Im Jahre 1956 starben 6,3 auf 10000 E an Tuberkulose.

Nach Report of the Department of Health for Scotland 1957 (Cmnd. 385, H. M. Stationery Office, Edinburgh, 1958) wurden im Jahre 1957 in *Schottland* 7859 Neuerkrankungen an Lungentuberkulose festgestellt = 15,4 auf 10000 E. Gegenüber 1956 bedeutet dies eine Zunahme um fast 2000 (1956: 11,5 auf 10000 E). Diese Steigerung zeigt den Erfolg der mass radiography, welche ab 1957 durchgeführt worden waren. Da die Analyse der Ergebnisse der MR des Jahres 1957 noch nicht vollständig vorliegt, ist es nicht möglich, darüber bereits abschließend zu berichten. In welchem Maße die Röntgenreihenuntersuchungen die Quote der Neuerkrankungen beeinflußt haben, kann jedoch schon nachstehenden Angaben entnommen werden (Tab. 23).

Tabelle 23. *Neuerkrankungen an Tuberkulose der Atmungsorgane in verschiedenen Gebieten Schottlands 1956 und 1957 auf je 10000 Einwohner*

	1956	1957
Glasgow	17,9	36,9
Perth Burgh	6,6	15,4
West Lothian	13,5	12,1
Agr. Burgh	8,8	16,6
Kilmarnock	8,2	9,0
Fife (z. T.)	7,4	7,0
Port Glasgow	13,5	14,7
Lanark C. (z. T.)	14,1	19,2
Nordlothian	8,1	7,9
Aberdeen Burgh	1,0	8,5
alle Gebiete mit MR	14,3	24,7
Gebiete ohne MR	9,4	8,6
Schottland gesamt	11,5	15,4

Im Jahre 1956 wurden in den Gebieten, in welchen ab 1957 MR durchgeführt worden waren, unter 10000 E 14,3 Neuerkrankungen an Lungentuberkulose ermittelt. Die MR des Jahres 1957 führten zu einer Steigerung auf 24,7 auf 10000 E. In derselben Zeit haben die Neuerkrankungen in den Bezirken *ohne* MR von 9,4 auf 8,6 auf 10000 E abgenommen. Es ergibt sich, daß somit ohne MR (bzw. ohne RRU) mindestens zwei Drittel der tatsächlichen Neuerkrankungen — mindestens solange diese keine Symptome verursachen — unbekannt bleiben. Die genaue Zahl dürfte noch höher liegen, da auch durch die MR, welche freiwillig durchgeführt wurden, nicht die gesamte Bevölkerung erfaßt worden ist (zwischen 67 und 80%).

Die Zahl der Neuerkrankungen des Jahres 1957 liegt noch um 25% höher als die von 1939. Während bisher alle Feststellungen darauf hindeuteten, daß die schweren Fälle von Tuberkulose beträchtlich zurückgingen, zeigt sich dies bei der Verteilung der neu festgestellten Fälle nicht. Die Ursache dieser Erscheinung konnte bislang nicht festgestellt werden, aber es wird erwartet, daß als Erfolg der 2-Jahres-Kampagne der MR ein erheblicher Abfall der Morbidität eintreten wird, wenn es damit gelingt, einen wesentlichen Teil der bisher unbekannten Tuberkulösen unter der Bevölkerung unter Kontrolle zu bekommen.

Obwohl die Auswertungen der MR noch nicht abgeschlossen sind, kann auf Grund eines Vergleiches der alters- und geschlechtsgegliederten Neuerkrankungen der Jahre 1949 und 1957 festgestellt werden, daß die Besserung in der Tuberkulosesituation besonders die jüngeren Altersgruppen betrifft; angestiegen sind dagegen die Erkrankungsziffern der über 45jährigen, speziell die der über 65-jährigen Männer.

Seit Mitte 1944 bis Mitte 1957 wurden 3481722 Personen durch MR erfaßt und 15476 aktive Tuberkulosen entdeckt = 44,4 auf 10000 Aufnahmen.

Ende 1956 waren in Schottland 49997 Personen wegen pulmonaler Tuberkulose registriert = 100 auf 10000 E (1%), und zwar 25448 Männer und 24549 Frauen. Der Bestand an tuberkulösen Männern und Frauen ist in Schottland annähernd gleich. Wegen extrapulmonaler Tuberkulose waren 3189 Männer und 3892 Frauen in Betreuung durch die Fürsorgestellen. Die überwiegende Mehrheit befand sich in Überwachung durch die Fürsorgestellen und war frei von Symptomen oder Infektiosität.

Den Morbiditäts- und Mortalitäts-Statistiken wird bezüglich ihres Aussagewertes über die Verbreitung der Tuberkulose nur ein begrenzter Wert beigemessen; nach dem Bericht dürfte das Ergebnis von Tuberkulintests zuverlässiger Auskunft über die Häufigkeit tuberkulöser Infektionen in Schottland geben. Es werden deshalb in Schottland die Schulabgänger mit Tuberkulin geprüft und dabei seit 1952 der nachstehende Prozentsatz an negativen Reagenten ermittelt:

1952: 44, 1953: 52, 1954: 63, 1955: 68, 1956: 72%.

Unter den Studenten ist dieser Anteil von 18% im Jahre 1950 auf 34% im Jahre 1956 angestiegen, bei Kontaktpersonen von 57 auf 67%.

Im Jahre 1956 sind in Schottland 62569 Personen (Schwestern, Studenten, Schulentlassene, Neugeborene und Kontaktpersonen) BCG-geimpft worden.

Während des Jahres 1956 wurden 9236 Personen wegen Tuberkulose in Sanatorien usw. aufgenommen; 9855 wurden entlassen, die Zahl der im Hospital Verstorbenen beträgt 532.

Die im Jahre 1957 gemeldeten 664 Sterbefälle an Tuberkulose der Atmungsorgane entsprechen 1,3 auf 10000 E. Auf die extrapulmonale Tuberkulose entfielen 59 Sterbefälle = 0,1 auf 10000 E. Damit liegt auch in Schottland die Tuberkulose-Sterblichkeit niedriger als in der Bundesrepublik Deutschland.

Für 1958 liegen von Schottland nur vorläufige Angaben vor: danach wurden 5244 Neuerkrankungen an Tuberkulose registriert (= 10,1 auf 10000 E), die Zahl der Sterbefälle beträgt 638 = 1,2 auf 10000 E.

Über die Tuberkulosesituation in *Schweden* berichtet LUNDQUIST in „Report on the Activity in Tuberculosis Institutions and Dispensaries in Sweden during the

Tabelle 24. *Altersgliederung der 1957 in Schweden erstmalig wegen Tuberkulose behandelten Patienten (auf je 10000 Einwohner derselben Altersklasse)*

	unter 5	5–10	10–15	15–20	20–25	25–30	30–35	35–40
M	0,3	0,6	0,6	4,0	7,2	7,1	7,9	7,9
F	0,2	0,6	1,2	4,0	7,5	8,8	7,1	6,0

	40–45	45–50	50–55	55–60	60–65	65–70	ü. 70 J.
M	8,2	7,5	7,5	8,5	9,8	8,4	7,4
F	5,6	4,4	3,7	4,5	4,1	4,4	4,9

Year 1957“ (Swedish National Ass. ag. Tub. and other social Diseases):

Während des Jahres 1957 wurden in den Fürsorgestellen 151419 Erst- und 177951 Kontrolluntersuchungen durchgeführt. Die Zahl der Röntgenaufnahmen der Klienten der Fürsorgestellen beträgt 331443. Außerdem wurden bei Massenuntersuchungen 256909 Aufnahmen gemacht. Die Zahl der BCG-Impfungen beläuft sich auf nur 19449 gegenüber 99126 im Jahre 1956. Dieser Unterschied ist jedoch darauf zurückzuführen, daß die Distrikt-Fürsorgestellen neuerdings die Zahl der BCG-Impfungen nicht mehr melden, so daß die angegebene Zahl nur das Ergebnis der Zentralen darstellt. — Die Zahl der Sputumuntersuchungen beträgt 26608.

Für die Behandlung der Tuberkulösen stehen 7578 Betten zur Verfügung. Diese wurden während der letzten 5 Jahre um 1774 reduziert. Während des Jahres 1957 starben 4,5% der Heilstättenpatienten, 0,5% verschlechterten sich, 13% blieben unverändert und 82% wurden gebessert entlassen.

Die Dauer der Kur betrug bei 28,9% der Kranken höchstens 1 Monat, bei 39,6% 1—4 Monate, bei 27,0% 4—12 Monate und bei4,5% über 12 Monate. Die Angaben differieren bei den einzelnen Heilstätten, was z. T. darauf zurückzuführen ist, daß die Heilstätten nicht genügend Personal besaßen, z. T. darauf, daß einige Heilstätten die Betten mehr und mehr für andere Kranke (sonstige Lungenkrankheiten, chronisch Invalide) benötigten. Diese Zahl belief sich 1957 auf 5166 Personen gegenüber 10291, welche wegen Tuberkulose behandelt worden waren.

Unter 1474 größeren Operationen fallen besonders die Segmentresektionen mit 555 (= 37,7%) und die Lobektomien mit 464 (31,5%) ins Gewicht.

Im Jahre 1957 wurden 2153 Männer (= 5,8 auf 10000 M) und 1611 Frauen (= 4,3 auf 10000 F) erstmalig wegen Tuberkulose behandelt. Deren Altersgliederung ist aus Tab. 24 zu ersehen.

Die Anzahl der Kinder ist bemerkenswert niedrig; bis zum 30. Jahr findet sich z. T. ein leichtes Überwiegen der Frauen und Mädchen, oberhalb 40 Jahren dominieren die Behandlungsfälle der Männer erheblich.

5071 Neuerkrankungen an Tuberkulose aller Formen wurden im Jahre 1957 registriert. Darunter befanden sich 3445 Tuberkulosen der Atmungsorgane, von welchen 1037 (= 1 auf 10000 E) offen waren, und 1626 Tuberkulosen anderer Organe. 3643 (= 71,8%) waren von Ärzten zugewiesen worden, durch Kontroll- und Umgebungsuntersuchungen sind 587 (= 16,9%) gefunden worden. Durch Massenuntersuchungen wurden 571 Neuerkrankungen bekannt. Seit 1954 ist die Zahl der Neuerkrankungen von 7256 (= 10,0 auf 10000 E) auf 5071 (= 7,0) gefallen.

Den 7,3 auf 10000 Männer ermittelten Neuerkrankungen an Tuberkulose aller Formen in Schweden stehen in Niedersachsen 18,3 Neuerkrankungen auf 10000 M gegenüber. Bei den Frauen fanden sich 6,4 auf 10000 F in Schweden und 12,9 in Niedersachsen. Die Unterschiede sind wohl in erster Linie — wie üblich — durch die verschiedenartige Bewertung der geschlossenen Tuberkulosen (I c-Fälle) bedingt. Auch bei den Neuerkrankungen in Schweden liegt der Schwerpunkt bei den über 40jährigen Männern. Die Zahl der neuentdeckten Offentuberkulösen hat sich gegenüber 1956 (1133) nur wenig geändert.

Der Bestand an Personen mit Tuberkulose aller Formen am 31. 12. 1957 umfaßte 65031 Personen = 88 auf 10000 E; er ist seit dem Vorjahr um rund 2000, seit 1954 (99 auf 10000 E) um 6650 Personen gesunken. Die Zahl der Offentuberkulösen (1954: 6166 = 9,0, 1957: 4366 = 6,0 auf 10000 E) hat sich in dem Zeitraum von 3 Jahren um 1800 = 29% verringert. Wegen extrapulmonaler Tuberkulose waren Ende 1957 11771 Personen registriert. Auch in dieser Hinsicht besteht leider keine Vergleichsmöglichkeit mit den deutschen Verhältnissen, weil in Schweden auch die Fälle von inaktiver Tuberkulose im Bestand erfaßt sind; es kann nur bezüglich der Offentuberkulösen festgestellt werden, daß dieser Personenkreis in der Bundesrepublik 20,5 Personen auf 10000 E umfaßt, mithin rund das 3,5fache von Schweden. Auch wenn in Betracht gezogen wird, daß etwa 40% des Bestandes nicht mehr als ansteckungsfähig anzusehen sind, sondern nur deshalb noch unter I a + I b geführt werden, weil bei diesen Personen innerhalb der letzten zwei Jahre TB gefunden worden sind, so ergibt sich immer noch mindestens das Doppelte an Offentuberkulösen in der Bundesrepublik.

An Tuberkulose aller Formen sind in Schweden im Jahre 1957 625 Personen gestorben = 0,8 auf 10000 E.

Die Sterblichkeit an Lungentuberkulose ist von 9,0 auf 10000 E im Mittel der Jahre 1931/1935 auf 0,8 im Jahre 1957 gefallen, sie lag 1931/1935 höher als im damaligen Deutschen Reich, heute stirbt in der Bundesrepublik Deutschland unter 10000 Einwohner 1 mehr an Tuberkulose als in Schweden. Auch Schweden gehört zu den Ländern, denen es in den letzten Jahren gelungen ist, die Tuberkulosesterblichkeit der älteren Leute wesentlich zu verringern.

Über die Tuberkulose-Morbidität in der *Schweiz* 1952—1957 berichtet KAUFMANN in Blätter gegen die Tuberkulose (Schweizerische Vereinigung gegen die Tuberkulose, *9*, 1958). Die Angaben des Eidgenössischen Gesundheitsamtes über die ansteckungsgefährlichen Tuberkulosekranken beruhen auf den kantonalen Meldungen. „Da der Begriff der ‚Ansteckungsgefahr‘ sich nicht mit dem Begriff der ‚bazillären Lungentuberkulose‘ deckt und stark von sozialen Momenten abhängt, ist es dem Ermessen des einzelnen Arztes überlassen, welche Fälle er als ansteckungsgefährlich bezeichnen und der kantonalen Sanitätsdirektion melden will.“ Die Folge ist, daß diese Meldungen sehr ungleich erstattet werden. Sie stellen die einzigen offiziellen Angaben über die Erkrankungen an Tuberkulose dar. Die seit 1952 amtlich gemeldeten Krankheitsfälle, die also nur die unterste Grenze der tatsächlich erfolgten Neuerkrankungen an ansteckungsfähiger Tuberkulose darstellen, sind in Tab. 25 wiedergegeben.

Etwas vollständiger sind die Angaben der kantonalen Tuberkuloseligen, die seit 1952 die Neuaufnahmen in Ersterkrankungen, Rückfälle, Residuen und Gefährdete unterteilen. In den beiden ersten Gruppen sind die jährlich durch die Fürsorgestellen erfaßten neuen Krankheitsfälle an offener und geschlossener Tuberkulose enthalten (Tab. 26).

Tabelle 25. *Amtlich gemeldete Krankheitsfälle an ansteckungsfähiger Tuberkulose in der Schweiz, absolut und auf je 10000 Einwohner*

Jahr	Erkrankungsfälle	a. 10000 E
1952	3298	6,9
1953	3191	6,6
1954	2978	6,1
1955	2949	5,9
1956	2796	5,5
1957	2603	5,1

Tabelle 26. *Neuaufnahmen der Fürsorgestellen in der Schweiz 1952—1957 — absolut und auf 10000 Einwohner*

Jahr	Ersterkrankung	Rückfälle	Gesamtzahl	a. 10000 E
1952	8262	1336	9598	20,3
1953	7488	1357	8845	18,2
1954	7336	1260	8596	17,5
1955	6897	1179	8076	16,3
1956	6540	1192	7732	15,4
1957	5811	912	6723	13,2

In diesem Zeitraum von 5 Jahren ist ein Rückgang der absoluten Zahlen um 30% erfolgt, daran sind die Ersterkrankungen und die Rückfälle annähernd in gleichem Maße beteiligt, allerdings gilt dies nicht für die Entwicklung von Jahr zu Jahr: von 1952—1953 ist die absolute Zahl der Ersterkrankungen um rund 800 zurückgegangen, die Rückfälle sind praktisch gleich geblieben; eine ähnliche Situation ergibt sich von 1955 auf 1956. Dagegen sind von 1956 auf 1957 die Ersterkrankungen um 11,2%, die Rückfälle aber um 23,2% gefallen. Identifiziert man den Begriff Neuaufnahmen mit den Neuzugängen in der Bundesrepublik Deutschland, unter welchen nicht nur Ersterkrankungen zu verstehen sind, dann ergibt sich für 1957 eine völlige Übereinstimmung (Neuzugänge Ia—Ic: 13,7 auf 10000 E). Dagegen liegen die in Tab. 25 für 1957 festgestellten amtlich gemeldeten Krankheitsfälle der ansteckungsfähigen Lungentuberkulosen höher als in der Bundesrepublik (Schweiz: 5,1, Deutschland: 4,2 auf 10000 E). Und dies trotz der in Deutschland bestehenden Meldepflicht. Allerdings stellen die Angaben über die Neuerkrankungen in Deutschland auch nur unterste Werte der tatsächlichen Verhältnisse dar; die effektive Zahl dürfte, wie aus den Ergebnissen der RRU zu schließen ist, beträchtlich höher liegen. Kaufmann gelangt auf Grund seiner Erhebungen zu dem Resultat, daß etwa 40% der Neuerkrankungen an Lungentuberkulose von den amtlichen und privaten Organen nicht erfaßt werden.

Nach der schweizerischen Schirmbildstatistik für 1957 ergibt sich, „daß auf 1000 Einwohner 2 Personen als behandlungsbedürftige Tuberkulöse zu gelten haben“. Die Verhältnisse in der Bundesrepublik sind keineswegs günstiger; legt man die in der Schweiz ermittelten Ergebnisse zugrunde, so handelte es sich in Deutschland um mindestens 100000 Personen, die eine behandlungsbedürftige Tuberkulose aufweisen. Da in der Bundesrepublik aber allein über 100000 Offentuberkulöse gemeldet sind, dürfte die Zahl der behandlungsbedürftigen Tuberkulösen höher liegen als in der Schweiz.

In seinem Jahresbericht 1958 der Schweizerischen Vereinigung gegen die Tuberkulose (*3*, 1959) berichtet KAUFMANN u. a. über die Ergebnisse von 3477 Umgebungsuntersuchungen in Zürich-Stadt solcher Personen, die mit Tuberkulosekranken Kontakt gehabt haben. Dabei wurden 34 Tuberkulöse = 9 auf 1000 ermittelt. Wenn schon nicht erreicht werden kann, daß alle Gesunden und Gefährdeten an den Schirmbildaktionen teilnehmen, dann kommt solchen systematischen Suchaktionen besondere Bedeutung zu. Diese Kontrolle muß jedoch, wenn sie ihren Zweck erfüllen soll, mehrmals im Jahr vorgenommen werden, da im Einzelfall nicht sogleich festgestellt werden kann, ob und wann eine Infektion erfolgt ist.

Die Gesamtzahl der Fürsorgefälle (KAUFMANN: Blätter gegen die Tuberkulose, *8*, 1958) belief sich 1957 auf 106764, sie hat gegenüber dem Vorjahr geringfügig abgenommen. Darunter befanden sich 16,7% Knaben, 16,4% Mädchen, 33,5% Männer und 33,4% Frauen. Die Alters- und Geschlechtsverteilung weist gegen 1956 keine wesentlichen Änderungen auf. Die Neuaufnahmen (23851) sind um 5,7% zurückgegangen. Im Laufe der letzten 5 Jahre haben die Neuerkrankungen, die neu gemeldeten Rückfälle und die Residuen durchgemachter Erkrankungen stetig abgenommen, die Zahl der Gefährdeten hat sich erhöht als Zeichen dafür, daß sich die Tätigkeit der Fürsorgestellen mehr und mehr auf die Prophylaxe verschiebt. Unter den 25391 Entlassungen befanden sich 69,4% nicht mehr Fürsorge-Bedürftige, 16,5% Verzogene, 10,4% Entwichene und 3,7% Verstorbene.

Bei 12,9% aller Fürsorgepatienten wurde eine Kur in einer Heilstätte, einem Spital oder einem Präventorium vermittelt. 39,4% der Kurfälle entfielen auf Patienten, die aus früheren Jahren übernommen worden waren, 60,6% auf neue Patienten. Die Kurfälle umfassen etwa ein Achtel der Fürsorgefälle. Der überwiegende Teil wird prophylaktisch und zwecks Nachfürsorge betreut. In der Vorsorge und in der Nachfürsorge sieht KAUFMANN heute die beiden Hauptaufgaben der Fürsorgestellen.

Im Jahre 1957 belief sich die Zahl der ärztlichen Untersuchungen in den Fürsorgestellen auf 93394; 169644 Röntgendurchleuchtungen wurden gemacht, davon betrafen 26747 Umgebungsuntersuchungen. Die Zahl der Röntgenaufnahmen wird mit 6080, die der Schirmbildaufnahmen mit 407390 angegeben. Die von den kantonalen Ligen durchgeführten BCG-Impfungen sind von 62531 auf 36891 zurückgegangen, da diese während der Polio-Impfungen eingestellt werden mußten. Die schulärztlichen Impfungen sind in den Zahlen zum großen Teil nicht enthalten.

Es wurde in den Schweizer Fürsorgestellen damit begonnen, die chronischen Tuberkulosen auszuscheiden, weil sich aus deren Zu- oder Abnahme Anhaltspunkte über Erfolge der Behandlung ergeben, und da die chronischen Tuberkulosen einer besonderen Überwachung und Betreuung durch die Fürsorgestellen bedürfen.

21,4% der aktiven intrathorakalen Tuberkulosen betreffen Primärtuberkulosen, 6,6% Pleuritiden und 72,0% tertiäre Lungentuberkulosen.

Unter den 4581 aktiven tertiären Lungentuberkulosen lief bei 3182 (= 69,5%) der erste Krankheitsschub ab, bei den restlichen 30,5% handelte es sich um Rezidive. Bei den ersten Krankheitsschüben stellen die alten Fälle ungefähr zwei Drittel, bei den Rezidiven ca vier Fünftel der Gesamtzahl dar.

30,6% (1403) der tertiären Lungentuberkulosen waren bazillär.

Die Zahl der Nachfürsorgefälle betrug im Jahre 1957 2789; in 308 Fällen wurden Stellen vermittelt, 145 Personen Heimarbeit verschafft, 134 Kranke umgeschult, und 1821 Patienten konnte man eine finanzielle Unterstützung zukommen lassen.

In einem Aufsatz „l'Evolution de l'endémie tuberculeuse. Situation actuelle de la suisse" (ref. n. Drope, Zentr.bl. f. d. ges. Tub.Fschg., 79, *239*, 1958) bemüht sich Arnold darum, der Ansicht entgegenzutreten, daß die Bekämpfung der Tuberkulose kein wesentliches Problem mehr darstelle. Vom sozialen Standpunkt aus gesehen kommt der Bekämpfung der Tuberkulose, für die in der Schweiz jährlich 66 Mill. Franken aufzuwenden sind, eine größere Bedeutung zu als der Bekämpfung der gefürchteten Poliomyelitis, da diese nur einen relativ kleinen Personenkreis betrifft.

Auch in der *Tschechoslowakei* zeigt sich ein stärkerer Abfall der Tuberkulosemortalität als bei der Morbidität (Trefny u. Urban, ref. n. Pollert: Tuberculosis Index, Vol. 13, *3*, 1958). Zwischen 1953 und 1956 ist die Zahl der Neuerkrankungen von 87,2 auf 100,9 auf 10000 E (?) angestiegen. Dies ist jedoch überwiegend auf die verbesserte Erfassung zurückzuführen.

Nach Khomutor (ref. n. Peroth, Tub. Index, Vol. 13, *2*, 58) wurden 1948 in der *UdSSR* 4,7 Mill. Personen wegen Tuberkulose untersucht, 1956 dagegen 49 Mill. (wohl RRU, DZK). Die Betreuung der Tuberkulösen erfolgte durch 53000 Fürsorgestellen (?). Es standen 141000 Betten in Sanatorien zur Verfügung. Die Zahl der Lungenfachärzte wird mit 12000 angegeben. Verglichen mit 1949 ist die Tuberkulosemortalität um 70% gefallen, die offenen Fälle haben sich um 43% verringert.

Minsker u. Komar (Changes in the incidence of active Tuberculosis in the Towns and Urban settlements of the Belorussian SSR, ref. n. Chest diseases, Excerpta Medica, Vol. 11, *394*, 1958) berichten, daß die Neuerkrankungen an aktiver Lungentuberkulose von 1950—1955 ständig abgenommen haben, und zwar die Primärerkrankungen um 36,2% und die offenen Tuberkulosen um fast 56%. Im selben Zeitraum hat sich die Häufigkeit der Tuberkulose der Knochen und Gelenke um 47,4% verringert. Die Neuerkrankungen der 3—14jährigen Kinder an aktiver Tuberkulose sind um 50%, die der 14—17jährigen um fast 40% gefallen. Die Ursache für diese Entwicklung der Tuberkulose der Kinder und Jugendlichen wird wesentlich in der Vaccination und Revaccination erblickt.

Die folgenden Angaben über die Tuberkulose in *Kanada* sind dem Annual Report of the Canadian Tuberculosis Association for the Year 1957 entnommen.

Tabelle 27. *Tuberkulose in Kanada 1955—1957*

	1955	1956	1957
Neuerkrankungen an Tbk.	10170	9370	9095
a. 10000 E	6,5	5,8	5,4
Zahl der Tuberkulosebetten	17605	16678	15900
Heilstättenbehandlung	14418	13317	12070
Erstkuren	10163	9131	9232
Wiederholungskuren	2927	4093	4005
mittlere Kurdauer (Tage)	361,8	327,5	310,0
Sterbefälle an Tbk	1382	1256	1183
a. 10000 E	0,89	0,78	0,71

Im Jahre 1957 wurden 9095 Neuerkrankungen an Tuberkulose festgestellt = 5,4 auf 10000 E; der Rückgang seit 1955 beträgt 16,9%.

Die mittlere Kurdauer von 310 Tagen ist im Verhältnis zu anderen Ländern ungewöhnlich hoch. Unter diesen Umständen ist es erstaunlich, daß 30% der Kuren auf Wiederholungskuren entfallen, zumal vielfach deren Ursache in nicht ausreichend durchgeführter Erstkur gesehen wird.

Die Tuberkulosesterblichkeit, die 1957 0,71 auf 10000 Personen betrug, ist seit 1955 um 20% abgesunken; sie ist um 60% niedriger als in der Bundesrepublik Deutschland.

In Kanada wurden 1957 insgesamt 160438 Personen BCG-geimpft.

Die Tuberkulose unter den Indianern und Eskimos bildet noch immer ein sehr ernstes Problem. Von den in der Provinz Manitoba an Tuberkulose verstorbenen Indianern gehörten 74% den Altersgruppen unter 30 Jahren an.

Untersuchungen (ebenfalls in der Provinz Manitoba) zeigten, daß 3 von 100 Indianern einer Heilstättenbehandlung wegen Tuberkulose bedürfen. Ross stellt fest, daß die Verhältnisse sich in den letzten 20 Jahren wesentlich geändert haben. Während seinerzeit alle Tuberkulosesterbefälle der Indianer in den Reservationen erfolgten, unterziehen sich jetzt die Indianer der Behandlung in der Heilstätte.

Von 796 Tuberkulösen, die in Manitoba im Mittel 567 Tage (!) stationär behandelt wurden, sind 7,2% gestorben. Entgegen ärztlichem Rat haben 11,7% der Patienten die Heilstätten verlassen; darunter befanden sich 15 Offentuberkulöse — 11 von ihnen sind inzwischen wieder zurückgekehrt, die übrigen werden überwacht.

In der Provinz Nova Scotia wurden durch RRU 229 Neuerkrankungen an Lungentuberkulose und 79 Reaktivierungen vorher inaktiver Fälle festgestellt. Ein Drittel aller Neuerkrankungen entfiel auf die Altersgruppen unter 20 Jahren.

In der Provinz Ontario wurde 1957 eine Sterblichkeit an Tuberkulose von 0,39 auf 10000 E erreicht; das mittlere Sterbealter ist seit 1944 von 40,4 Jahren auf 57,4 Jahre angestiegen.

An 3522 Heilstättenkuren sind Wiederholungskuren mit 28,4% beteiligt. Über die Diskrepanz zwischen Morbidität und Mortalität gibt Tab. 28 Auskunft.

Tabelle 28. *Erstkuren und Sterbefälle an Tuberkulose auf je 10000 Einwohner*

Jahr	Erstkuren	Mortalität
1948	4,8	1,9
1950	4,5	1,3
1952	4,1	0,8
1954	3,5	0,6
1956	3,6	0,4
1957	3,6	0,4

Der leichte Anstieg der Erstkuren ab 1954 ist auf die ungarischen Flüchtlinge zurückzuführen, unter welchen sich zahlreiche Tuberkulöse befanden. Die Tuberkulosemortalität, die in der Provinz Ontario bereits 1948 so niedrig war wie 1957 in der Bundesrepublik, konnte in dieser Zeit um 1,5 auf 10000 E = 79% reduziert werden.

Besondere Aufmerksamkeit wurde in Ontario der Tuberkulose der Gefängnisinsassen gewidmet, deren Zahl mit jährlich 52000 angegeben wird. 1957 wurden 22095 Gefangene röntgenologisch untersucht und dabei 120 = 54,3 auf 10000 heilstättenbedürftige Tuberkulosen entdeckt. Dies ist die bei weitem größte Häufigkeit an aktiver Tuberkulose unter allen Spezialgruppen (Krankenhausaufnahmen, Gefangene, Arbeiter, Lebensmittelhändler, Friseure, Insassen von Altersheimen, Unterstützungsempfänger, Lehrer usw.).

Der Erziehungsminister von Ontario hat 1956 durch eine Verfügung die röntgenologische Untersuchung aller Angehörigen des Schuldienstes (Lehrer, Kraftfahrer, Verwaltungspersonal) in Zeitabständen von 4 Jahren angeordnet. 1957 wurden dabei unter ca. 50000 Personen 28 aktive Tuberkulosen festgestellt.

In der Provinz Saskatchewan wurden im Jahre 1957 Nachuntersuchungen von 4443 früheren Patienten vorgenommen und dabei 98 behandlungsbedürftige Tuberkulosen festgestellt.

Unter 4705 Umgebungsuntersuchungen fanden sich in 0,83% der Fälle neue aktive Erkrankungen.

Die Kurdauer der 1957 aus Heilstätten entlassenen Tuberkulösen belief sich auf im Mittel 15,48 Monate = 464 Tage.

In 73 Reservationen wurden 13305 Kinder untersucht, von welchen 0,37% (37 auf 10000 K) heilstättenbedürftig waren.

Die Ergebnisse eines 1957 in der Provinz durchgeführten Tuberkulintests von rund 103000 Männern und Frauen sind in Abb. 45 wiedergegeben.

24,64% der Männer und 19,23% der Frauen aller Altersklassen zeigten ein positives Ergebnis. In der Altersverteilung finden sich annähernde Übereinstimmungen bis zum 30. Lebensjahr, dann divergieren die Kurven. In früheren Tbk.-Jb. war darauf hingewiesen worden, daß der unterschiedlichen Mortalität und Morbidität der Männer und Frauen an Tuberkulose Unterschiede im Ausfall der Tuberkulinprobe entsprechen. Unter der Bevölkerung der Provinz Saskatchewan, soweit diese getestet wurde, finden sich 1957 nur 22,1% Reagenten. Von Deutschland liegen keinerlei ähnliche Angaben vor.

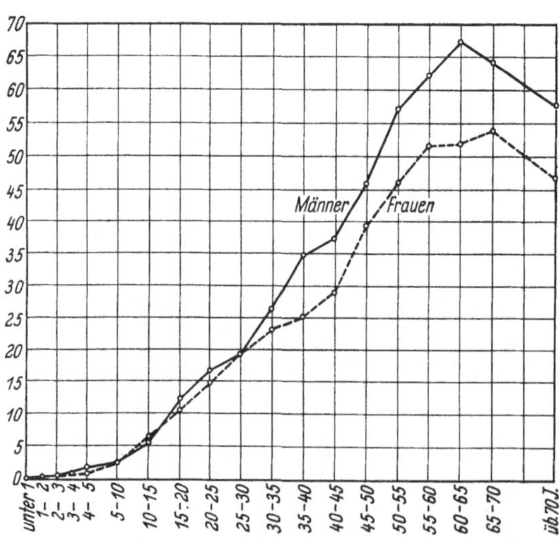

Abb. 45. Proz. Anteil der tuberkulinpositiven Männer und Frauen auf rd. 103000 Tub. Tests in der Provinz Saskatchewan/Kanada i. J. 1957.

In den *United States of America* (A. M. LOWELL: Tuberculosis in New York City 1957, New York Tuberculosis and Health Ass.) wurde die Zahl der Personen mit aktiver Tuberkulose Anfang 1956 auf 250000 geschätzt. Davon waren 150000 (60%) den staatlichen und lokalen Gesundheits-Departments bekannt. Der Rest umfaßt unbekannte Fälle und — zum kleineren Teil — früher bekannte Tuberkulöse, die sich der Überwachung entzogen haben. 250000 der wahrscheinlich vorhandenen 550000 Personen mit inaktiver Tuberkulose sind den Gesundheitsverwaltungen bekannt. Es ergeben sich insgesamt 800000 aktive und inaktive Tuberkulosen, während 1200000 Personen, welche früher an Tuberkulose erkrankt waren, keine Betreuung oder Überwachung mehr benötigen. Dieser Kreis stellt jedoch ein Reservoir von potentiellen Erkrankungsfällen bzw. Reaktivierungen dar.

Seit 1947 wurden die in Tab. 29 wiedergegebenen Neuerkrankungen und Sterbefälle an Tuberkulose in den USA gemeldet.

Tabelle 29. *Neuerkrankungen und Sterbefälle an Tuberkulose in den USA, 1947—1957, auf je 10000 Einwohner*

	1947	1948	1949	1950	1951	1952	1953	1954	1955	1956	1957
Neuerkrankungen	9,4	9,4	9,1	8,0	7,7	7,1	6,8	6,2	6,0	5,4	5,1
Sterbefälle	3,4	3,0	2,6	2,2	2,0	1,6	1,2	1,0	0,9	0,8	0,8

Die Neuerkrankungen an Tuberkulose in den USA sind seit 1948 laufend gefallen, sie liegen 1957 um über zwei Drittel niedriger als in der Bundesrepublik. Allerdings besteht in den USA keine allgemeine Meldepflicht, und aus diesem Grunde hat ein derartiger Vergleich nur sehr begrenzte Bedeutung.

Die amerikanischen Großstädte weisen — wie die in der Bundesrepublik — große Unterschiede in der Tuberkulose-Morbidität auf. Das Maximum mit 12,1 auf 10000 E wurde von Detroit, das Minimum mit 2,7 auf 10000 E von San Diago, Cal. gemeldet. Ähnlich verhält es sich mit der Mortalität: Baltimore: 2,1, Seattle, Wash. und San Diago, Cal. je 0,4 auf 10000 E.

Es zeigt sich, daß die Tuberkulosesterblichkeit um so höher ist, je mehr die Bevölkerungszahl ansteigt. Im allgemeinen weisen Städte mit 500000 und mehr Einwohnern eine höhere Sterberate auf als solche mit 100000—500000 E, diese wiederum haben eine höhere Sterblichkeit als die verbleibenden Gebiete der USA. Allerdings entfällt nur ein Viertel der Sterbefälle an Tuberkulose auf die Großstädte, drei Viertel auf die kleineren Städte und das Land. Für 1952—1955 ergibt sich folgendes Bild der auf 10000 E bezogenen Sterberate an Tuberkulose:

	1952	1953	1954	1955
Großst.	2,3	1,8	1,4	1,3
übrige USA	1,3	1,0	0,8	0,7

In *New York* (7,8 Millionen Einwohner) wurden nach dem Bericht von LOWELL im Jahre 1957 6117 Neuerkrankungen an Tuberkulose = 7,9 auf 10000 E festgestellt.

Der Bestand umfaßte am 31. 12. 1956 12732 Personen mit aktiver Tuberkulose. Die Zugänge (Neuerkrankungen + Verschlechterungen) betrugen 7984, die Abgänge 9352, so daß sich am 31. 12. 1957 ein Bestand von 11364 Personen = 14,6 auf 10000 E ergab. In Hamburg waren Ende 1957 25854 = 145,4 Personen mit aktiver Tuberkulose bekannt. Das ist genau das 10fache. Allein die Zahl der Offentuberkulösen ist in Hamburg mit 34,1 auf 10000 E zweieinhalbmal so hoch wie die Gesamtzahl der Tuberkulösen in New York. Nachdem die Sterblichkeit an Tuberkulose in Hamburg 2,05, in New York 1,3 auf 10000 E betrug, die Letalität in beiden Städten aber kaum sehr erhebliche Unterschiede aufweisen dürfte, kann aus den Angaben gefolgert werden, daß die großen Unterschiede in der Morbidität

Tabelle 30. *Neuerkrankungen und Sterblichkeit an Tuberkulose in New York 1940—1957 auf 10000 Einwohner*

	1940	1941	1942	1943	1944	1945	1946	1947	1948	1949
Neuerkrankungen	12,1	12,3	13,0	11,8	10,4	9,2	9,2	9,8	10,6	10,9
Sterbefälle	4,9	4,9	4,6	4,8	4,6	4,6	4,2	4,0	4,0	3,3

	1950	1951	1952	1953	1954	1955	1956	1957
Neuerkrankungen	9,8	9,6	9,3	9,4	8,4	7,9	7,9	7,9
Sterbefälle	2,9	2,7	2,0	1,6	1,4	1,4	1,2	1,3

beider Städte in erster Linie auf die Verschiedenartigkeit in der Bewertung der tuberkulösen Erscheinungen zurückzuführen sein werden, bzw. daß ein großer Teil, und zwar wahrscheinlich überwiegend aktive geschlossene Tuberkulosen in New York nicht erfaßt sind. Da aber bekannt ist, daß sich aus diesen ein großer Teil der neu bekannt werdenden Offentuberkulösen rekrutiert, sofern diese nicht betreut und behandelt werden, erscheint die Feststellung LOWELLS, daß die Tuberkulose in New York zu einem wesentlichen Teil unter Kontrolle ist, etwas optimistisch.

Die Entwicklung der Neuerkrankungen und der Sterbefälle in New York seit 1940 geht aus Tab. 30 hervor.

Die Neuerkrankungen sind in diesen immerhin 17 Jahren verhältnismäßig langsam abgefallen, seit 1954 ist die Änderung nur noch sehr geringfügig. Es erscheint denkbar, daß dabei Verschlechterungen solcher Personen eine Rolle spielen, welche in der Bundesrepublik in Betreuung durch die Fürsorgestellen gekommen wären, in New York aber als Tuberkulöse weder betreut noch überwacht oder behandelt werden.

Manhattan mit seinem hohen Anteil an Negern hatte 1950 19,7 Neuerkrankungen auf 10000 E, 1957 noch 16,8; Richmond dagegen 1950 6,2; 1957 nur noch 2,09 auf 10000 E.

Im Jahre 1943 war die weiße Bevölkerung New Yorks mit 63,6%, 1957 mit 53,3% an der Gesamtzahl der Neuerkrankungen beteiligt, auf die Neger entfielen 1943 16,7%; 1957 bereits 28,8%.

Tab. 31 zeigt die Altersgliederung der Neuerkrankungen der Männer in New York bei den verschiedenen Rassen seit 1950 in absoluten Zahlen.

Leider liegen keine altersgegliederten Angaben der verschiedenen Bevölkerungsgruppen vor, so daß sich die Betrachtungen auf die absoluten Zahlen beschränken müssen. Trotzdem kann aus den Zahlen der Tab. 31 geschlossen werden, daß die Entwicklung der Neuerkrankungen bei den Weißen etwa gleich der in anderen Ländern festzustellenden verlaufen ist, wonach die Abnahme sich besonders in den jüngeren und mittleren Lebensaltern auswirkt, während in höheren Altersklassen ein Anstieg erfolgt ist. Bei den Puerto-Ricanern ist in allen Altersklassen eine zum Teil beträchtliche Zunahme zu verzeichnen, bei den Negern nur eine geringe Abnahme zwischen 20 und 30 Jahren, in allen anderen Gruppen dagegen eine Zunahme. Außerdem entfällt bei Negern und Puerto-Ricanern das absolute Maximum auf niedrigere Altersklassen als bei den weißen Männern. Z. T. mag diese Entwicklung darauf zurückzuführen sein, daß die Erfassung während der letzten Jahre mehr auf die in höherem Maße tuberkuloseverdächtige nichtweiße Bevölkerung konzentriert worden ist, wahrscheinlich spielen aber auch andere Faktoren dabei eine Rolle.

Tabelle 31. *Neuerkrankungen der Männer an Tuberkulose in New York 1950—1957 — absolute Zahlen*

		0–5	–10	–15	–20	–25	–30	–35	–45	–55	–65	ü. 65 J.
Weiße	1950	83	43	12	77	210	195	150	463	779	639	495
	1957	36	17	12	37	69	95	114	284	524	571	588
Neger	1950	62	26	14	33	102	118	109	237	168	82	58
	1957	57	41	16	25	47	83	123	230	190	111	62
Puerto-	1950	38	13	7	15	58	30	25	34	9	12	2
Ricaner	1957	39	32	6	30	62	47	35	60	40	20	18

Nach Artikel 7 des Sanitary Code der Stadt New York habenÄrzte und Institutionen innerhalb von 24 Stunden nach der Festlegung der Diagnose eine Erkrankung an Tuberkulose dem Department of Health zu melden, wo diese in das zentrale Tuberkulose-Register aufgenommen werden. Dieses wies am 31.12.1957 einen Bestand von 11364 Personen mit aktiver Tuberkulose auf, davon sind 7845 Männer und 3519 Frauen. Bis zum 30. Lebensjahr ergeben sich bei den Frauen höhere Erkrankungsziffern als bei den Männern. Der Bestand hat sich vom 31.12.1946 von 17451 Personen um 6087 verringert. Die Abnahme betrifft alle Altersklassen bis zum 55. Lebensjahr, oberhalb 65 Jahren beträgt die Zunahme fast 50%, die ausschließlich durch Anstieg des Bestandes an männlichen Tuberkulösen verursacht wird.

Im Jahre 1957 wurden bei Sputumuntersuchungen 2212 Fälle von offener Tuberkulose festgestellt. Sofern sich diese Untersuchungen nur auf neuerkrankte Personen beziehen, handelt es sich um 36,2% aller Neuerkrankten, während in der Bundesrepublik 20,2%, in Hamburg 13,7% der Neuzugänge ein positives Sputum aufwiesen.

Die Unterschiede in den einzelnen Stadtgebieten sind erheblich: in Richmond sind 5 Tuberkulöse unter 10000 E bekannt, im Zentral Harlem Health Center Distrikt dagegen 62,9 auf je 10000 E. Das Gesamtgebiet der Stadt New York weist 14,5 Tuberkulöse auf je 10000 E auf. Davon befinden sich 5794 = 51% in Hospitälern und Sanatorien, die restlichen 49% — also praktisch die Hälfte des Bestandes — werden ambulant behandelt.

Seit 1950 berichtet das Bureau of Tuberculosis über die Zahl der nicht hospitalisierten Personen mit reaktivierter Tuberkulose, deren tuberkulöser Prozeß zum Stillstand gekommen zu sein schien. Deren Anzahl hält sich während dieses Zeitraums konstant um 1350. Obwohl bei diesen Personen eine Hospitalisierung für notwendig erachtet wird, verweigert ein größerer Teil die Wiederaufnahme einer Heilstättenkur und muß in Kliniken behandelt werden.

Der Tuberkulintest wird als ein nützlicher epidemiologischer Index angesehen, mit dessen Hilfe es gelingt, die Bevölkerungsgruppen herauszufinden, die durch eine Infektion einem größeren Risiko ausgesetzt sind als die durchschnittliche Bevölkerung. Es wird angenommen, daß „die gegenwärtige Infektionsrate in diesem Land (USA, DZK) kaum höher sein kann als 1 auf 1000 pro Jahr. Unter diesen Umständen kann damit gerechnet werden, daß jährlich allein in New York ungefähr 8000 Personen infiziert werden, wenn diese auf das ganze Land bezogene Häufigkeitsrate zugrunde gelegt wird".

Wenn danach in New York jährlich ca. 8000 Personen mit Tuberkulose infiziert werden und rund 6000 Personen pro Jahr neu an einer Tuberkulose erkranken, so müßte in etwa 75% der Fälle die Infektion eine Manifestation im Gefolge haben.

Das entspricht aber nicht den Tatsachen, der Prozentsatz der manifest werdenden Infektionen liegt außerordentlich niedrig. Es ist deshalb als sicher anzunehmen, daß die Zahl der Neuinfektionen ganz erheblich höher liegt als in dem erwähnten Bericht angeführt wird.

In den Jahren 1957—1958 wurden 56842 13—15jährige Kinder New Yorker Schulen mit Tuberkulin (Patch-Test) getestet. Darunter fanden sich 3577 positive Reagenten = 6,3%. Es zeigte sich, daß der positive Ausfall der Tuberkulinprobe bei den Kindern deutlich höher war, in deren Wohnbereich die Tuberkulosemorbidität hoch lag. Der niedrigste Prozentsatz wurde in katholischen höheren Schulen gefunden. Die positiv reagierenden Kinder sollen während der Dauer ihrer Schulzeit jährlich röntgenologisch untersucht werden.

Am 31. 12. 1957 befanden sich 5756 Personen mit aktiver Tuberkulose in Sanatorien und Heilstätten. Öffentliche und private Kliniken betreuten und überwachten 3481 Personen, 778 Tuberkulöse wurden von Privatärzten überwacht. Tausende New Yorker mit zum Stillstand gekommener und inaktiver Tuberkulose befanden sich in ärztlicher oder öffentlicher gesundheitlicher Überwachung, so daß keiner über mangelnde ärztliche Fürsorge klagen konnte. Für jene Patienten, die die Kosten der Behandlung nicht aufbringen können, stehen ausreichend Betten in öffentlichen Tuberkulosekliniken und Hospitälern zur Verfügung.

Die Gesamtzahl der in Überwachung durch das Department of Health stehenden aktiven und inaktiven Tuberkulosen am 31. 12. 1957 wird mit 19223 Personen angegeben.

Im Jahre 1957 wurden in New York 2095 BCG-Impfungen durchgeführt. Das Department of Health vertritt hinsichtlich der BCG-Impfung den Standpunkt: „Obgleich diese Methode der Immunisierung (BCG) gegen die Tuberkulose seit 1922 angewandt wird, ist ihr Wert immer noch umstritten. Es ist allgemein zuzustimmen, daß sie einen begrenzten Platz innerhalb des großen Tuberkuloseprogramms einnimmt.“ Sie kommt besonders für Kontaktpersonen und sonstige Tuberkulose-Exponierte in Frage. Die 1955 und 1956 geimpften Personen waren Kinder und Jugendliche mit negativem Ausfall der Tuberkulinprobe und Kontakt mit Tuberkulösen in der Familie usw.

Die Zahl der Kinder mit aktiver Tuberkulose ist in den letzten Jahren hoch geblieben. 1957 wurden 567 Neuerkrankungen der 0—15jährigen gemeldet, davon entfielen 481 Fälle auf die 0—10jährigen. Deren Zahl hat gegenüber 1950 (523) kaum abgenommen.

Diese Angaben überraschen insofern, als in den meisten anderen Ländern die Entwicklung der Tuberkulosemorbidität einen sehr eindrucksvollen Abfall gerade der Erkrankungen der Kinder aufweist. So meldete z. B. Hamburg im Jahre 1952 1759 Neuerkrankungen der 0—10jährigen an Tuberkulose aller Formen, 1956 nur noch 1040. Ähnlich liegen die Verhältnisse in vielen anderen Ländern. Nach dem von Lowell zitierten Bericht des New Yorker City Health Department folgt der tuberkulösen Infektion der Kinder nicht selten die rasche Entwicklung einer Meningitis oder einer Miliartuberkulose, besonders wenn die Infektion unbehandelt bleibt.

In den Jahren 1940—1950 wurden zwischen 7100 und 8700 Einwohnern von New York wegen einer Tuberkulose stationär behandelt. Das Maximum von 9606 entfällt auf das Jahr 1952. In diesem Zeitraum bestand ein gewisser Mangel an

Heilstättenbetten, so daß lange Wartezeiten zur Regel wurden. Mit dem Rückgang der Patientenzahl und einer gewissen Tendenz zur ambulanten Behandlung besserte sich die Situation, so daß stellenweise eine Reduzierung der Bettenzahl vorgenommen wurde. Nachdem nunmehr die vorhandenen Möglichkeiten besser ausgenützt werden, ergibt sich in manchen Institutionen ein hoher Ausnutzungsgrad.

Im Jahr 1957 verließen 7522 Patienten die Heilstätten, darunter 1851 = 25% ohne ärztliches Einverständnis; ihr Anteil lag zwischen 10% und 35%. Die Sterblichkeit in den Heilstätten betrug 10%. Die mittlere Kurdauer, bezogen auf die Verpflegungstage, errechnet sich zu 110 Tagen im Mittel.

In New York starben 1957 982 Personen an Tuberkulose = 1,26 auf 10000 E (1956 : 974 = 1,24 auf 10000 E). Der leichte Anstieg, welcher erstmalig innerhalb von 10 Jahren festgestellt wurde, wird auf die Auswirkungen der Grippe-Epidemie Ende 1957 zurückgeführt. Die Steigerung machte sich besonders in Manhattan bemerkbar, wo sie 15% betrug. Die Mortalität der Männer wird mit 2,0, die der Frauen mit 0,5 auf 10000 E angegeben. Auf je 10000 E in Manhattan kamen 1957 2,4 Sterbefälle an Tuberkulose, in Richmond 0,6. Etwa 20% der an Tuberkulose Verstorbenen waren vor ihrem Tode den Behörden nicht bekannt.

Von insgesamt 8154 durch Infektions- und parasitäre Krankheiten verursachten Todesfällen der Jahre 1952—1956 entfielen 6077 = 74,4% auf die Tuberkulose, die auch heute noch in New York die bedeutendste Infektionskrankheit darstellt, welche die menschliche Gemeinschaft bedroht.

Seit 1900 ist das mittlere Sterbealter der an Tuberkulose verstorbenen Männer von 34,2 auf 56,9 Jahre, das der Frauen von 30,6 auf 46,1 Jahre angestiegen. Auch in dieser Hinsicht zeigen die verschiedenen Rassen große Unterschiede: weiße Männer 57 Jahre, Neger 45 Jahre, Puerto Ricaner 39 Jahre, Gelbe 57 Jahre. Bei den Frauen entfällt das Maximum mit 48 Jahren auf die weißen Frauen, das Minimum — im Gegensatz zu den Verhältnissen bei den Männern — mit 31 Jahren auf die Frauen chinesischer Abstammung.

Die Tuberkulosemortalität der nichtweißen Männer in New York ist mit 4,68 auf 10000 E annähernd dreimal so hoch wie die der Weißen; bei den Frauen beträgt der Unterschied gar das fünffache (0,35 gegen 1,75 auf 10000 F).

Die für die Bekämpfung der Tuberkulose und Behandlung der Tuberkulösen von staatlichen und privaten Gesundheits- und Wohlfahrtsorganisationen aufzuwendenden Mittel werden auf jährlich 50 Millionen Dollar geschätzt. In den nächsten 10 Jahren werden die Einwohner New Yorks für eine einzige ansteckende Krankheit mehrere hundert Millionen Dollar aufbringen müssen.

Die Tuberkulose hat in den USA im Jahre 1956 insgesamt ca. 725 Millionen Dollar Kosten verursacht.

Über die Tuberkulose auf *Jamaika* berichtet Rerrie in Chest and Heart Bulletin, London (February 1959). Die offene Tuberkulose ist meldepflichtig. In den 25 Jahren vor 1952 sind 29222 solcher Neuerkrankungen registriert worden, im Jahresmittel 1100, davon allein 500 in Kingston, bei nur geringer jährlicher Abnahme. Die „galoppierende Schwindsucht" unter der jungen Landbevölkerung, die sich ihre Infektion in Großstädten holten, bildet die Mehrheit der Fälle und verursacht ungefähr 800 der jährlichen 1000 Sterbefälle an Tuberkulose. 80% sterben innerhalb eines Jahres nach der Diagnose. 2000 Fälle von ansteckender

Tuberkulose befinden sich in staatlicher Überwachung, aber nur 700 Betten stehen zur Verfügung. Die mittlere Kurdauer vor dem Tod war 6 Monate, aber die Einweisungslisten sind lang. Patienten, welche lagen und auf die Behandlung warteten, starben den Hungertod, diejenigen, welche weiter arbeiteten, starben an Tuberkulose. In 5 Jahren sind 90% der behandelten Fälle in Kingston und 99% auf dem Land gestorben, was dazu geführt hat, die Hospitäler mit der Bezeichnung Sterbehäuser zu belegen. Wenn auch die finanzielle Situation die stationäre Behandlung aller Tuberkulösen gestattet, so konnten die fortgeschrittenen Fälle doch nicht gerettet werden. Die einzige Lösung wird darin gesehen, die Resistenz der Landbevölkerung zu verbessern. Die Möglichkeit dazu wird in der BCG-Impfung gesehen, die bereits 1950 der Regierung von Jamaika durch die WHO empfohlen worden war. Mit den entsprechenden Maßnahmen wurde 1951 begonnen. Die Hälfte der Bevökerung wurde getestet — es ergaben sich 40% positive Reagenten. Der Prozentsatz der tuberkulin-positiv reagierenden Personen erwies sich abhängig von der Entfernung der betreffenden Gemeinde von Kingston oder der nächsten Großstadt. 24% der Bevölkerung wurden geimpft. Ernsthafte Reaktionen traten nicht auf.

Die Neuerkrankungen sind von 878 im Jahre 1952 auf 695 im Jahre 1957 zurückgegangen, und zwar besonders die „galoppierenden" Fälle unter den Erwachsenen. Dabei ist zu beachten, daß die letztere Zahl auch nichtmeldepflichtige Fälle enthält. Neuerdings sind alle tuberkulösen Lungenläsionen meldepflichtig einschließlich Pleuritis und Hilusvergrößerung bei Primärtuberkulosen der Kinder. Der Rückgang der Neuerkrankungen an Lungentuberkulose der jüngeren Erwachsenen unter der Landbevölkerung ist höchst bemerkenswert.

Für *Peru* (Cano-Gironda u. Bouroncle Carréon: Epidemiologia de la tuberculosis, ref. n. Essler, Zentrl.bl. f. d. ges. Tbk.-Fschg. 79, 1958) stellt die Tuberkulose noch ein ernstes Problem dar. 67,3% von 8292 im Jahre 1956 getesteten Kinder zwischen 0 und 15 Jahren waren tuberkulinpositiv. 6,8% von 126763 neu untersuchten Personen hatten eine Tuberkulose. Das Maximum der Morbidität wurde bei den 20—24jährigen gefunden (Männer: 27,8 auf 10000 M, Frauen: 24,8 auf 10000 F). Die Tuberkulosemortalität im Jahre 1954 wird mit 11,1 auf 10000 E angegeben. Die Letalität betrug 1956 noch rund 43%. Der Anteil der Meningitis tuberculosa an der Tuberkulosemorbidität hat 1955/56 deutlich zugenommen; das Maximum entfällt auf die 0—5jährigen. Das mittlere Sterbealter an Tuberkulose liegt bei 32,4 Jahren. Bis zum 4. Lebensjahrzehnt ist die Tuberkulosesterblichkeit der Frauen höher als die der Männer.

Über die Tuberkulose in *China* berichtet Cochrane in Tubercle (Chest Diseases in China, 38, 1957).

Die Zahl der Ärzte in China, welche bei dessen Bevölkerung von 600 Millionen nach westlichen Methoden praktizieren, ist ungefähr so groß wie in Groß-Britannien. Darüber hinaus arbeiten in China 500000 „traditional doctors". Ihre Tätigkeit hat einen beträchtlichen psychologischen Effekt, auch wenn sie wissenschaftlicher Grundlagen entbehrt.

Die Hauptaufgabe gilt gegenwärtig der Bekämpfung der allgemeinen Infektionskrankheiten wie Malaria, Typhus usw. Zum Zeitpunkt der Berichterstattung hatte man der Tuberkulose in China keine Priorität zuerkannt, mit Rücksicht auf das Ausmaß der anderen Gesundheitsprobleme ist dies verständlich.

Es ist geplant, für jeden Distrikt mit ca. 300000 Einwohnern eine Tuberkulosefürsorgestelle einzurichten. Dieser Plan scheint sich für Peking und Schanghai schnell verwirklichen zu lassen, aber in den kleineren Gebieten geht die Entwicklung langsamer vor sich. Ungefähr 90% der mit aktiver Tuberkulose behafteten Personen werden häuslich behandelt und erhalten gewöhnlich PAS und INH. Streptomycin ist in China sehr rar. Die Dauer der Behandlung ist kurz. Angaben über Rückfälle nach der Behandlung sind nicht bekannt.

Auf Grund gelegentlicher Röntgenuntersuchungen kann die Häufigkeit der Tuberkulose auf 3—4% behandlungsbedüftige Fälle geschätzt werden. Die Behandlung ist frei für Studenten (Schüler ?) und die Mitglieder der meisten Gewerkschaften. Allerdings muß die Verpflegung in den Hospitälern gewöhnlich bezahlt werden. Landwirtschaftliche Arbeiter, welche einen großen Prozentsatz der Bevölkerung stellen, müssen die Behandlung bezahlen.

Die orale BCG-Impfung wird bei allen Neugeborenen vorgenommen.

Die Tuberkulosemortalität in Peking und Schanghai wird mit 6 auf 10000 E angegeben, sie dürfte nach Ansicht des Verf. jedoch wesentlich höher liegen.

Die traditionellen chinesischen Ärzte berichten, daß sie die Tuberkulose hauptsächlich durch eine Akupunktur des fünften dorsalen Segmentes behandeln und zusätzlich oral Ochsengalle geben. Sie sind der Auffassung, daß diese Therapie ebenso wirksam ist wie ein Pneumothorax oder Bettruhe, aber sie geben zu, bisher wenig über die Wirkungen der modernen Chemotherapie zu wissen.

Histoplasmose und Coccidiomycose scheint in China ebenso unbekannt zu sein wie bemerkenswerterweise Sarkoidose. Die Ursache dafür liegt zweifellos nicht in der Unfähigkeit, die richtige Diagnose zu stellen, sondern es dürfte sich um wirkliche epidemiologische Besonderheiten handeln.

Die hohe natürliche Zunahme der Bevölkerung von *Hongkong* (1956 ca. 2,4 Mill.) bereitet bezüglich der Kontrolle von Infektionskrankheiten, wie Tuberkulose, Diphtherie, Masern, Pneumonie usw., Schwierigkeiten (Hong Kong annual departmental report by the Director of Medical and Health Services for the financial year 1955—1956 ref. n. Tub.Index, Vol. 13, 3, 1958). Das Programm der Unterbringung wird energisch vorangetrieben, aber in der Kolonie besteht ein erheblicher Mangel an Wasser.

Die Tuberkulose ist eine der Haupttodesursachen und stellt mit 12,0 auf 10000 E 14,7% aller Sterbefälle. Obgleich ein stetiger Abfall der Sterblichkeit zu beobachten ist, hat Hongkong noch nicht den plötzlichen Abfall der Tuberkulosemortalität erreicht, der in westlichen Ländern seit 1949 erfolgt ist. Die Sterblichkeit der unter 5jährigen an tuberkulöser Meningitis ist angestiegen, dergleichen die Häufigkeit der Erkrankungen (1954: 12505, 1955: 14148). Die Zahl der Personen mit Lungentuberkulose wird mit 13251 angegeben, das Maximum entfällt auf die 25—30jährigen. Die ambulante Behandlung (im Mittel 9 Monate) hat gute Ergebnisse gezeigt. In allgemeinen Krankenhäusern stehen 318 Betten für die Behandlung der Tuberkulose zur Verfügung, die Einweisungsliste dagegen ist lang. — Bei 4,55% von Umgebungsuntersuchungen wurden aktive Tuberkulosen ermittelt.

Die gegenwärtige Situation ist gekennzeichnet durch eine hohe Tuberkulosemorbidität und langsam abnehmende Mortalität.

In *Indien* stellt die Tuberkulose noch immer eines der ernstesten Probleme dar.

Nach BOGEN (Tuberculosis in India, ref. n. HINDS-Auckland, Chest Diseases, Excerpta Medica, Vol. **11** 2021, 1958) dürften 50% der gesamten Bevölkerung positiv auf Tuberkulin reagieren. Die Sterblichkeit beträgt ca. 15 auf 10000 E, dies entspricht etwa einem Achtel aller Sterbefälle. Die Zahl der Neuinfektionen wird auf 10 Mill. jährlich geschätzt, davon entwickeln 2500000 eine klinische Tuberkulose.

AHUJA (A time of change, NAPT, Annual Report 1957/58) berichtet, daß durch Massen-Röntgenuntersuchungen eine Morbidität zwischen 70 und 300 auf 10000 E ermittelt wurde. Es ist mit rund 2,5 Millionen Tuberkulösen zu rechnen, von welchen eine halbe Million pro Jahr stirbt.

Nach J. Amer. Med. Ass. **167**, 1958 haben Röntgenuntersuchungen, die in einzelnen Gebieten 90% der Bevölkerung erfaßten, ergeben, daß zwischen 0,1 und 1,1% der Bevölkerung eine offene Tuberkulose hatten. Die Morbidität der Frauen ist niedriger als die der Männer, sie steigt mit dem Alter an. In Städten und Industriegebieten ist noch kein Rückgang zu beobachten, während die Morbidität in Dörfern und kleinen Städten ansteigt. Es ist anzunehmen, daß ca. 2% der gesamten Bevölkerung tuberkulös sind.

Über die Tuberkulose in *Japan* berichtet KUMABE (News Letter, 11, 1959). Im Jahre 1940 sind 152019 Personen in Japan an Tuberkulose gestorben = 20,96 auf 10000 E, im Jahre 1957 handelte es sich um 42652 = 4,68 auf 10000 E.

Es wird geschätzt, daß sich unter 91,1 Millionen Einwohnern etwa 3000000 Tuberkulöse befinden. Damit bleibt die Tuberkulose auch in Japan eines der wichtigsten Gesundheitsprobleme.

Seit 1951 sind rund 58,4 Millionen Personen BCG-geimpft worden; die Zahl der Röntgenuntersuchungen seit 1951 beträgt 115,2 Millionen.

Auf Veranlassung des Ministeriums für Gesundheit und Wohlfahrt wurde 1953 eine Tuberkulose-Untersuchung für das ganze Land angeordnet. Die umfassenden Maßnahmen offenbarten, daß mit 2,9 Millionen Fällen von aktiver Tuberkulose, darunter 800000 offenen Tuberkulosen und 2,6 Millionen inaktiven Tuberkulosen, gerechnet werden muß. 80% der Patienten mit aktiver Tuberkulose wußten nichts von ihrer Erkrankung. Die niedrigste Erkrankungsziffer betrug 3,6%, das Mittel 6,1%. 1958 wurde eine zweite Massenuntersuchung begonnen, von der man sich exakte Angaben über die Entwicklung während der vergangenen 5 Jahre erhofft. Die Ergebnisse der Untersuchungen sollen nach einer statistischen Analyse 1959 veröffentlicht werden.

Im Jahre 1956 wurden 518142 Tuberkulöse registriert, für welche 262455 Tuberkulosebetten zur Verfügung standen, einschließlich 127461 Betten in 696 Sanatorien. 1957 wurden 520899 Neuerkrankungen festgestellt.

Die Kosten für die Behandlung der Tuberkulose im Jahre 1956 betrugen 62200000 yen = 22,2% der Kosten für alle Krankheiten.

BONA DE SANTOS behandelt in einem Aufsatz (The Tuberculosis problem in the Philippines and its control, ref. n. Tub. Index, Vol. 14, I, 1959) die Verhältnisse auf den *Philippinen*. Die hochinfizierte Bevölkerung lebt zum Teil auf abgelegenen Inseln, zum Teil eng zusammengedrängt in Städten in tropischem Klima. Die Statistiken sind ungenau. Die Sterblichkeit im Jahre 1936 wird auf 222 auf 10000 E geschätzt, sie betrug in Manila 31,1 auf 10000 E, 1947 war sie auf 17,3 bzw. 25,2 (in Manila) gesunken. Die Abnahme wird auf natürliche Selektion und entsprechende Maßnahmen zurückgeführt. Bis 1955 erfolgte ein weiterer Abfall auf 11,4 bzw. 9,6 auf 10000 E. Etwa 20% der Tuberkulosesterbefälle betreffen Kinder unter 15 Jahre, jedoch hat die Tuberkulosemortalität der Kinder von 1948 bis 1955 um 57% abgenommen.

Mit der BCG-Impfung wurde 1947 durch den US-Gesundheitsdienst begonnen. Bei einer Bevölkerung von rund 22 Millionen stehen nur 2000 Betten für Tuberkulöse zur Verfügung. Es herrscht Mangel an ausgebildetem Personal.

Nach SODHY (ref. n. SHICK, Am. Rev. of Tbc., Vol. 77, Abstr. 29, 1958) sind in *Malaya* 7% der Todesursachen durch Tuberkulose bedingt, jedoch ist die Statistik ziemlich ungenau, da 80% der Sterbefälle mit unbekannten Ursachen gemeldet werden. Es wird geschätzt, daß ca. 6% der Bevölkerung eine aktive Tuberkulose haben.

In *Neuseeland* (New Zealand Department of Health, ref. n. Tub.Index, Vol. 13, 3, 1958) starben 1956 1,1 Personen auf 10000 E an Tuberkulose (Europäer 0,8, Maori 5,7). Die Zahl der Neuerkrankungen wird mit 1806 angegeben. Gegenüber 1955 ist eine Abnahme um rund 5% erfolgt. Durch 7 Röntgenzüge (Einheiten) wurden 202672 Personen untersucht und dabei 359 unbekannte Tuberkulosen ermittelt = 17,8 auf 10000 Aufnahmen. Es handelt sich dabei um 23% aller Neuerkrankungen.

In *Australien* (Eighth Annual Report, Nat. Ass. for the Prevention of Tuberculosis in Australia, 1959) wurden 1957 4095 Neuerkrankungen an Tuberkulose festgestellt = 4,24 auf 10000 E; deren Altersverteilung aus Abb. 46 zu ersehen ist.

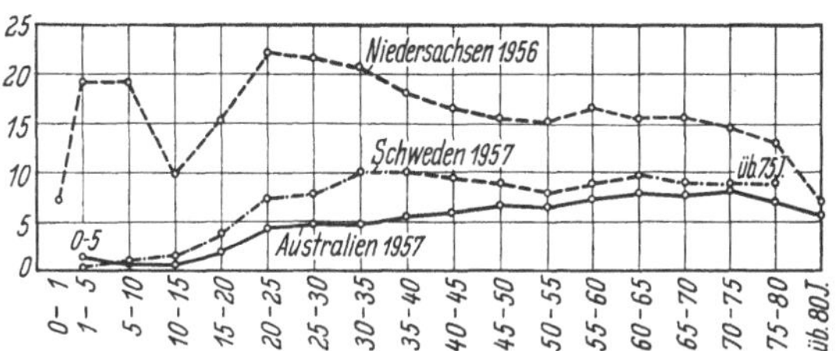

Abb. 46. Neuerkrankungen an Tuberkulose (alle Formen) in Australien 1957, Schweden 1957 und Niedersachsen 1956 a. je 10000 der einzelnen Altersklassen (M + F).

Wahrscheinlich werden auch in Australien — wie in vielen anderen Ländern — die geschlossenen Tuberkulosen nicht so bewertet wie in Deutschland, so daß sich hierdurch zwangsläufig eine geringere Morbidität ergibt. Die Unterschiede gegenüber Niedersachsen sind beträchtlich, sie fallen selbst gegenüber Schweden noch ins Gewicht, das 1957 noch 5071 Neuerkrankungen = 6,9 auf 10000 E zu verzeichnen hatte und damit über 50% mehr als Australien. Der Tuberkulose der Kinder und jungen Leute kommt in Australien nach dieser Darstellung praktisch kaum noch Bedeutung zu.

Über die Entwicklung der Neuerkrankungen und Sterbefälle seit 1947 unterrichtet Tab. 32 (s. S. 138).

Seit 1947 ist die Sterblichkeit auf rund ein Fünftel der von 1957 abgesunken, in derselben Zeit hat sich die Morbidität um 20% verringert; absolut betrachtet liegen die Neuerkrankungen 1957 sogar immer noch etwas höher als 10 Jahre zuvor; eine Folge der inzwischen verbesserten Erfassung.

Die Bettenzahl belief sich 1948 auf 3939, sie ist bis 1954 auf 5519 erhöht worden und hat in den Jahren 1955 bis 1957 eine Reduzierung auf 4712 erfahren.

Über die Tuberkulose in *Südaustralien* berichtet WOODRUFF (Recent trends in

Tabelle 32. *Neuerkrankungen und Sterbefälle an Tuberkulose in Australien 1947—1957 — absolut und auf 10000 Einwohner*

	Neuerkrankungen		Sterbefälle	
	abs.	a. 10000 E.	abs.	a. 10000 E.
1947	3971	5,2	2261	3,0
1949	3884	4,9	1964	2,5
1951	4601	5,4	1538	1,8
1953	4979	5,6	974	1,1
1955	4606	5,1	729	0,8
1957	4095	4,2	585	0,6

Tuberculosis in South Australia, ref. n. SCHNEIDER, Zentr.bl. f. d. ges. Tubk.-Fschg., 80, 364, 1958/59).

Das Durchschnittsalter der ersten 20 Tuberkulose-Todesfälle im Sterberegister der Stadt Adelaide im Jahre 1842 beträgt 28,7 Jahre. Der seitdem beobachtete Verlauf von Mortalität und Morbidität entspricht dem anderer Länder. Die Sterbeziffer hat sich in den letzten 10 Jahren allerdings kaum noch geändert. Die Tuberkulose wird mehr und mehr zur Krankheit der alten Männer. 1957 waren 3729 Personen mit Tuberkulose registriert = 43,3 auf 10000 E. Seit März 1952 erfolgt eine obligatorische Röntgenreihenuntersuchung der gesamten Bevölkerung von über 14 Jahren, durch welche bis 98% der Bevölkerung erfaßt werden. Unter 295665 Aufnahmen wurden 262 neue aktive Tuberkulosen gefunden = 8,9 auf 10000 Aufnahmen. In der Altersklasse der 20—30jährigen Männer wurde 1 Tuberkuloser unter 1576 Aufnahmen gefunden, bei den über 70jährigen kam 1 Tuberkulöser bereits auf 256 Aufnahmen. Für die Frauen lauten die Zahlen 2155 bzw. 878. Es wird eine Wiederholung der MR in Zeitabständen von 3 Jahren für notwendig erachtet. Besondere Aufmerksamkeit gilt den Einwanderern, deren Anteil an den Neuerkrankungen 11,3% statt der erwarteten 6,5% ausmacht.

Bei den Schulentlassenen wurden 1952 8% positive Reagenten festgestellt, 1956 nur noch 4,1%, sofern es sich um in Australien geborene Kinder handelte. Die Kinder der Eingewanderten reagierten 1952 zu 39,4%, 1956 zu 20,4% positiv. In Südaustralien werden intensiv BCG-Impfungen durchgeführt. (Unter diesen Umständen ist es allerdings unverständlich, wenn nur 4,1% der Schulentlassenen 1956 positiv reagieren, DZK).

In *Westaustralien* wurden 1956 468 Neuerkrankungen registriert = 6,9 auf 10000 E. Ein leichter Anstieg gegenüber dem Vorjahr ist durch die obligatorischen MR bedingt. Eine besondere Überwachung erfahren die Einwanderer, unter welchen sich zahlreiche Tuberkulosefälle finden. Überwachung und Behandlung sind gesetzlich festgelegt. Die Sterblichkeit an Tuberkulose (alle Formen) ist von 0,74 (1953) auf 0,68 (1957) auf 10000 E gefallen (Western Australia, ref. n. Tub. Index, Vol. 14, I, 1959).

In *Tasmanien* (Parliament of Tasmania, ref. n. Tub. Index, Vol. 14, I, 1959) wurden 1952 198 Neuerkrankungen an Tuberkulose ermittelt, 1953 216, 1955 189 und 1957 206 = 6,3 auf 10000 E. Die unter 15jährigen und die über 45jährigen wiesen eine erhöhte Morbidität auf. Die Abnahme betrifft besonders die fortgeschrittenen und die mäßig fortgeschrittenen Fälle. Unter den 206 Neuerkrankungen des Jahres 1956 befanden sich 179 Lungentuberkulosen, darunter 149 heilstättenbedürftige Fälle = 83%. 44,1% sind durch MR entdeckt worden. Es wird die Fortsetzung der obligatorischen MR für notwendig erachtet, *nachdem sich freiwillige Untersuchungen als wertlos erwiesen haben.* Unter 10000 E starben 0,82 an Tuberkulose.

Im Anhang sind zwei Tabellen mit Angaben über die Neuerkrankungen und die Sterbefälle an Tuberkulose in den Jahren 1953—1957 in einer Reihe von Ländern wiedergegeben. Die Zahlen zeigen nur die ungefähren Verhältnisse auf, ein Anspruch auf Zuverlässigkeit kann ihnen schon deshalb nicht zugebilligt werden, da die unterschiedliche Erfassung und Terminologie dies ebenso wenig zulassen wie die Tatsache, daß die Zahlenangaben schon der Bevölkerung vielfach auf Schätzungen beruhen. Die Tabellen wurden zusammengestellt von der Statistical Division, New York Tuberculosis und Health Assosiation (LOWELL, Tuberculosis in New York City 1957, New York Tub. and Health Ass. 1958).

Zusammenfassung

(Die Tuberkulose im Ausland)

Die Tuberkulosemortalität- und Morbidität ist in allen Ländern der Erde besonders während des letzten Jahrzehnts stark abgesunken. Trotzdem weisen vor allem asiatische und südamerikanische Länder noch heute höhere Sterbeziffern auf als die Masse der Industrieländer Europas und Amerikas vor etwa 20 Jahren. Vielerlei Gründe stehen einer raschen Besserung der Verhältnisse entgegen, und es wird erheblicher Anstrengungen bedürfen, die Tuberkulose in den weniger entwickelten Ländern weiter einzudämmen. Die in Frage kommenden Länder repräsentieren mehr als die Hälfte der Erdbevölkerung. Sie sind aus eigenen Kräften nicht in der Lage, die entscheidenden Maßnahmen zu ergreifen, und selbst mit umfassender Unterstützung in personeller, materieller und ideeller Hinsicht wird dort die weitere Entwicklung nur langsam ablaufen. Auch wenn die statistischen Angaben unvollständig und nicht vergleichbar sind und vielfach auf Schätzungen beruhen, so lassen sie doch erkennen, daß die Tuberkulose noch immer eine maßgebende Rolle im Leben der Völker spielt. Die Möglichkeiten zu ihrer Bekämpfung beruhen weitgehend auf dem Wissen um ihre Verbreitung, die Art ihres Auftretens, die Verteilung der Erkrankungsfälle nach Alter und Geschlecht und deren Änderungen. Das heutige Ausmaß der Tuberkulose in vielen großen und kleineren Ländern rechtfertigt noch lange kein Nachlassen des Abwehrkampfes, sondern erfordert Kontrolle und Überwachung. Die vielen unbekannten Infektionsquellen in den menschenreichsten Gebieten der Erde bilden im Zeitalter des Weltverkehrs und der revolutionären Strömungen eine erhebliche potentielle Gefahr.

Summary: The Tuberculosis in Foreign Countries

Throughout the world there has been a marked decrease of the tuberculosis mortality and morbidity in the last decade. Nevertheless, compared with all industrialized European and American countries about twenty years ago, Asiatic and South American countries, above all, still have a higher death rate at the present time. Various reasons delay the rapid improvement of this situation, and considerable efforts will be required to prevent the further spread of tuberculosis in underdeveloped countries. The countries concerned represent more than half of the world's population. They are not themselves capable of taking the necessary, decisive measures. And even with comprehensive support by medical staffs, material and ideal aids, progress will continue slowly. However incomplete and unsuited for comparative analysis the statistical data may be — because they often are based on rough estimates — nevertheless, they definitely show that tuberculosis still vitally effects the life of the countries. The means of fighting it depend largely upon the knowledge of how it spreads, how the first symptoms can be recognized, how the cases can be classified according to age and sex, and how they vary. The present incidence rate of tuberculosis in many large and small countries by no means justifies a let-up in the battle against tuberculosis; instead, it calls for control and continued supervision. In this age of global traffic and revolutionary movements, the many unknown sources of infection in the most heavily populated areas of the world are a potential source of danger.

H. Tuberkulose und soziale Rentenversicherung

Nach Gesundheitswesen, Stat. Ergeb. 1956 (Stat. Bundesamt Wiesbaden) verzeichnet die soziale Rentenversicherung im Jahre 1955 10937 Zugänge von *Invalidenrenten wegen Tuberkulose* (alle Formen) im Bundesgebiet einschließlich Berlin-West. Bezogen auf die Gesamtzahl an Zugängen wegen aller Invaliditätsursachen (145697) handelt es sich um 7,5%, und zwar bei den Männern um 10,6%, bei den Frauen um 4,0%. Im Jahre 1956 beträgt die Zahl der Zugänge von Krankheits-Invalidenrenten 145924; sie hat sich gegenüber 1945 praktisch nicht verändert. Die Zugänge wegen Tuberkulose werden mit 11095 angegeben. Auch hier ist die Änderung geringfügig. Im Jahre 1955 waren die Frauen an den Zugängen wegen Tuberkulose mit 25,4% beteiligt, 1956 jedoch mit 32,4% — innerhalb eines Jahres hat sich der Zugang an Invalidenrenten wegen Tuberkulose bei den Männern von 8156 (1955) auf 7503 (1956), also um 8,0% verringert und ist bei den Frauen von 2781 auf 3592 (= 29,1%) angestiegen. Diese Verhältnisse sind auch aus der Altersgliederung der Zugänge in Abb. 47a und b zu ersehen.

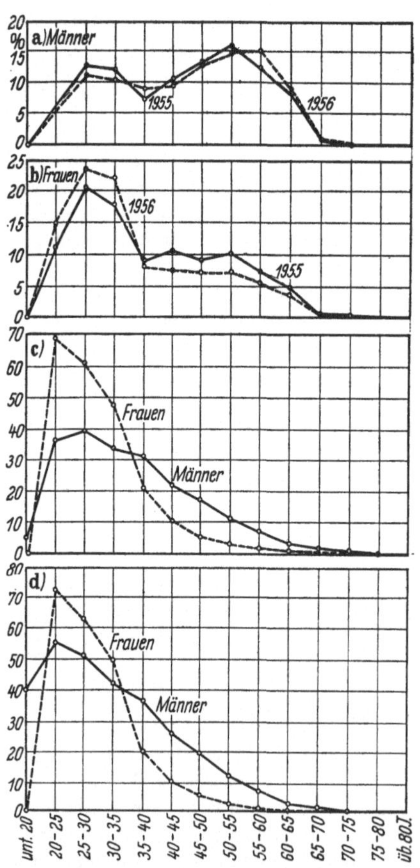

Abb. 47. Zugang von Invalidenrenten wegen Tuberkulose i. Bundesgebiet u. West-Berlin:
proz. Verteilung der Renten nach Altersklassen 1955 u. 1956 a) der Männer, b) der Frauen
c) proz. Anteil der Tbk. an allen Inval. Ursachen 1956,
d) dto. an allen Inval. Ursachen ohne Verunglückungen 1956.

Es zeigt sich, daß der Zugang überwiegend die Altersgruppen der Frauen von 20—35 Jahre betrifft, welche gegenüber 1955 eine Steigerung um 787 Invaliditätsfälle (= 57,4%) wegen Tuberkulose aufweisen, während bei den Männern von 20—35 Jahre ein Rückgang um 410 Fälle eingetreten ist. Diese Situation ist insofern merkwürdig, als gerade in diesen Altersgruppen die Morbidität sowohl der Männer als auch der Frauen seit Jahren relativ stark abnimmt. Diese Entwicklung der Zugänge an Invaliditätsrenten der Frauen wegen Tuberkulose ist deshalb sicherlich nicht auf epidemiologische Ursachen zurückzuführen und dürfte wohl materielle Gründe haben.

Über den Anteil der Zugänge an Invalidenrenten wegen Tuberkulose an der Gesamtzahl an Zugängen wegen aller Ursachen unterrichtet Abb. 47 c und d. Danach entfallen 1956 bei den 20—25jährigen Frauen annähernd 70% der Invaliditätsursachen auf die Tuberkulose, bei den Männern 36,5%; ohne Berücksichtigung der Unfälle usw. steigen die Anteile der Tuberkulose auf 72,8 (F) bzw. 55,5% (M). An allen Zugängen von Invalidenrenten der 20—35jährigen ist die Tuberkulose der Männer mit 36,2%, die der Frauen mit 56,7% beteiligt.

Für die Zugänge von *Ruhegeldern wegen Berufsunfähigkeit* im Jahre 1956 ergeben sich ähnliche Verhältnisse wie in Abb. 47a und b; der Anteil der Tuberkulosen der Männer beläuft sich auf 10,0% aller Fälle, der der Frauen liegt höher als bei den Invalidenrenten (4,0%) und beträgt 7,8%. Von der Gesamtzahl der Zugänge an Invalidenrenten und Ruhegeldern wegen Berufsunfähigkeit infolge Tuberkulose der Männer (10040) entfallen 74,7% auf Invalidenrenten und 25,3% auf Ruhegelder, bei den Frauen 70,2% auf Invalidenrenten und 29,8% auf Ruhegelder.

Im Jahre 1956 sind im Bundesgebiet und West-Berlin 10741 Invalidenrenten für Tuberkulöse wegen Tod, Behebung der Berufsunfähigkeit usw. weggefallen, und zwar 7917 für männliche und 2814 für weibliche Personen. Bei den Männern liegt diese Zahl um rund 400 höher als die Zugänge, bei den Frauen um fast 800 Fälle niedriger. Aus diesen Verhältnissen kann man schließen, daß bei der Mehrzahl der Männer das Bestreben vorherrscht, möglichst bald wieder arbeitsfähig bzw. gesund geschrieben zu werden, während bei den Frauen diese Tendenz nicht zu erkennen ist. Zum Teil ist dies damit zu erklären, daß die Männer für den Unterhalt der Familie zu sorgen haben und die mit der Invalidität verbundene Reduzierung der Einnahmen als bedrückend empfinden, während die Frauen zu einem wesentlich geringeren Prozentsatz einer derartigen Zwangslage gegenüberstehen.

Hinsichtlich der Ursachen, die zum Wegfall der Invalidenrenten fuhren, ist festzustellen, daß bei den Männern Todesfälle mit 41,7%, Behebung der Berufsunfähigkeit mit 56,3% den Anlaß bilden; bei den Frauen sind 30% durch Tod und 68,7% durch Wiederherstellung der Berufsfähigkeit bedingt. Daraus kann geschlossen werden, daß sich die Männer meist erst dann entschließen, sich invalid bzw. berufsunfähig erklären zu lassen, wenn ihr Gesundheitszustand keine andere Alternative mehr zuläßt. Auch wenn materielle Gründe hier eine entscheidende Rolle spielen, sollte doch in Zusammenarbeit zwischen Betrieben und Tuberkulosefürsorgestellen angestrebt werden, eine Erleichterung der Arbeitsbedingungen besonders für schwerarbeitende männliche Tuberkulöse zu erreichen, bzw. deren Arbeitsfähigkeit nach strengeren Maßstäben zu beurteilen.

Zusammenfassung

(Tuberkulose und soziale Rentenversicherung)

In der Bundesrepublik Deutschland und West-Berlin sind im Jahre 1956 11095 Zugänge von Invalidenrenten wegen Tuberkulose zu verzeichnen, außerdem 4067 Zugänge von Ruhegeldern wegen Berufsunfähigkeit infolge Tuberkulose. Der Anteil der Tbk. an allen Ursachen ist besonders hoch bei den 20—35jährigen und beträgt in diesen Altersgruppen zwischen 50 und 70%.

Von den in Wegfall gekommenen Renten sind bei den Männern 41,7%, bei den Frauen 30,0% auf Todesfälle, der Rest überwiegend auf Wiederherstellung der Berufstätigkeit zurückzuführen.

Der Beurteilung der Arbeitsfähigkeit besonders der tuberkulösen Männer sollte ein schärferer Maßstab zugrunde gelegt werden.

Summary: Tuberculosis and social Insurance

During 1956, in the German Federal Republic and West Berlin, 11095 additional tuberculous cases received disablement pensions; furthermore, 4067 additional pensions were granted to unemployable tuberculous persons. Among all causes, tuberculosis ranks particularly high in the 20 to 35 year class, reaching between 50 and 70% in these age-groups.

41.7% of disablement pensions for males and 30% for females were terminated by death, the rest predominantly occupational rehabilitation.

Therefore, in evaluating the occupational fitness, particularly among male tuberculous cases, stricter standards should be applied.

I. Stationäre und ambulante Behandlung

Die Zahl der Tuberkulose-Anstalten in der Bundesrepublik belief sich Ende 1957 nach Tab. 33 auf 281 für Erwachsene und 44 für Kinder. Ohne das Saarland ergibt sich eine Verminderung der Heilstätten um 29, und zwar um 10 Anstalten für Erwachsene und 19 für Kinder. Von letzteren entfallen 4 auf Schleswig-Holstein, 5 auf Niedersachsen, 5 auf Nordrhein-Westfalen, 2 auf Baden-Württemberg und 3 auf Bayern. In dieser Entwicklung zeigt sich die seit Jahren zu beobachtende Abnahme der Tuberkulosemorbidität besonders der Kinder und Jugendlichen.

Am 31. 12. 1957 standen 59605 Betten für stationäre Behandlung von Tuberkulösen zur Verfügung. Gegenüber 1956 ist die Bettenzahl um 934, ohne Berücksichtigung des Saarlandes um rund 1750 Betten zurückgegangen; die Zahl der Heilstättenbetten liegt um rund 2500 niedriger, die der Tuberkulosebetten im allgemeinen Krankenhäusern um etwa 750 höher als im Jahre 1956; das Land Nordrhein-Westfalen weist eine Zunahme um 1270 Betten in allgemeinen Krankenhäusern auf. Wahrscheinlich handelt es sich dabei aber nur um eine Berichtigung früherer Angaben. Die Zahl der Betten für tuberkulosekranke Kinder wurde um 1500 reduziert.

Für das Jahr 1957 werden 16650955 Verpflegungstage für Tuberkulöse angegeben. Bei einem Tagessatz von nur DM 12,— (dieser liegt in vielen Heilstätten wesentlich höher) ergibt sich ein Betrag von 200 Millionen DM nur für stationäre Unterbringung — ohne Behandlungskosten, Medikamente usw.

Nach Tab. 34 befanden sich 1957 72313 Tuberkulöse in stationärer und nur 48819 (ohne Baden-Württemberg) in ambulanter Behandlung.

Bezogen auf die oben angegebene Zahl von Verpflegungstagen ergibt sich eine mittlere Kurdauer von 230 Tagen. Diese Feststellung dürfte kaum den Tatsachen entsprechen, der Heilstättenaufenthalt wird wahrscheinlich im Mittel nur 150 bis 180 Tage betragen. (In „Die Tuberkulose in Bayern 1958“ [Bayerisches Statistisches Landesamt] wird die durchschnittliche Aufenthaltsdauer der Tuberkulosekranken in den Jahren 1956—1958 mit 120 Verpflegungstagen angegeben.) Es ist deshalb anzunehmen, daß auch die Zahl der stationär behandelten Tuberkulösen höher liegt als in Tab. 34 angegeben ist. Der Umfang der ambulanten Behandlung ist kaum statistisch zu erfassen. Nach Tab. 34 wurden z. B. in Hamburg 31,8% der Behandelten stationär, 68,2% ambulant behandelt, in Rheinland-Pfalz dagegen umfaßte die ambulante Behandlung nur 17% der Gesamtzahl. Man kann wohl damit rechnen, daß die Zahl der ambulant Behandelten mindestens der der stationär behandelten Fälle entspricht.

Die Bundesrepublik Deutschland ist eines der Länder, welche noch eine erheblich höhere Tuberkulosemortalität aufweisen als etwa Dänemark, die Niederlande, Schweden, die USA usw. Eine der Ursachen könnte vielleicht in wesentlichen Unterschieden der Dauer der stationären Behandlung zu suchen sein. Leider

Tabelle 33. *Die planmäßigen Tbk.-Betten 1957* (entnommen aus den Länderstatistiken)

Land	Tuberkulose-Anstalten						Allgemeine Krankenhäuser					
	Zahl der Tuberkulose-Anstalten		Zahl der planmäßigen Betten		Summe der Verpflegungstage		Zahl aller allgem. u. sonstigen Krankenhäuser mit Tbk.-Betten		Zahl der Tbk.-Betten dieser Krankenhäuser		Summe der Verpflegungstage der Tuberkulösen	
	Erwachsene	Kinder	Erwachsene	Kinder	Erwachsene	Kinder	Erwachsene	Kinder	Erwachsene	Kinder	Erwachsene	Kinder
Schleswig-Holstein	16[1]	3	3231[2]	390	564214[3]	216820	18[4]	2	862[5]	50	452263[6]	33353
Hamburg	—	—	—	—	—	—	4	5	329	148	98628	35001
Niedersachsen	55	10	5382	1249	2318138	300027	35	7	1010	87	392882	11037
Bremen	3	1	413	90	—	—	3	3	315	50	—	—
Nordrhein-Westfalen	49	6	6747	1015	2642	828	—	—	7244		—	—
Hessen	20	5	3670	793	1311619	279403	36		1014		285851	
Rheinland-Pfalz	14	3	1589	297	562243	98045	45		913		—	—
Baden-Württemberg	74	7	8140	1018	2823559	312525	60		2033		—	—
Bayern	47	8	8050	1145	2825632	415485	76	17	1171	346	322203	92058
Saarland	3	1	453	130	155558	44280	9	3	172[7]	59[7]	39577[8]	17726[8]
Bundesgebiet	281	44	37675	6127	14870376		328		15803		1780579	
West-Berlin	5[9]	—	1309	55	460206	13728	18[10]	8	1142	351	387964[11]	85038[12]

[1] Hiervon 6 Tbk.-Anstalten für Erwachsene u. Kinder
[2] Hiervon 1153 planmäßige Betten für Erwachsene u. Kinder
[3] Zahlen sind unvollständig, da nicht von allen Gesundheitsämtern angegeben
[4] Hiervon 6 Krankenhäuser für Erwachsene u. Kinder
[5] Hiervon 160 Betten für Erwachsene u. Kinder
[6] Hiervon 41505 Verpflegungstage für Erwachsene u. Kinder
[7] Ohne Angaben der Tbk.-Betten des Kreises Saarlouis
[8] Ohne Angabe der Verpflegungstage der Stadt Saarbrücken
[9] Hiervon 1 Anstalt für Erwachsene u. Kinder
[10] Hiervon 4 Krankenhäuser für Erwachsene u. Kinder
[11] für 24 E-Betten (Osk. Hel. Heim) konnten keine Verpflegungstage angegeben werden, da es sich hier um Knochen-Tb-Kranke handelt. Diese Betten sind auf verschiedenen Stationen verteilt.
[12] für 7 K-Betten (Oskar-Helene-Heim) konnten keine Verpflegungstage angegeben werden, da es sich um Knochen-Tb-Kranke handelt. Diese Betten sind auf verschiedenen Stationen verteilt.

Tabelle 34. *Zahl der in stationäre und ambulante Behandlung überwiesenen Personen im Jahre 1957* (nach Länderstatistiken)

Land	Stationäre Behandlung	Ambulante Behandlung	Behandlung gesamt	Stationäre Behandlung in %
Schleswig-Holstein	3975	1238	5213	76,3
Hamburg	2426	5197	7623	31,8
Niedersachsen	8875	8132	17007	52,2
Bremen	1302	270	1572	82,8
Nordrhein-Westfalen	21240	26298	47538	44,7
Hessen	6647	1632	8279	80,3
Rheinland-Pfalz	8221	1680	9901	83,0
Baden-Württemberg	9102	—	9102	—
Bayern	9914	3919	13833	71,7
Saarland	611	453	1064	57,4
Bundesgebiet	72313	48819[1]	121132	56,4[1]
West-Berlin	4478[2]	5359[3,4]	9837	45,5

[1] ohne Baden-Württemberg.
[2] davon 319 Flüchtlinge im Bezirk Tempelhof.
[3] davon 311 Flüchtlinge im Bezirk Tempelhof.
[4] Angaben nur für 10 Bezirke.

liegen gerade über solche Fragen keine zuverlässigen Statistiken vor, die deren Klärung gestatten. Es wird deshalb für notwendig erachtet, daß sich der Arbeitsausschuß für stationäre Behandlung ausführlich mit dieser Frage befaßt.

In den Heilstätten der Bundesrepublik wurden jährlich mindestens 80000 Tuberkulöse aller Altersklassen stationär und wohl annähernd die gleiche Zahl ambulant behandelt. Wenn wir trotzdem nicht in der Lage sind, exakte Angaben zu machen etwa über das Verhältnis zwischen Alter, Kurdauer, Art der Behandlung und Sputumkonversion oder über ähnliche Fragen, dann muß dies als Mangel angesehen werden. Einer sorgfältigen Statistik über Ergebnisse, Erfolge und Mißerfolge der Behandlung kommt eine so große Bedeutung zu, daß man sich nicht auf den Austausch von Erfahrungen bei nationalen und internationalen Kongressen und auf die diesbezüglichen Publikationen beschränken sollte. Umfassende Erhebungen, die mit Rücksicht auf die Arbeitsbelastung der Heilstättenärzte und ihres Personals ein Minimum an wichtigen Fragen beantworten, dürften für weitere therapeutische Maßnahmen von grundlegender Bedeutung sein. Es sollte möglich sein, die Heilstättenärzte für eine Mitarbeit in dieser Hinsicht zu gewinnen.

Effenberger hat dem DZK eine Statistik über die Altersverteilung der im Westfälischen Krankenhaus Stillenberg in Warstein/Sauerland in den Jahren 1950 bis 1958 behandelten und entlassenen Patienten zugehen lassen, die in Tab. 35 wiedergegeben ist.

Tabelle 35. *Prozentuale Altersgliederung der in den Jahren 1950—1958 behandelten und entlassenen Tuberkulose-Patienten (Stillenberg)*

	1950	1952	1954	1956	1958
6—15 J.	0,7	0,0	0,6	0,2	0,3
16—30 J.	55,0	46,0	41,3	36,0	33,0
31—45 J.	33,3	36,8	36,8	38,4	38,8
46—60 J.	10,0	15,8	19,3	21,7	23,7
über 60 J.	1,0	0,8	2,0	3,7	4,2
gesamt (abs.)	758	933	920	925	820

Der Anteil der 6—15jährigen hat in dem betrachteten Zeitraum etwa um die Hälfte abgenommen, der der 16—30jährigen, um rund ein Drittel. Oberhalb 30 Jahre ist eine mit dem Alter steigende Zunahme zu beobachten, welche die 31—45jährigen geringfügig, stärker die 46—60jährigen, am stärksten die über 60jährigen Patienten betrifft. Die über 46jährigen stellten 1950 11% der Gesamtzahl, 1958 jedoch fast 29%. Dies ist keineswegs nur die Folge eines Rückganges an jüngeren Patienten, sondern die Zahl der Patienten von über 45 Jahre hat absolut von 80 im Jahre 1950 auf 229 im Jahre 1958 zugenommen, während die der 6—30jährigen von 412 (1950) auf 273 (1958) abgesunken ist. In einem relativ kurzen Zeitraum ist somit in der Altersverteilung der stationär behandelten Tuberkulösen eine wesentliche Verschiebung eingetreten, die nicht nur verwaltungsmäßige (Abbau von Kinderheilstätten) sondern in größerem Umfange auch therapeutische Konsequenzen haben dürfte.

Als Maßstab für die Bedeutung der Tuberkulose wurde früher die Tuberkulosemortalität verwendet. Nachdem deren starker Abfall neben hohen Erkrankungsziffern das Bild zu verfälschen begann, gewannen die Morbiditätsangaben an Aussagewert. Aber auch die Neuerkrankungen und der Bestand nohmen seit Jahren allmählich ab, und diese Entwicklung führte in vielen Ländern auch in Fachkreisen zu einer Unterbewertung der tatsächlichen Situation, zumal dieser Rückgang vielfach nur die jüngeren Jahrgänge betrifft. Schon aus diesen Gründen dürfte sich die Notwendigkeit ergeben, die Entwicklung der Zahl der Heilstättenfälle sorgfältig zu beobachten, da diese einen brauchbaren Aussagewert enthalten, der bei den Neuerkrankungen und beim Bestand in diesem Maße schon aus Gründen der subjektiv gefärbten Diagnose nicht gegeben ist. Diese Fehlerquelle ist bei den Heilstättenfällen weitgehend auszuschließen, da bei Einweisung in die Heilstätte schon mit Rücksicht auf die begrenzte Bettenzahl und die Kosten strengere Maßstäbe angelegt werden als bei der Einreihung in die Statistik der Fürsorgestellen. Daß die seit einigen Jahren gegebenen Möglichkeiten der ambulanten Therapie auch hier den Wert der Aussagen solcher Statistiken einschränken, muß, wie bei allen Krankheitsstatistiken, die nie mit mathematischer Zuverlässigkeit erstellt werden können, ebenso in Kauf genommen werden, wie die Tatsache, daß manche Personen die stationäre Behandlung ablehnen oder sich ihr entziehen, so daß letzten Endes „heilstättenbedürftig“ nicht mit „stationär behandelt“ identisch ist.

Einen interessanten Überblick über die Zahl der abgeschlossenen Heilverfahren wegen Tuberkulose im Bereich der LVA Baden zeigt Tab. 36 (nach HESS, Die medizinische Rehabilitation, Nachrichtenblatt der LVA Baden, 5, **1**, 1959).

Im Jahre 1925 wurden auf Kosten der LVA Baden 2685 Personen wegen Tuberkulose stationär behandelt; bei einer mittleren Kurdauer von 62,2 Tagen ergaben sich rund 167000 Verpflegungstage. Innerhalb von 30 Jahren ist die Zahl der Heilbehandlungsfälle nicht nur nicht zurückgegangen, sondern auf 4000 angestiegen. Selbst wenn die Einwohnerzahl des von der LVA betreuten Gebietes in diesem Zeitraum größer geworden ist, so ist dies mindestens seit 1951 nur in geringem Umfange der Fall gewesen, so daß von einer Abnahme der Heilstättenfälle keine Rede sein kann. Dabei ist es im Prinzip und in diesem Zusammenhang ohne Bedeutung, ob es sich seinerzeit wohl fast ausschließlich um Erstkuren, heute dagegen zu einem nicht unbedeutenden Prozentsatz um Wiederholungskuren

Tabelle 36. *Zahl der abgeschlossenen Heilbehandlungen wegen Tuberkulose, mittlere Kurdauer und Gesamtkurdauer aller Fälle in Tagen von 1925—1956* (LVA Baden)

	1925	1928	1930	1932	1934	1937	1939	1949	1951	1953	1954	1956	1957
Zahl der Heilstättenbehdl.	2685	2405	2118	1325	1536	2855	2858	3275	3518	4210	3916	4000	ca. 4000
mittl. Kurdauer	62,2	88,3	100,7	96,9	88,9	96,0	92,0	158,0	161,1	159,7	160,1	215,0	—
Gesamtkurdauer in Tagen . . .	167000	212500	213300	128300	136700	274000	263000	517400	566000	671000	626000	860000	—

Tabelle 37. *Zahl der stationär Behandelten und des Bestandes an Personen mit aktiver Tuberkulose (Ia—Id) in Bayern 1948—1958, absolut und auf 10000 Einwohner*

	1948	1949	1950	1951	1952	1953	1954	1955	1956	1957	1958
Zahl der Fälle	10532	10210	10405	10729	10056	10215	10112	10222	9912	9914	9570
auf 10000 E	10,8	10,9	11,4	11,8	11,2	11,1	11,0	11,2	10,8	10,8	10,4
mittlere Kurdauer . . .	—	—	—	—	—	—	115	116	117	120	122
Bestand	76584	74075	68369	65907	64800	63648	61207	59404	58435	55579	54215
a. 10000 E	82,4	79,3	74,6	72,1	70,6	69,4	66,8	64,8	63,6	60,7	58,7
in % von 4	13,7	13,8	15,2	16,3	15,4	16,0	16,5	17,2	17,0	17,8	17,7

handelt. Dazu kommt weiterhin, daß 1925 bis 1953 zahlenmäßig ins Gewicht fallende ambulante Behandlungen nicht durchgeführt werden konnten, während eine nicht geringe Zahl solcher Patienten, die früher stationär behandelt worden waren, infolge der Entwicklung der Chemotherapie jetzt ambulant behandelt wird, wodurch die Zahl der stationären Heilbehandlungen eine Einbuße erfährt.

Betrachtet man das Problem nur von der materiellen Seite, ein Gesichtspunkt, welcher nicht unberücksichtigt bleiben darf, so ergibt sich seit 1925 eine Steigerung der Kosten für die stationäre Behandlung — sofern man diese auf die Verpflegungssätze von 1956 bezieht — um über 400%, selbst gegenüber 1951 noch um über 50%.

Nach den Berichten „Die Tuberkulose in Bayern“ des Bayerischen Statistischen Landesamtes wurde in der Zeit von 1948 bis 1958 die in Tab. 37 aufgeführte Zahl von stationären Behandlungen durchgeführt.

In der Zeit von 1948 bis 1958 ist der Bestand an Personen mit aktiver Tuberkulose in Bayern von 76584 (82,4 auf 10000 E) auf 54215 (58,7 auf 10000 E) abgesunken, ein Vorgang, welcher durchaus zu der Feststellung berechtigt, daß die bisherige und wahrscheinlich auch die künftige Entwicklung der Tuberkulose günstig verläuft. Der hier verständliche Optimismus muß aber einer skeptischen Auffassung weichen, wenn der Beurteilung der Situation die Zahl der stationär behandelten Fälle zugrunde gelegt wird. Während der Bestand im Jahre 1958 um 29,2% niedriger ist als 10 Jahre zuvor, hat die Zahl der stationär behandelten Tuberkulösen nur um knapp 1000 = 9,1% abgenommen. Berücksichtigt man nun noch die ambulant behandelten Tuberkulösen, die vor 1953/54 ebenfalls in eine Heilstätte eingewiesen worden wären, dann dürfte sich vermutlich sogar eine Steigerung gegenüber 1948 ergeben. Diese Angaben von Bayern decken sich ungefähr mit den von Hess für die LVA Baden angegebenen Verhältnissen und sollten Anlaß zu etwas vorsichtigerer Prognose im Hinblick auf die weitere Entwicklung sein. Das Argument, daß 1948 nicht genügend Betten für die stationäre Behandlung zur Verfügung standen, oder daß die Wartezeit erheblich länger war als heute, vermag deshalb nicht zu überzeugen, weil mindestens seit 1950 oder 1952 diese Einschränkungen entfallen und auch von diesem Zeitpunkt an kein entscheidender Rückgang der Zahl der stationär Behandelten eingetreten ist. Es ist in diesem Zusammenhang auch bedeutungslos, ob seinerzeit die Erstkuren überwogen, heute aber Zweit- oder Drittkuren eine nicht unbedeutende Rolle spielen. Die Tatsache bleibt bestehen, daß das Ausmaß der Heilstättenfälle in einem Zeitraum von 10 Jahren wenigstens in Bayern und im Bereich der LVA Baden praktisch unverändert geblieben ist. Leider liegen für andere Länder nur spärliche Unterlagen vor: Für 1950 wurden von Niedersachsen 8389 Fälle von stationärer Behandlung angegeben, 1957 dagegen 8875; Hessen meldete 1950 4891, 1957 dagegen 6647. Nach Tbk.-Jb. 1950/51 (S. 111) befanden sich 1951 einschließlich West-Berlin und ohne Saarland 68710 Personen wegen Tuberkulose in stationärer Behandlung. Im Jahre 1957 handelte es sich (ebenfalls einschließlich Berlin und ohne Saarland) um 76180. Dies bedeutet innerhalb von 6 Jahren eine Steigerung um 11%! Unter Berücksichtigung der 1957 vielfach an Stelle einer Heilstättenkur erfolgenden ambulanten Behandlung kann kaum noch daran gezweifelt werden, daß *heute die Zahl der behandlungsbedürftigen Tuberkulosen mindestens so groß ist wie* 6 *oder* 8 *Jahre zuvor, wenn sie nicht sogar höher liegt.* Diese Verhältnisse, welche der bisherigen Auffassung über den stetigen Rückgang der Tuberkulose widersprechen, bedürfen einer sorgfältigen Überprüfung, welche nur an Hand großer zuverlässiger Statistiken der Kostenträger der Heilstättenkuren und der Heilstätten selbst möglich ist.

In welchem Umfange die seit 1953/54 gegebenen Möglichkeiten der ambulanten Therapie die Zahl der Heilstättenkuren zu beeinflussen vermögen, geht annähernd aus einer Statistik hervor, die die Zahlen der in den Jahren 1952 bis 1956 auf eine Einweisung in die Heilstätten wartenden Patienten in *England und Wales* wiedergibt (Report of the Ministry of Health for the year 1956, Part II, Her Maj. Stat. Office, London, Cmnd. 325).

Tabelle 38. *Zahl der Neuerkrankungen an Tuberkulose (alle Formen) und der auf Heilstätteneinweisung wartenden Patienten in England und Wales, 1952—1956*

	1952	1953	1954	1955	1956
Neuerkrankungen	45000	44000	40000	35000	34000
Anz. d. Wartep.	6126	5299	2513	1387	632

Von 1953 bis 1954 sank die Zahl der Neuerkrankungen um knapp 10%, die der auf eine Heilstättenkur wartenden Patienten dagegen um rund 53% ab. Eine

Steigerung der Bettenzahl allein ist sicher nicht die Ursache dieser Entwicklung, in der sich fast ausschließlich die Abwanderung der Tuberkulosen in die ambulante Behandlung ausprägt.

In *Schweden* zeigt sich bezüglich der Zahl der nach stationärer Kur Entlassenen, des Entlassungsbefundes und der Dauer der Behandlung die in Tab. 39 wiedergegebene Entwicklung (entnommen bzw. berechnet nach LUNDQUIST: Report on the activity in Tuberculosis institutions and dispensaries in Sweden, Swedish Nat. Ass. against Tuberculosis).

Tabelle 39. *Zahl der aus stationärer Behandlung entlassenen Tuberkulösen und Behandlungsdauer in Schweden 1943—1957*

Jahr	Entlassene		davon in%				Zahl d. Erstkuren		Behandlungsdauer in %			
	abs.	a. 10000 E	gebessert	unveränd.	verschl.	verst.	abs.	in % d. Entl.	unter 1 M.	1—4 M.	4—12 M.	über 12 M.
1943	18943	29,2	68,9	15,7	3,0	12,4	10326	50,6	18,1	34,2	37,7	10,0
1945	17830	26,9	66,9	16,7	3,3	13,1	8701	48,6	18,3	33,4	38,6	9,7
1947	16389	24,1	66,8	17,8	2,5	12,9	7142	43,6	19,3	32,5	36,9	11,3
1949	15237	21,9	74,8	15,4	1,4	7,4	6440	41,2	18,7	32,6	37,1	11,6
1950	15364	21,9	78,8	14,2	1,0	6,0	6058	39,4	19,4	34,3	36,4	9,9
1953	14992	20,9	81,8	13,0	0,6	4,4	5381	35,9	21,2	37,1	34,9	6,8
1956	11495	15,7	81,2	13,8	0,4	4,6	4194	36,5	25,8	38,2	31,1	4,9
1957	10291	14,0	81,9	12,9	0,4	4,8	3764	36,6	28,9	39,6	27,0	4,5

Die Statistik der Heilstättenentlassungen in Schweden zeigt ein anderes Bild als die voraufgehend behandelten Verhältnisse in einigen Ländern der Bundesrepublik. Wenn auch die Zahl der Entlassungen nicht mit der der Behandlungsfälle identifiziert werden kann, so erscheinen doch einige Vergleiche möglich. In Bayern wurden in den Jahren 1948—1958 10—11 Heilstättenkuren auf 10000 E durchgeführt, in Schweden wurden im Jahre 1949 21,9 Personen auf 10000 E nach stationärer Behandlung entlassen. Die Zahl der stationär wegen Tuberkulose behandelten Personen muß mindestens ebenso groß gewesen sein; diese lag somit 1948 doppelt so hoch wie in Bayern, und selbst im Jahre 1957 war die Zahl der stationär Behandelten, auf 10000 E bezogen, noch um rund 30% höher als in Bayern. Nachdem jedoch in Schweden 28,9% der Entlassenen eine Behandlung von weniger als 1 Monat Dauer erfahren haben, liegt der Schluß nahe, daß dort auch schon leichteste Fälle in die Heilstätte eingewiesen werden, die in Deutschland nicht als behandlungsbedürftig angesehen werden. In Schweden hat sich die Zahl der Entlassenen von 1943 bis 1953 um rund 4000 verringert. In diesem Zeitraum von 10 Jahren ist die Entwicklung mithin relativ langsam verlaufen; von 1953 (Beginn der ambulanten Behandlung) bis 1957 ist eine weitere Reduzierung um 4700 Fälle erfolgt, die Abnahme ist jetzt erheblich rascher als in den voraufgehenden 10 Jahren. Ob eine Beziehung besteht zwischen der außerordentlich niedrigen Tuberkulosemortalität (Schweden 1957: 0,8 auf 10000 E, Bayern: 2,2 auf 10000 E) und dem größeren Umfange der stationären Behandlung in Schweden, kann an Hand der vorliegenden Unterlagen nur vermutet werden. Aus Tab. 39 geht weiter hervor, daß mit dem Einsatz der Chemotherapie der Prozentsatz der gebessert Entlassenen ansteigt und besonders der der Verstorbenen plötzlich abfällt. Während 1947 der Anteil der Verschlechterungen und der Sterbefälle 15,4% ausmacht, beläuft er sich 10 Jahre später auf nur noch 5,2%. Das ist zweifellos ein wesentlicher Erfolg in erster Linie der medikamentösen Therapie.

Im Jahre 1943 sind die nach Erstkuren entlassenen Tuberkulösen mit 50,6% an allen Entlassungen beteiligt gewesen, 1957 ist deren Anteil auf 36,6% gefallen. Es haben danach im Jahre 1943 8617 Patienten eine 2., 3., 4. Kur gemacht, im Jahre 1957 6527. Bezogen auf 10000 E handelt es sich 1943 um 13,4, im Jahre 1957 um 8,9. Wahrscheinlich wird seit einigen Jahren ein wesentlicher Teil der Patienten, welcher vor 1953 eine Heilstättenkur gemacht hatte, ambulant behandelt, während die Masse der Verschlechterungen, welche behandlungsbedürftig sind, in die Heilstätte eingewiesen wird. Jedenfalls ist der Rückgang der wiederholt Behandelten wesentlich kleiner als der der erstmalig stationär behandelten Tuberkulösen (1943: 10326, 1957: 3764).

Die Entlassungen nach Kuren unter 1 Monat stellen 1943 18,1%, 1957 bereits 28,9% aller Entlassungen dar. Annähernd unverändert ist der Prozentsatz der Entlassungen nach 1—4 Monaten. Mehr als 4 Monate weilten 1943 47,7% der Entlassenen in der Heilstätte, 1957 nur noch 31,5%. Die mittlere Dauer des Heilstättenaufenthalts schrumpft allmählich auf Zeiten bis höchstens 4 Monate zusammen.

Über die Altersverteilung der nach stationärer Behandlung Entlassenen in Schweden liegen keine Unterlagen vor, lediglich für jene Personen, die nach einer Erstkur entlassen worden sind; im Jahre 1943 gehörten 5,1% der entlassenen Männer dieser Gruppe der Altersklasse über 60 Jahren an (278 Männer), im Jahre 1957 betrug deren Anteil 22,0% (474 Männer). Im gleichen Zeitraum ist der Prozentsatz der unter 25jährigen Männer mit Erstkuren von 49,3% auf 14,2% gefallen. Auch hierin zeigt sich, daß die Tuberkulose im Laufe der letzten 10 bis 15 Jahre ihre frühere große Bedeutung für die Kinder, Jugendlichen und jüngeren Erwachsenen in hohem Maße eingebüßt hat und zu einer Bedrohung besonders der höheren Lebensalter geworden ist, deren Anteil an der Zahl der Tuberkulösen nicht nur relativ, sondern — und das ist wesentlich — deren Zahl auch vielfach absolut zugenommen hat. Diese Entwicklung dürfte durch die Abnahme der Infektionsquellen und damit langsamere Durchseuchung der Bevölkerung und die intensiv betriebene BCG-Schutzimpfung der Kinder und Jugendlichen bedingt sein.

Die *Schweiz* ist das einzige Land, in welchem umfangreiche Heilstättenstatistiken der Behandlungsergebnisse Tuberkulöser erstellt und publiziert werden. Die folgende Darstellung beruht auf den entsprechenden Veröffentlichungen von KAUFMANN in „Blätter gegen die Tuberkulose“ (9 und 11, 1958).

Vom *Bundesamt für Sozialversicherung*, dessen Versichertenbestand rund 70% der schweizerischen Bevölkerung umfaßt, wurden 1952 16155 und 1956 16276 Sanatoriumsgänger gemeldet. Die Zahl der Neuzugänge ist von 10587 (1952) auf 11817 (1956) gestiegen, die der Übergangsfälle von 5568 (1952) auf 4459 (1956) gefallen. Bezogen auf die Zahl der Versicherten handelt es sich 1952 um 35,4 Neueintritte auf 10000 Versicherte, im Jahre 1956 um 32,7. Einschließlich der Übergangsfälle (am 1. Januar bereits im Sanatorium) beläuft sich die Gesamtzahl im Jahre 1952 auf 54,0 und 1956 auf 45,0 Sanatoriumsgänger auf je 10000 Versicherte. Die Schweiz hat etwa 5 Millionen Einwohner, von welchen rund 3,6 Millionen beim Bundesamt für Sozialversicherung versichert sind. Unter diesen befanden sich 1956 16276 Sanatoriumsgänger einschließlich 11817 Neueintritten.

Allerdings muß berücksichtigt werden, daß in der Gesamtzahl 5675 Kinder enthalten sind = 35% aller Sanatoriumsgänger, darunter 4755 = 29,2% Ersteintritte; bei diesen Kindern handelt es sich nicht ausschließlich um tuberkulöse Erkrankungen, sondern zum Teil nur um Gefährdungen, so daß sich die wegen Erkrankungen erfolgte Zahl der stationär Behandelten nicht unbedeutend erniedrigt.

Die Zahl der über 15 Jahre alten männlichen Sanatoriumseingänger des Bundesamtes für Sozialversicherung ist von 5876 (1952) auf 6202 (1956) angestiegen. Dabei ist der Anteil der 15—20jährigen von 36,4% (1952) auf 30,4% gefallen, der der über 50jährigen von 23,3% (1952) auf 30,0% angestiegen. Die Altersgruppe der Männer und der Frauen von 20—30 Jahren stellt mit 23,3% bzw. 32,1% auch 1956 noch das Maximum der Sanatoriumspatienten. Die Verschiebung nach den höheren Altersklassen ist auch für die Schweiz charakteristisch. Nach dem Bericht von Kaufmann mußten von 10000 Einwohnern der Schweiz im Jahre 1956 32,7 eine Sanatoriumkur antreten und 12,3 eine solche Kur fortsetzen.

In der Bundesrepublik Deutschland mit 50 Mill. Einwohnern (Ende 1956 ohne Saarland) waren 1956 75406 Fälle von stationärer Behandlung (Erst- und Mehrfachkuren) gemeldet = 15,0 auf 10000 E. Selbst wenn ein größerer Teil nicht erfaßt sein sollte, so ergibt sich damit noch lange nicht die Zahl von 45,0 auf 10000 Versicherte, die für 70% der Schweiz gilt. Gegenüber Bayern sind die Schweizer Angaben sogar um über 300% höher; d. h., daß in der Schweiz trotz der auch dort vorhandenen Möglichkeiten der ambulanten Behandlung und bei höchstens gleicher Morbidität in einem bedeutend höheren Prozentsatz der Erkrankungsfälle an Tuberkulose die stationäre Behandlung beansprucht wird.

Die *mittlere Kurdauer* ist bei den männlichen Patienten innerhalb von 4 Jahren um 8,8, die der Frauen um 18,5 Pflegetage pro Einzelfall zurückgegangen, wodurch sich auch die Behandlungskosten ermäßigten. Dieser Rückgang wird mit der intensivierten medikamentösen und chirurgischen Behandlung und der durch RRU erfaßten größeren Zahl leichterer Krankheitsfälle erklärt.

Der Rückgang der Bettenbelagerung ist nach Kaufmann weniger durch eine Abnahme der Krankheitsfälle, sondern eher durch die Reduzierung der mittleren Kurdauer bedingt, darüber hinaus dürfte die zunächst noch in bescheidenem Maße erfolgende Hausbehandlung dabei eine Rolle spielen.

Im Jahre 1957 wurden in 44 Heilstätten mit 4887 Betten 7628 erwachsene Tuberkulöse entlassen, von welchen 744 innerhalb 4 Wochen die Heilstätte verließen. Die Kurerfolgstatistik bezieht sich deshalb auf 6884 Patienten, von welchen 3785 (= 55,0%) zum erstenmal eine Heilstättenkur absolviert haben. Der Anteil der Erstkuren ist in der Schweiz danach wesentlich höher gewesen als in Schweden (36,6%). 3099 Patienten hatten schon früher eine Kur gemacht; unter diesen waren 38,4% Rückfälle, 44,2% Nachkuren und 17,4% Übertritte aus anderen Heilstätten.

Das Durchschnittsalter der entlassenen Erwachsenen betrug 37,8 Jahre. Unter 30 Jahren alt waren 37,6%, über 30 Jahre 62,4% der Patienten.

An der Gesamtzahl der Fälle sind die intrathorakalen Tuberkulosen mit 81,9% beteiligt; die mittlere Kurdauer dieser Fälle beträgt 215 Tage. Bei 15,3% der in Frage stehenden 5635 Patienten lagen tuberkulöse Komplikationen anderer Organe vor.

Von 241 *Primärtuberkulosen*, die im Mittel 163 Tage behandelt worden waren, konnten 93,8% voll, 4,1% teilweise und 2,1% als nicht arbeitsfähig entlassen werden.

85,4% der im Mittel 136 Tage behandelten *Pleuratuberkulosen* waren bei der Entlassung voll arbeitsfähig, 6,4% kamen für eine berufliche Tätigkeit nicht in Frage.

38,5% der *postprimären Lungentuberkulosen* (insges. 4894) waren einseitig, 61,5% doppelseitig; 46,2% waren kavernös. Die mittlere Kurdauer dieser Fälle betrug 225 Tage.

Von den *Kavernenträgern* wurden 64,1% voll, 15,7% nicht arbeitsfähig entlassen, 2,4% sind in der Heilstätte gestorben.

Bei 24,6% der postprimären Tuberkulosen erfolgte eine Kollapstherapie oder ein anderer chirurgischer Eingriff.

Beim Eintritt in das Sanatorium waren 36,1% *der intrathorakalen Tuberkulosen bazillär*. Von ihnen sind 4,3% in der Heilstätte gestorben, 82,9% wurden bakterienfrei entlassen, 12,8% *wiesen bei der Entlassung noch einen positiven Befund auf*.

Schwere nicht tuberkulöse Komplikationen, wie chronischer Alkoholismus, Psychopathien, Diabetes mellitus, Asthma, Herzleiden usw. betrafen 33,4% der intrathorakalen Tuberkulosen.

913 wegen *extrapulmonaler Tuberkulose* behandelte Patienten wurden 1956 entlassen. Ihre mittlere Kurdauer betrug 234 Tage. In 22,8% aller Fälle wurde ein chirurgischer Eingriff vorgenommen.

66,2% dieser Personen wurden voll, 10,1% als nicht arbeitsfähig entlassen, 0,6% sind gestorben.

23,3% der Personen mit extrapulmonaler Tuberkulose wiesen eine tuberkulöse Beteiligung anderer Organe, 8,5% schwere nichttuberkulöse Komplikationen auf.

In 4,9% aller Entlassungen Erwachsener konnte keine Tuberkulose festgestellt werden; diese wurden im Mittel 89 Tage behandelt. *Es befanden sich darunter 46 Personen mit Lungen- und Pleuratumoren.*

Im Jahre 1957 wurden 1989 *Kinder* unter 15 Jahren aus 20 Heilstätten entlassen. 96 dieser Kinder verließen die Heilstätte innerhalb der ersten 4 Wochen, 92,1% der restlichen 1893 Kinder waren erstmalig in einer Heilstätte, 7,9% hatten bereits früher eine Kur gemacht, davon wiesen 32 (= 1,7%) einen Rückfall auf.

Die intrathorakalen Tuberkulosen umfassen 956 Fälle und sind mit 50,5% an der Gesamtzahl der stationär behandelten Tuberkulosen der Kinder beteiligt. Die mittlere Kurdauer betrug 1956 200 Tage und ist bis 1957 auf 182 Tage zurückgegangen. 7,4% dieser Kinder wiesen außer der Lungentuberkulose Komplikationen anderer Organe auf.

Primärtuberkulosen (639) machen 66,8% der intrathorakalen und 33,8% aller Tuberkulosen der unter 15jährigen aus. Für diese wurde eine mittlere Kurdauer von 159 Tagen ermittelt. 90,2% der schulpflichtigen Kinder wurden voll, 2,4% nicht schulfähig entlassen.

4,1% der intrathorakalen Tuberkulosen waren *Pleuratuberkulosen*; sämtliche davon betroffenen Kinder wurden nach einer mittleren Kurdauer von 191 Tagen voll schulfähig entlassen.

Auf die *postprimären Lungentuberkulosen* entfallen 29,1%; 77,3% waren einseitig, 22,7% doppelseitig. 13,7% wiesen Kavernen auf; für diese ergab sich eine mittlere Kurdauer von 236 Tagen. 10,1% dieser postprimären Tuberkulosen wurden mit Kollapstherapie behandelt. Die Ergebnisse der Behandlung entsprechen jenen der Primärtuberkulose: 90,5% der Kinder waren voll, 2,9% nicht schulfähig.

45 Kinder wiesen beim Eintritt in die Heilstätte Bakterien auf, eines dieser Kinder ist gestorben, eines wurde in eine andere Heilstätte verlegt, die übrigen 43 waren bei der Entlassung bakterienfrei.

11,1% der Kinder mit intrathorakaler Tuberkulose wiesen schwere nicht tuberkulöse Komplikationen, 2,5% akute Infektionskrankheiten auf.

Auf die extrapulmonalen Tuberkulosen der Kinder (212) entfallen 11,2% aller Fälle. Bei diesen betrug die mittlere Kurdauer 218 Tage.

In 31 Fällen (= 14,6%) waren chirurgische Eingriffe erforderlich, darunter 26 Lymphdrüsenexzisionen; 88,4% der schulpflichtigen Kinder waren voll schulfähig, 6,9% zum Teil, 4,7% nicht.

Tuberkulöse Komplikationen anderer Organe waren mit 4,3% beteiligt.

18,9% der entlassenen Kinder machten eine vorbeugende Kur durch. Bis auf 1 Kind wurden diese in gutem bzw. wesentlich gebessertem Gesundheitszustand nach 90 Tagen Kurdauer entlassen.

368 Fälle, oder 19,4 der Gesamtzahl, wiesen nichttuberkulöse Erkrankungen der Atmungsorgane auf. Deren Bedeutung nimmt nach KAUFMANN langsam zu. Die mittlere Kurdauer dieser Gruppe beträgt 114 Tage.

38,3% aller in die Heilstätten eingewiesenen Kinder wiesen danach keine tuberkulösen Erkrankungen auf.

Von insgesamt 9617 aus den Heilstätten entlassenen Kindern und Erwachsenen verließen 840 = 8,7% die Heilstätte innerhalb der ersten 4 Wochen, weitere 1061 = 11,0% waren nicht an Tuberkulose erkrankt, so daß die Zahl der schließlich effektiv wegen Tuberkulose behandelten Patienten rund 80% der ursprünglich Eingewiesenen ausmacht.

Angaben über Kurabbrüche, disziplinare Entlassungen usw. sind nicht bekannt.

STEINLIN behandelt in einem Aufsatz „Licht und Schatten in der Tuberkulosebekämpfung (Blätter gegen die Tuberkulose, **1**, 1959) u. a. die Therapieerfolge bei kavernöser Lungentuberkulose. Danach wies TURBAN für die 1889—1896 in seinem Privatsanatorium behandelten Tuberkulösen die für damalige Verhältnisse außerordentlich günstige Heilungsziffer von 23,6% auf. 5 Jahre später waren allerdings nur noch 17% seiner Patienten am Leben. Noch 33,5% der Patienten von KREBS, welche zwischen 1912 und 1927 behandelt worden waren, lebten 5 Jahre nach der Kur. Nach einer Statistik von DÜGGELI über die Erfolge bei den 1922 bis 1937 behandelten Patienten ergab sich eine Steigerung der Sputumkonversion von 25% auf am Ende 60%. Der Dauererfolg nach 5 Jahren wird mit 62,7% angegeben. Die Verbesserung ist vorwiegend der Kollapstherapie zuzuschreiben. Mit der medikamentösen Behandlung konnte STEINLIN von 1947—1950 71,1% Dauererfolge erzielen. BIRKHÄUSER berichtet als Ergebnis einer 1952 durchgeführten Umfrage in der Mehrzahl der schweizerischen Sanatorien über 87% unmittelbare Behandlungserfolge. Nach SUTER belaufen sich die Austrittserfolge von zwischen 1951 und 1956 operierten Tuberkulösen auf 90%, die Nachprüfungsergebnisse (nach 1—6 Jahren) ergaben 86,4%.

STEINLIN betont nachdrücklich, daß die Kuren und die medikamentöse Behandlung genügend lange fortgesetzt werden müssen, um Rezidive zu verhindern. 1940 wurde in der Regel ein Patient dann aus der Heilstätte entlassen, wenn er 3 Monate lang negativ war. Es ergaben sich hierbei 60% Rezidive. Deren Ausmaß sank auf 26%, als die Entlassungen erst 6 Monate nach dem Negativwerden erfolgten.

Die Frage der ambulanten Behandlung und der Hausbehandlung Tuberkulöser war in der Schweiz Gegenstand lebhafter Erörterungen; dabei wurde die Auffassung vertreten, daß „die Tendenz, die Heilstättenbehandlung durch andere Behandlungsarten zu ersetzen, sich nur dann rechtfertigen läßt, wenn solche neue Formen als erprobt und begründet betrachtet werden können. Gerade darüber fehlen aber noch die notwendigen Unterlagen. Die ambulante Behandlung und die Hausbehandlung der Tuberkulose kann unter bestimmten Voraussetzungen vielleicht für einige leichte Tuberkuloseformen, besonders solche extrathorakaler Natur, als vertretbar bezeichnet werden. Die Erweiterung dieser Behandlungsarten auf die Lungentuberkulose, sei sie auch noch so klein, erweckt deshalb ernsthafte Bedenken".

Als wesentlicher Gesichtspunkt ist die Feststellung anzusehen, daß eine Ausweitung der ambulanten Behandlung die staatlichen Organe der Möglichkeiten der Kontrolle beraubt und eine Orientierung über das epidemiologische Geschehen verlorengeht.

Ab 1. Januar 1959 wird „durch eine Revision der Verordnung über die Tuberkuloseversicherung und der dazu gehörigen Verfügung II erstmals die ambulante Behandlung ohne vorherigen Heilstättenaufenthalt von ‚kleinen tuberkulösen Lungenherden ohne subjektive Krankheitserscheinungen und ohne Bazillenausscheidung, bei denen volle Arbeitsfähigkeit besteht' von der Versicherung übernommen. Mit Rücksicht darauf, daß auch heute noch die Heilanstaltsbehandlung mit strikter Liegekur — nach Möglichkeit in Höhenklima — als die zweckmäßigste Behandlung einer aktiven Tuberkulose angesehen wird, übernimmt die Versicherung nur die Kosten der Behandlung einer eng umschriebenen Kategorie von Tuberkulosekranken, die in den Richtlinien für die ambulante Behandlung der Lungentuberkulose der Schweizerischen Vereinigung gegen die Tuberkulose folgendermaßen festgelegt sind:

1. Fälle von geringer, kleinherdiger Lungentuberkulose, die zufällig entdeckt werden (z. B. durch Schirmbilduntersuchung) und weder Bazillen ausscheiden noch Kavernen aufweisen, die keine subjektiven Krankheitserscheinungen haben, bei denen volle Arbeitsfähigkeit besteht und von denen daher vorerst nicht gesagt werden kann, ob sie sicher aktiv sind, bei denen aber vorsichtshalber eine Behandlung mit tuberkulostatischen Mitteln angezeigt erscheint.

2. Fälle, die sich nach einer früher durchgemachten Lungentuberkulose in Kontrolle befinden und bei denen anläßlich einer Nachkontrolle eine geringe Veränderung im Röntgenbefund festgestellt wird, die durch ambulante tuberkulostatische Behandlung beeinflußt werden kann, ohne daß der Patient seine Arbeit unterbrechen muß.

3. Fälle, die im Anschluß an eine Heilstättenkur zu Hause ambulant weiterbehandelt werden können (diese Fälle wurden schon vorher durch die Tuberkuloseversicherung übernommen).

Für die tuberkulostatische Therapie sind auch in der ambulanten Behandlung die gleichen Prinzipien zu berücksichtigen wie in der stationären:

1. Zur Vermeidung der Resistenzentwicklung muß immer kombiniert mit

mindestens zwei Mitteln gleichzeitig behandelt werden, die Dosierung muß genügend sein (je nach dem Gewicht des Patienten z. B. 300—400 mg Rimifon und 12 g PAS täglich), und der Patient muß Gewähr dafür bieten, daß er die Mittel tatsächlich nimmt.

2. Die einmal angefangene Behandlung muß ohne Unterbrechung genügend lange fortgesetzt werden, das heißt mindestens während 6 Monaten, manchmal auch länger bis zu 1—2 Jahren.

3. Der Patient muß regelmäßig kontrolliert werden, mindestens monatlich röntgenologisch (Durchleuchtungen, eventuell Röntgenaufnahmen und Tomogramme), bazilloskopisch (falls kein Sputum besteht, muß der Nüchtern-Magensaft untersucht werden, in gewissen Abständen auch in Kultur und Tierversuch) und durch Blutsenkung, Blutbild und Gewichtskontrolle.

4. Falls sich trotz der tuberkulostatischen Behandlung eine Verschlechterung des Befundes zeigt, ist sofort stationäre Behandlung in einer anerkannten Heilanstalt (Spital oder Heilstätte) anzuordnen.“ (STEINLIN, Blätter gegen die Tuberkulose **12**, 1958.)

WEHRLIN (Die Indikationen der Spital- und Sanatoriumsbehandlung sowie der häuslichen und ambulanten Therapie der Lungentuberkulose, Schweizerische Zeitschrift für Tuberkulose, Vol. 15, 4, 1958) äußert sich zusammenfassend folgendermaßen zu der in seinem Aufsatz behandelten Frage:

„Unsere Heilstätten und spezialisierten Spitalabteilungen — die Absonderungshäuser haben ja zum Glück praktisch aufgehört zu existieren — sind heute alle materiell und personell so gut eingerichtet, daß in jeder Beziehung Garantie geboten ist für optimale Heilungserfolge. Sie brauchen nicht näher dokumentiert zu werden. Auch der Psyche des Patienten, seiner Beschäftigung, Unterhaltung, Bildung, Umschulung, Arbeitstraining usw. wird überall vermehrte Aufmerksamkeit geschenkt. An den Verfechtern der Hausbehandlung und der ambulanten Therapie ist es, zu beweisen, daß sie mit geringerem Aufwand und weniger einschneidenden Maßnahmen für den Patienten, für diesen und für die Allgemeinheit mindestens das gleiche erreichen.“

Über die Zu- und Abgänge in der Kinderheilstätte Wangen von 1954—1957 gibt nachstehende Tabelle Auskunft:

	1954	1955	1956	1957
Zugänge	876	947	933	879
Abgänge	835	952	935	883

Auch hier ist in einem Zeitraum von 4 Jahren keine wesentliche Änderung des Krankenbestandes festzustellen. Die Zahl der Verpflegungstage belief sich im Jahre 1930 auf rund 60000, 1940 auf rund 142000, 1950 auf ebenfalls ca. 142000, 1955 auf 161000 und 1957 auf 156713 (Jahresbericht 1957). Eine fallende Tendenz ist hieraus nicht zu entnehmen.

Über klinische und epidemiologische Erfolge der ambulanten Behandlung der Lungentuberkulose mit Tuberkulostatika berichten BUMBACESCU und LEIZEROVICI (ref. nach BAZACOPOL, Excerpta Medica, Section XV, Vol. 12, 1, 1959): eine

Analyse der Ergebnisse von 762 Fällen, welche zu Hause mit Tuberkulostatika behandelt worden waren, wies in 42,6% der Fälle gute röntgenologische Resultate auf, 67,7% waren nach einer Behandlung von 9—12 Monaten TB-negativ. 2 Jahre nach der Behandlung ergaben sich 47,5% gute Resultate, 59,3% waren noch negativ. Frühfälle von Tuberkulose mit begrenzten Läsionen und ohne Kavernen zeigten bessere Ergebnisse nach der gleichen Behandlungsdauer wie alte Fälle mit großen Läsionen und Kavernen. Die Behandlung wurde mit Isoniazid (5 mg/kg) durchgeführt. Die Verfasser sehen in dieser Behandlungsweise, wenn sie von den ambulant behandelten Patienten über einen längeren Zeitraum korrekt durchgeführt wird, eine leichte, billige und wirkungsvolle Möglichkeit, die Tuberkulose erfolgreich zu bekämpfen.

Über die Behandlung Lungentuberkulöser, die sich in Arbeit befinden, referiert Hudson (Excerpta Medica, Vol. 12, 1, 1959). Ausgenommen von der Untersuchung, die 105 neu diagnostizierte Tuberkulöse betrifft, waren Personen mit Kavernen von mehr als 2 cm ∅, Personen mit positivem Sputum, unter 15jährige, Nichteuropäer, Schwangere, Diabetiker, sowie Patienten mit medikamentöser oder Kollaps-Behandlung. Die 105 Personen wurden in 2 Gruppen aufgeteilt und gleichartig mit 10 g PAS und 200 mg INH täglich behandelt; die eine Gruppe ambulant ohne Unterbrechung ihrer beruflichen Tätigkeit, die andere Gruppe bekam zusätzliche Bettruhe verordnet, und zwar für 3 Monate im Hospital oder zu Hause. Das Bett durfte für die Dauer von 3 Monaten nur verlassen werden, um die Toilette aufzusuchen. Die andere Gruppe führte ein normales Berufsleben. Nach den ersten 3 Monaten zeigten sich bei beiden Gruppen annähernd die gleichen Ergebnisse; dasselbe war nach 9 und 12 Monaten der Fall.

In den USA (Annual Rep. 1958 der Nat. Tub. Ass.) wird die Hospitalisierung nach wie vor als die zu besten Ergebnissen führende Methode angesehen. Allerdings ist die Tendenz erkennbar, die Behandlungsdauer abzukürzen. Erfahrungen haben gelehrt, daß nach medikamentöser oder chirurgischer Behandlung der Tuberkulose eine erfolgreiche Therapie bei günstigen Wohnverhältnissen fortgesetzt werden kann, allerdings unter ärztlicher Überwachung. Hinsichtlich der Entwicklung kann als charakteristisch angesehen werden 1. Die Anwendung größerer Dosen von Medikamenten bei Frühbehandlung und 2. die längere Anwendung der Medikamente. Die Behandlung einer Tuberkulose dauert in den meisten Fällen mindestens 1 Jahr. Nach der Entlassung aus der Anstalt braucht der Patient monatelang häusliche Pflege, um seine Rekonvaleszenz und seine Rehabilitation zu vervollständigen, welche in der Heilstätte begonnen wurde. Ernsthafte persönliche und Familienprobleme führen häufig zu Komplikationen. Die Behandlung kann erst dann als abgeschlossen angesehen werden, wenn der Patient zu normalen Lebensverhältnissen und einer nützlichen Berufstätigkeit zurückkehrt.

Die noch bedrückenden Probleme der Tuberkulose, besonders in vielen asiatischen Ländern, kamen auf dem Meeting of the Eastern Regional Committee of the International Union against Tuberculosis (Okt. 1958 in Singapur) zur Sprache (Proceedings, Tub. Ass. of India). Es zeigt sich, daß in diesen Ländern eine ganze Reihe ungünstiger Faktoren einer konsequenten Bekämpfung der Tuberkulose entgegenstehen, unter denen Mangel an Ärzten und Schwestern, an Heilstätten und Betten, die große Zahl an Tuberkulösen, die ungünstigen Verkehrsverhältnisse an erster Stelle rangieren. Daß unter diesen Umständen von einem Kampf gegen die Tuberkulose kaum die Rede sein kann, ist ebenso selbstverständlich wie die Tatsache, daß sich die überhaupt möglichen Maßnahmen fast ausschließlich auf die häusliche Behandlung beschränken müssen.

Es seien in diesem Zusammenhang einige Berichte zitiert: Dr. ROTINSULU (Indonesien) schildert die Verhältnisse in Bandung folgendermaßen:

„Bandung hat eine Bevölkerung von ungefähr 1 Million, und ich habe schon 8309 positive Tuberkulosefälle registriert, wohlgemerkt bakteriologisch positive Fälle. Ungefähr 60% davon sind Einwohner von Bandung, und dies bedeutet ungefähr 5000 auf 1 Million Einwohner. Wir kennen noch keine irgendwie geartete Überwachung, so daß ich die genauen Zahlen nicht kenne. Aber außer diesen 5000 dürften sich viele Fälle in Kontrolle unserer freiwilligen Associationen und Hospitäler befinden. Was wir bisher taten, war die Behandlung der Patienten mit Medikamenten. Ich habe ein Hospital für ungefähr 100 Kranke erhalten und nehme die Patienten für ungefähr einen Monat in das Hospital ausschließlich zu dem Zweck, sie zu lehren, wie sie leben sollen, wie sie das Sputum zu desinfizieren haben, usw. Nach einem Monat schicke ich sie nach Hause und gebe ihnen täglich Medikamente. Einige Patienten werden mit kombinierten Medikamenten behandelt, aber ich beabsichtige nunmehr, die Patienten mit INAH ausschließlich zu Hause zu behandeln. Bis jetzt sind ca. 300 Tuberkulöse unter INAH-Kontrolle. Die Ergebnisse sind sehr gut: die Sputumkonversionsrate beträgt etwa 60% nach 3 Monaten und ca. 70% nach 6 Monaten. Nach 9 Monaten wurden nur einige wenige Rückfälle festgestellt. Tuberkulinnegative Personen werden in den TB-Centren mit BCG geimpft. Innerhalb des INAH Projekts werden Mantoux-negative Kinder von Exponierten BCG-geimpft, die Mantoux-positiven erhalten INAH prophylaktisch."

Über die Tuberkulosesituation in *Thailand* berichtet Dr. SRIYABHAYA: „Thailand hat eine Fläche von 2000 km² und 22 Millionen Einwohner, die meist auf dem Land leben ... Bangkok, die Hauptstadt, hat heute eine Einwohnerzahl von 1,5 Millionen gegenüber 400000 während der Kriegsjahre. Die Stadt ist übervölkert. Die Bevölkerung lebt in unzureichenden gesundheitlichen Verhältnissen, und Bangkok ist zweifellos zu einem Reservoir an Tuberkulösen geworden ... 1949 eröffnete die Regierung eine erste Fürsorgestelle in Bangkok. Ein Hospital mit 250 Betten ist vorhanden. Etwa 2000—3000 Neuerkrankungen an Tuberkulose werden jährlich festgestellt ... Unsere Untersuchungen ließen erkennen, daß 5—10% der Bevölkerung wegen Lungentuberkulose heilstättenbedürftig sind, 50% dieser Fälle sind bereits in fortgeschrittenem Zustand. Es bleibt uns keine andere Wahl als die der häuslichen Behandlung, damit wir die 250 Betten für chirurgische Fälle zur Verfügung haben ... In Bangkok reagieren etwa 70% der über 14jährigen, auf dem Land 80% der 0—6jährigen tuberkulinpositiv ... Wie schon erwähnt, müssen wir uns auf die ambulante oder häusliche Behandlung beschränken. Mit den Ergebnissen sind wir deshalb nicht zufrieden, weil es infolge Mangel an Hausfürsorgerinnen nicht möglich ist, die Patienten so lange zu einer Behandlung zu veranlassen, wie es notwendig ist, wenn ein Erfolg erzielt werden soll."

Dr. SEN GUPTA berichtet über die Tuberkulose in *Singapur*, wo 1954 eine *Versicherung gegen Lungentuberkulose* als einzige ihrer Art in der Welt aufgebaut worden ist. Gegen eine kleine Vergütung von $ 10 im ersten Jahr und von $ 6 ab 3. Jahr werden alle Versicherten jährlich zweimal röntgenologisch untersucht. Sollten die Versicherten während der Dauer ihrer Versicherung eine Tuberkulose erwerben, so werden sie völlig kostenlos behandelt. Diese Versicherung wurde besonders bei Firmen populär, und jetzt sind 18000 Personen hierdurch erfaßt. Damit können Tuberkulosen im frühesten Stadium entdeckt werden. Während des vergangenen Jahres wurden unter diesen 18000 Personen 220 Tuberkulosen ermittelt, deren Röntgenbild 6 Monate vorher noch völlig normal war.

Bei diesen Personen handelte es sich überwiegend um Tuberkulosen im Anfangsstadium, und die Masse war nicht ansteckend. Diese Tuberkulösen werden zunächst 2 Monate kontrolliert, bis die Ergebnisse der Kultur vorliegen. Für diese Zeit können sie ihrem Beruf nachgehen und werden ambulant behandelt. Wenn nach diesen 2 Monaten die Verschattungen noch nicht verschwunden sind, wird die Diagnose aktive Tuberkulose gestellt.

Für dieses Projekt, das jährlich ca. 1 Million Dollar beansprucht, werden seitens der Regierung keinerlei Unterstützungen gewährt. Die Kosten werden aufgebracht durch die Beiträge der Versicherten, die Hilfe der Bevölkerung, Spenden von Firmen und wirtschaftlichen Organisationen, durch Einnahmen aus der Weihnachtsmarkensammlung und andere Zuwendungen. In erster Linie soll diese Versicherung natürlich den Personen zugute kommen, die über keine ausreichenden Mittel für die Behandlung verfügen.

Nach den Angaben von Dr. BENJAMIN sind 1,8% der Einwohner der Städte *Indiens* aktiv tuberkulös und 1% der Landbevölkerung, soweit sich dies nach den Ergebnissen der RRU feststellen läßt. Danach dürften 5 Millionen an einer aktiven Tuberkulose leiden. Für deren stationäre Behandlung sind 1 Million Betten erforderlich. 25000 Betten sind vorhanden, die Planung für längere Zeit beträgt 500000 Betten. Unter diesen Umständen ergibt sich die Notwendigkeit der häuslichen Behandlung. Schwierigkeiten bereitet die Frage einer ausreichenden Isolierung.

Die Tuberkulose-Mortalität auf den *Philippinen* betrug 1955 ca. 10 auf 10000 E. 800000 der 22,6 Millionen Einwohner (= 3,5%) haben eine aktive Tuberkulose. Für die Behandlung der Tuberkulösen stehen 2050 Betten zur Verfügung.

Die Verhältnisse in anderen asiatischen Ländern unterscheiden sich praktisch kaum von jenen, die voraufgehend auszugsweise geschildert wurden. Sie zeigen, daß für ungefähr die Hälfte der Bewohner der Erde die Tuberkulose auch heute noch ein sehr ernstes Problem darstellt, das mit den Möglichkeiten dieser Länder allein nicht bewältigt werden kann. Während in westlichen Ländern vielfach die Neigung besteht, die Tuberkulose bereits als überwunden anzusehen und manche Maßnahme gegen die Tuberkulose als nicht mehr erforderlich vernachlässigt oder abgebaut wird, bemühen sich die Völker des Ostens um die Errichtung von Ausgangspositionen, um der Seuche wirkungsvoll begegnen zu können. Solange es jedoch nicht gelingt, die Maßnahmen zu intensivieren, können entscheidende Ergebnisse nicht erwartet werden. Die Tuberkulose ist noch immer ein weltweites Problem. Ob unter diesen Umständen die Erfolge, welche die westlichen Länder während der letzten Jahre im Kampf gegen die Tuberkulose erzielt haben, von Dauer sein werden, muß die Zukunft erweisen.

Zusammenfassung

(Stationäre und ambulante Behandlung)

In der Bundesrepublik standen Ende 1957 in 283 Tuberkuloseanstalten 59605 Betten für die stationäre Behandlung von Tuberkulösen zur Verfügung. Die Zahl der Heilstätten hat sich gegenüber 1956 um 29, die der Betten um rund 1000 (ohne Saarland um 1750) verringert. 72313 Tuberkulöse befanden sich während des Jahres 1957 in stationärer Behandlung. Aus Teilstatistiken geht hervor, daß im Laufe der letzten 10 Jahre in der Zahl der stationär Behandelten keine wesentliche Änderung eingetreten ist. Da die Heilstättenfälle ein gutes Kriterium für die Beurteilung der tatsächlichen Situation darstellen, erscheint eine zuverlässige und umfassende Heilstätten-Erfolgsstatistik von besonderem Wert.

In der altersmäßigen Zusammensetzung der stationär behandelten Tuberkulösen ist — ebenfalls nach Teilangaben — während der letzten ca. 8 Jahre insofern eine wesentliche Änderung eingetreten, als die Zahl der unter 30jährigen absolut und relativ abgenommen, die der über 45jährigen ebenso — und zwar wesentlich — zugenommen hat.

Allein für stationäre Behandlung — ohne ärztliche Maßnahmen — sind im Jahre 1957 über 200 Millionen DM ausgegeben worden.

Über den Umfang der ambulanten und häuslichen Behandlung liegen keine zuverlässigen Statistiken vor. Es ist anzunehmen, daß mindestens ebensoviel Patienten ambulant wie stationär behandelt werden. Die ambulante und die häusliche Behandlung sollten sich auf einen eng begrenzten Personenkreis beschränken. In Ländern mit unzureichender Bettenzahl ist jedoch diese Art der Behandlung die Methode der Wahl.

Summary: Stationary and ambulatory Treatment

At the end of 1957 there existed in the German Federal Republic 283 tuberculosis hospitals with 59605 beds for the clinical treatment of tuberculous cases. In comparison with 1956 the number of hospitals has decreased by 29, the number of beds by approx. 1000 (excluding the Saarland by 1.750). 72313 tuberculous cases were given clinical treatment in 1957. Some statistics show that there has been no marked change in the number of hospitalized cases in the last ten years. Since the hospitalized cases can be considered a good criterion for evaluating the true situation, reliable and comprehensive statistics concerning the results of hospital treatment should prove particularly valuable.

The age group classification of clinically treated tuberculous cases — also based on incomplete information — has shown a definite change over the last 8 years, in that the number of those below the age of thirty shows an absolute relative decrease, while that above 45 has likewise shown an increase, and a considerable increase at that.

For clinical treatment alone — exclusive of medical services — more than DM 200 million were spent in 1957.

Regarding the amount of out-patient treatment and treatment at home, no reliable statistics are available. It may be assumed that there are at least as many outpatients as hospitalized ones. The number of those treated at home or as out-patients should be strictly limited. Of course, in countries which lack enough hospital beds, this method of treatment is often dictated by circumstance.

K. Die bovine Tuberkulose

Nach einem Bericht von Meyn (Die Fortschritte der Rindertuberkulosebekämpfung in der Bundesrepublik (Stand vom 1. 7. 1958), Monatshefte für Tierheilkunde, 11, 1, 1959) waren am 1. 7. 1958 in der Bundesrepublik 1333576 Rinderbestände mit 11922093 Rindern gemeldet. 95,9% aller Bestände mit 96,7% aller Rinder waren zu diesem Zeitpunkt einem staatlichen Tuberkulosebekämpfungsverfahren angeschlossen. Zwischen dem 1. 7. 1957 und dem 30. 6. 1958 haben sich 118386 (= 8,88%) Bestände mit 1095364 (= 9,16%) Rindern dem Verfahren neu angeschlossen. Die 4,1% noch nicht an den staatlichen Tuberkulosebekämpfungsmaßnahmen beteiligten Bestände befanden sich in der Hauptsache in Rheinland-Pfalz, Bayern und Nordrhein-Westfalen. Nach Meyn kann damit gerechnet werden, daß sich auch diese Bestände dem Verfahren bald anschließen werden.

Innerhalb des betrachteten Zeitraums von einem Jahr sind 168307 Bestände (= 14,2%) mit 1683607 Rindern (= 13,4%) neu als tuberkulosefrei anerkannt worden. Meyn bezeichnet diese Entwicklung als den größten Erfolg seit Beginn der Sanierung.

Am 1. 7. 1958 waren in der Bundesrepublik Deutschland 990180 Bestände (= 74,2%) mit 8587264 Rindern (= 72,0%) amtlich anerkannt tuberkulosefrei. Die Entwicklung seit 1952 zeigt folgendes Bild:

	1952	1953	1954	1955	1956	1957	1958
amtlich anerkannte tuberkulosefreie Bestände	9,9	15,4	23,3	36,3	48,8	60,0	74,2%
amtlich anerkannte tuberkulosefreie Tiere	9,2	14,6	22,9	34,7	47,4	58,6	72,0%

Die Zahl der tuberkulosefreien Gemeinden belief sich 1957 auf 3395, sie hat sich 1958 um 2767 auf 6162 erhöht.

Bezüglich der Zahl der tuberkulosefreien Bestände stehen — von Hamburg und Bremen abgesehen — Hessen mit 90,7% und Niedersachsen mit 89,7% an der Spitze. Es folgen Nordrhein-Westfalen mit 88,2% und Baden-Württemberg mit 86,5%; in größerem Abstand Rheinland-Pfalz mit 63,6% und Bayern mit 51,7%.

Über die *Finanzierung* der Rindertuberkulosebekämpfung berichtet MEYN folgendes:

„Die Maßnahmen zur Tilgung der Rindertuberkulose sind seit 1952 in steigendem Maße durch Bereitstellung von öffentlichen Mitteln gefördert worden. Außerdem hat die Landwirtschaft in ihrer Gesamtheit von Jahr zu Jahr höhere Mittel über die Molkereien und Tierseuchenkassen sowie aus Umlagemitteln nach § 22 des Milch- und Fettgesetzes bereitgestellt. Dazu kommen dann noch die eigenen Leistungen der Tierhalter, die nicht errechnet werden können, sicherlich aber den Hauptposten in der Kostenrechnung darstellen.

Nach dem Statistischen Bericht über die Milch- und Molkereiwirtschaft für 1957 sind in den letzten Jahren ohne die Eigenleistungen der Tierhalter insgesamt 343 Millionen DM für die Tuberkulosebekämpfung aufgebracht worden. Dieser Betrag setzt sich zusammen aus Haushaltsmitteln des Bundes und der Länder, aus Umlagen nach § 22 des Milch- und Fettgesetzes, aus Beiträgen zu Tierseuchenkassen und zu etwa einem Drittel aus Eigenmitteln der Molkereien. Die Eigenmittel der Molkereien machen 113,2 Millionen DM aus. Ihre Aufbringung ging natürlich ebenfalls zu Lasten der landwirtschaftlichen Betriebe.

Nicht weniger als 51% des Gesamtaufwandes sind zur Anhebung des Erzeugerpreises für die aus tuberkulosefreien Beständen gelieferte Milch verausgabt worden. Dadurch ist der Milchpreis im Bundesdurchschnitt der Jahre um 1,1 Pfennig pro Liter gehoben worden. Für Investitionen in den Molkereien zum Zwecke einer getrennten Annahme und Verarbeitung von Milch aus tuberkulosefreien Beständen sind 34,1 Millionen DM, d. h. 10% der Gesamtaufwendungen, ausgegeben worden.

Aus der Tatsache, daß die Rindertuberkulose bis 1952 in der Bundesrepublik einen *jährlichen* Schaden von rund 275 Millionen DM verursacht hat, ergibt sich bei einem Vergleich dieses Betrages mit den soeben aufgeführten Ausgaben, daß und in welchem Maße sich die Rindertuberkulosebekämpfung bis jetzt schon rein wirtschaftlich gelohnt hat. Dabei ist der gesundheitliche Nutzen gar nicht berücksichtigt worden. In diesem Zusammenhang sei aber daran erinnert, daß 40 Jahre hindurch mit gigantischen Anstrengungen und ungeheuren Aufwendungen vergeblich versucht worden ist, die Rindertuberkulose wirksam zu bekämpfen. Heute können wir nach 6jähriger planmäßiger Arbeit das nahe Ende der Seuche deutlich absehen. Heute wissen wir aber auch, daß die früheren Bemühungen fehlschlagen mußten, weil ihnen eine falsche wissenschaftliche Arbeitshypothese zugrunde lag. Die großen Fortschritte der Rindertuberkulosebekämpfung seit 1952 sind dagegen auf die Nutzanwendung von Erkenntnissen zurückzuführen, die aus einer sehr gründlichen Erforschung des Ablaufes der Tiertuberkulose gewonnen worden sind. Es dürfte kaum ein Beispiel geben, das die Abhängigkeit des Erfolges einer Seuchenbekämpfung von den Ergebnissen der wissenschaftlichen Seuchenforschung so eindeutig zu erkennen gibt, wie die Rindertuberkulosebekämpfung. Auch hier war Fortschritt nur durch Forschung möglich."

Im Bundesgesundheitsblatt (21, 1958) wird über die Ergebnisse der Schlachttierbeschau im Bundesgebiet in den Jahren 1950 und 1956 auf Grund von Zusammenstellungen des Statistischen Bundesamtes berichtet. Danach waren 1950 39,0% von 868658 geschlachteten Kühen mit Tuberkulose behaftet; 1956 handelte es sich um 41,8% von 1197534 Kühen. Auch bei anderen Schlachttieren hat sich der Anteil der tuberkulös befundenen kaum geändert. Diese Situation dürfte aber wohl durch die Bekämpfungsmaßnahmen mit bedingt sein, indem mehr und mehr tuberkulöse Tiere bzw. positive Reagenten ausgemerzt werden.

Auf die Notwendigkeit der Maßnahmen zur Ausmerzung der Rindertuberkulose kann nicht nachdrücklich genug hingewiesen werden, nachdem auch die Auswertung der auf Veranlassung des Herrn Bundesministers für Ernährung, Landwirtschaft und Forsten durchgeführten Untersuchungen ergeben hat, daß der Typus bovinus an der menschlichen Tuberkulose mit über 10% beteiligt ist (s. Kleinschmidt: Tuberk.-Arzt 12, 8, 1958), und da feststeht, daß die durch den Typus bovinus bzw. durch die Übertragung vom Rind verursachte Tuberkulose absolut vermeidbar ist. Nach Untersuchungen von Braun (s. Med. Klin. 5, 198, 1958) in Oberbayern und Schwaben kommen bovine Infektionen der Lunge auf dem Lande dreimal so häufig vor wie in der Stadt; bei Kindern unter 16 Jahren wurde der Typus bovinus in 24,4% der Fälle von tuberkulöser Meningitis, in 72,2% bei Lymphdrüsentuberkulose und in 6,2% bei Lungentuberkulose festgestellt.

Einem Bericht des Brit. Med. Journal [(5046, 675, 1957), zit. nach Bundesgesundheitsblatt 1, 1959] zufolge wurde bei der röntgenologischen Untersuchung eines Personenkreises, der mit 14 tuberkulösen Hunden Kontakt hatte, in 9 Fällen eine Lungentuberkulose festgestellt. Durch den Tierarzt festgestellte Tuberkulosen sollten deshalb Anlaß zu sorgfältiger Untersuchung aller mit diesen Tieren in Berührung gekommenen Personen sein. Es erscheint ratsam, bei Umgebungsuntersuchungen neuerkrankter Personen auch bis zu einem gewissen Grade an Haustiere als Infektionsquellen zu denken, wenn die Untersuchungen in anderer Richtung ohne Erfolg geblieben sind.

Zu der Frage, welcher Personenkreis durch Rindertuberkulose besonders gefährdet ist, äußert sich Goerttler (Gefährdung von Menschen durch Umgang mit tuberkulösen Rindern, Zschr. ärztl. Fortbldg. 51, 14, 1957). Danach kann eine Erkrankung an Tuberkulose erfolgen durch

1. *alimentäre Infektion*, und zwar besonders durch den Genuß roher Milch. Hiervon werden vor allem die Kinder auf dem Land betroffen.

2. *aerogene Infektion*. Hierdurch sind alle Menschen gefährdet, die mit lebenden oder toten tuberkulösen Rindern zu tun haben. In der Regel ist eine hierdurch ausgelöste Tuberkulose auf eine berufliche Tätigkeit zurückzuführen.

3. *Hautinfektion* (ohne Allgemeinerkrankung), die relativ häufig bei Melkern, Fleischbeschauern, Abdeckern usw. zu beobachten und als berufsbedingt anzusehen ist.

Eine aerogene Infektion mit bovinen Tuberkulosebakterien gefährdet Landwirte, Melker, Tierärzte, die beruflich laufend in tuberkuloseverseuchten Ställen zu tun haben. Besonders gefährdet sind die Melker und jene Personen, die überwiegend mit Melken, Füttern, Tränken, Putzen und dem Entfernen des Düngers zu tun haben. Nach Goerttler ist die Infektionsgefahr durch einen tuberkuloseverseuchten Rinderbestand größer als in einer Lungenheilstätte. Goerttler betont, daß die Zahl der Personen mit Lungentuberkulose auf Höfen mit Rindertuberkulose 10mal so hoch ist wie auf Höfen mit tuberkulosefreien Tieren.

Außer den landwirtschaftlichen Berufen sind gefährdet: Fleischbeschauer, Fleischer, Tierwärter an Schlachthöfen, Tierärzte, technische Assistentinnen in bakteriologischen und pathologischen Abteilungen der veterinärmedizinischen Untersuchungs- und Forschungsinstitute. Selbstverständlich ist der Grad der Infektionsgefahr verschieden, er ist beim Fleischer am niedrigsten, dagegen besonders hoch in Notschlachtungsbetrieben mit einem besonders hohen Prozentsatz an tuberkulösen Tieren.

LIEBICH (Betrachtung einer Endemie von 74 Fällen primärer Ingestionstuberkulose, Inaug.Diss., S. KARGER, Basel, 1958) berichtet über eine Endemie von 74 Krankheitsfällen mit primärer Ingestionstuberkulose, die sich im Herbst 1954 in Winterthur abgespielt hat. Als Infektionsquelle sind tuberkulosebakterienhaltige Milchprodukte anzusehen. Die Endemie erfolgte zu einem Zeitpunkt, als im Kanton Zürich nur noch 5,5% der Milchtiere positiv auf Tuberkulin reagierten. In der Milch konnten bovine Tuberkulosebakterien nachgewiesen werden. In der fraglichen Zeit wurde eine abnorm starke Zunahme der positiv reagierenden Schüler von 7 Jahren festgestellt, die durch die Initiative eines Kinderarztes zur Aufdeckung der Endemie führte. Der Verlauf der Ingestionstuberkulose mit 10% manifesten Primo-Infektionen war relativ gutartig. Es konnte nachgewiesen werden, daß die Patienten mit intestinaler und zervikaler Primo-Infektion bedeutend häufiger rohe oder unpasteurisierte Milchprodukte genossen haben als diejenigen mit pulmonaler Erstinfektion, und zwar handelt es sich überwiegend um unpasteurisierten Rahm, dann ungekochte Milch und unpasteurisierte Butter.

In der Zeit vom September 1954 bis April 1955 wurden 88 Fälle einer tuberkulösen Primärinfektion festgestellt, davon entfielen auf

Intestinal-Tbk.	52	
Zervikal-Tbk.	22	= 74 Fälle
pulmonale Tbk.		= 14 Fälle.

Unter den 88 Fällen befanden sich 82 Kinder von 1—12 Jahren und 6 Erwachsene im Alter von 22—59 Jahren, welche sämtlich an einer zervikalen Erstinfektion erkrankten.

Wenn die Endemie auch relativ gutartig verlief, so ergab sich doch in 37 Fällen die Notwendigkeit einer Kur. Deren mittlere Dauer betrug

bei intestinaler Primoinfektion	3,4 Monate
bei zervikaler Primoinfektion	5,0 Monate
bei pulmonaler Primoinfektion	6,5 Monate.

Es zeigte sich aus dem Verlauf der Endemie eine Schutzwirkung der BCG-Impfung, allerdings stellte sich auch heraus, daß 43% der BCG-geimpften Kinder nach 2—3 Jahren bereits wieder tuberkulin-negativ geworden waren.

In einem Stadtbezirk, der mit Milch aus tuberkulosefreien Beständen beliefert wurde, fanden sich in dem fraglichen Zeitraum keinerlei tuberkulöse Infektionen.

Daß jedoch auch Milch aus tuberkulosefreien Beständen nicht immer frei von Tuberkulosebakterien ist, erweist ein Bericht von NASSEL (zit. n. LIEBKNECHT, Z.Bl. f. d. ges. Tub.Fschg. 80, 293, 1958/59). Danach wurden in der Mischmilch eines Vorzugsmilchbestandes TB vom Typus gallinaceus gefunden. Die Tuberkulinisierung von 972 Hühnern aus 7 Vorzugsmilchbetrieben führte zur Ermittlung von 6,3% infizierter Hühner in 5 Beständen. Aus einem verkalkten Darmlymphknoten einer wegen fraglich ausgefallener Tuberkulinreaktion geschlachteten Kuh wurden TB vom Typus gallinaceus differenziert. Da der Typus gallinaceus mit der Milch ausgeschieden werden kann, ist nach Auffassung von NASSEL die Genehmigung zur Lieferung von Vorzugsmilch davon abhängig zu machen, daß der Hühnerbestand tuberkulosefrei ist. „Gewinnung und Inverkehrgabe von Vorzugsmilch sind im Bundesgebiet einheitlich zu regeln."

CHRISTIANSEN und SCHIMMELPFENNIG äußern sich zu der Frage: Bis zu welchem Grade ist ein Gebiet von Rindertuberkulose frei zu machen und frei zu halten? LIEBKNECHT (Z.Bl. f. d. ges. Tbk. Fschg. 80, 291, 1958/59) referiert diesen Aufsatz folgendermaßen:

„CHRISTIANSEN, Veterinärinspektor von Jütland, beantwortet die Fragen: (1) Ist Dänemark seit 1952 wirklich ganz frei von Rindertuberkulose? (2) Kann erwartet werden, daß die Rindertuberkulose wieder im Lande verbreitet wird? (3) Wie lange nach Tilgung der Rindertuberkulose werden noch Menschen mit boviner Tuberkulose eine zu beachtende Infektionsquelle für das Rind sein? Zu Frage (1): Praktisch war Dänemark seit 1952 frei von Rindertuberkulose, es stand seither kein milchliefernder Bestand im Land mit Tuberkulinreagenten. Wissenschaftlich aber ist die Frage mit „nein" zu beantworten, da Neuinfektionen auftraten. Als Infektionsquellen kommen in Betracht: Menschen mit boviner Tuberkulose, infizierte ältere Rinder aus früher stark infizierten Beständen mit negativer Tuberkulinreaktion und verschiedene zufällige Infektionsquellen, die in den ersten Jahren noch eine Rolle spielten, wie Hunde, Pferde, Schweine, die noch vor Sanierung der Rinderbestände infiziert, aber erst später selbst zu Ausscheidern wurden. Ferner kam anfangs auch noch Personen- und Viehverkehr mit noch nicht tuberkulosefreien Gebieten in Betracht. Zu Frage (2): Jedes Jahr wird etwa ein Drittel des ganzen Viehbestandes tuberkulingeprüft, jeder Tuberkulosefall bei der Schlachtung von Rindern und Schweinen wird gemeldet, der betreffende Bestand getestet, die Reagenten geschlachtet, die Testung wird dann in Abständen von 6 Wochen wiederholt bis keine Reagenten mehr vorhanden sind. Bei schwereren Neuinfektionen wird der ganze Bestand, auch die Nicht-Reagenten ausgemerzt; Desinfektion. Die Zahl der noch gefundenen neu infizierten Reagenten und Bestände ging seit 1952 weiter zurück (1952/53 0,9‰ von allen Beständen, 1956/57 0,31‰). Von 832500 geprüften Tieren waren 1956/57 0,16‰ bovin infiziert. Solange die Kontrolle weiter geführt wird, ist kein Grund für die Annahme eines neuen Anstieges der Rindertuberkulose vorhanden! Zur Frage (3): Menschen mit offener boviner Tuberkulose können noch über viele Jahre für die Neuinfektion der Rinderbestände von Bedeutung sein. 1943—1947 wurden etwa 300 Menschen mit boviner Tuberkulose festgestellt, zum großen Teil Kinder, 1948—1952 wurden noch 150 bovine Tuberkulosen beim Menschen gefunden, darunter aber nur noch rund 1% Kinder! Dagegen hat die Zahl der Tuberkulosen der Atmungsorgane relativ zugenommen (60,8% bzw. 72,6% der bovin infizierten Menschen), während die der Verdauungsorgane ebenfalls zurückging (von 8,8% auf 4,2%). Im Zeitraum 1953—1957 gab es keine bovine Tuberkulose bei Kindern, also keine alimentäre Infektion mehr, während Lungentuberkulose und *bovine Urogenitaltuberkulose* im Vordergrund stehen. Es werden beim bovin infizierten Menschen nicht nur Rückfälle mit neuerlicher Ausscheidung boviner Tuberkelbacillen, sondern auch erstmals neue bovine Tuberkulosen gefunden, welche vor Beendigung der Sanierung, wahrscheinlich auch bereits während der Kindheit erworben wurden und über Jahre und Jahrzehnte latent geblieben sind. Die Kontrolldauer der Rinderbestände muß sich danach richten. Sie hängt davon ab, wie ausgebreitet die Rindertuberkulose früher gewesen ist, wieviel rohe Milch getrunken und wie konsequent die Typenbestimmung vorgenommen wurde. Für die Bundesrepublik dürften die dänischen Erfahrungen von größter Bedeutung sein. (Vor allem wäre endlich die Typenbestimmung bei *jedem* Offentuberkulösen obligatorisch durchzuführen und in Hinblick auf die Möglichkeit einer früheren alimentären bovinen Infektion nicht auf die Landbevölkerung zu beschränken, Ref.) Ferner werden die Grundzüge der in den USA geltenden Rindertuberkulosegesetzgebung dargelegt. Dort werden auch Kreise als „bedingt tuberkulosefreie Gebiete" amtlich anerkannt, keiner dieser Kreise (die Anerkennung haben alle Kreise der USA erhalten) hat in den letzten 17 Jahren seine Anerkennung verloren. Auf Grund der ausländischen Erfahrungen wird die Schaffung von amtlich anerkannten Gebieten auch in der Bundesrepublik diskutiert. Das Zuchtgebiet der Oldenburger Herdbuch-Gesellschaft würde dafür bereits die Voraussetzungen liefern, da über 99% der vorhandenen Betriebe und über 99,5% der Tiere reaktionsfrei sind. Der Nachweis ist während eines Zeitraumes von 2 Jahren (Kontrollzeit) zu führen, Wiederholungsuntersuchungen haben dann 2mal in 2jährigem, anschließend entsprechend dem Vorgehen im Ausland, in 3jährigem Abstand zu erfolgen (jährlich die Hälfte bzw. ein Drittel der Betriebe). Das würde erhebliche Arbeits- und Kosteneinsparung für Veterinärdienststellen und Landwirtschaft ergeben. Unspezifische Tuberkulinreaktionen spielen immer wieder eine störende Rolle, von 1% positiv reagierenden Tieren erwiesen sich 3/4 als unspezifisch. Die echten Neuinfektionen bei den geprüften 6000 Beständen mit 86000 Tieren kamen zum größten Teil durch unkontrollierte Zukäufe und Exposition mit nicht sanierten Beständen auf der Weide zustande, in einigen Fällen war die Infektionsquelle nicht zu finden."

In einem von LIEBKNECHT referierten Bericht von SCHLIESSER (Z.Bl. f. d. ges. Tbk.Fschg. 80, 292, 1958/59) wird auf die Bedeutung der Reinfektion sanierter Bestände durch TB vom Typus humanus hingewiesen. Bei einer Untersuchung von Milchproben aus 3 sanierten, aber durch Typus humanus reinfizierten Beständen war eine von 56 Milchproben von insgesamt 14 Kühen im Meerschweinchenversuch positiv. Damit war die Ausscheidung durch das im übrigen klinisch unveränderte Euter erwiesen. Der Rohgenuß solcher Milch, die Typus humanus enthält, ist für den Menschen eine Gefahr; die Infektion der Rinder mit dem Typus humanus kann deshalb nicht als harmlos angesehen werden. Verf. fordert die Fortführung periodischer RRU auf dem Lande und die Einführung oder Einhaltung der Meldepflicht der Gesundheitsämter an die Veterinäre.

Über die Tiertuberkulose in den USA berichten STEELE und RANNEY (LIEBKNECHT, Z.Bl. f. d. ges. Tbk.Fschg. 80, 198, 1958/59): Eine völlige Ausrottung der Rindertuberkulose ist noch nicht erreicht und deshalb eine weitere intensive Tuberkulinisierung der Tierbestände erforderlich. Von 2000 Rindern reagierten noch 3 (0,15%). Durch die Tuberkulosetilgung, deren Gesamtkosten seit 1917 326 Mill. Dollar betragen, werden jährlich 150 Mill. Dollar Verluste verhütet. Die bovine Tuberkulose beim Menschen tritt selten auf. Die Erfassung der Rindertuberkulose wird durch „Quellensuche" intensiviert, indem man bei Schlachthausbefunden und der Ermittlung von Reagenten allen exponierten Tieren nachgeht. Die bei Schweinen allerdings nur noch selten festgestellte Tbk. ist meist vom Typus gallinaceus. Die Geflügeltuberkulose wird durch Tilgung verseuchter Bestände bekämpft. Außer der Tuberkulose der Katzen und Hunde spielt noch die der Affen eine besondere Rolle, welche in der Gefangenschaft sehr Tuberkulose-empfänglich sind.

In Kanada wurden nach Canad. Tbc. Ass. Bull. (36, 1957/58) im Jahre 1957 1,5 Mill. Tuberkulinprüfungen durchgeführt und 0,16% positive Reagenten festgestellt; diese werden sofort geschlachtet. Der Gesamtbestand umfaßt 10,25 Mill. Stück Rindvieh. Auch in Kanada wird eine intensive Überwachung der Bestände betrieben.

Nach NIELSEN (Act. tbc. Scand. 34, 1957, 3—4: 275) ist in Dänemark trotz Ausrottung der Rindertuberkulose der Anfall an bovinen Infektionen beim Menschen annähernd gleichgeblieben, allerdings werden heute mehr die älteren Jahrgänge betroffen. Man sieht die Ursache der bovinen Neuinfektionen in unbekannten Infektionsquellen unter den Einwohnern. NIELSEN empfiehlt dringend eine enge Zusammenarbeit zwischen Veterinär- und Humanmedizinern.

KAUFMANN (Bl. gegen die Tub., 3, 1959) berichtet, daß bis Ende 1958 in der Schweiz 23 Kantone als rindertuberkulosefrei erklärt werden konnten und die beiden letzten Kantone Bern und Luzern im Jahre 1959 dieses Ziel erreichen dürften. Damit sind dann sämtliche Rinderbestände der Schweiz tuberkulosefrei und kommen als Infektionsquellen nicht mehr in Frage, zumal auch weiterhin regelmäßige Kontrollen durchgeführt werden sollen.

In Neuseeland sind 11% des Rinderbestandes tuberkulös (schwankend zwischen

2 und 50%). Ein Bekämpfungsplan liegt nicht vor. Man rechnet mit jährlich 40—50 menschlichen Infektionen mit dem Typus bovinus und mit 5—6 Todesfällen.

In Italien ist die Rindertuberkulose noch sehr häufig, und zwar besonders in der Po-Ebene (Referat Tuberk.-Arzt **10**, 1958). In den Provinzen Mailand und Cremona wird die Zahl der tuberkulösen Rinder mit 53% angegeben, im Po-Gebiet z. T. mit 91%.

Nach STEELE und RANNEY (Am. Rev. of. Tbc. 77, **6**, 1958) beträgt der Anteil der tuberkulösen Rinder weniger als 1%. Die Kontrollmaßnahmen, die in Zusammenarbeit von Veterinären und Humanmedizinern vorgenommen werden, erstrecken sich auf Tiere und Menschen. — In Frankreich wird seit 40 Jahren versucht, Kühe mit BCG zu immunisieren. Erst seit 1955 wurde diese Methode aufgegeben. Es ist geplant, ein nationales Programm aufzustellen, um Testungen und die erforderlichen Schlachtungen durchzuführen. — In Großbritannien sind 85% der Herden tuberkulosefrei. Der erhebliche Abfall der bovinen Tuberkulose der Kinder beweist den Erfolg der Bekämpfungsmaßnahmen. — Portugal ist im allgemeinen frei von Rindertuberkulose, dagegen weisen die Bestände in Spanien und Italien den höchsten Umfang an Rindertuberkulose in allen westeuropäischen Ländern auf. In Italien wird seit Jahrzehnten die BCG-Impfung der Rinder durchgeführt. In den letzten Jahren wurde die Behandlung der Rindertuberkulose in Italien mit Isoniaziden versucht. Nach übereinstimmenden Berichten erwies sich diese Methode allerdings von höchst geringem Wert und war außerdem unwirtschaftlich. Es wird berichtet, daß die Tuberkulose mit dem Absetzen der Medikamente aktiv wird. — In Südamerika, wo nur Venezuela und Columbia Bekämpfungsmaßnahmen durchführen, spielt die Rindertuberkulose noch eine bedeutende Rolle.

Zusammenfassung

(Die bovine Tuberkulose)

In der Bundesrepublik waren am 30. 6. 1958 990180 Rinderbestände (= 74,2%) mit 8587264 Tieren (= 72,0%) tuberkulosefrei. Innerhalb eines Jahres sind 14,2% der Bestände mit 13,4% der Rinder neu als tuberkulosfrei anerkannt worden. Wie im Ausland ergibt sich auch in der Bundesrepublik die Notwendigkeit sorgfältiger Kontrollen, um eine Reinfektion sanierter Bestände durch Menschen oder Haustiere (Schweine, Hunde, Katzen, Geflügel usw.) zu vermeiden. Bei enger Zusammenarbeit zwischen Human- und Veterinärmedizinern kann in der Bekämpfung der Rindertuberkulose in wenigen Jahren ein voller Erfolg erreicht werden, der um so mehr anzustreben ist, als die mit über 10% an der menschlichen Tuberkulose beteiligte bovine Tuberkulose absolut vermeidbar ist.

Summary: Bovine Tuberculosis

On June 30th, 1958, 990180 herds of cattle (= 74.2%) were found to be free of tuberculosis; the herds numbered 8587264 head of cattle (= 72%). In the course of one year, 14.2% of the herds, representing 13.4% of the cattle, were again certified as being free of tuberculosis. As is practised abroad, there also ought to be exact measures of control in the German Federal Republic, so as to prevent the re-infection of sound herds by humans or by domestic animals (pigs, dogs, cats, poultry etc.). Close co-operation between physicians and veterinarians could, within a few years, bring total victory in the battle against bovine tuberculosis. The fact that bovine tuberculosis, which is responsible for more than 10% of human tuberculosis, is absolutely available, makes this task all the more urgent.

L. Umwelt und Tuberkulose

Nach den in früheren Jahrzehnten vertretenen Auffassungen galt die Tuberkulose als Armeleute-Krankheit, und auch modernere Statistiken bemühen sich um den Nachweis einer Relation zwischen Erkrankungshäufigkeit an Tuberkulose und Einkommen. Die Tuberkulose ist eine Infektionskrankheit und berücksichtigt weder Klassen- noch Vermögensunterschiede. Wenn diese Anschauungen trotzdem im Kernpunkt berechtigt sind, dann deswegen, weil Armut immer identisch ist mit sozialem Elend, mit unzureichenden Ernährungs- und Wohnverhältnissen. Ein schlecht genährter Organismus besitzt geringere Abwehrkräfte als der kräftige, robuste Körper, und durch ständiges Zusammenleben vieler Menschen auf engem Raum erhöht sich die Gefahr der Erwerbung von Infektionskrankheiten sprunghaft. Dazu kommen noch die Infektionsmöglichkeiten in den überfüllten Verkehrsmitteln, am Arbeitsplatz usw., also überall da, wo die Masse dem Beruf oder dem Vergnügen nachgeht. Die Infektionskrankheiten, deren Erreger schon vor vielen Tausenden von Jahren existierten, wuchsen sich erst zu einer Gefahr für die menschliche Rasse aus, als fehlende oder mangelnde Hygiene, das Zusammenrücken der Menschen auf engerem Raum und die Verschlechterung der Lebensbedingungen besonders des aufkommenden Arbeiter- und Industrieproletariats ihre Wegbereiter wurden, sie verloren dann an Boden, als sich die hygienischen, wirtschaftlichen und sozialen Verhältnisse entscheidend besserten. Darum konnte auch die Tuberkulose die große Bedeutung erlangen, die ihr die Menschen des ausgehenden 18. und des 19. Jahrhunderts zubilligen mußten. Als zugleich mit der Besserung der Lebensverhältnisse der Charakter der Tuberkulose als einer Infektionskrankheit durch ROBERT KOCH festgestellt worden war, waren alle Voraussetzungen gegeben, ihrer weiteren Entwicklung Einhalt zu gebieten und ihren Einfluß auf die Menschheit zu eliminieren. Die Ergebnisse zeigen sich heute in erster Linie in der Mortalität.

Wenn der Tuberkulose noch immer eine große Bedeutung zukommt, dann deswegen, weil die Zahl der an Tuberkulose erkrankten Personen noch hoch ist und diese Personen für ihre Mitmenschen eine ständige latente Gefahr darstellen. In welchem Umfange dies der Fall ist, geht aus der sich nur langsam verringernden Zahl an Neuerkrankungen hervor, die in der Bundesrepublik auch 1958 noch fast 80000 Personen umfaßt. Obwohl es sich zu einem Teil um das Wiederaufflackern alter Herde handelt, sind die Neuerkrankungen in ihrer Masse wohl doch auf das Manifestwerden von Neuinfektionen zurückzuführen, die von den bekannten und unbekannten Tuberkulösen ausgehen. Und wenn bei der zweifellos sehr hohen Zahl an Neuinfektionen heute nur ein verschwindend kleiner Teil zu einer Erkrankung an Tuberkulose führt, haben wir dies zum Teil den gegen die Tuberkulose ergriffenen Maßnahmen zuzuschreiben, mehr aber der Tatsache, daß der wirtschaftliche und soziale Aufstieg die physischen und psychischen Abwehrkräfte der Individuen mobilisiert hat. Sieht man von den Gebieten der Erde ab, die infolge geringer Siedlungsdichte eine stärkere Verbreitung der Tuberkulose nicht zulassen, dann kann man feststellen, daß der durchschnittliche Lebensstandard eines Volkes in reziprokem Verhältnis zu dessen Tuberkulose-Morbidität und -Mortalität steht: je höher das wirtschaftliche und soziale Niveau, um so geringer die Bedeutung und das Ausmaß der Tuberkulose. Sehr eindrucksvoll zeigt sich dies an den Verhältnissen der Stadt New York, wo die Slums und die Negerviertel von Manhattan eine um das Vielfache höhere Tuberkulose-Morbidität und -Mortalität aufweisen als die Wohnviertel der gutsituierten Einwohner der Stadt.

Die der Erfassung dienenden Methoden und die Heilbehandlung bleiben dann halbe Maßnahmen, wenn es nicht gelingt, dem in das häusliche Milieu zurückkehrenden oder in ihm lebenden Tuberkulösen die wirtschaftliche Stabilisierung zu gewähren, die ihn vor vorzeitiger Wiederaufnahme einer Arbeit und dadurch möglicher Verschlechterung, seine Angehörigen aber vor einer erhöhten Infektionsgefährdung bewahrt.

In der Bundesrepublik Deutschland sind im Jahre 1958 rund 80000 Personen neu an einer Tuberkulose erkrankt. Darunter befinden sich schätzungsweise 22000—24000 Kinder und Jugendliche. Unter Berücksichtigung der von Brügger in den Jahresberichten der Kinderheilstätte Wangen angegebenen bzw. errechneten Infektionsquellen dürfte bei mindestens 6000 dieser Kinder die Erkrankung durch eine intrafamiliäre Infektion verursacht worden sein, die letzten Endes auf unzureichende Isolierung ansteckungsfähiger Tuberkulöser in der Wohnung zurückgeführt werden muß. Die Zahl der infizierten und erkrankten sonstigen Personen in der Wohnung solcher Tuberkulöser (Ehepartner usw.) ist nicht feststellbar, sie dürfte einen nicht unerheblichen Prozentsatz der Neuerkrankten ausmachen; wahrscheinlich handelt es sich insgesamt um wenigstens 15—20% der 80000 Neuzugänge. Zum Teil mögen die Erkrankungen durch solche Personen verursacht worden sein, deren Ansteckungsfähigkeit erst bei Umgebungsuntersuchungen ermittelt worden ist und die infolge Unkenntnis ihres Zustandes keinen Anlaß zu einer entsprechend zurückhaltenden, die Angehörigen nicht oder wenig gefährdenden Lebensweise hatten; zum anderen Teil handelt es sich jedoch um längere Zeit oder vorübergehend Offentuberkulöse, die den amtlichen Stellen bekannt sind und entweder einer stationären Behandlung scheinbar nicht bedurften, diese ablehnten, ambulant oder überhaupt nicht behandelt wurden oder nach stationärer Behandlung in die Wohnung zurückkehrten.

In diesem Zusammenhang sei eine Untersuchung von Fischer (Ergebnisse der Infektionsquellensuche bei Kleinkindern in Wien, Wiener med. Wschr. 44, 1957) erwähnt: bei 40% von 1138 Kindern bis zu 6 Jahren, welche zwischen 1949 und 1956 als infiziert, erkrankt oder gestorben gemeldet waren, ließ sich die Infektionsquelle nicht feststellen. Bei 80% der Säuglinge und 50% der 4—6jährigen war sie bekannt. In 58% aller Fälle und bei 78% der Säuglinge wurde die Infektionsquelle in der eigenen Wohnung ermittelt. Es konnten 79 Fälle von offener Lungentuberkulose festgestellt werden, welche bis zur Erkrankung der Kinder unbekannt waren.

Wenn auch exakte Zahlen nicht bekannt sind, so steht doch fest, daß jährlich Tausende von Kindern und Erwachsenen eine Tuberkulose erwerben, die bei ausreichender Anstalts- oder häuslicher Isolierung der in Frage stehenden Tuberkulösen absolut vermeidbar ist. Beide Möglichkeiten sind nicht gegeben: Für eine Isolierung in einer Anstalt fehlen meist die klinischen oder menschlichen Voraussetzungen, für eine ausreichende Isolierung in der Wohnung oder Zurverfügungstellung geeigneten Wohnraums fehlen die Geldmittel. Seit Jahren bemühen sich in der Bundesrepublik besonders die Landesvereine zur Bekämpfung der Tuberkulose darum, auf dem Wege über Sammlungen (Weihnachtsmarkenaktion) Abhilfe zu schaffen, und auch seitens der Behörden werden für diesen Zweck Geldmittel zur Verfügung gestellt. Die erforderlichen Aufwendungen sind jedoch zu hoch und die Zahl der Bedürftigen zu groß — zumal diese durch die ständigen Neuerkrankungen Zuwachs erhalten —, als daß in absehbarer Zeit eine befriedigende Lösung zu erwarten wäre. Unter diesen Umständen kann eine Besserung dieser Verhältnisse nur erreicht werden, wenn es gelingt, den in ungünstigen Wohnverhältnissen mit Angehörigen zusammenlebenden ansteckungsfähigen oder ansteckungsverdächtigen Tuberkulösen in höherem Maße als es der Fall ist für die Durchführung einer Heilstättenkur zu gewinnen. In Bayern wurden z. B. im Jahre 1958 35,5% der Ia-Fälle stationär behandelt, aber nur 16,4% der Ib-Fälle, für 1957 und frühere Jahre — sowie für andere Bundesländer — lauten die Zahlen ähnlich. Nun sind aber im Jahre 1958 463 Ib-Fälle (= rund 13% des gesamten Bestandes an Ib-Fällen) während des Jahres 1958 nach Ia übergeführt worden, nachdem Tuberkulosebakterien nachgewiesen worden waren. Obwohl es sich bei den in der Gruppe Ib registrierten Personen vielfach um etwas unklare Fälle handelt und ein größerer Prozentsatz schließlich nach Ic übergeführt wird, muß doch bei einem größeren Teil eine zunächst nicht einwandfrei nachzuweisende ansteckende Tuberkulose angenommen werden. Vielleicht ist es deshalb zweckmäßig, bei diesem Personenkreis in höherem Maße als es bisher geschieht von der Möglichkeit der stationären Behandlung Gebrauch zu machen. Wenn bereits über 10% der geschlossenen Tuberkulosen anstaltsmäßig betreut werden, dann dürften für eine solche Behandlung bei weit mehr als nur 16% der Ib-Fälle ebenfalls die Voraussetzungen gegeben sein. Vielfach beruht die Einreihung nach Ib mit allen sich daraus ergebenden therapeutischen Konsequenzen nur darauf, daß der Nachweis von Tuberkulosebakterien nicht mit allen Mitteln versucht worden ist. Vielleicht ist es auch notwendig, grundsätzlich an die Beurteilung der Frage einer häuslichen Isolierung einen strengeren Maßstab anzulegen. Es muß möglich sein, die Zahl der durch bekannte Tuberkulöse verursachten Neuinfektionen und Erkrankungen von Familienangehörigen und sonstigen Personen erheblich zu reduzieren, so daß sich die Bemühungen um die Beschaffung ausreichenden Wohnraumes nur auf wenige anders nicht zu lösende Fälle beschränken können. Sonst ist dieses Problem wohl kaum zu bewältigen.

Tab. 40 gibt die Zahl der Personen mit ansteckender Lungentuberkulose ohne eigenes Zimmer bzw. ohne eigenes Bett in einigen Bundesländern wieder. Ob es sich bei diesen Angaben um die Situation bei der Entdeckung der Tuberkulose handelt oder erst nach einer soweit als möglich durchgeführten Sanierung der Verhältnisse, lassen die Statistiken nicht erkennen. Aber — gleichgültig, ob diese oder jene Version berechtigt ist — bestehen bleibt nach wie vor die Tatsache, daß durch vorübergehend oder ständig ansteckungsfähige Personen ein nicht unerheblicher Teil der Neuerkrankungen verursacht wird und daß hier Abhilfe geschaffen werden muß und kann.

Zusammenfassung

(Umwelt und Tuberkulose)

Ein nicht geringer Teil der Neuerkrankungen an Tuberkulose beruht auf der Infektion von Familienangehörigen tuberkulosekranker Personen. Derartige Fälle können schon wegen der zahlreichen vielfach für längere Zeit unbekannten Offentuberkulösen nicht gänzlich vermieden

Tabelle 40. *Zahl der Personen mit ansteckender Lungentuberkulose (Ia + Ib) ohne eigenes Zimmer, bzw. ohne eigenes Bett (1957)* (nach Angabe der Länderstatistiken)

Land	ohne eigenes Zimmer		ohne eigenes Bett	
	absolut	bez. auf 100 Pers. d. Best.	absolut	wegen Platzmangel
Schleswig-Holstein	1853	31,8	61	—[1]
Hamburg	—[2]	—	27	25
Niedersachsen	4173	31,6	220	166
Bremen	1146	54,7	34	31
Nordrhein-Westfalen	12105	38,9	669	—[2]
Hessen	2202	30,1	67	54
Rheinland-Pfalz	2585	31,2	276	274
Baden-Württemberg	3248	27,4	148	122
Bayern	—[2]	—	—[2]	—[2]
Saarland	667	31,2	27	21
Bundesgebiet	27979[3]	34,2	1529	693
West-Berlin	3069	33,6	37	29

[1] keine genauen Angaben.
[2] nicht ermittelt.
[3] ohne Hamburg und Bayern.

werden. Sie können aber da auf ein Minimum reduziert werden, wo es sich um die Angehörigen bekannter ansteckungsfähiger oder ansteckungsverdächtiger Personen handelt. Für die Beurteilung der Möglichkeiten der häuslichen Isolierung müssen deshalb strengere Maßstäbe gelten und darüber hinaus von der Möglichkeit der stationären Behandlung solcher Personen in größerem Umfange Gebrauch gemacht werden.

Summary: Environment and Tuberculosis

A by no means small number of new cases of tuberculosis results from the infection of family members of tuberculous patients. Due mainly to the numerous cases of open tuberculosis which frequently and for some considerable time escape recognition, such cases cannot be prevented altogether. They can, however, be reduced to a minimum, wherever this applies to the relatives of all persons known to be contageous or suspected of being so. Stricter standards must be applied, therefore, when the possibility of domestic isolation is considered. In addition, greater use should be made of any opportunity for the hospitalization of such persons.

M. Die BCG-Schutzimpfung

Über den Wert der BCG-Schutzimpfung sind die Meinungen auch heute noch geteilt, und wahrscheinlich wird es in dieser Frage nur schwer zu einer absolut eindeutigen Entscheidung kommen, zumal die Impfgegner für ihre Auffassung fast ebenso überzeugende Argumente anführen wie die Befürworter dieser Maßnahme. Von der einen Seite wird mit demselben Stolz berichtet, daß nur ein kleiner Prozentsatz etwa der schulentlassenen Kinder noch positiv auf Tuberkulin reagiert wie von der anderen, daß infolge der BCG-Impfung bereits über die Hälfte dieser Kinder eine positive Reaktion aufweist. Jede dieser Parteien betrachtet auf Grund solcher Ergebnisse diese Kinder für weitere Jahre mehr oder weniger gegen Tuberkulose gefeit. Solange keine exakten Unterlagen über den Erfolg der Impfung beigebracht werden können und solange gelegentliche ungünstige Impffolgen nachgewiesen werden, wird es schwer fallen, die Zweckmäßigkeit der BCG-Schutzimpfung und ihre unbedingte Notwendigkeit einwandfrei zu beweisen.

In seinem Aufsatz BCG: past, present and future (Amer. Rev. Tbc. **76**, 1957) hat WALLGREN ausführlich zu dem Fragenkomplex Stellung genommen. Den Inhalt des Berichtes referiert WEINGÄRTNER (Zentr. Bl. f. d. ges. Tbk-Fschg. **78**, 234, 1958) folgendermaßen:

„Der Verf., der vor einigen Jahren einen stark beachteten Artikel über die Frage der Notwendigkeit der BCG-Impfung in Skandinavien veröffentlicht hat (Acta paediat. **44**, 237, 1955), nimmt hier erneut kritisch zur Notwendigkeit der BCG-Impfung Stellung. Er betont, daß es bis jetzt nicht gelungen ist, auch durch die verschiedensten Kulturmedien dem BCG-Stamm seine ursprüngliche Virulenz zurückzugeben. Man muß daher annehmen, daß es sich tatsächlich um echte, wahrscheinlich durch Mutation entstandene, bleibende Veränderungen handelt. Die früher in dem Stamm nachweisbaren virulenten Erreger sind mehr und mehr — und jetzt sicher völlig — durch die avirulenten Mutanten unterdrückt worden. Hierfür sprechen Untersuchungen, bei denen bis etwa 1930 vereinzelt noch eine Dissoziation von avirulenten und virulenten Tuberkelbakterien im BCG-Stamm festgestellt werden konnte. Trotzdem ist der BCG-Stamm kein uniformer Stamm, sondern seine Wirksamkeit hängt von der Herstellung in den einzelnen BCG-Laboratorien ab. CALMETTE glaubte seinerseits, daß der BCG-Stamm für die meisten tuberkuloseempfindlichen Tiere apathogen wäre. Wir wissen heute, daß das nicht stimmt, da z. B. Hamster und Mäuse unter bestimmten Bedingungen durch BCG-Erreger erkranken können. Die BCG-Impfung, die seinerzeit einen schlechten Start hatte, zumal man zunächst sehr unkritisch vorging, wurde zunächst nur bei infektionsgefährdeten Personen durchgeführt. Schweden war es vorbehalten, die allgemeine Massenvaccination bei Neugeborenen und Schulkindern einzuführen. Es gibt heute BCG-fördernde und BCG-ablehnende Länder, und in die letzte Gruppe gehören zweifellos die USA. Mit wenigen Ausnahmen wurde hier von der BCG-Impfung kein Gebrauch gemacht. 3 Gründe sind es, die eine solche Haltung herbeigeführt haben. 1. Die unkritischen Anpreisungen der Wirksamkeit der Impfung früherer Autoren sind bis jetzt noch nicht vergessen. 2. Die Möglichkeit erheblicher und auch wirklicher lokaler und allgemeiner Komplikationen und 3. der starke Abfall der Tuberkulosemorbidität und -mortalität. *Die Wirksamkeit der BCG-Impfung kann heute als absolut gesichert gelten.* Ein besonders klarer Beweis wurde durch den British Medical Research Council erbracht. Hier ließ sich an 27000 tuberkulinnegativen Kindern derselben Altersgruppe, von denen 14000 geimpft und 13000 als Kontrolle nicht geimpft wurden, nachweisen, daß $2\frac{1}{2}$ Jahre nach der Vaccination die Tuberkulosequote für die Ungeimpften 1,94 pro 1000 und für die Geimpften nur 0,37 pro 1000 betrug. Von der Wirksamkeit der BCG-Impfung kann man folgendes erwarten: 1. Schutz gegenüber den unmittelbaren Folgen einer tuberkulösen Infektion und gegen ernste Formen von Primärtuberkulose. 2. Schutz gegenüber früh postprimären Tuberkulosen wie Miliartuberkulose, Meningitis, Pleuritis und früh postprimären Lungentuberkulosen. Die Wirkung gegenüber den späteren postprimären Tuberkulosen ist dagegen unsicherer. Bei dem Nachweis der Wirksamkeit der BCG-Impfung sind wir auf die Tuberkulinreaktion angewiesen. Sie kann mit einschränkender Berechtigung, obwohl es sich nur um eine Prüfung der Sensibilität handelt, auch für die Frage der Immunität herangezogen werden. Die Dauer der BCG-Wirkung beträgt vermutlich zwischen 7—10 Jahren. Interessant sind Untersuchungen mit radioaktiven BCG-Erregern, die gezeigt haben, daß bei tuberkulinpositiven Reagenten die radioaktiven BCG-Erreger länger auf der Seite der Injektion bleiben als bei tuberkulinnegativen. Diese Beobachtung gilt auch für Menschen, die mehrmals BCG-geimpft wurden, dabei aber tuberkulinnegativ bleiben. Diese Personen haben also offensichtlich eine gewisse Immunität erlangt, ohne eine Tuberkulinempfindlichkeit zu entwickeln. Die Komplikationen in bezug auf Lokalreaktionen und vor allem auch Lymphknotenbeteiligung sind bei den einzelnen Vaccinen verschieden. Mit Ausnahme von 5 in der Weltliteratur immer wieder zitierten Fällen, in denen es zu tödlichen Komplikationen nach BCG-Impfung kam, wäre sonst als Schädigungsmöglichkeit noch der Lupus zu erwähnen, der auf der Seite der BCG-Narbe entstehen kann. Jedoch lassen sich derartige doch immerhin seltene Erkrankungen therapeutisch gut beeinflussen. Trotzdem muß man wissen, daß auch regulär BCG-geimpfte Personen an Tuberkulose erkranken können. In Gemeinschaften mit einer hohen Tuberkulosemorbidität und mit zahlreichen Infektionsquellen ist die BCG-Impfung zweifellos die Methode der Wahl. Hier kann man ohne Bedenken gewisse Risiken und den Verlust der Beurteilungsmöglichkeit der Tuberkulinempfindlichkeit mit in Kauf nehmen. Trotzdem darf die BCG-

Impfung niemals die einzige Bekämpfung der Tuberkulose darstellen. Anders liegen die Dinge aber in Ländern, in denen eine Tuberkulosegefahr kaum noch besteht. Hier kommt dem Tuberkulintest zur Entdeckung von neuen Fällen eine besondere Bedeutung zu, und hier möchte man bei der geringen Wahrscheinlichkeit, an Tuberkulose zu erkranken, keine besonderen Gefahren durch die Impfung laufen. Aus diesen Überlegungen heraus sollten nur solche Personen geimpft werden, die einer besonderen Gefährdung ausgesetzt sind, wie z. B. Ärzte, medizinisches Personal und Kontaktfälle. Die weitere Zukunft der BCG-Impfung wird von dem Grad der natürlichen Resistenz der kommenden Bevölkerung, der Wirksamkeit sonstiger prophylaktischer Methoden, dem Expositionsrisiko und der Tuberkulosemorbidität abhängen."

Nachfolgend wird nach dem in- und ausländischen Schrifttum über Fragen im Zusammenhang mit der BCG-Schutzimpfung und über Ergebnisse in einzelnen Ländern berichtet.

In *Belgien* sind nach Tuyns (ref. n. Kreuser, Zentr. Bl. f. d. ges. Tbk.-Fschg. 81, 2, 1959) im Jahre 1951 12189 Kinder, 1956 bereits 85492 Kinder auf freiwilliger Grundlage mit BCG geimpft worden. Auf eine Durchführung der Impfung kann mit Rücksicht auf den Stand der Tuberkuloseendemie zunächst noch nicht verzichtet werden.

Über die „Ergebnisse der BCG-Impfung der Neugeborenen" berichten Dannenbaum und Bingel (Dtsch. Med. Wschr. 82, 23, 1957) auf Grund von 19000 BCG-Impfungen von Neugeborenen in *Braunschweig* in der Zeit von 1949—1955. Es wurden jährlich etwa 90% der Neugeborenen geimpft, 1955 bereits 95%. Tuberkulinallergie wurde bei 95% der Kinder nach 12 Wochen festgestellt. Um den Schutz durch die Impfung zu überprüfen, wurden Untersuchungen an 76 Kindern durchgeführt, welche nach der Neugeborenen-Impfung in ihren Familien aufwuchsen und ständig mehr oder weniger stark einer Tuberkulose-Infektion ausgesetzt waren. Die Beobachtung erstreckte sich auf 1—5 Jahre. Obwohl sie durch Offentuberkulöse gesundheitlich gefährdet waren, in 35 Fällen in besonders intensiver und massiver Weise, blieben diese Kinder gesund, während in derselben Zeit (1949—1954) bei 118 nicht geimpften Kindern, welche in ähnlicher Umgebung lebten, eine aktive Tuberkulose festgestellt wurde. Bisher haben nur 6 geimpfte Kinder eine Tuberkulose erworben, und zwar durch unmittelbaren Kontakt in der nächsten Umgebung, wie später festgestellt werden konnte.

In *Mitteldeutschland* wird der BCG-Schutzimpfung eine große Bedeutung beigemessen und ihre Durchführung stark propagiert. Nach Steinbrück (Die Tuberkulosebekämpfung in der DDR, Zschr. f. ärztliche Fortbildung, 51, 9, 1957) wurden 1953 11,9%, 1954 35,3%, 1955 55,9% und (nach Masuhr, BCG-Schutzimpfungen 1957, Mschr. Tbk.-Bekpf. 2, 2, 1959) 1957 bereits 79,8% aller Neugeborenen geimpft.

Von 1951—1957 wurden in Mitteldeutschland 2408652 Kinder mit BCG geimpft und z. T. bereits wieder geimpft, nachdem die Reaktion negativ geworden war. Diese Personen stehen heute im Alter von 0—22 Jahren und stellen über ein Drittel aller Angehörigen dieser Altersklassen dar. Nach Steinbrück erkrankten 1955 insgesamt 283 geimpfte Personen, wodurch sich deren Morbidität mit 1,68 auf 10000 Geimpfte ergibt. Demgegenüber wurde bei 35,4 unter 10000 Nichtgeimpften eine aktive Tuberkulose in diesem Jahr registriert. Für die nicht BCG-geimpften Personen ergibt sich daraus eine 21mal höhere Morbidität als für die Geimpften. 47,5% der Geimpften erkrankten erst 3 und mehr Jahre nach der

Impfung, zu einem Zeitpunkt also, zu dem der Impfschutz nachzulassen beginnt und eine erneute Impfung erfolgen muß. 1955 waren nur noch 9,4% der 15jährigen tuberkulinnegativ im Gegensatz zu 1951/52, als 55% der 14jährigen negativ auf Tuberkulin reagierten.

Im Jahre 1957 wurden nach MASUHR (s. oben) 374033 Personen geimpft; davon waren 208947 Neugeborene, 4313 Säuglinge, 38452 Kleinkinder, 121487 Schulkinder und 834 sonstige Personen. Die Neugeborenen und Säuglinge sind mit insgesamt 57,0% an der Gesamtzahl der Impfungen beteiligt gewesen. Vier Fünftel der Neugeborenen wurden ohne besonderen Arbeitsaufwand in der Entbindungsanstalt versorgt, während die Schulimpfungen ca. 85% des Arbeitsaufwandes der Impffürsorgerinnen in Anspruch nahmen. Der niedrigste Prozentsatz der Neugeborenen-Impfungen wird vom Bezirk Halle mit 65,1% gemeldet, während Cottbus einen solchen von 94,6% aufweist. In etwa 12% aller Kreise umfaßt der Anteil der Impfungen weniger als 6%, in 60% der Kreise über 80% und in 34,6% der Kreise sogar über 90% aller Neugeborenen. Besonders hoch ist naturgemäß der Anteil der Impfungen bei Anstaltsgeburten; er beträgt 87,8%, dagegen nur 54,7% der Hausgeburten innerhalb der ersten 6 Lebenswochen. Die Zahl der Impfungen bei Hausgeburten hängt weitgehend von der Zahl der Impffürsorgerinnen mit Impferlaubnis ab.

Der Prozentsatz der Impfverweigerer liegt zwischen 0,6% (Bezirk Potsdam) und 8,7% (Bezirk Gera). Im Stadtkreis Gera wurde in 31,8% der Fälle die Impfung verweigert.

Die Gesamtzahl der Schulkinder des 1., 4. und 8. Schuljahrganges wies 1954 eine Impfquote von 53,9%, 1957 von 65,7% auf.

Außer Leipzig mit einer Impfquote von 70,1% geimpfter Schüler liegen die Ergebnisse in den Großstädten besonders niedrig (Dresden 40,8%).

Bei den Schulkindern beträgt der Prozentsatz der Impfverweigerer 19,4%. Die Zahl der nicht geimpften negativ reagierenden Schulkinder betrug 1957 im 1. Schuljahr 14,8%, im 4. Schuljahr 9,6% und im 8. Schuljahr 5,1%.

Über die „Tuberkulose-Schutzimpfung im Bezirk Cottbus", der sich durch besonders hohe Impfquoten auszeichnet, berichtet GANGUIN (Mschr. Tbk.-Bekpfg. 1, 3, 1958). Entsprechend der Auffassung WALLGREN's, nach der sich der Umfang der Impfmaßnahmen den lokalen epidemiologischen Verhältnissen anzupassen hat, empfiehlt sich bei der Zahl der Infektionsquellen die Beibehaltung der Massenimpfungen im Bezirk Cottbus.

Im Jahre 1957 waren im Bezirk Cottbus 168410 0—15jährige vorhanden, davon waren 104572 = 62,1% mit BCG geimpft. Unter 50919 getesteten aber nicht geimpften Kindern reagierten 37165 = 73% positiv. Über die Neuzugänge an Tuberkulose in den Jahren 1951—1957 unterrichtet Tab. 41.

Tabelle 41. *Neuzugänge an Tuberkulose der 0—15jährigen in Cottbus 1951—1957*

	1951		1952		1953		1954		1955		1956		1957	
	geimpft	nicht	geimpft	nicht	geimpft	nicht	geimpft	nicht	geimpft	nicht	geimpft	nicht	geimpft	nicht
Neuzugänge	7	947	8	607	16	491	6	356	4	247	4	120	11	78
Meningitis	—	23	—	11	—	8	—	8	—	6	—	9	—	2
Todesfälle	—	18	—	15	—	10	—	4	—	2	—	1	—	2

Im Laufe dieser Jahre hat sich die Zahl der Tuberkulose-Erkrankungen der geimpften Kinder nicht sehr wesentlich geändert; da jedoch deren Zahl zweifellos von Jahr zu Jahr angestiegen ist, dürfte die auf 10000 Kinder zu beziehende Morbiditätsziffer abgesunken sein. Die absolute Zahl der Tuberkulosen der Nichtgeimpften hat in dem Zeitraum von 1951—1957 erheblich abgenommen. Auch wenn die Zahl der Tuberkulosen der Nichtgeimpften in dieser Zeit beträchtlich gefallen ist und deren Gesamtzahl ebenfalls abgenommen hat, so dürfte doch kein Zweifel bestehen, daß die Morbidität der Gruppe der Nichtgeimpften sich ebenfalls nicht unerheblich verringert hat. Bedeutungsvoll ist die aus der Tabelle ersichtliche Tatsache, daß sämtliche Fälle von tuberkulöser Meningitis ebenso wie die Sterbefälle der 0—15jährigen an Tuberkulose ausschließlich aus der Gruppe der Nichtgeimpften stammen. Wenn bei den Geimpften weder eine Erkrankung an Meningitis noch ein Todesfall durch Tuberkulose erfolgt ist, dann kann die Ursache nur darin gesehen werden, daß die BCG-Impfung einen entsprechenden Schutz verliehen und eine Generalisierung verhindert hat.

Ganguin weist darauf hin, daß bei 70% der Erkrankten der Zeitpunkt der BCG-Impfung 3 Jahre und länger zurücklag und daß der Impfschutz 3—4 Jahre nach der Impfung deutlich zurückgeht, so daß eine einmalige, bereits länger zurückliegende BCG-Impfung schließlich nur eine Verzögerung des Auftretens einer Tuberkulose-Erkrankung bewirkt. Der bisher übliche Modus der Nachtestung im Rahmen der jährlichen Schutzimpfaktion muß sich deshalb schon wegen der Gefahr der in der Zeit der Pubertät und der beginnenden Berufstätigkeit nicht mehr in genügendem Maße vorhandenen Infektionsimmunität auch auf die Endklassen der Mittel- und Oberschulen erstrecken und nicht auf das 14. Lebensjahr als obere Grenze beschränken. Eine Untersuchung dieser Altersklassen ergab 7,8% nichtgeimpfte negativ reagierende Schüler und 6,4% Revertoren bei den Geimpften. Einen günstigen und notwendigen Zeitpunkt für eine Nachtestung der Lehrlinge dürfte nach 3 Lehrjahren der Abschlußjahrgang einer Berufsschule darstellen, der nach bisherigen Erfahrungen ca. 5—10% negativ Reagierende und Revertoren aufweist.

Von Bedeutung erscheint weiterhin die Testung des Personals der Krankenanstalten. Im Bezirkskrankenhaus Cottbus gehört der Tuberkulintest zur Einstellungsuntersuchung. Bisher wurden noch 10% tuberkulin-negative Personen trotz sorgfältiger Testung bis 1:100 Tuberkulin ermittelt. Die negativ reagierenden Personen wurden sämtlich mit BCG geimpft.

Eine weitere Möglichkeit der Verhütung von Berufskrankheiten besteht nach Ganguin darin, das Pflegepersonal tuberkulose-verseuchter Rinderbestände zu testen und gegenbenenfalls mit BCG zu impfen. Die Durchführung dieser Maßnahme wurde durch den Bezirkstag des Bezirkes Cottbus beschlossen.

Als gezielte Prophylaxe erlangt die BCG-Schutzimpfung im Milieu Tuberkulosekranker besondere Bedeutung, und der Impfung der Umgebung von noch oder wieder geschlossenen Tuberkulosen ist größte Aufmerksamkeit zu schenken, zumal ein großer Teil der Zugänge an offener Tuberkulose aus diesem Personenkreis stammt. Nach den in Cottbus gemachten Erfahrungen gewährt die Impfung selbst den kleinsten Kindern in der Umgebung Tuberkulosekranker Schutz, und die Neuerkrankungen Geimpfter aus der Umgebung von Offentuberkulösen sind eine große Seltenheit, während man früher gewohnt war, daß mindestens 50% der

Kinder Offentuberkulöser auch an Tuberkulose erkrankten. Auf Grund dieser Erfahrungen haben die BCG-Impfschwestern den Auftrag, die Tuberkulintestung und die BCG-Impfung im Rahmen der Umgebungsuntersuchungen bis auf das 30. Lebensjahr auszudehnen. Dies geschieht nach Möglichkeit während der Zeit der stationären Behandlung des Erkrankten. Diese Maßnahme bedarf überzeugender Aufklärung und beansprucht besonders in Landkreisen viel Zeit.

Die Erweiterung des Kreises der zu impfenden Personen und die Durchführung der Impfung in dem geschilderten Umfange war nur möglich durch den Entschluß, qualifizierte Schwestern und Fürsorgerinnen als sogenannte Impfschwestern einzusetzen. Anfangs stand man besonders von ärztlicher Seite dieser Entwicklung sehr skeptisch gegenüber. Die Überlastung der Ärzteschaft und der Ärztemangel wirkten sich zunächst ungünstig auf die BCG-Impfung aus. Mit der Verwendung von Impfschwestern wurde dies anders. Diese übernahmen zunächst die organisatorischen Vorbereitungen und halfen dem Impfarzt. Nach Abschluß einer guten Ausbildung an der Leipziger Universitäts-Kinderklinik durften sie zunächst mittesten, bis sie diese Tätigkeit allein übernehmen konnten, so daß der Arzt nur noch die Impfung vornahm. Nach gründlicher Einarbeitung, Bewährung und abermaliger Überprüfung in Leipzig wurde die Impferlaubnis erteilt. Die Schwestern haben sich inzwischen eine derart ausgefeilte intrakutane Impftechnik angewöhnt, daß ein Teil der durch unsachgemäße Technik verursachten Impfulcera in Fortfall kommt. Nach GANGUIN ist der ausgezeichnete Stand, den Cottbus auf den Einzelgebieten der BCG-Impfung aufzuweisen hat, ohne BCG-Impfschwestern nicht möglich gewesen. Im Bezirk Cottbus verfügt heute jeder Kreis über eine solche Impfschwester. Die mit ihrer Tätigkeit verbundene umfangreiche Schreibarbeit, die Notwendigkeit der Erstellung sorgfältiger Statistiken führt zu der Forderung, diesen qualifizierten Kräften eine Schreibhilfe zur Verfügung zu stellen.

Für die Durchführung der umfassenden Aufgaben im Rahmen der BCG-Impfung ist eine schnelle Beweglichkeit unbedingte Voraussetzung. Diese Erkenntnis hat dazu geführt, daß in den Kreisen des Bezirkes Cottbus für die Belange der Tuberkulosebekämpfung Kraftfahrzeuge beschafft werden. Der letzte Landkreis wird im Jahre 1959 entsprechend ausgerüstet sein.

Gegen die Prophylaxe durch die BCG-Impfung wird von Impfgegnern angeführt, daß durch diese dem Kinderarzt die Möglichkeiten einer Tuberkulindiagnostik bei Tuberkuloseverdacht genommen werden. Das kann nicht bestritten werden, und es ergibt sich deshalb die Frage, ob solche eventuellen Nachteile dieser Maßnahme nicht durch ihre Vorteile mindestens aufgehoben werden. Als Beweis wird die Entwicklung der Neuerkrankungen in den Bezirken Halle und Cottbus angeführt, die in Tab. 42 wiedergegeben ist.

Tabelle 42. *Impfquote bei Neugeborenen und prozentualer Rückgang der Neuerkrankungen an Tuberkulose in den Bezirken Halle und Cottbus von 1954—1956*

	Impfquote		Abnahme der Neuerkrankungen von 1954—1956		
	Bez. Halle	Bez. Cottbus		Bez. Halle	Bez. Cottbus
1954	15,1%	63,8%	1. Lebensjahr	62,0%	88,9%
1955	35,1%	86,9%	2.—5. Lebensjahr	32,4%	69,1%
1956	55,4%	91,5%			

Auch wenn eine Reihe anderer Faktoren zu dem Rückgang der tuberkulösen Erkrankungen der Säuglinge und Kleinkinder beigetragen haben dürfte, so kann doch kaum ein Zweifel bestehen, daß die wesentlich stärkere Abnahme der Neuerkrankungen der Kinder in einem ursächlichen Zusammenhang zur BCG-Impfung steht, die im Bezirk Cottbus in erheblich größerem Umfange durchgeführt worden sind als im Bezirk Halle. Zu dieser Folgerung führen zwangsläufig die Angaben in Tab. 42. Die Kindertuberkulose spielt heute im Bezirk Cottbus keine Rolle mehr, und das große Bezirkskrankenhaus mit über 1000 Betten benötigt heute keine eigene Station mehr für tuberkulosekranke Kleinst- und Kleinkinder.

Sieht man von den Konsequenzen ab, die die Tuberkulose für das Leben des Einzelnen mit sich bringt, und berücksichtigt man nur die materielle Seite, dann ergibt sich folgende Überlegung: Bei einem Kostensatz von DM 2,50 für eine Hausimpfung (Anstaltsimpfungen fallen nicht ins Gewicht, da für deren Durchführung nur Sekunden benötigt werden) ist mit einem Betrag von DM 7772,50 im Jahre 1957 zu rechnen. 1956 waren 157 Neuzugänge an Tuberkulose *unter den 0—5jährigen* weniger zu verzeichnen als 1954. Rechnet man davon 100 auf das Konto der BCG-Impfung und schätzt man die Anstaltskosten pro Krankheitsfall auf DM 3000,—, so ergibt sich ein Betrag von fast DM 300000,—, welcher durch die BCG-Impfung der Neugeborenen erspart worden ist.

Nach Anspach (Zur BCG-Erfolgsstatistik 1956 und 1957 des Bezirkes Dresden, Mschr. f. Tbk.-Bekpfg. 2, 2, 1959) waren im Bezirk Dresden im Jahre 1952 21,1% der Kinder unter 15 Jahre mit BCG geimpft, 1956 waren es 43,77% und 1957 48,68%; 1957 wurden 88,3% aller Neugeborenen mit BCG geimpft. Die Erkrankungen der Kinder an Tuberkulose sind aus Tab. 43 zu entnehmen.

Tabelle 43. *Erkrankungen der Kinder an Tuberkulose im Bezirk Dresden 1952—1957*

	1952		1956		1957	
	geimpft	nicht geimpft	geimpft	nicht geimpft	geimpft	nicht geimpft
0—1	0	20	0	3	1	2
1—5	3	176	3	112	7	57
5—15	1	271	14	136	9	138
zus.	4	467	17	251	17	197
a. je 10000	0,5	15,6	1,0	11,5	0,9	10,1

Es zeigen sich wesentliche Unterschiede, die 1957 für die nicht geimpften Kinder eine rund 11mal so hohe Morbidität ergeben wie für die geimpften, worüber auch die Tatsache nicht hinwegtäuschen darf, daß die Zahl der Neuerkrankungen der nicht geimpften Kinder innerhalb von 5 Jahren um rund ein Drittel zurückgegangen ist. Nach dem Bericht sind im Jahre 1957 10,23 Kinder unter 10000 tuberkulin-positiv reagierenden Nichtgeimpften und 9,89 Kinder von 10000 negativ reagierenden Nichtgeimpften an Tuberkulose erkrankt. Seit 1952 sind unter den geimpften Kindern keine Meningitiden festgestellt worden, während in derselben Zeit 102 Nichtgeimpfte an Meningitis tbk. erkrankten und 39 starben.

Von den Fürsorgestellen in *Frankreich* wurden im Jahre 1956 386296 Tuberkulinprüfungen vorgenommen und dabei 33% positive Reagenten gefunden. Die Zahl der BCG-Impfungen beträgt 559881, worin die von Privatärzten vorgenommenen nicht enthalten sind. In den Fürsorgestellen wurden 268050 Impfungen ausgeführt, um rund 50000 mehr als im Jahre 1955.

Seit Beginn der BCG-Aktion im Jahre 1949 sind in *England und Wales* bis Ende 1957 insgesamt 903102 Personen geimpft worden. Im Jahre 1957 wurden 233254 13jährige Schulkinder geimpft, außerdem 62843 sonstige Personen (Exponierte, Medizinstudenten, Fürsorgerinnen und sonstiges Krankenhauspersonal). Für alle Impfungen wurde Impfstoff des Staatl. Serum-Institutes in Kopenhagen verwendet.

In den *Niederlanden* findet die BCG-Impfung nur Anwendung bei Kontaktpersonen und solchen Berufsgruppen, die einer hohen Infektionsgefährdung ausgesetzt sind. Es ist beabsichtigt, Richtlinien für die Durchführung der BCG-Impfung auszuarbeiten.

MALECKI (Tuberculosis among students of the silesian medical academy in Zabrze, Gruzlica **26**, 1958) berichtet über eine Untersuchung von 4392 *polnischen* Studenten. In 4,57% der Fälle wurde eine Tuberkulose entdeckt. Es ergab sich, daß 1,8% der BCG-geimpften Personen entsprechende Symptome aufwiesen; der Verlauf war im allgemeinen leicht. Die Zahl der Tuberkulosen unter den nichtgeimpften Studenten war mit 6,6% wesentlich höher. Die Zahl der BCG-geimpften Studenten hat von 13% im Jahre 1952 auf 41,8% im Jahre 1956 zugenommen.

WEGRZYNOWSKA (Tuberculosis Morbidity among Persons vaccinated with BCG, ref. u. Excerpta medica, Vol. 11, **2032**, 1958) hat über 7 Jahre die Morbidität von 10000 Einwohnern der Stadt *Krakau* beobachtet, welche in der Zeit zwischen 1925 und 1940 geboren und im Herbst 1948 mit BCG geimpft worden waren. Die Tuberkulinreaktion von 3034 Personen war 3—30 Monate nach der Impfung nachgeprüft worden. Es fanden sich 251 Personen mit negativer Reaktion! Während der 7jährigen Beobachtungszeit erkrankten 152 Personen, von welchen jedoch nur 127 Fälle als reell anzusehen sind, da 25 Erkrankungen in den ersten 3 Monaten nach der Impfung und damit in der präallergischen Phase erfolgten. Die Zahl der Erkrankungen war besonders niedrig in den beiden der Impfung folgenden Jahren. 8 Jahre nach der Impfung wurde jede 3. Person nachuntersucht. 1128 Personen meldeten sich, und es stellte sich heraus, daß die Tuberkulosemorbidität 8 Jahre nach der Impfung beinahe dasselbe Ausmaß aufwies wie die der allgemeinen Bevölkerung. Die Zahl der Neuerkrankungen an Tuberkulose der Geimpften wurde mit der gleichen Zahl von Neuerkrankungen der Bewohner eines Distrikts in Krakau in denselben Altersklassen verglichen. Dabei stellten sich statistisch signifikante Unterschiede zugunsten der geimpften Personen heraus. Diese Unterschiede waren besonders deutlich, wenn die geimpften Fälle mit Personen verglichen wurden, die nicht geimpft worden waren. Die Tuberkulinreaktion 3 Monate nach der BCG-Impfung war im allgemeinen schwächer bei den Personen, welche im letzten Teil der 7-Jahres-Beobachtung krank wurden als im Mittel bei jenen Personen, welche in demselben Zeitraum gesund blieben. Andererseits war die Erkrankungsziffer der Personen mit negativem Ergebnis nach der Impfung nicht höher als jene der positiven Reagenten, vielleicht deswegen, weil es sich nur um eine geringe Anzahl handelte. Die BCG-Impfung hat deutlich eine günstige Wirkung bei der Entwicklung einer Primärtuberkulose bzw. einer tuberkulösen Pleuritis. Eine Wirkung auf die postprimäre Tuberkulose wurde nicht festgestellt.

KAUFMANN betont in seinem Jahresbericht 1958 (Blätter gegen die Tuberkulose

3, 1959), daß nur vorbeugende Maßnahmen die endgültige Überwindung der Tuberkulose, deren Infektionswege genau bekannt sind, herbeiführen können. Voraussetzung dafür ist die möglichst rasche Erfassung des einzelnen Krankheitsfalles. Da nicht jeder tuberkulinpositiv reagierende Mensch als tuberkulosekrank angesehen werden kann, bereitet die Bekämpfung der menschlichen Tuberkulose größere Schwierigkeiten als etwa die der Rindertuberkulose. Es muß deshalb versucht werden, durch *fortlaufende Tuberkulinproben* besonders der Schuljugend den Zeitpunkt der Ansteckung zu erfassen und durch besondere hygienische Maßnahmen (kräftige Ernährung, ausreichende Erholung und ärztliche Überwachung) den Übergang der Infektion in die Krankheit zu vermeiden. Nachdem aber der Zeitpunkt der Primärinfektion nur bei einer relativ kleinen Zahl von Menschen ermittelt werden kann, und der zunächst überwundene Infekt später immer noch zu einer Erkrankung führen kann, ist die künstliche Immunisierung der noch nicht infizierten Gesunden durch die BCG-Schutzimpfung heute die Methode der Wahl. Diese wird heute in der *Schweiz* den Kindern der 1. Klasse, die zu 10—15% positiv reagieren, empfohlen und beim Schulaustritt wiederholt, sofern sich der Impfschutz dann als erloschen erweist. Die Impfungen werden freiwillig durchgeführt, was eine intensive Aufklärung der Eltern voraussetzt. Impfaktionen von Erwachsenen umfassen Rekruten, größere Betriebe usw. Im Jahre 1958 waren 13% der Rekruten vor dem Einrücken in den Dienst BCG-geimpft worden. Darauf dürfte die starke Abnahme der Tuberkuloseerkrankungen der Rekruten im 3. Lebensjahrzehnt zurückzuführen sein, die in den letzten Jahren beobachtet worden ist.

Nach STEINLIN (Bl. geg. d. Tbk. **1**, 1959) reagieren in der Schweiz 8—10% der 6jährigen, 25—30% der 15jährigen und ca. 50% der 20jährigen positiv auf Tuberkulin. Um die Erkrankungshäufigkeit zu verringern, muß die Ansteckung an Tuberkulose vermindert werden. Neben der Umgebungs- und Reihenuntersuchung kommt hier der BCG-Impfung entscheidende Bedeutung zu. Eine besondere Aufklärung der Eltern, Ärzte und Lehrer hätte auch in der Schweiz eine wahre Prophylaxe zur Folge, zumal die Bevölkerung der Impfung gegenüber ziemlich aufgeschlossen ist.

HAEGI und ROTACH (ref. n. Bundesgesundheitsblatt **17**, 1958) sind bei der Auswertung der BCG-Impfaktion in der Zürcher Landschaft von 1950—1953 besonders den Impfkomplikationen nachgegangen. In diesem Zeitraum wurden dort 46604 Impfungen ausgeführt, davon 7905 im Vorschulalter, 25069 im Schulalter, 12606 bei 15—40jährigen und 1024 bei über 40jährigen Personen. Verwendet wurde überwiegend der Impfstoff des Staatlichen Seruminstitutes Kopenhagen. Die verwendete Dosis betrug 0,06 bis 0,08 cm^3. 2—6 Monate nach der Impfung wurden an 945 Schülern und einigen Erwachsenen systematische Nachkontrollen vorgenommen. Dabei ergab sich als Impfreaktion eine Rötung bis 9 mm bei 913 Personen = 96,6%, von 10 mm und mehr bei 32 Personen = 3,4%. Ulcera wurden in 537 Fällen = 56,8% festgestellt, Krusten bis 9 mm bei 225 = 23,8%, Krusten von 10 mm und mehr bei 2 = 0,2%, Lymphknoteneiterung bei 3 = 0,3%. Bei 178 Personen = 18,9% wurden keine Komplikationen ermittelt. Da lokale Komplikationen besonders bei Säuglingen und Kleinkindern auftraten, wird vermutet, daß diese mindestens zum Teil auf versehentlich subkutan verabfolgte Injektionen zurückzuführen sind, die bei Kleinkindern leichter möglich sind als bei Erwachsenen. Bei Impfungen am Oberschenkel sind häufiger Komplikationen zu beobachten als bei solchen am Oberarm. Die Schlußfolgerung lautet: „Angesichts der derzeitigen epidemiologischen Situation der Schweiz und der erwiesenen Wirksamkeit der BCG-Impfung sind die seltenen Komplikationen kein Argument gegen eine allgemeine Anwendung der Impfung.“

Über die Tuberkuloseschutzimpfung in der *Tschechoslowakei* berichtet GANGUIN (Mschr. Tbk.-Bekpfg. 2, 2, 1959): In der CSR nimmt die Prophylaxe einen breiten Raum ein, die präventiven Maßnahmen werden außerordentlich ernst genommen, zumal man nach über 10jähriger Erfahrung mit der BCG-Schutzimpfung von deren Nutzen völlig überzeugt ist. SULA hat z. B. geäußert, daß die Verweigerung der BCG-Impfung infolge des Lübecker Unglücks unendlich viel mehr Todesopfer gefordert hat als dieses selbst.

In der CSR werden BCG- und M-Vaccine (Wühlmann-(Vole)Bakterien) alternierend angewandt. Außer dem BCG-Stamm wird noch eine Oberflächen-M-Kultur gezüchtet sowie gegen 50 Gamma-INH-resistente BCG-Keime, die zur Impfung von Kindern in gefährdetem Milieu Verwendung finden sollen, die nicht isoliert werden können und deswegen gleichzeitig eine INH-Prophylaxe erhalten sollen. Die orale Vaccine verwendet man nur bei Kontra-Indikationen der intrakutanen Impfung, vorwiegend bei Hauterkrankungen. Die generelle orale Impfung wurde vorwiegend wegen der dabei beobachteten Komplikationen in Form von zervikalen Lymph-Adenitiden und Otitiden aufgegeben, nachdem Versuche mit markierten BCG erwiesen haben, daß die Resorption des peroralen Impfstoffes entgegen der Auffassung von CALMETTE hauptsächlich in der Mundhöhle und im Rachenraum stattfindet.

„Immer größere Bedeutung gewinnt allerdings der orale Impfstoff für therapeutische Zwecke. So wird in der klinischen Abteilung des Tbk.-Forschungs-Institutes zur Verbesserung des Immunitätszustandes nach Lungenresektion eine einmalige Dosis von 400 mg verabfolgt. In der Phthisio-Pädiatrie verfüttert man an Kinder, die in tuberkulöses Milieu zurückkehren, am Schluß des Heilverfahrens ein halbes Jahr lang monatlich 100 mg BCG per os, um damit die aktive Resistenz zu erhöhen.“

In der CSR wird der BCG-Test routinemäßig angewandt und hat die Tuberkulin-Diagnostik fast völlig verdrängt. Jährlich werden etwa 700000 BCG-Tests angelegt.

Die BCG-Impfung erfolgt in der CSR obligatorisch. Zunächst war die Impfung bis zum 20. Lebensjahr vorgesehen, ab 1952 wurde sie bis zum 30. Lebensjahr als Pflichtmaßnahme ausgedehnt. Allerdings wurden zwischen 20 und 30 Jahren nur etwa 50—60% erfaßt. Bei Verweigerung ist eine Bestrafung bis zu 500 Kronen möglich.

Wie in Mitteldeutschland sind in der CSR Impfschwestern eingesetzt, deren Ausbildung im BCG-Institut erfolgt. Jährlich finden Wiederholungskurse statt.

In der CSR „ist ein wirklich lückenloses System der gesamten Tbk.-Prophylaxe einschließlich Rezidiv-Prophylaxe eingeführt. Hierzu gehört, daß Patienten der vortherapeutischen Ära in der Pubertät (13.—15. Lebensjahr) 4—6 Monate unter Aufsicht des Präventoriums ambulant 5 mg INH pro Kilo täglich erhalten. Eine Extra-Buchführung mit Datumangabe der Tablettenausgabe ermöglicht eine Kontrolle. Ob die Kinder das Medikament auch wirklich einnehmen, wird am regelmäßig untersuchten Urinspiegel festgestellt. Als zweites werden alle als primär positiv erfaßten Kinder, deren Zahl bei der fast lückenlosen Durchimpfung immer kleiner wird, einer Chemoprophylaxe unterzogen".

Im Jahre 1957 wurden 94,07% der Neugeborenen mit BCG geimpft. In Böhmen und Mähren fanden sich bei der Nachtestung 91%, in der Slowakei 75,6% positive Reaktionen.

Seit 1950 wird ein rapider Abfall der Gesamtzahl der Neuerkrankungen festgestellt, jedoch steigen seit 1955 die Neuzugänge unter den BCG-Geimpften langsam aber stetig an. Diese Entwicklung ist nicht nur auf die ständig steigende Zahl der Geimpften zurückzuführen, sondern es wird vermutet, daß die Restvirulenz des dort verwandten Stammes Kopenhagen sich weiter verringert hat, so daß die durch die Impfung verursachte Allergie nur noch kürzere Zeit vorhält. Eine bisher teilweise durchgeführte Nachtestung der Dreijährigen bestätigt diese Annahme. Ein Nachtesttermin im 3. Lebensjahr wird deshalb wahrscheinlich erforderlich sein.

Über 80% aller 0—20jährigen Personen sind bisher mit BCG geimpft worden. Eine Aufgliederung von Erkrankungsfällen der Kinder mit positivem Bakterienbefund zeigt die Verhältnisse nach Tab. 44.

Tabelle 44. *Positiver Bakterienbefund bei geimpften und nichtgeimpften Kindern in der CSR*

Jahr	geimpft	nicht geimpft	gesamt	geimpft in %
1953	3	52	55	5,5
1954	6	41	47	14,6
1955	7	61	68	10,3
1956	9	38	47	19,1
1957	8	28	36	22,2

Die Zahlen bestätigen die bereits erwähnte Entwicklung seit 1955, lassen aber doch die Bedeutung der Impfung erkennen, die darin zu sehen ist, daß über 80% aller Kinder nur 22,2% (1957) der Erkrankungen mit positivem Bakterienbefund stellen.

Seit 1953 sind 41 geimpfte Kinder an einer Meningitis tbc. erkrankt, dagegen 912 nicht geimpfte Kinder. Auch hieraus dürfte sich der Wert der BCG-Schutzimpfung ergeben.

Nach der Auffassung französischer Ärzte weist die UdSSR das am weitesten ausgedehnte und am konsequentesten durchgeführte Programm einer Tuberkulose-Schutzimpfung auf. Diese ist in Sowjetrußland seit 32 Jahren obligatorisch. Nach den Untersuchungen russischer Ärzte verläuft die Tuberkulose heute sehr viel milder als vor Einführung der BCG-Impfung, häufig ohne nennenswerten lokalen Befund. Da wahrscheinlich der Impfschutz nach 3—4 Jahren nachläßt, hat das Gesundheitsministerium angeordnet, daß gesunde Kinder im Alter von 2, 3, 7, 10, 14 und 18 Jahren erneut geimpft werden müssen. Zur Zeit wird untersucht, ob massive Dosen BCG, oral eingenommen, die gleiche Wirkung haben wie BCG-Injektionen (ref. n. Tub.arzt **6**, 405, 1958).

Jamaika weist eine Bevölkerung von 1430000 Personen auf; 634421 wurden mit Tuberkulin getestet und 347543 Personen mit BCG geimpft. Komplikationen traten nicht ein. Unter 4523 Neuerkrankten (von 1953 bis Dezember 1957) waren lediglich 18 mit BCG, 4505 waren nicht geimpft worden. Bei dreien dieser 18 war die Impfung nicht angegangen, „12 waren bereits vor der Impfung infiziert, bei den restlichen 3 Erkrankten handelte es sich um solche Personen, welche mehrere Monate Kontakt mit Offentuberkulösen in derselben Wohnung hatten. Mit Rücksicht auf die besonders ungünstigen sozialen Verhältnisse und die große Verbreitung der Tuberkulose auf Jamaika wird die umfassende Durchführung der BCG-Impfung für notwendig erachtet (RÉRRIE: Is a BCG Community Compaign worthwile? Chest and Heart Bulletin, Febr. 1959, London)".

DOMINGO, BALLESTERO u. HERNÁNDEZ PÉREZ (ref. n. ESSLER, Zentr.bl. f. d. ges. Tbk.-Frschg. 81, 1, 1959) berichten über den Einfluß der BCG-Impfung auf die kindliche Tuberkulose in der Stadt *Habana (Kuba)*. Es wurden im wesentlichen die Neugeborenen der öffentlichen und privaten Entbindungsanstalten nach Ablauf der ersten 24 Lebensstunden mit BCG geimpft. Als einzige Komplikation wurden gelegentlich Abszeßbildungen beobachtet. 92% der Kinder waren nach einem Jahr tuberkulinpositiv. Von den 3029 wegen Tuberkulose in verschiedenen Anstalten aufgenommenen Kindern war nur ein Kind geimpft worden. Es wird angenommen, daß die BCG-Impfung an dem Absinken der Todesfälle durch Tuberkulose mit 50% beteiligt ist.

EDWARDO u. PALMER (ref. nach WEINGÄRTNER, Zentr.Bl. f. d. ges. Tbk.-Fschg. 81, 1, 1959) haben epidemiologische Untersuchungen über die Tuberkulin-Empfindlichkeit angestellt. Nach ihrer Meinung ist das pathogene Tuberkulosebakterium nicht die einzige Ursache für die auf natürliche Weise erworbene Tuberkulinempfindlichkeit beim Menschen. In den *USA* soll die Tuberkulose-Infektion, die bei jungen Menschen nur noch ein geringes Ausmaß aufweist, nicht mehr die häufigste Ursache einer positiven Tuberkulinreaktion sein. Eine Infektion mit dem Tuberkulosebakterium (human oder bovin) soll nur durch eine Tuberkulinreaktion von nicht über 5 TE nachweisbar sein. Reaktionen nach stärkeren Dosen von Sänger-Tuberkulin sollen durch heterologe Antigene verursacht werden. Infolgedessen bereitet die deutliche Unterscheidung von spezifischen und unspezifischen Tuberkulinreaktionen Schwierigkeiten. Nach Auffassung der Verfasserinnen ist auch die nach einer BCG-Impfung entstehende Tuberkulinreaktion unspezifisch. Auf Grund von Versuchen mit atypischen Erregern wird der Schluß gezogen, „daß ein Teil der geringeren noch sogenannten positiven Tuberkulinreaktionen von 5 TE keine Anzeichen für Tuberkulin-Infektionen darstellen. Sie repräsentieren vielmehr eine Sensibilisierung durch andere Organismen. Die Tatsache, daß solche atypischen Erreger nur selten als Ursache klinischer Erkrankungen angeschuldigt werden, beweist, daß sie kaum für den Menschen in Betracht kommen ... Man kann vermuten, daß die unspezifische Tuberkulose-Empfindlichkeit, die durch natürliche Infektion mit atypischen Organismen entsteht, wahrscheinlich mit einer vermehrten Widerstandsfähigkeit gegenüber der Tuberkulose verbunden ist, ebenso wie die „nichtspezifische" Empfindlichkeit, die durch die BCG-Impfung nach Ansicht der Autorinnen hervorgerufen wird. Zweifellos lassen sich durch diese Ergebnisse auch die so sehr differenten Resultate verschiedenster Statistiken erklären".

Bei Tuberkulin- und Histoplasmintests von Kindern aus Kindergärten und den ersten Volksschulklassen in Kansas City (Missouri, USA) haben WOOD, FURCOLOW und WILLIS (ref. n. WEINGÄRTNER, Z.Bl. f. d. ges. Tbk.-Fschg. 81, 1, 1959) festgestellt, daß (Dosis 5 ET intrakutan) die Zahl der Tuberkulinpositiven von 1947—1957 keine wesentliche Änderung aufweist und bei weißen Kindern um 1,5%, bei Negerkindern um 2,6% liegt, während in derselben Zeit die Zahl der Tuberkulosesterbefälle von 31,3% auf 11,7% sämtlicher Fälle gesunken ist. Bei 61% der positiv reagierenden Personen wurde eine nur mäßige Reaktion von 5—9 mm festgestellt. Es wird die Frage aufgeworfen, ob hier nicht auch Reaktionen mit einem dem Tuberkulosebakterium verwandten Erreger eine Rolle spielen.

Der Annual Report National Tuberculosis Association for the year 1958 of USA vertritt zur Frage der BCG-Impfung folgenden Standpunkt: „BCG ist nicht nur wertlos für jene Personen, die eine positive Tuberkulinreaktion aufweisen, sondern seine Anwendung kann hier zu schweren Reaktionen führen. Außerdem macht es den Tuberkulintest als diagnostisches Hilfsmittel und als eine Möglichkeit, das Ausmaß der Tuberkulose-Infektion in einer Gemeinschaft zu überprüfen, wertlos, da es bei nicht infizierten Personen eine Tuberkulinreaktion auslöst. Überdies besteht zweifellos ein — wenn auch geringes — Risiko, daß BCG selbst schwere Komplikationen verursacht. Die NTA und die ATS empfehlen die Anwendung der BCG-Impfung solcher Personen, die noch nicht mit Tuberkulosebakterien infiziert und einer Tuberkulose-Infektion in außergewöhnlichem Umfange ausgesetzt sind.

Dazu gehören Angehörige von Tuberkulosekranken, Laboratoriums- und Heilstättenpersonal, Medizinstudenten, Schwesternschülerinnen und andere Gruppen, die schwerer Exposition ausgesetzt sind. Sie ist auch da von Wert, wo andere Kontrollmaßnahmen unangemessen sind. Aus den angeführten Gründen können die NTA und die ATS die BCG-Impfung für die Allgemeinheit nicht empfehlen."

Die hier vertretene Auffassung ist nicht ganz verständlich; wenn die BCG-Impfung bei einem bestimmten Personenkreis für angebracht angesehen wird, dann wird damit ihr Wert anerkannt. Es ist darum nicht einzusehen, warum sie dann nicht für einen größeren Personenkreis — etwa die Schulkinder — empfohlen wird. Wenn die BCG-Impfung einen Schutz verleiht — und das wird hier indirekt absolut bejaht — dann sollte dieser Schutz doch in besonderem Maße den Personen zuteil werden, die einer immer noch in größerem Umfange vorhandenen, aber im Einzelfall nicht erkennbaren Gefahr ausgesetzt sind. Daß die BCG-Impfung bei spontan positiv reagierenden Personen nicht vorgenommen wird, ist eine Selbstverständlichkeit. Daß bei umfassender Impfung die Tuberkulinprobe als diagnostisches Hilfsmittel entfällt, kann nicht bestritten werden, aber schließlich müssen bei allen positiv reagierenden Personen noch weitere diagnostische Methoden angewandt werden, um zu einer sicheren Diagnose zu gelangen. Der positive Ausfall ist das Zeichen einer Reaktion, damit aber noch lange nicht Symptom einer Erkrankung. Und was das Ausmaß der Tuberkulose-Infektion einer Population anbelangt, so erfolgt eine derartige Ermittlung schließlich nicht als Selbstzweck.

In einer Untersuchung über die Erfahrungen mit der oralen BCG-Impfung in *Brasilien* stellt Budiansky (ref. n. Wasz-Höckert, Excerpta medica, Vol. 11, 2681, 1958) fest, daß die Tuberkulosemortalität der ungeimpften Kinder 24,6% betrug, jedoch nur 4,1% und 0,085% bei jenen, welche einmal oder wiederholt oral mit BCG geimpft worden waren.

Auf *Mauritius* wurde festgestellt, daß 50—75% der mit 0,1 mg Pasteur-Institut BCG erfolgreich geimpften Kinder 18 Monate nach der Impfung ihre Tuberkulinallergie verloren hatten. Die Dosis wurde deshalb auf 0,3 mg erhöht (Tub. Index, Vol. 13, 3, 1958).

In *Australien* kommt die BCG-Impfung im allgemeinen zur Anwendung bei exponierten Personen, sie wird routinemäßig bei den Eingeborenen der nördlichen Territorien angewandt. Außerdem wird die Impfung in Südaustralien, Viktoria und Queensland den Schulabgängern empfohlen (Eighth annual Rep. 1959).

Über die Ergebnisse eines Mantouxtests (bis 10 TE) bei 1882 Kindern unter 12 Jahren in *Indien* berichtet CHATTERJEE (ref. u. Griffiths, Tab. Index, Vol. 13, **1**, 1958). Von den 0—3jährigen reagierten 12,4%, von den 3—7jährigen 29,0% und von den 7—12jährigen 47,7% positiv. Die Ergebnisse liegen doppelt so hoch wie die in England im Jahre 1951. 95% der positiv reagierenden Kinder von 0—3 Jahre, 80% jener von 3—7 Jahre und 30,8% der 7—12jährigen wiesen Symptome einer aktiven Tuberkulose auf.

In diesem Zusammenhang seien zum Vergleich die Ergebnisse von Tuberkulintests in der Provinz Saskatchawan/Kanada (880000 E) aus dem Jahre 1957 angeführt. Dort reagierten etwa 0,4% der 0—3jährigen, 2,15% der 5—9jährigen und 5,9% der 10—15jährigen positiv auf Tuberkulin. Die Provinz weist eine Sterblichkeit an Tuberkulose von 0,42 auf 10000 E auf.

In *Japan* (Tuberculosis Control Programm in Japan, Japan Anti-Tbc.-Ass. Tokyo 1958) sind bisher 95 Millionen BCG-Impfungen durchgeführt worden. Diese sind nach dem Gesetz vom 1. 7. 1949 obligatorisch. Zur Zeit werden alle Tuberkulin-negativen und verdächtige positive Reagenten unter 30 Jahren sowie Angehörige von Dienststellen, Betrieben usw. jährlich einmal auf den Gesundheitszustand untersucht, einschließlich Tuberkulinprüfung und BCG-Impfung.

MISIEWICZ (ref. n. MAYER, Tub.Index, Vol. 13, **1**, 1958) hat den BCG-Impfstoff von 4 verschiedenen (französischen, brasilianischen, russischen und schwedischen) Stämmen untersucht im Hinblick auf die Hautreaktion und die Dauer der Allergie.

In einem ersten Bericht, der sich auf Untersuchungen an 17832 geimpften Kindern stützt, werden nachfolgende Feststellungen getroffen: Bei dem französischen Stamm waren keine vermehrten lokalen Reaktionen zu beobachten, jedoch ergab sich ein niedrigerer Anteil an positiven Reagenten als mit dem brasilianischen Stamm. Der russische Stamm bewirkte ein Maximum an Allergie, aber auch den Höchstbetrag an stärkeren lokalen Reaktionen, der schwedische Stamm wies den niedrigsten Wert an Allergie auf bei hohen Werten an stärkeren lokalen Reaktionen, der brasilianische Stamm zeigte einen hohen Anteil an positiven Reaktionen und lokale Reaktionen in geringem Umfange.

EBERS berichtet über tuberkulöse Erkrankungen BCG-geimpfter Kinder (Tub.-arzt. 13, 6, 1959): Da die Diagnose aktive geschlossene Lungentuberkulose bei Kindern seit jeher zu häufig gestellt wird, müssen derartige Fälle bei BCG-geimpften Kindern besonders kritisch beurteilt werden.

Von 1948—1958 sind 56 früher BCG-geimpfte Kinder mit der Diagnose „aktive Tuberkulose" in die Kinderheilstätte Elisabethenberg der Bundesbahnversicherungsanstalt eingewiesen worden.

Exakte Unterlagen über Röntgenbefunde und Ausfall der Tuberkulinprüfung vor und nach der Impfung waren schwierig zu erhalten. Elternangaben und der Nachweis von Impfnarben mußten die Anamnese vervollständigen. Ob der Impfschutz anläßlich der späteren natürlichen Infektion noch fortbestanden hatte, konnte im Einzelfall nicht ermittelt werden.

In 13 der 56 Fälle wurde eine sichere aktive Tuberkulose festgestellt (6 Fälle waren exponiert gewesen).

5mal handelte es sich um echte Impfversager (darunter eine schwere offene Bronchialschleimhaut-Tbk.) die anderen 8 Fälle waren fragliche Versager (darunter eine offen-kavernöse Lungen-Tbk. eines Jugendlichen).

5 Kinder mit positiven Perkutanproben wiesen geringfügige, nicht sicher als spezifisch zu deutende Hilusbefunde auf.

Bei der Diagnose der restlichen 38 Kinder handelte es sich mit Sicherheit bzw. mit weitgehender Wahrscheinlichkeit um Fehlbeurteilungen.

In 33 Fällen mußte der positive Ausfall der Tuberkulinprobe auf die BCG-Impfung zurückgeführt werden; es handelt sich dabei um

13 Fälle von Fehldeutungen des kindlichen Hilusgefäß-Schattens,
13 Fälle von flüchtigen, unspezifischen Lungeninfiltraten,
4 Fälle von Bronchitis oder Bronchiektasen,
3 Fälle von unspezifischen fokalen Infekten,
1 Fall von unspezifischer Osteomyelitis,
1 Fall von benignem Lungentumor,
1 Fall von Malignom der Halslymphknoten.

In derselben Zeit (1948—1958) wurden in der Kinderheilstätte nachstehende klinisch besonders schwerwiegenden postprimären Tuberkuloseformen behandelt:

	Gesamtzahl 1948/58	davon BCG-geimpft
offene Intrathorakaltbk.	324	2
Meningitis tbc.	49	—
exsudative Pleuritis	202	3
exsudative Bauchfelltbk.	22	—
einschmelzende Tbk. der peripheren Lymphknoten	121	2
Skelett-Tbk.	68	—
Lupus	7	—
offene Urogenitaltbk.	7	—

Ebers faßt das Ergebnis seiner Untersuchung folgendermaßen zusammen: Das Untersuchungsergebnis bestätigt die Erfahrung, daß aktive Tbk. nicht nur beim Kind allgemein, sondern beim BCG-geimpften Kind im besonderen viel zu häufig diagnostiziert wird. Aber auch bei den tatsächlichen Tbk.-Erkrankungen nach der Impfung ist die Zahl der „echten" Impfversager klein. Andererseits ist der Anteil der geimpften Kinder an der Gesamtzahl der klinisch ernsthaftesten Fälle der Heilstätte im gleichen Zeitraum verschwindend gering.

Über die Häufigkeitsrelation von Tbk.-Erkrankungen bei geimpften und ungeimpften Kindern kann eine solche Untersuchung natürlich nichts aussagen, denn der Anteil der Fehlbeurteilungen bei den I c-Fällen dürfte bei den ungeimpften Kindern wohl ähnlich hoch sein wie bei den geimpften.

Aber die Feststellung einer Tuberkulose bei einem BCG-geimpften Kind ist ein Ereignis, das stets einen ganz besonderen, des Ressentiments nicht ermangelnden Akzent hat. Unbeschadet der Notwendigkeit weiterer Diskussion des in seiner tatsächlichen Wirkung und Reichweite ja noch keineswegs sicher übersehbaren Verfahrens sollte es doch auf jeden Fall vermieden werden, die Impfung ungerechtfertigterweise bei Ärzten und Laien in Mißkredit zu bringen; vorschnell diagnostizierte Erkrankungsfälle sollten später in der Statistik unbedingt berichtigt werden.

Heesen und Schwetje (Zschr. f. Tbk. 113, 1—2, 1959) berichten über das klinische Bild der Tuberkuloseerkrankung nach BCG-Impfung: Von 135000 in Rheinland-Pfalz erfolgreich Geimpften erkrankten 157 innerhalb von 5 Jahren nach der Impfung an einer Tuberkulose. In demselben Zeitraum waren 12514 Neuerkrankungen an Tuberkulose zu verzeichnen. Die erkrankten Geimpften wiesen keine Sterbefälle auf, dagegen sind 113 Nichtgeimpfte ihrer Tuberkulose erlegen. 349 Nichtgeimpfte erkrankten an offener Lungentuberkulose, 685 an Meningitis tbc., bei den Geimpften wiesen 12 eine offene Tbk. und 5 eine Meningitis tbc. auf. In die Heilstätte Maria-Grünewald wurden von 1950—1957 97 erkrankte BCG-geimpfte Kinder von 1—18 Jahren mit der Diagnose aktive Tuberkulose zur stationären Behandlung eingewiesen.

5 dieser 97 geimpften Kinder hatten bereits früher eine eindeutig tuberkulöse Erkrankung durchgemacht. Trotzdem sind sie geimpft worden. Bei einem Kind war die Impfung erfolglos geblieben, 1 Kind wies einen Mediastinaltumor auf, ein weiteres Kind eine Stauungslunge bei Vitium cordis, bei 11 Kindern handelte es sich um unspezifische flüchtige Infiltrierungen. In 78 Fällen ergaben sich echte Neuerkrankungen an Tuberkulose nach erfolgreicher BCG-Impfung. In derselben Zeit wurden 3214 nichtgeimpfte Kinder und Jugendliche wegen einer aktiven Tuberkulose behandelt.

Die Diagnose Primärtuberkulose war 19mal gestellt, aber nur in 5 Fällen in der Heilstätte bestätigt worden. Ähnlich verhielt es sich mit der postprimären Tuberkulose: sie wurde in 61 von 66 Fällen bestätigt; es kamen zur Behandlung 33 Kranke mit Infiltrierungen, 9 mit Pleuritiden, 9 mit hämatogenen Streuherden, 9 mit Lymphknotentuberkulose und 1 Kind mit Meningitis tbc.

2 flüchtige eosinophile Infiltrate klangen innerhalb weniger Tage ab und waren nicht als spezifisch anzusehen, eine hämatogene Streuung stellte sich als Fehldiagnose heraus. Die histologische Untersuchung einer Halslymphknotenschwellung erbrachte keine spezifischen Veränderungen, die Tuberkulinprüfung blieb ebenfalls negativ. Eine Meningitis tbc. steht nicht in Zusammenhang mit der Impfung, da bereits vor der Impfung eine miliare Lungentuberkulose bestanden hat, der eine Pleuritis exsudativa und eine Kniegelenktuberkulose vorangegangen waren. Die Meningitis trat erst 2 Jahre nach der Impfung auf.

Bei den 12 an kavernöser Lungentuberkulose erkrankten Geimpften konnte die Diagnose bestätigt werden.

Das Durchschnittsalter der erkrankten 78 Kinder betrug 11,5 Jahre. Die Zeitspanne zwischen BCG-Impfung und Erstfeststellung der Tuberkulose wird mit im Mittel 25 Monaten angegeben.

Komplikationen wurden im Heilungsverlauf nicht beobachtet, bei der überwiegenden Mehrzahl der Kranken wurde ein sehr günstiges Ergebnis erzielt. Bei allen Erkrankten konnte der Infekt infolge rascher Besserung der allgemeinen Abwehrlage des Körpers schnell überwunden werden, da offenbar nach erfolgreicher BCG-Impfung eine erhöhte spezifische Abwehr besteht.

Die Primärtuberkulosen beanspruchten eine durchschnittliche Kurdauer von 3,4 Monaten, die Pleuritiden von 3,5 Monaten. Für die hämatogenen Streuungen wurden im Mittel 5 Monate, für die Lymphknotentuberkulose 2,6 Monate be-

Tabelle 45. *BCG-Schutzimpfung in den Ländern der Bundesrepublik und in West-Berlin, ungefähre Angaben*

Land	BCG-Schutzimpfungen		Nur-Neugeborenen-Impfung	
	1956	1957	1956	1957
Schleswig-Holstein	keine Angab.	keine Angab.	keine Angab.	keine Angab.
Hamburg	8761	10573	8761	10573
Niedersachsen	27216	31354	23982	26302
Bremen	keine Angab.	keine Angab.	keine Angab.	keine Angab.
Nordrhein-Westfalen	77045	34500	14757	23825
Hessen	9252	8618	160	215
Rheinland-Pfalz	926	1627	926	1627
Baden-Württemberg	1518	615	111	293
Bayern	317	426	317	keine Angab.
Saarland	keine Angab.	keine Angab.	keine Angab.	keine Angab.
Bundesgebiet[1]	125035	87713	49014	62835
West-Berlin	242	173	205	173

[1] ohne Schleswig-Holstein, Bremen und Saarland.

nötigt. Rezidive wurden nach z. T. 7 Jahren nicht beobachtet. Die Kurdauer der Meningitis tbc. betrug 9 Monate, während die Kur bei 85 nicht-geimpften Kindern mit Meningitis tbc. 13 Monate dauerte. Der klinische Verlauf der kavernösen Tuberkulosen verlief bei 7 Monaten Kur gutartig. Im Mittel belief sich die Behandlungszeit der 78 Patienten auf 4,1 Monate gegenüber 7,0 Monaten der nicht geimpften Kinder.

Der Bericht schließt folgendermaßen: „Das klinische Bild der Tuberkulose nach BCG-Impfung, wenn es sich um eine Ersterkrankung handelt, berechtigt uns zu der Feststellung, daß eine solche Infektion durchaus gutartig und der klinische Verlauf wesentlich günstiger ist als bei den Nichtgeimpften. Die Zahl der Neuerkrankungen an Tuberkulose nach erfolgreicher BCG-Impfung ist verschwindend gering. Trotzdem belasten sie die Impfung. Wir konnten zeigen, daß nicht jede Neuerkrankung mit der BCG-Impfung zusammenhängt. Um die Statistik nicht falsch zu belasten und ein verzerrtes Bild bezüglich der Tuberkuloseerkrankungen nach BCG-Impfung möglichst zu vermeiden, ist es notwendig und wichtig, vor der Impfung die Kinder 1. genauestens evtl. bis M.M. 1:100 durchzutesten, 2. sowohl klinisch als auch röntgenologisch sorgfältig zu untersuchen und 3. festzustellen, ob der Geimpfte nach der Impfung auch wirklich tuberkulinpositiv reagiert.

In der Bekämpfung der Tuberkulose hat sich die BCG-Impfung bis jetzt als wirksame Maßnahme bei geringem Impfrisiko erwiesen. Ihre Bedeutung wird insbesondere durch den erheblichen Rückgang der Meningitis tbc. bei den erfolgreich geimpften Personen, die zahlenmäßig kaum noch ins Gewicht fällt, unterstrichen. Die Impfung bei mehreren Millionen Menschen hat auch gezeigt, daß die BCG-Impfung wesentlich weniger gefährlich ist wie z. B. die Pockenimpfung. Trotz der noch nicht restlos geklärten Fragen sollte deshalb die Impfung bei bestimmten Alters- und Berufsgruppen sowie bei allen Exponierten erfolgen. Eine Propagierung der BCG-Impfung in diesem Rahmen ist nicht nur zu vertreten, sondern ein aktuelles Anliegen, solange nicht andere und bessere Schutzmaßnahmen zur Verfügung stehen.“

Die Zahl der in den Jahren 1956 und 1957 in den Ländern der Bundesrepublik

Deutschland und in West-Berlin durchgeführten BCG-Impfungen ist in Tab. 45 zusammengestellt.

Die Bundesrepublik Deutschland gehört zu den Ländern, in welchen sich die BCG-Schutzimpfung bisher noch nicht durchzusetzen vermochte. Daß es jedoch möglich ist, auch hier zu wesentlich günstigeren Resultaten zu kommen, beweisen Einzelergebnisse, die persönlicher Initiative zu verdanken sind; es sei in diesem Zusammenhang nur an Braunschweig erinnert, wo 95% der Neugeborenen geimpft worden sind. Wenn eine Maßnahme, wie die BCG-Schutzimpfung, zu den Erfolgen geführt hat, die von vielen Seiten berichtet werden, dann dürften die — im Verhältnis zur Zahl der bald 200 Millionen Geimpften — wenigen Fälle von ungünstigen Folgen der BCG-Impfung nicht zu einer skeptischen oder gar negativen Einstellung führen, so sehr diese Fälle auch bedauert werden müssen. Die vielen sorgfältigen Erfolgsstatistiken lassen doch kaum Zweifel zu, daß die Unterlassung der Impfung in unvergleichlich höherem Maße das ärztliche Verantwortungsbewußtsein zu belasten geeignet ist. Es muß in weit größerem Umfange als bisher darauf geachtet werden, die weitere Entwicklung der BCG-geimpften Kinder in bezug auf ihr Verhältnis zur Tuberkulose zu beobachten. Vielleicht gelingt es auf diese Weise doch, auch die Skeptiker und Kritiker der BCG-Impfung im Laufe der Zeit zu überzeugen. Eine *wirkungsvolle Aufklärung und Propaganda, besonders der Eltern und der Kinderärzte,* ist geboten; sie verspricht jedoch nur Erfolg auf Grund zuverlässiger Statistiken.

Zusammenfassung

(Die BCG-Schutzimpfung)

Die BCG-Schutzimpfung ist eine der wenigen aktiven prophylaktischen Maßnahmen im Kampf gegen die Tuberkulose. Obwohl im Laufe der Jahre ca. 200 Millionen Impfungen durchgeführt worden sind, hat sich die Methode bisher in weltweitem Umfange nicht durchsetzen können. In erster Linie ist dies der Tatsache zuzuschreiben, daß einige Fälle von ungünstigen Impffolgen und die dadurch ausgelöste Kritik das Vertrauen in die Ungefährlichkeit der Methode erschüttert haben. So tragisch solche Fälle im einzelnen sind, sollten sie doch nicht die Ursache dafür sein, auf ihre Durchführung in dem Maße zu verzichten, wie es in vielen Ländern geschieht. Sorgfältige Statistiken vor allem der Länder mit hohen Impfquoten rechtfertigen die Auffassung, daß ihre Unterlassung unvergleichlich größeren Schaden zur Folge haben dürfte. Daß der positive Ausfall der Tuberkulinprobe nach der BCG-Impfung den Arzt eines wichtigen diagnostischen Hilfsmittels berauben würde, ist schon deshalb kein Gegenargument, als dieses Ergebnis allein noch lange nicht das Vorliegen einer Tuberkulose beweist. Aufklärung und Propagierung der BCG-Schutzimpfung besonders bei Eltern und bei Kinderärzten erscheint wichtig.

Summary: BCG-Vaccination

The BCG-Vaccination represents one of the few active prophylactic measures in the fight against tuberculosis. Although over the years ca. 200 million vaccinations have been given, this method has so far not been universally accepted. Mainly, this is due to unfavorable vaccination sequelae in certain cases and the thus provoked criticum which undermined the faith in the safeness of this method. As tragic as such individual cases may be, they still should not be reason enough for discontinuing this method to such an extent as has taken place in many countries. Careful statistics, particularly from countries with a high vaccination rate, justify the opinion that to discontinue them might cause incomparably greater harm. The counter-argument that the positive results of the tuberculin test following BCG inoculation deprives physicians of an important diagnostic aid is by no means valid. Such a result alone does not definitely prove the presence of a tuberculosis. It therefore seems important to give information and publicity about the BCG vaccination, especially to parents and pediatricians.

N. Röntgenschirmbilduntersuchungen

Die Voraussetzungen für die Bekämpfung einer epidemisch auftretenden Krankheit, wie sie die Tuberkulose darstellt, beruhen auf der Kenntnis ihres Charakters. Erst wenn ihre Ursachen und die Art ihrer Verbreitung bekannt sind, können die erforderlichen Maßnahmen überlegt und ergriffen werden. Sind diese Möglichkeiten aber einmal erforscht und angewandt, dann sind die durch bekannte Ursachen bedingten Erkrankungen und Sterbefälle Ausdruck des Erfolges oder Mißerfolges in den menschlichen Abwehrbemühungen.

Die gegen die Tuberkulose gerichteten Maßnahmen früherer Jahrzehnte können in diesem Sinne nicht als entscheidend angesehen werden. Sie konnten sich nur auf das Bemühen beschränken, so weit wie möglich die für Neuerkrankungen verantwortlichen Infektionsquellen festzustellen und zu versuchen, die Krankheit entsprechend den gegebenen bescheidenen Möglichkeiten therapeutisch zu beeinflussen.

Die theoretischen Voraussetzungen, den Kampf gegen die Tuberkulose mit dem Ziel ihrer endgültigen Ausrottung zu führen, sind aber immerhin schon seit Jahrzehnten gegeben. Wenn darum heute die Tuberkulose noch immer eine maßgebende Rolle spielt — und das tut sie, wenn sie z. B. in der Bundesrepublik jährlich noch rund 80000 Neuerkrankungen und fast 9000 Sterbefälle verursacht, wenn Westdeutschland pro Jahr ca. 500 Millionen DM und die USA etwa 3 Milliarden für Behandlung und sonstige Maßnahmen aufbringen müssen —, dann kann von einem entscheidenden Erfolg noch kaum die Rede sein. Der Sieg über die Tuberkulose bleibt solange eine Fata morgana, als die maßgebenden Stellen in den einzelnen Ländern die Gefahr gebannt glauben und mit dem Erreichten und der einigermaßen zu übersehenden Weiterentwicklung zufrieden sind. Es kann deshalb nicht oft genug darauf hingewiesen werden, daß weit mehr — und dies zu einem viel früheren Zeitpunkt als bei einem schicksalsmäßigen Ablauf — erreicht werden kann, wenn man von den gegebenen Möglichkeiten mit aller Konsequenz Gebrauch macht. Der Kampf gegen die Tuberkulose darf nicht durch finanzpolitische oder gar parteipolitische Erwägungen eingeengt werden, er wird sonst überflüssigerweise zu einer Aufgabe der nächsten Generation, die ohnedies vor Probleme größten Ausmaßes gestellt werden wird.

Auch wenn in der Beurteilung der Frage nach Sinn und Erfolg der Röntgenreihenuntersuchungen (RRU) die Meinungen auseinanderzugehen scheinen, in einem stimmen sie weitgehend überein, nämlich in der Erkenntnis, daß man mit ihrer Hilfe in der Lage ist, in der überwiegenden Mehrzahl der Fälle eine Lungentuberkulose bereits dann zu erkennen, wenn diese erst kleinere Herde gesetzt oder kleinere Veränderungen der Lunge bewirkt hat, ohne daß die Erkrankung von deutlich erkennbaren sonstigen Symptomen begleitet ist. Die Kritik an den Röntgenreihenuntersuchungen, sofern sie nicht auf der Überbewertung der Strahlengefährdung beruht oder eine Beeinträchtigung der menschlichen Freiheit und Verletzung der Menschenwürde zum Betrachtungspunkt hat, gilt letzten Endes nicht berechtigten materiellen Überlegungen; sie gipfelt in der Auffassung, daß der personelle und finanzielle Aufwand sich nicht lohne. Die immer wieder vorgetragene Forderung, die RRU nicht auf die Gesamtbevölkerung auszudehnen, sondern sie durch Konzentration auf gefährdete und gefährdende Personengruppen wirkungsvoller und erfolgreicher zu gestalten, setzt die Kenntnis dieser Personengruppen voraus und übersieht die Tatsache, daß seitens der Fürsorgestellen oder ähnlicher Einrichtungen in allen Ländern mehr oder weniger umfassende Umgebungsuntersuchungen bei Bekanntwerden von Neuerkrankungen durchgeführt werden, durch welche aber im allgemeinen nur in 20—30% der Fälle die *wahrscheinliche* Infektionsquelle ermittelt wird. Nicht entdeckt aber bleiben meist die durch den Neuerkrankten veranlaßten Neuinfektionen, die z. T. später manifest werden und die sich keineswegs auf den durch Umgebungsuntersuchungen zu erfassenden Personenkreis beschränken. Es wird weiter übersehen, daß Neuinfektionen und Neuerkrankungen nicht nur durch die zur Zeit vorhandenen bekannten und noch mehr durch die unbekannten Offentuberkulösen verursacht werden, sondern zum großen Teil durch offen werdende, zunächst geschlossene und Reaktivierungen inaktiver Tuberkulosen. Gerade diese beiden großen Gruppen, die allein in der Bundesrepublik etwa 2—3% der Gesamtbevölkerung repräsentieren, bilden das Reservoir, das für die Masse der Neuerkrankungen verantwortlich sein dürfte. Wenn *gezielte* Untersuchung, wie sie vielfach gefordert werden, den Erfolg haben sollen, den man sich davon verspricht, dann muß man diese in erster Linie auf den erwähnten Personenkreis abstellen. Da dieser aber in der Masse nicht bekannt ist, diese Personen allen Bevölkerungsschichten und Altersklassen angehören und nicht in besonderen Berufs- und sonstigen Gruppen gehäuft vorkommen, führt sich die Forderung nach gezielten RRU von selbst ad absurdum. Diese ergeben sich als eine Selbstverständlichkeit erst dann, wenn nach obligatorischen RRU die überwiegende Mehrzahl der unbekannten Personen mit aktiver und inaktiver Tuberkulose erfaßt ist. Um dieses Ziel zu erreichen, genügt es jedoch nicht, alljährlich 10 oder 20% der gesamten Bevölkerung mit den RRU zu erfassen, auch wenn diese Methode zur Aufdeckung zahlreicher unbekannter Tuberkulosen und — nach mehrmaligen Wiederholungen — zu einer dadurch wesentlich beeinflußten Reduzierung der Zahl der Neuerkrankungen führt. Die systematisch mehrmalig in kurzen Zeitabständen durchgeführten RRU der gesamten Bevölkerung etwa oberhalb 14 Jahren werden mit an Sicherheit grenzender Wahrscheinlichkeit die Morbidität direkt und durch entsprechende Behandlung der ermittelten Tuberkulösen indirekt auch die Mortalität soweit herabdrücken, daß die Maßnahmen gegen die Tuberkulose sich in einer weiteren Zukunft auf ein Minimum an Überwachung beschränken können. Dieses Ziel kann mit den RRU erreicht werden, wenn man sich ihrer mit der Konsequenz bedient, die für diese wohl wichtigste Methode im Kampf gegen die Tuberkulose mindestens in der zivilisierten Welt eine Selbstverständlichkeit sein müßte. Die materiellen Voraussetzungen dafür zu schaffen, ist die Aufgabe der für das Gesundheitswesen verantwortlichen Organe; sich diesen Notwendigkeiten zu verschließen und der Entwicklung unbeeinflußt ihren Lauf zu lassen, wäre eine Unterlassung, die sich rächen muß.

Nachstehend seien Berichte aus dem In- und Ausland wiedergegeben, die sich mit der Frage der RRU, der Art ihrer Durchführung und ihren Ergebnissen befassen. Daß auch hier wieder keine Vergleichbarkeit der Ergebnisse möglich ist, liegt daran, daß die Methode, der zu untersuchende Personenkreis, die Beteiligung, die Art der zu berücksichtigenden Befunde und andere Faktoren dies nur sehr bedingt zulassen.

Nach dem Report of the Ministry of Health for the year ended 31st December,

1956 Part II (London: H. M. Stationary Office 1957) wurden in *England* und *Wales* durch mass radiography 3475710 Personen untersucht und dabei 7564 Fälle von Erkrankungen an Tuberkulose gefunden, welche behandlungsbedürftig sind oder sorgfältig überwacht werden müssen. Es handelt sich also um 22 Fälle auf 10000 Aufnahmen. 21% aller neuregistrierten Erkrankungen an Lungentuberkulose wurden durch MR entdeckt (unter 7,8% der Gesamtbevölkerung! DZK). Unter 16760 untersuchten Krankenhausaufnahmen und -entlassungen fanden sich 24 auf 10000. Bei 163050 Soldaten wurden 15 Tuberkulosen auf 10000 Aufnahmen ermittelt. Die Masse der Tuberkulösen fand sich unter den von den praktischen Ärzten zugewiesenen Patienten, und zwar 113 Erkrankungen an Tuberkulose auf je 10000 unter insgesamt 173350 Personen. Besonders hoch war die Tuberkulose-Morbidität unter den Männern von über 45 Jahren; sie betrug in diesen Altersklassen 16,0—17,3 auf 10000. Insgesamt fanden sich bei 10000 Männern 136, bei den verheirateten Frauen 84, bei den unverheirateten 106 (dies ist damit zu erklären, daß die Tuberkulose-Morbidität der Frauen Maximalwerte bei den 20—35jährigen aufweist, welcher Altersklasse die unverheirateten Frauen vielfach angehören. DZK). Bei 10% der Untersuchten handelte es sich um Schulkinder, unter welchen sich 7,0 Tuberkulosen auf 10000 K fanden. Unter 10000 Kontaktpersonen wurden 34 Tuberkulosen festgestellt. In Betrieben und Ämtern konnten 15 Erkrankungsfälle unter 10000 Personen nachgewiesen werden.

Im Jahre 1956 wurden nach dem Bericht des Ministry of Health for the year 1957 3617550 Aufnahmen gemacht und 6872 Tuberkulosen ausfindig gemacht = 19 auf 10000 Aufnahmen. Die MR sind mit 21,9% an allen Neuerkrankungen beteiligt. Die Ergebnisse der Units liegen zwischen 10 und 35 neu entdeckten Fällen auf 10000 Aufnahmen. Die Masse stammt aus den von den praktischen Ärzten zugewiesenen Personen.

Nach Brett (Pulmonary Tuberculosis in immigrants: a mass radiography study, Tubercle, 39, 1958) wurden 1956 in Nord-London 32228 *Patienten* röntgenologisch (Kleinfilm) untersucht, davon waren 16,5% nicht in England geboren. 40% der Einwanderer waren Iren, 10% Cyprioten, 20% Westinder, und 29% stammten aus 48 anderen Ländern. Unter den einheimischen Patienten fand man 57 Tuberkulosen auf 10000, unter den Iren 420 auf 10000, unter den Cyprioten 160. Die übrigen Bevölkerungsgruppen wiesen ähnliche Verhältnisse wie die Einheimischen auf.

Auch in England ist die Frage der eventuellen Strahlenschädigung durch Röntgenaufnahmen ausführlich diskutiert worden. Das Ergebnis findet seinen Niederschlag in einer Betrachtung in A Time of Change, NAPT Annual Report 1957—1958. „Die Anwendung von radioaktiven Strahlen für diagnostische Zwecke muß zweifellos auf ein Minimum begrenzt bleiben; Radiologen und andere auf diesem Gebiet beruflich Tätige müssen entsprechend geschützt werden. Aber man muß die Dinge im richtigen Verhältnis sehen. Gelegentliche Brustraum-Untersuchungen einer Person mit Röntgenstrahlen sind keine Ursache zur Beunruhigung. Röntgenstrahlen bleiben unsere Freunde. Sie helfen uns, Krankheiten frühzeitig zu entdecken, um eine erfolgreiche Behandlung durchzuführen. Man sollte das Risiko nicht übersehen, aber auch nicht übertreiben.“

Auf eine Anfrage im Unterhaus stellte der Gesundheitsminister am 24. 2. 1959 fest, daß ihm gerade ein Zwischenbericht des „Lord Adrian Committee“ vorliege, der in Kürze veröffentlicht werden soll. Bezüglich der mass miniature radiography habe sich ergeben, „daß deren Wert weit die Wirkungen der damit verbundenen sehr geringen Strahlung übersteige".

Über die Altersgliederung der durch mass miniature radiography entdeckten, bisher unbekannten behandlungs- bzw. überwachungsbedürftigen Tuberkulösen unterrichtet Tab. 46 (entn.: Rep. of the Min. of Health for the year 1957, Part II. Cmnd. 559, Her Maj. Stat. Office, London).

Der höchste Anteil an Tuberkulösen (11,9 auf 1000 Personen) wird unter den von praktischen Ärzten Überwiesenen festgestellt; dies ist nicht verwunderlich, da die Ärzte überwiegend wegen irgendwelcher Symptome aufgesucht werden. Hoch ist die Zahl der Tuberkulosen unter den Gefängnisinsassen (6,8 auf 1000 Personen). Die Zahl der Tuberkuloseerkrankungen unter den ambulant Behandelten, den Insassen von Hospitälern und Kontaktpersonen ist um etwa 40—50% höher als unter der Gesamtbevölkerung. Es zeigt sich, daß auch in England und Wales das Maximum der unbekannten Tuberkulösen auf die höheren Altersklassen entfällt.

In *Italien* bestehen 135 Schirmbildeinheiten. 1955 wurden 1,69 Mill., 1956 1,8 Mill. Aufnahmen gemacht. Folgende Ergebnisse wurden festgestellt: (1955) 31 aktive Lungentuberkulosen, 103 inaktive Tuberkulosen auf 10000 Aufnahmen. Bei verschiedenen Gruppen wurde folgende Häufigkeit an aktiven tuberkulösen Erkrankungen ermittelt (auf je 10000 Aufnahmen): bei männlichen Insassen von psychiatrischen Anstalten 268, bei Frauen 200, bei männlichen Gefängnisinsassen 83, bei Frauen 148, bei männlichen Studenten 62, bei Frauen 95 (ref. nach Tuberk.-Arzt **406**, 1958).

LJUBISAVLJEVIĆ (Systematische Röntgenuntersuchungen in der Bekämpfung der Tuberkulose, ref. n. DRUML (Laas) (Zentr.Bl. f. d. ges. Tub.Fschg. **79**, 130, 1958)

Tabelle 46. *Zahl der bei 1000 Aufnahmen durch Mass Miniature Radiography entdeckten bisher unbekannten tuberkulösen Männer in England und Wales i. J. 1956 (200116 Aufnahmen)*

	unter 14 J.	14	15–19	20–24	25–34	35–44	45–54	55–60	60–64	über 65 J.	ges.
ambul. Patienten u. Ins. v. Hospitälern	—	—	—	3,0	2,5	3,6	2,9	4,5	2,0	3,4	2,9
Streitkräfte	—	—	1,0	1,6	—	—	—	—	—	—	1,2
v. prakt. Ärzten überw.	2,3	2,7	10,9	10,8	10,5	11,8	13,8	14,1	14,9	15,2	11,9
Schulkinder	0,5	0,4	0,6	—	—	—	—	—	—	—	0,5
Kontaktpersonen	1,5	—	2,7	4,3	2,3	5,0	4,1	5,0	4,2	3,9	2,8
spez. Untersuchungen	0,9	—	2,0	2,0	2,9	2,7	3,6	4,4	1,1	—	2,4
Dienststellen usw.	—	—	1,0	1,2	1,4	1,4	1,6	1,6	2,0	2,1	1,4
Gefängnisinsassen	—	—	1,0	1,0	3,6	8,1	14,8	21,7	51,7	—	6,8
allgem. Bevölkerung	0,4	—	1,4	2,2	1,8	1,9	2,4	3,1	2,9	2,4	2,0
Geisteskranke	2,6	—	3,1	3,0	4,2	3,4	2,4	3,1	2,1	2,0	3,0
gesamt	0,7	0,4	1,3	2,0	2,0	2,2	2,7	3,1	3,8	4,0	2,1

weist darauf hin, daß das Tuberkuloseproblem trotz der Erfolge der medikamentösen Behandlung ohne weitere intensive Anstrengungen nicht lösbar und ein aktiver Kampf gegen die Tuberkulose ohne die Durchführung von Röntgenreihenuntersuchungen nicht denkbar ist. Die totale Erfassung der Tuberkulösen mittels Röntgenkataster der Gesamtbevölkerung in 2—3jährigen Abständen ist ebenso unerläßlich wie regelmäßige Röntgenuntersuchungen folgender Bevölkerungsgruppen: 1. Personen aus der Umgebung von Tuberkulosekranken (Familienmitglieder, Personal der Fürsorgestellen, der Tb-Krankenhäuser, Berufsgruppen wie Bergarbeiter, Steinmetzen, Müller usw.), 2. Berufsgruppen, die im Erkrankungsfalle einen größeren Personenkreis gefährden (Lehrer, Kindergärtnerinnen, Hebammen, Angestellte der Lebensmittel- und Beherbergungsbetriebe usw.), 3. Personengruppen, die erfahrungsgemäß — oft nur vorübergehend — eine geringe Resistenz gegen die Tuberkulose aufweisen (Rekonvaleszenten nach konsumierenden Erkrankungen, Schwangere, Schwerverletzte, Invalide, alte Menschen usw.). Die RRU werden z. T. in *Jugoslawien* noch nicht in genügendem Ausmaße durchgeführt.

In den *Niederlanden* wurde 1939 das „Centraal Bureau voor Keuringen op Medisch-Hygienisch Gebied“ gegründet, dessen Hauptaufgabe die Ermittlung von Tuberkulosen unter der Bevölkerung ist (19e Jaarverslag 1957, ’S-Gravenhage). Außer der Tuberkulose gilt besondere Aufmerksamkeit der Sarkoidose, dem Lungenkarzinom und Herzkrankheiten.

Die Aufgabe, welche mit mass radiography und Durchleuchtung durchgeführt wird, erstreckt sich auf die gesamte Bevölkerung. Alle weiteren Maßnahmen, wie die Feststellung einer endgültigen Diagnose und die Art der Behandlung erfolgen durch die Fürsorgestellen. Wesentlich ist die enge Zusammenarbeit mit den Fürsorgestellen, den praktischen Ärzten, Gesundheitsverwaltungen, Werkärzten, Regierungsstellen und privaten Institutionen.

Das Personal des Büros besteht aus einem ärztlichen Direktor, 8 Ärzten (1 Radiologe, 2 Lungenfachärzte, 1 praktischer Arzt, 4 Ärzte mit einer Lizenz für Massenaufnahmen), 23 Hilfskräften (2 Röntgenfachleute, 6 Schwestern, 8 Assistenten, 7 Techniker) und 42 Verwaltungsangestellten.

Das Büro verwendet 10 Durchleuchtungsgeräte, davon 2 in Güterwagen und 10 Röntgengeräte für MMR (mass miniature radiography). Verwendet werden Philips Spiegelkameras (45 mm), wovon 4 transportabel sind (Güterwagen).

Die nachstehend wiedergegebenen Zahlen über die Ergebnisse beruhen ausschließlich auf den Arbeiten des Büros. Sie stellen keinen repräsentativen Querschnitt der Situation in der Gesamtbevölkerung dar, da sich das Büro mit der Ermittlung der Tuberkulose in vielen kleinen Gruppen befaßt hat — Gruppen, welche verschiedenen Altersklassen, Wohngemeinschaften, Berufen und sozialen Klassen angehören —. Die MMR wurden erstmals 1948 durchgeführt, sie werden seit dieser Zeit in zunehmendem Umfange angewandt, besonders wenn es sich um Gruppen von mehr als 400 Personen handelt, und bei umfangreicheren Untersuchungen der allgemeinen Bevölkerung.

Seit 1954 ist eine allmähliche Verlagerung von der Durchleuchtung zur Kleinaufnahme erfolgt, deren großer Vorteil darin liegt, daß die Aufnahme für spätere Vergleiche herangezogen werden kann.

Es ergibt sich, daß die Morbidität der jährlich kontrollierten Gruppen nur etwa die Hälfte derjenigen der Gesamtbevölkerung der Niederlande im Jahre 1957 beträgt.

Tabelle 47. *Bakteriennachweis nach Gruppen- und Massenaufnahmen in den Niederlanden 1956—1957 auf je 10000 Untersuchte*

	Bakterien					
	nachgewiesen		nicht nachgewiesen		gesamt	
	1956	1957	1956	1957	1956	1957
allgemeine Bevölkerung	1,4	2,2	1,4	0,9	2,8	3,1
Fabriken usw.	1,0	1,4	1,2	1,3	2,2	2,7

Von insgesamt 901212 Untersuchungen im Jahre 1957 entfallen 687218 auf Aufnahmen und 213994 auf Durchleuchtungen. 4648 Personen wurden durch die Beratungsstellen nachuntersucht. Dabei fanden sich 148 offene Tuberkulosen = 1,64 auf 10000, 101 geschlossene Tb = 1,12 und 859 überwachungsbedürftige Tb = 9,5 auf 10000 Aufnahmen.

Durch Schirmbildaufnahmen wurden 128 offene Tb = 1,86, 82 geschlossene Tb = 1,19 und 772 überwachungsbedürftige Tuberkulosen = 11,2 auf 10000 Aufnahmen gefunden. Bei der Durchleuchtung ergaben sich 20 offene Tb = 0,94, 19 geschlossene Tb = 0,89 und 87 Beobachtungsfälle = 4,1 auf 10000 Untersuchte.

Diese Angaben liegen ganz erheblich unter den Ergebnissen etwa der bayerischen RRU des Jahres 1957, welche zur Auffindung von 7,7 Offentuberkulösen, 17,4 geschlossenen Tuberkulosen und 81,1 inaktiven Tuberkulosen, die sämtlich unbekannt waren, führten. Nachdem die Tuberkulose-Mortalität in den Niederlanden wesentlich niedriger ist als in Bayern und anderen Ländern der Bundesrepublik, erscheint der Unterschied in der Zahl der ermittelten Offentuberkulösen verständlich. Anders verhält es sich jedoch mit den geschlossenen und den inaktiven Tuberkulosen. Ob dabei hier eine Unterbewertung oder dort eine Überbewertung stattfindet, kann nur vermutet werden.

Unter anderem wurden gleichzeitig mittels Durchleuchtung 14 Karzinome (= 0,64 auf 10000 Durchl.), mit Schirmbild 110 Karzinome (= 1,6 auf 10000 Aufnahmen) festgestellt.

Über die Alters- und Geschlechtsgliederung der Befundfälle unterrichtet Tab. 48. Es ergibt sich deutlich — besonders bei der offenen Tuberkulose — ein großer Unterschied der Erkrankungshäufigkeit der jährlich untersuchten Betriebsangehörigen und der wesentlich weniger häufig untersuchten Bevölkerung.

Tabelle 48. *Alters- und Geschlechtsgliederung der bei Durchleuchtungen und MMR in den Niederlanden entdeckten Tuberkulösen i. J. 1957 auf je 10000 Untersuchte*

	offene Tbk.				geschlossene Tbk.			
	0—15	15—40	über 40 J.	ges.	0—15	15—40	über 40 J.	ges.
Betriebe m. über 100 Personen								
Männer	—	2,1	2,2	1,9	0,8	1,5	1,4	1,4
Frauen	—	1,1	0,7	0,7	0,6	1,6	0,7	1,2
Gesamtbevölkerung								
Männer	0,3	2,9	5,5	2,8	—	1,5	1,7	1,1
Frauen	0,2	1,4	1,9	1,3	—	1,2	0,9	0,8

Über eine Bevölkerungsuntersuchung, welche im Jahre 1957 44% der Gesamtbevölkerung von 20 Gemeinden der Provinz Oberijssel umfaßte, berichtet P. Veeze (Recente uitkomsten van Let Bevol Kingsonderzoek, Tegen de Tuberculose, 54, 6, 1958).

Insgesamt wurden 125287 Personen untersucht, die den Altersklassen oberhalb 15 Jahren angehörten.

Die Ergebnisse sind in Tab. 49 zusammengestellt.

Tabelle 49. *Ergebnisse einer Bevölkerungsuntersuchung in der Provinz Oberijssel i. J. 1957 auf je 10000 der verschiedenen Altersgruppen*

	Männer					Frauen					M + F
	unter 15 J.	15–30	30–60	über 60 J.	ges.	unter 15 J.	15–30	30–60	über 60 J.	ges.	gesamt
Teilnahme in %	30	38	44	51	39	30	48	58	49	46	44
aktive Tuberkulose	6	8	13	8	9,5	1	7	4	9	4,5	6,8
Beob. Fälle	1	7	27	49	18,8	1	8	15	25	12,0	15,2

Obwohl nur 39% der Männer (gegenüber 46% der Frauen) durch die Untersuchungen erfaßt wurden, entfielen 55 von 85 aktiven und 109 von 190 inaktiven Tuberkulosen auf diese. Noch größer sind die Unterschiede bei den Lungenkarzinomen. 17 von 19 Fällen betreffen die Männer, und zwar überwiegend solche in höheren Lebensaltern.

Die Beteiligung der Männer war am stärksten in der Altersgruppe von über 60 Jahren, bei den Frauen entfällt das Maximum auf die 30—60jährigen, dann sinkt es rasch ab. Allerdings zeigten auch die 15—30jährigen Frauen und Mädchen ein größeres Interesse an den Untersuchungen als die gleichaltrigen Männer.

Die größten Unterschiede der Morbidität zwischen Männern und Frauen finden sich bei den unter 15jährigen (bei welchen sonst eine gute Übereinstimmung zu beobachten ist. DZK) und bei den 30—60jährigen trotz der hier viel höheren Beteiligung der Frauen. Daß oberhalb 60 Jahren bei den Frauen mehr aktive Tuberkulosen ermittelt wurden als bei den Männern, steht im Gegensatz zu fast allen sonstigen Untersuchungsergebnissen.

Im übrigen liegen die Angaben von Veeze über zweimal so hoch wie die in Tab. 47 wiedergegebenen Resultate der wesentlich umfangreicheren Untersuchungen des „Central Bureau of Medicine and Hygiene“. Ob es sich dabei um eine unterschiedliche Bewertung der Befunde handelt, oder ob sich das Gebiet von Oberijssel durch eine erhöhte Tuberkulose-Morbidität auszeichnet, ist eine Frage, deren Beantwortung an Hand der Unterlagen nicht möglich ist.

In *Schottland* wurde 1957 eine Zwei-Jahres-Kampagne begonnen, um mit Hilfe ungezielter Röntgenreihenuntersuchungen der Masse der schottischen Bevölkerung über 14 Jahren eine möglichst große Zahl bisher unbekannter Tuberkulöser zu entdecken. Über Einzelheiten der Planung dieser Aktion wurde bereits im Tbk.-Jb. 1957 (S. 162) berichtet. Inzwischen liegt ein Bericht vor, der über die in Glasgow durchgeführten RRU ausführlich berichtet (Glasgow's X-Ray Campaign against Tuberculosis 11. March—12. April 1957). Mit Hilfe etwas ungewöhnlicher Propagandamethoden, für welche DM 200000.— aufgewendet werden mußten, gelang es, innerhalb eines Zeitraumes von noch nicht 5 Wochen 714915 Personen zu erfassen, von welchen 641815 Einwohner der Stadt Glasgow waren. 56,22% der männlichen Einwohner der Stadt und 61,34% der Frauen stellten sich für die Untersuchungen zur Verfügung, oder, da die unter 15jährigen nicht aufgefordert waren, 73,8% der Männer über 15 Jahre und 77,8% der gleichaltrigen Frauen. Der Anteil der 15—60jährigen Männer lag zwischen 70 und 78%, der der Frauen zwischen 78 und 83%. Oberhalb 60 J. nahmen 60,6% der Männer und 61,3% der Frauen teil. Trotz kaum noch zu überbietender Aufklärung und Propaganda, die sich mit von Tag zu Tag steigerndem Umfange über Monate erstreckte, trotz zahlreicher in Aussicht gestellter wertvoller Preise (Autos, Kühlschränke usw.) für jeden 100000., 200000. usw. Teilnehmer ist es nicht gelungen, auch nur annähernd das Ergebnis zu erzielen, das sich bezüglich der Beteiligung bei den obligatorischen RRU etwa in den in Frage kommenden deutschen Ländern ergibt, in welchen zwischen 80 und 95% der Gesamtbevölkerung zur RRU erscheinen. In dem Bericht wird diese Tatsache herausgestellt und eine Intensivierung der Aufklärung der älteren Personen gefordert. Ob dies allerdings mit diesen Methoden und auf freiwilliger Basis erreicht werden kann, ist zum mindesten sehr fraglich. Wahrscheinlich wird man auch in Schottland zu der Feststellung gelangen, daß eine planmäßige Bekämpfung der Tuberkulose auf freiwilliger Basis kostspielig ist und niemals zu dem Erfolg führen kann, den obligatorische RRU aufzuweisen haben.

Unter den in Glasgow gemachten 714915 Aufnahmen wurden (z. T. bei Nachuntersuchungen) 17806 Fälle röntgenologischer Anomalien der Thoraxorgane festgestellt, und zwar u. a.:

5379 beobachtungsbedürftige Lungentuberkulosen,
3703 inaktive Lungentuberkulosen,
2842 aktive Lungentuberkulosen
1280 Lungenfibrosen (nicht tuberkulöse),
1195 Anomalien des Herzens und der Gefäße, davon 1073 erworbene,
597 Bronchiektasen,
347 Karzinome oder sonstige bösartige Erkrankungen der Lunge und des Mediastinums.

Insgesamt konnten 7053 (= 99 auf 10000) bisher nicht bekannte aktive und überwachungsbedürftige Tuberkulosen ermittelt werden; unter den Einwohnern von Glasgow 6511 (= 101 auf 10000 Aufnahmen). Darunter waren 2369 (37 auf 10000) aktive und 4142 (65 auf 10000) beobachtungsbedürftige Tuberkulosen. Auf Grund klinischer und bakteriologischer Untersuchungen wurden 523 offene Tuberkulosen nachgewiesen = 22% der aktiven Fälle (= 8,2 auf 10000 Aufnahmen). Die Zahl der im Jahre 1957 bei den RRU in Bayern festgestellten unbekannten Offentuberkulösen beträgt 754 bei rund 980000 verwertbaren Aufnahmen = 7,7 auf 10000 Aufnahmen. Diese Angabe stimmt mit den Ergebnissen von Glasgow recht gut überein. Allerdings beläuft sich in Bayern der Anteil der Offentuberkulösen an der Gesamtzahl der durch RRU ermittelten Neuerkrankungen auf rund 31%. In der Häufigkeit der Erkrankungen der Männer und Frauen der verschiedenen Altersklassen treten zwischen Glasgow und Bayern ziemlich große Unterschiede in Erscheinung, wie Abb. 48 erkennen läßt.

In Schottland ist die Zahl der neu entdeckten Tuberkulösen unter den Männern in allen Altersklassen wesentlich höher als in Bayern — außer bei den über 60jährigen, die in Bayern aber in weit größerem Ausmaß an den RRU beteiligt sind als in Schottland. Bei den Frauen stellen sich völlig abweichende Verhältnisse heraus. Das Maximum mit 40 auf 10000 Aufnahmen weisen die 15—24jährigen auf, während auf die Frauen der höheren Altersklassen ein Minimum entfällt. Zum Teil spielt hierbei die unterschiedliche Erfassung eine Rolle, außerdem müßten aber wohl neben verschiedenartiger Bewertung der Befunde auch epidemiologische Faktoren für die aufgezeigten Differenzen maßgebend sein.

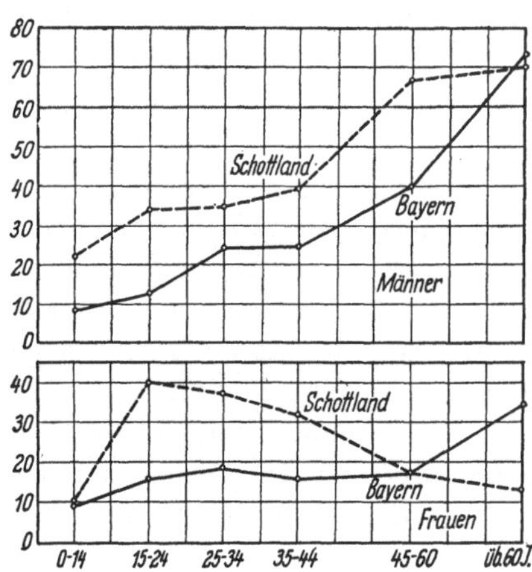

Abb. 48. Durch RRU ermittelte bisher unbekannte aktive Tuberkulose in Glasgow (641815 Aufnahmen) und in Bayern (979660 Aufnahmen) auf je 1000 Aufnahmen i. J. 1957.

Die Gesamtkosten der Aktion in Schottland werden mit DM 1370000 — angegeben; für eine Aufnahme waren demnach DM 1,85 aufzuwenden, ein Betrag, der etwa doppelt so hoch ist wie der in Deutschland bei obligatorischen RRU übliche.

Nach dem Report of the Department of Health for Scotland 1958 (Edinburgh, H. M. Stationery Office, Cmnd. 697) erscheint es nicht notwendig, die RRU in Schottland in der Form zu wiederholen, wie sie während der Zwei-Jahres-Kampagne durchgeführt worden ist. Die RRU sollen in Zukunft mehr auf „Symptomgruppen" konzentriert werden, wie z. B. auf Personen, die wegen irgendwelcher Erkrankungen in ärztliche Behandlung kommen. (Diese Auffassung deckt sich nicht mit den Absichten, welche der Durchführung der RRU in Deutschland zugrunde liegen und die besonderen Wert auf die Feststellung der zunächst noch symptomlos verlaufenden Tuberkulosen legen; Personen, welche an Tuberkulose leiden und wegen unbestimmter Krankheitserscheinungen ärztlichen Rat einholen, dürften in der überwiegenden Mehrzahl auch ohne gezielte Reihenuntersuchungen die richtige Diagnose erfahren. DZK.)

Über die Schirmbildstatistik in der *Schweiz* berichtet Tromp (Blätter gegen die Tuberkulose 9, 1958). Die Ergebnisse der RRU sind in Tab. 50 zusammengestellt.

Tabelle 50. *Zahl und Ergebnisse der RRU in der Schweiz 1953—1957 — absolut und auf 10000 Aufnahmen*

	1953	1954	1955	1956	1957
Zahl der Aufnahmen	403969	562802	539305	595060	629269
unbek. beh.bedürftige Tuberk. . .	?	?	596	668	694
a. 10000 Aufnahmen	—	14,0	11,0	11,2	11,0

In der Schweiz werden Schirmbilduntersuchungen der gleichen Bevölkerungsgruppe nur alle 3 Jahre vorgenommen; durch die periodischen RRU werden somit in dreijährigem Turnus etwa 2 Millionen Einwohner und damit 40% der Bevölkerung erfaßt. Nach dem Bericht fanden sich 1952 unter 10000 Aufnahmen 16 unbekannte Tuberkulosen, im Jahr 1955 nur noch 11. Dieser Wert ist während der letzten 3 Jahre konstant geblieben. Legt man diesen Resultaten die Ergebnisse der RRU in Bayern 1957 zugrunde, bei welchen für 1353 Personen von 2464 neu entdeckten bisher nicht bekannten aktiven Tuberkulosen ein Heilverfahren beantragt wurde, dann ergeben sich für die Schweiz für die Jahre 1955—1957 statt rund 11 nunmehr 20 Personen mit einer vorher unbekannten Tuberkulose auf je 10000 Aufnahmen. Auch in der Schweiz wird die weitere Durchführung der RRU für unbedingt notwendig erachtet.

Über die RRU in *Kanada*, die Art ihrer Durchführung und ihre Ergebnisse wird in „Fifty-Seventh Annual Report of the Canadian Tuberculosis Association for the year 1957" berichtet:

In der Provinz *Alberta* werden die „X-Ray Surveys" als die wichtigste Maßnahme angesehen, für welche im Jahre 1954 $ 6825, im Jahre 1957 $ 33325 ausgegeben wurden. Für 1958 sind $ 69000 für diese Untersuchungen vorgesehen. 1954 wurden damit 43175 Personen erfaßt, 1957 bereits 105361. Unter diesen Umständen ist es begreiflich, wenn die Zahl der Neuerkrankungen angestiegen ist.

Während des Jahres 1957 wurden 2 neue moderne transportable Geräte für einen Betrag von $ 40000 angeschafft. Die Maßnahmen erfolgen in Zusammenarbeit mit dem Department of Health. Sie werden auf die Gebiete abgestellt, welche sich durch besonders hohe Morbidität auszeichnen. Die Kosten für die Einrichtung werden von der Association übernommen, während sich Regierung und Association in die Ausgaben für die technische Durchführung der RRU teilen. Die Auswertung der Filme erfolgt durch Dr. Davison, den Direktor der Tuberculosis Control und einen ärztlichen Mitarbeiter. Die Kosten hierfür werden von der Regierung getragen, während die Vereinigung die Kosten für die entsprechende Aufklärung in den in Frage kommenden Gebieten übernimmt.

In 37 Hospitälern von Alberta werden durch die Vereinigung routinemäßig Röntgenuntersuchungen der neu eingewiesenen Patienten vorgenommen, wodurch etwa 10% aller Neuerkrankungen ermittelt werden. Diese in Hospitälern arbeitenden Röntgentrupps sind z. T. personell nicht ausreichend besetzt. Eine Verbesserung in dieser Hinsicht wird eine Steigerung der Zahl der Aufnahmen zur Folge haben.

Die RRU in *British-Columbia* erfaßten 1957 51438 Personen; sie dienten nicht nur dem Zweck, Tuberkulosen zu entdecken, sondern die Tätigkeit erstreckte sich auch auf die Ermittlung der Infektionsrate. Deshalb wurden neben den RRU der Erwachsenen Tuberkulintests der Schulkinder durchgeführt. Diese Tätigkeit war nur möglich durch eine umfassende Mitarbeit von freiwilligen Helfern, wodurch besonders in kleineren Städten ein voller Erfolg erreicht wurde. Die natürlich infizierten Schulkinder wurden selbstverständlich anschließend geröntgt. Es ist beabsichtigt, die RRU in Zukunft darauf abzustellen, durch umfassende Umgebungsuntersuchungen jener Schulkinder, welche positiv auf Tuberkulin reagieren, die in Frage kommende Infektionsquelle ausfindig zu machen. Der Grund für diese Maßnahmen liegt zum Teil darin, daß die Bevölkerung durch die Diskussion über Strahlenschäden beunruhigt worden ist.

Das Sanatorium Board von *Manitoba* ist nicht nur verantwortlich für die Behandlung der Tuberkulösen, sondern auch für die Aufklärung, Frühdiagnose, Berufsberatung und Rehabilitation der Sanatoriumspatienten.

Im Jahre 1957 wurde unter der weißen Bevölkerung bei 5300 Aufnahmen 1 Fall von aktiver, unter 2100 Aufnahmen 1 Person mit aktiver oder inaktiver Tuberkulose gefunden. Das sieht nicht nach einer besonders erfolgreichen Methode aus, aber man soll nicht vergessen, wieviel Leid durch einen unbekannten Tuberkulösen bereitet werden kann. Bei den Indianern haben sich die Verhältnisse im Laufe der Jahre wesentlich gebessert: noch vor wenigen Jahren wurde unter 35 Aufnahmen eine heilstättenbedürftige Tuberkulose entdeckt, 1957 fand man nur noch 11 Fälle auf 14838 Aufnahmen.

In 57 von den 155 Stadtbezirken von Manitoba wurde innerhalb von 3 Jahren keine Neuerkrankung an Tuberkulose festgestellt, 1957 hatten 84 Bezirke keine neuen Fälle gemeldet.

Ein Viertel der Neuerkrankungen des Jahres 1957 war unter 20 Jahre alt. Aber nur 10% (6 von 60) von diesen wurden durch RRU ermittelt. Die Ursache dafür ist darin zu suchen, daß die RRU nur periodisch durchgeführt werden und daß die Neuerkrankungen in diesen Altersgruppen bei Untersuchungen entdeckt werden, zum Teil durch Hausärzte.

Die RRU sind keine wirkungsvolle Methode, um Tuberkulosen in dieser Altersgruppe herauszufinden. Dieselbe Erfahrung hat man im übrigen Kanada und in den USA gemacht. Es ist deshalb bereits für 1958 geplant, Kinder unter 15 Jahren von den RRU auszuschließen, es sei denn, es handelt sich um tuberkulinpositive Kinder.

Die Gesamtbevölkerung von Manitoba wird nicht den RRU unterzogen, diese beschränken sich auf die von Ärzten zugewiesenen Fälle, auf Kontaktpersonen und auf Kontrolluntersuchungen von Sanatoriums-Entlassenen und bekannte Tuberkulöse.

Besondere Aufmerksamkeit wird seit 1949 den Personen gewidmet, welche in die allgemeinen Krankenhäuser aufgenommen werden. 1957 handelte es sich um 124718 Patienten in 70 Krankenhäusern. Bei 82037 wurden routinemäßig Aufnahmen gemacht. Die Untersuchungen erfolgen freiwillig, erfaßten aber immerhin 65,8% der Gesamtzahl. Unter den erwähnten 82037 Personen wurden gefunden:

1. 76 Personen mit wahrscheinlich aktiver Tuberkulose = 9,3 auf 10000
2. 494 Personen mit inaktiver Tuberkulose = 60,3 auf 10000
3. 194 Personen mit Tuberkulose von zweifelhafter Aktivität
4. 373 Personen mit Verdacht auf Tuberkulose

In 1137 Fällen = 133 auf 10000 ergaben sich somit Anzeichen für eine aktive, inaktive oder mit Verdacht auf Tuberkulose.

Unter 13002 ambulant Behandelten fanden sich 16 aktive Tuberkulosen = 12,3 auf 10000.

In *New Brunswick* richtet sich der Einsatz des Röntgenzuges nach den Notwendigkeiten, die sich aus der Zahl der Neuerkrankungen in den verschiedenen Gemeinschaften ergeben. Auf diese Weise soll verhindert werden, daß sich in irgendeinem Teil der Provinz lokale Epidemien entwickeln. Vom Standpunkt der Association aus gesehen allerdings wäre es notwendig, daß der Zug alle Teile der Provinz besucht, zumal ein ängstlicher Bürger die Unterstützung der Weihnachtsmarkensammlung mit dem Hinweis verweigerte, daß der Röntgenzug bereits seit 2 oder 3 Jahren seine Gemeinde nicht mehr aufgesucht habe.

In der Provinz New Brunswick wurde 1957 dieselbe Anzahl von Neuerkrankungen gemeldet wie 1956, obwohl die RRU einen Anstieg von 32% an Neuerkrankungen ergaben und eine Zunahme von 42% der Zahl an reaktivierten Tuberkulosen. Im Mittel wurden durch RRU 16 aktive Tuberkulosen unter 10000 Aufnahmen gefunden. Während des Jahres 1957 wurden an 202 Tagen je 286 Aufnahmen gemacht = 5000 pro Monat.

Es wurde ein neuer Film entwickelt, der ungefähr die Hälfte der Belichtungszeit nötig macht, die vorher für einen lesbaren Film in Frage kam. Damit wird nicht nur die Strahlenmenge für Patient und Personal auf die Hälfte reduziert, sondern auch die Lebenszeit der Röhre verlängert.

Im Hinblick auf die Tatsache, daß die Röntgenaufnahmen die beste Methode zur Frühentdeckung der Tuberkulose darstellt, hatte die Association der Provinz *New Foundland* in Zusammenarbeit mit dem Health Department ein umfassendes Programm für die Untersuchungen im Jahre 1957 aufgestellt. Innerhalb von 10 Monaten wurden in 181 Gemeinden 44544 Personen geröntgt.

Zunächst handelte es sich um die Aufnahmen der positiven Reagenten in den Schulen und Waisenhäusern der Hauptstadt; dabei wurden 8757 Kinder erfaßt. Dann kamen Aufnahmen von Polizeiwachen, Zivilpersonal militärischer Formationen, Insassen von Besserungsanstalten, Lehrer usw. Außerdem wurde der Röntgenzug eingesetzt zur Untersuchung von Regierungsangestellten und Geschäftsleuten in verschiedenen Teilen von St. John. Insgesamt wurden 15653 Aufnahmen gemacht.

Ein weiteres Röntgengerät wurde auf einem Schiff installiert, welches die Küstengebiete abfuhr und dort zum Einsatz gelangte.

Für die Durchführung des „Case-finding programm" mittels transportablen Röntgengerätes wurden in der Provinz *Nova Scotia* im Jahre 1957 rund $ 34000 ausgegeben, die je zur Hälfte von der Provinz und von der Nova Scotia Tuberculosis Ass. getragen wurden. Da nur 12 neue Fälle von aktiver Tuberkulose entdeckt werden konnten, belaufen sich die Kosten für eine ermittelte Neuerkrankung auf rund $ 3000. Es wird in dem Bericht darauf hingewiesen, daß dieser Betrag zweifellos sehr hoch ist, daß aber schließlich jeder einzelne Fall die Quelle von Neuinfektionen der Bevölkerung darstellt und daß in einem solchen Zusammenhang die Kostenfrage mit Rücksicht auf mögliche Folgen keine Rolle spielen könne. Außerdem sei nicht außer acht zu lassen, daß schließlich auf diese Weise auch noch andere Krankheiten ermittelt würden. Daraus ergebe sich zwangsläufig die Forderung nach der Fortführung der Untersuchungen. Von den Ergebnissen des Tuberkulin-Test-Programms verspricht man sich eine Verbesserung der Möglichkeiten zur Entdeckung bisher unbekannter Tuberkulosen, da die Maßnahmen dann auf die Gebiete mit höherer Tuberkulose-Morbidität konzentriert werden können. In solchen Gebieten werden RRU alsdann häufig, in anderen nur alle 3—4 Jahre durchgeführt werden.

Im Jahre 1957 hat die Zahl der Aufnahmen, besonders in den Industriegebieten, stark abgenommen. Zum Teil ist dies auf eine allgemeine Gleichgültigkeit zurückzuführen; das Gerät ist in allen Landesteilen mehrmals eingesetzt worden und stellt keine Neuheit mehr dar. Auch die Feststellung, daß die Tuberkulose an Bedeutung verloren habe, hat wesentlichen Einfluß auf diese Entwicklung, ebenso wie die Diskussionen um die Strahlengefährdung. Die Ursachen des Rückganges der Beteiligung sollen genau untersucht werden, um Methoden zu entwickeln, die zu der erforderlichen Steigerung des Interesses an den RRU führen können. Es muß leider festgestellt werden, daß die sensationell aufgemachten Artikel in der Presse über Schäden durch Röntgenstrahlen ein großes Interesse gefunden und vielfach zur Verweigerung der Teilnahme an den RRU geführt haben.

Wenn alle Erkrankungsfälle bekannt wären und besonders während des Infektionsstadiums entsprechend behandelt würden, könnte eine weitere Verbreitung der Tuberkulose nicht erfolgen. Dann brauchte man die röntgenologische Überwachung nur noch für die bekannten geheilten Fälle und für die positiven Tuberkulin-Reagenten als Träger einer latenten Tuberkulose-Infektion, damit diese Personen bei den ersten Anzeichen einer Erkrankung bzw. Reaktivierung behandelt werden können. Wenn man den über 10000 Personen mit geheilter Tuberkulose, den ca. 30% Infizierten und ihrer Umgebung die größtmögliche Betreuung zuteil werden läßt, würde die Möglichkeit bestehen, deren Lebenserwartung der der Allgemeinheit anzupassen.

Der größte Teil der unbekannten Offentuberkulösen gehört den älteren Jahrgängen an. Deshalb hat das Department of Health eine Anzahl von Röntgengeräten in den größeren allgemeinen Krankenhäusern aufgestellt, und zwar in der Aufnahme, so daß die Patienten sofort röntgenologisch untersucht werden können.

In der Provinz *Ontario* wurden durch die Fürsorgestellen unter 259833 untersuchten Personen 1121 Neuerkrankungen und 345 alte aktive Tuberkulosen festgestellt. Es wurden 641197 Röntgenaufnahmen der Allgemeinheit und von Arbeitern und Angestellten der Industrie gemacht, die zur Entdeckung von 238 Neuerkrankungen an Tuberkulose führten = 3,7 auf 10000 Aufnahmen. Das Ergebnis hat sich gegenüber 1955 nicht geändert (225 unter 609139 Aufnahmen). Besondere Aufmerksamkeit galt dem Problem der Tuberkulose in solchen Gruppen, die eine höhere Morbidität vermuten ließen: Neuaufnahmen in allgemeinen Krankenhäusern, Gefängnisinsassen, Stellungsuchende, Lebensmittelhändler, Friseure, Insassen von Altersheimen, Empfänger von Wohlfahrtsunterstützung, Pflegeeltern von Kindern, welche von Kinderhilfe-Organisationen betreut werden, Waldarbeiter und Schulpersonal.

Jedes der 173 allgemeinen Krankenhäuser der Provinz ist dem Krankenhausaufnahme-Untersuchungsprogramm angegliedert, 140 sind mit Geräten für Kleinfilm ausgestattet. Im Jahre 1957 wurden 434151 Patienten im Rahmen dieses Programms röntgenologisch untersucht. Ausgenommen waren Kinder unter 12 Jahren, Personen, von welchen innerhalb 3 Monate vor der Krankenhaus-Einweisung eine Röntgenaufnahme gemacht worden war und weiterhin solche Patienten, für welche eine 14" × 17"-Aufnahme angeordnet worden war. Diese Gruppe umfaßte 269628 Personen. Die Mitarbeit und das Interesse der Krankenhäuser führte zu dem Ergebnis, daß in 88% der Krankenhäuser 70% und mehr, in anderen 90% und mehr der Patienten röntgenologisch untersucht wurden. Die Ergebnisse werden noch ausgewertet.

Die Tuberkulösen unter den Gefängnisinsassen stellen wegen des niedrigen Lebensstandarts und der sonstigen charakteristischen Gesundheitsschäden ein besonderes Problem dar. Mit Rücksicht darauf ist es erforderlich, die Suche nach Tuberkulösen in den Gefängnissen zu intensivieren. In 46 Gefängnissen befanden sich 5200 Insassen. In 13 größeren Anstalten können Röntgenaufnahmen von jedem Gefangenen bei Antritt der Haft gemacht werden. 1957 wurden unter 22095 Gefängnisinsassen 120 heilstättenbedürftige Tuberkulosen gefunden = 54,3 auf 10000. Dies ist die höchste Rate von aktiver Tuberkulose in irgendeiner Gruppe.

In einigen Städten sind Röntgengeräte in den Arbeitsämtern aufgestellt. Durch diese wurden rund 7 Tuberkulöse unter 10000 Arbeitsuchenden ermittelt.

Die Untersuchung der Lebensmittelhändler und der Angestellten in Speiselokalen konnte bisher nur bei allgemeinen Untersuchungen, die alle 4 Jahre vorgenommen werden, erfolgen. Häufigere Untersuchungen sind wünschenswert, jedoch ist hier das Problem der Finanzierung noch ungeklärt. Ähnlich ist die Situation bei den Friseuren. Die Angestellten des Schuldienstes werden auf Grund einer ministeriellen Verfügung alle 4 Jahre röntgenologisch untersucht.

In der Provinz *Prince Edward Island* wurden seit 1945 1460 ansteckende Tuberkulosen durch Röntgenuntersuchungen festgestellt. Seit 1956 werden die Geräte hauptsächlich zur Untersuchung von Personen mit positiver Tuberkulinreaktion eingesetzt, da in erster Linie bei diesen mit dem Vorhandensein symptomloser Tuberkulosen zu rechnen ist. Außerdem werden jährlich mit transportablen Geräten die Studenten der verschiedenen Universitäten und die Patienten verschiedener Krankenhäuser untersucht.

In der Provinz *Quebec* wurden 1957 3480 Fälle von Tuberkulose festgestellt; RRU wurden in der ganzen Provinz durchgeführt und im Jahre 1957 761077 Aufnahmen gemacht.

Die RRU sind besonders angezeigt bei Personen von über 40 Jahren, bei Kontaktpersonen, positiven Reagenten und Neueinweisungen in Hospitäler.

In der Provinz *Saskatchewan* wurden unter 33000 Kindern von 0—14 Jahren nur 3% Reagenten auf Tuberkulin festgestellt. Unter solchen Umständen erscheint es unnötig, diese Kinder röntgenologisch zu überprüfen. Die RRU wurden deshalb auf die positiven Reagenten abgestellt. Leider haben sich auch in dieser Provinz die Berichte über Strahlenschäden ungünstig ausgewirkt. Die lokale Vereinigung gegen die Tuberkulose beruft sich auf die Feststellung des British Medical Journal vom 23. 11. 1957, worin festgestellt wurde, daß keine Beweise dafür vorliegen, wonach die Radiographie der Brust (Klein- oder Großaufnahmen) irgend einen genetischen oder sonstigen Schaden bei den untersuchten Personen verursacht. Die strengen Maßstäbe des Berichtes des Medical Research Council gestatten 250 Klein- oder 1000 Großaufnahmen mit der zur Zeit üblichen Technik für die Lebenszeit eines Individuums.

Im Jahre 1957 wurden 190206 Kleinaufnahmen gemacht, wobei 2,05 Neuerkrankungen auf 10000 Personen festgestellt wurden. Bei Hospitaleinweisungen sind 74959 Aufnahmen gemacht worden, dabei konnten 46 neue Fälle von Tuberkulose entdeckt werden = 6,14 auf 10000.

Von den Indian and Northern Health Services wurden im Jahre 1957 insgesamt 116152 Personen röntgenologisch untersucht. Dabei konnten 492 aktive Tuberkulosen neu festgestellt werden = 42,2 auf 10000, und zwar

unter 95786 Indianern	(einschließlich	17635 Kindern)	312 =	32,6	auf 10000 P.
unter 6459 Eskimos	(einschließlich	77 Kindern)	173 =	267,0	auf 10000 P.
unter 13907 Sonstigen	(einschließlich	743 Kindern)	7 =	5,0	auf 10000 P.

In den *Vereinigten Staaten von Nordamerika* wurden 1946 rund 6 Millionen Röntgenuntersuchungen gemacht, um unbekannte Tuberkulosen zu entdecken; im Jahre 1956 bereits über 18 Millionen = 10,8% der Bevölkerung.

In der Stadt *New York* erfaßte man 1946 etwa 4,2% der Bevölkerung mit dieser Methode, 1957 769628 Personen = 9,9%. In der Masse handelte es sich um Erwachsene. Bei einer umfassenden Aktion im Lower East Side District von Manhattan wurden 140417 Personen geschirmbildet und dabei 154 bisher nicht bekannte Tuberkulosen gefunden = 11 auf 10000 Aufnahmen. Seit 1956 wird der Einsatz von Röntgengeräten für die Untersuchung von Krankenhaus-Einweisungen intensiviert. Ende 1957 wurden 39 Hospitäler durch dieses Programm der Auffindung von Tuberkulösen erfaßt. Unter 106747 Aufnahmen im Jahre 1956 wurden 851 Fälle von aktiver Lungentuberkulose gefunden = 79,8 auf 10000; 1957 konnten bei 246503 Aufnahmen 1643 Fälle von aktiver Tuberkulose ermittelt werden, von welchen zwei Drittel = 44 auf 10000 vorher nicht registriert (und damit nicht bekannt) waren. Von den erwähnten 1643 Befunden entfielen 1112 auf Männer, 531 auf Frauen. In 17,5% aller Fälle handelte es sich um minimale Läsionen, in 51,2% war der Prozeß mäßig, in 31,3% weit fortgeschritten. Es zeigt sich, daß sich unter den Krankenhaus-Einweisungen ein wesentlich höherer Prozentsatz an Tuberkulösen befindet als bei den meisten sonstigen Röntgen-Untersuchungen entdeckt werden. Deshalb gilt diese Methode auch als eine der besten, um Neuerkrankungen an Tuberkulose herauszufinden. Dabei ergibt sich noch der günstige Umstand, daß man diesen Patienten sogleich entsprechende Behandlung zuteil werden lassen kann und daß das Vorhandensein von Infektionsfällen in kritischen Gebieten reduziert wird.

Auch in den USA gelten die Röntgenuntersuchungen der Lungen als ein wichtiger Teil der auf die Entdeckung unbekannter Tuberkulosen abgestellten Maßnahmen und als die Voraussetzung dafür, solche Tuberkulosen im Frühstadium zu ermitteln und einer Behandlung zuzuführen. Die Frage der potentiellen Strahlengefährdung wurde auch in den USA diskutiert. Nach dem Studium des Problems stellte die Amerikanische Trudeau Society fest: „Der Kernpunkt des Problems der Strahlenwirkung ist das Bewußtsein der Öffentlichkeit, der Ärzte und der in der Tuberkulosebekämpfung tätigen Personen, daß es darum geht, die Vorteile der Radiographie gegen die bekannten und unbekannten Strahlenwirkungen abzuwägen. Es sollte klar bleiben, daß die Strahlung, welche nützlichen und nötigen Zwecken dient, gerechtfertigt ist, aber sie sollte bei besten Sicherheitsvorrichtungen erfolgen, um die Strahlenwirkung auf einem Minimum zu halten. Wenn man die Lungenuntersuchungen mit Röntgenstrahlen aus der richtigen Perspektive beurteilt, kann man feststellen, daß die Exposition der Gonaden oder des Körpers durch eine einzige Aufnahme bei Verwendung eines gut überwachten Gerätes außerordentlich gering ist, verglichen mit den üblicherweise praktizierten Methoden, welche den Gonadenbereich in die diagnostischen Maßnahmen einbeziehen.“ (ATS Statement on Radiation, Bulletin, National Tuberculosis Association, Dezember 1957.)

In *Australien* haben die z. T. mißverstandenen, z. T. sich widersprechenden Darstellungen der Zeitungen über die Strahlengefährdung ebenfalls zu einer Beunruhigung der Öffentlichkeit geführt, die jedoch durch einen Bericht des National Radiation Advisery Committees behoben werden konnte.

Die bisher verwendeten 35 mm Kameras werden allmählich durch 70 mm Spiegelkameras ersetzt, wodurch bessere Ergebnisse erzielt und die Zahl der Großaufnahmen reduziert wird.

Seit September 1958 sind auch im Staat *Queensland* die X-Ray Surveys obligatorisch, so daß nur noch in Victoria als einzigem Staat Australiens die Untersuchungen auf freiwilliger Basis durchgeführt werden. In Tasmania, Südaustralien und Westaustralien liegt die Beteiligung bei 87—95%, in New-Südwales beim 3. Durchgang im Gebiet von Sydney bei 65%, in den nördlichen Bezirken (1. Durchgang) bei 90,4%.

Die Zahl der neuentdeckten Tuberkulosen beträgt 6 auf 10000 Aufnahmen in Südaustralien, 8 in Westaustralien und 8,5 auf 10000 in den Landbezirken von Neu Südwales.

Durch MMR wurden 1955 in *Nigeria* 50 Tuberkulosen unter 10000 E entdeckt.

Nach Mitteilung von AHUJA (NAPT, 1957—1958) sind bei Röntgenreihenuntersuchungen in *Indien* 70 bis 300 Tuberkulosen auf 10000 Untersuchte festgestellt worden.

Die röntgenologische Untersuchung der Lungen hat sich als ein bewährtes Mittel erwiesen, tuberkulöse Erkrankungen dieses Organs bereits zu einem Zeitpunkt festzustellen, zu welchem sonstige Symptome, die in Zusammenhang mit einer Tuberkulose auftreten können, nicht oder noch nicht in Erscheinung treten. Ihre Durchführung erfolgt in wenigen Ländern obligatorisch, in den meisten auf freiwilliger Grundlage. Die RRU können den Anforderungen, welche man an sie stellen *kann*, jedoch nur dann weitgehend gerecht werden, wenn sie auf die Masse der Bevölkerung abgestellt werden. Die planmäßige röntgenologische Untersuchung bestimmter Bevölkerungsgruppen hat nur dann einen vollen Erfolg zu gewärtigen, wenn solche Gruppen, die sich durch eine erhöhte Morbidität auszeichnen, bekannt sind und nahezu vollständig erfaßt werden und wenn man grundsätzlich davon absieht, daß auch in der übrigen Bevölkerung Tuberkulosen zu erwarten sind. In zahlreichen Ländern sucht man den besonders gefährdeten Personenkreis durch einen Tuberkulinkataster zu erfassen, um anschließend die positiv reagierenden Personen röntgenologisch zu kontrollieren. Nach theoretischen Erwägungen dürfte eine derartige Methode dann ideal sein, wenn der Anteil der mit TB infizierten und positiv auf Tuberkulin reagierenden Personen klein ist im Verhältnis zur Gesamtbevölkerung und wenn es gelingt, diese Reagenten zum überwiegenden Teil für die röntgenologische Untersuchung und die Nichtreagenten für die Tuberkulinprobe zu gewinnen. Voraussichtlich — und darauf wird in den Berichten z. T. hingewiesen — erscheinen aber zahlreiche Personen schon nicht zur Tuberkulinisierung oder aber nicht zur Ablesung des Ergebnisses, so daß diese für die RRU in Fortfall kommen. Weiterhin zeigt sich auf Grund von gelegentlichen Tuberkulinprüfungen größerer Bevölkerungsgruppen aller Altersklassen, daß das Maximum der positiven Reagenten auf die Altersgruppen von etwa 60 bis 70 Jahren entfällt, während oberhalb 70 Jahren die Zahl der Nichtreagenten größer wird. Das kann aber kaum bedeuten, daß die über 70jährigen in größerem Ausmaße als etwa die 60—70jährigen noch nicht mit TB infiziert worden seien, sondern daß eine Tuberkulin-Allergie aus verschiedenen Gründen dann evtl. nicht mehr in Erscheinung tritt, wenn eine gewisse Zeitspanne zwischen dem Zeitpunkt der Infektion und dem der Tuberkulinprobe überschritten ist. Gerade die über

70jährigen aber weisen zu einem beträchtlichen Prozentsatz ältere oder alte verkalkte Herde auf, die unter bestimmten Voraussetzungen reaktiviert werden können. Diesen Personenkreis der alten inaktiven Tuberkulösen, der eine nicht geringe latente Gefahr darstellt, wird man deshalb nur zum kleinen Teil erfassen, weil er sich entweder in höherem Prozentsatz der Tuberkulinprüfung, der Ablesung oder der RRU entzieht, oder aber, weil er negativ auf Tuberkulin reagiert. Diese Methode dürfte deshalb in der Praxis kaum den Effekt haben, den man ihr nach der Theorie zuzubilligen bereit ist. Außerdem ist zu bedenken, daß, selbst wenn nur rund 30% aller Männer eine positive Reaktion aufweisen, die unter 50jährigen (rund 75% der männlichen Bevölkerung) mit ca. 20%, die über 50jährigen aber mit mindestens 60% positiv reagieren. Es müßten danach z. B. in der Bundesrepublik ständig ca. 3,5 Millionen Männer unter 50 und etwa die gleiche Zahl über 50 Jahre röntgenologisch kontrolliert werden, um jede entscheidende Änderung des Befundes möglichst frühzeitig zu entdecken und die Betreffenden zu behandeln. Nun sind jedoch in der Bundesrepublik im Jahre 1957 rund 70000 Neuzugänge an Lungentuberkulose zu verzeichnen, von welchen etwa 60% = 42000 auf die Männer entfallen. Auch wenn bei einem Teil dieser Neuzugänge endogene Vorgänge für die Entwicklung der Tuberkulose maßgebend waren, so dürfte doch ein beachtlicher Teil exogene Ursachen haben und auf eine einige Zeit vor der Erkrankung erfolgte Infektion zurückzuführen sein. Da jedoch nur ein verschwindend kleiner Teil der Ansteckungen mit TB manifest wird und zu einer Erkrankung an Tuberkulose führt, muß eine sehr erhebliche Zahl an Neuansteckungen erfolgt sein. Um diese zu erfassen und die Entstehung einer Tuberkulose möglichst frühzeitig festzustellen, müßte eine laufende Kontrolle aller zunächst negativ reagierenden Personen mit Tuberkulin erfolgen. Es ergäbe sich somit für ca. 13 Millionen männliche Einwohner der Bundesrepublik etwa jährlich die Notwendigkeit der Tuberkulinprüfung und die RRU der restlichen etwa 7 Millionen, welche positiv reagieren. Auf freiwilliger Basis dürfte eine solche Tuberkulose-Kontrolle ebenso wenig durchführbar sein wie die RRU der Gesamtbevölkerung oberhalb etwa 15 Jahre. Ihre Propagierung für die deutsche Bevölkerung erscheint deshalb wenig erfolgversprechend.

Ob die besonders in England, Kanada und den USA angewandte Methode der röntgenologischen Kontrolle bestimmter Bevölkerungsgruppen in der Bundesrepublik von Erfolg begleitet sein würde, kann ohne Erfahrungen in dieser Hinsicht nicht übersehen werden. Besonders gilt dies für die Untersuchung der Krankenhaus-Einweisungen. In vielen deutschen Krankenhäusern werden Durchleuchtungen oder Röntgenaufnahmen routinemäßig bei jenen Personen gemacht, welche mit unklarer Diagnose eingeliefert werden. Es ist jedoch bisher nichts darüber bekannt geworden, ob dabei in besonders hohem Maße bislang unbekannte Tuberkulosen festgestellt worden sind. Sofern dies aber der Fall wäre, würden die Fürsorgestellen, welchen diese Personen gemeldet werden müßten, zweifellos über diese Tatsache berichtet haben. Daß solche Tuberkulosen gehäuft bei den Patienten vorkommen sollten, welche vor oder nach der Einweisung nicht röntgenologisch (Lunge) untersucht wurden, ist höchst unwahrscheinlich.

Wenn sich nach dem englisch-amerikanischen Schrifttum die röntgenologische Untersuchung der Krankenhaus-Einweisungen als so sehr erfolgreich für die Entdeckung unbekannter Tuberkulosen erwiesen hat, dann mag der Grund dafür darin liegen, daß in Ländern ohne Meldepflicht der Prozentsatz der unbekannten Tuberkulösen gerade unter den Krankenhaus-Einweisungen vielleicht höher ist als in anderen Ländern, die auf Grund der Meldepflicht einen umfassenden Überblick über die Zahl der Personen mit aktiver und inaktiver Tuberkulose haben. Es ist aus diesen Gründen mindestens fraglich, ob solche Maßnahmen in Deutschland und anderen Ländern ähnlich erfolgreich sein werden.

Die voraufgehend behandelten Berichte aus dem Ausland weisen überwiegend Ergebnisse der RRU auf, welche z. T. weit niedriger liegen als die, welche von deutschen RRU bekannt sind. Es muß aber festgestellt werden, daß im Ausland vielfach nur solche Tuberkulosen als aktiv bezeichnet werden, welche eine Heilstättenbehandlung erforderlich machen, oder ansteckungsfähig sind. Vergleiche der Ergebnisse der einzelnen Länder sind leider deshalb kaum möglich, zumal es sich um freiwillige Untersuchungen handelt, welche u. a. nach den Untersuchungen von Zutz wesentlich ungünstigere Resultate aufweisen als obligatorische RRU.

Ob im Ausland in jedem Falle die aktiven geschlossenen und die inaktiven Lungentuberkulosen, die bei den RRU auffallen, registriert und laufend beobachtet bzw. gegebenenfalls behandelt werden, ist nicht bekannt. Aus verschiedenen Angaben über den Anteil der Offentuberkulösen an der Gesamtzahl der entdeckten Neuerkrankungen kann geschlossen werden, daß dies nicht in dem Maße geschieht wie im allgemeinen bei den deutschen RRU; allerdings scheint hier der Grundsatz zu gelten, daß es besser ist, einige unklare Befunde vorsorglich zuviel in Beobachtung zu nehmen als zu wenig.

Wenn auch häufig davon die Rede ist, daß die Auswertung der Filme zweckmäßigerweise durch Doppellesung erfolgt, so kann eine solche Maßnahme nicht zum Prinzip erhoben werden, da sich auch durch weitere Auswerter keineswegs eine absolute Objektivität erreichen läßt. Schließlich handelt es sich hier nicht um einfach nachzuprüfende Rechenaufgaben.

Die Ergebnisse der in den deutschen Ländern im Jahre 1957 durchgeführten RRU sind in Tabelle 51 zusammengestellt (s. S. 204).

Insgesamt wurden danach im Jahre 1957 rd. 6 Mill. RRU auf z. T. freiwilliger, z. T. gesetzlicher Grundlage durchgeführt. Dabei wurden rd. 9000 Fälle von bisher unbekannter Tuberkulose gefunden. Diese stellen ca. 13% aller im Jahre 1957 gemeldeten Neuerkrankungen an Lungentuberkulose dar. Betrachtet man die Ergebnisse der RRU als einen ungefähren Querschnitt der tatsächlichen Situation, dann wären in der Bundesrepublik im Jahre 1957 etwa 140000 Personen mit einer aktiven Lungentuberkulose als „neu" erkrankt anzusehen gewesen. Obwohl diese Überlegung nur mit Einschränkungen Gültigkeit hat, kann man doch annehmen, daß etwa 60—70000 Erkrankungen (Ia—Ic) unbekannt geblieben sind, bis ein größerer Teil von ihnen durch die RRU 1958 bzw. wegen auftretender Symptome in Betreuung und Behandlung kam. Es zeigt sich, daß die Art der „Erfassung", welche die Entdeckung eines großen Teils der an Tuberkulose neu erkrankten Personen mehr oder weniger dem Zufall überläßt, mit den Vorstellungen eines Kampfes gegen die Tuberkulose nicht vereinbar ist, und daß die gegebenen Möglichkeiten intensiviert werden müssen, wenn den maßgebenden Stellen an einer baldigen und umfassenden Ausmerzung der Tuberkulose gelegen ist.

Leider war es in der Bundesrepublik bisher nicht möglich, ein genaues Bild über

Tabelle 51. *Röntgenreihenuntersuchungen in den Ländern der Bundesrepublik Deutschland und in West-Berlin im Jahre 1957*

	Schleswig-Holstein LVA	Hamburg Gesundh.-ämter	Hamb. verein.	Bremen	Nieder-sachsen	Nordrh.-Westfalen Vereine	Nordrh.-Westfalen Eisen u. Stahl-Ind.	Hessen Ärzte-schaft	Rhein-land Pfalz	Saarland	Baden-Württem-berg	Bayern	Bundes-gebiet	West-Berlin
Zahl der ausgewerteten Aufnahmen	440554	46021	36216	95712	1462460	967831	216741	431588	53445	123051	1169069	979660	6022348	129728
Zahl der Nachuntersuchungen	10178	3754	1243	2258	33325	33213 [1]	1553	13393	1708	1523	34446	27665	164259	3104
a. aktiv	keine	165	201	150	2027	1992	130	458	123	397	2364	3570	11577	747
davon unbekannt	weiteren	129	78	132	1416	1323	86	332	77	250	1912	2464	8199	519
b. inaktiv	Angaben	?	518	272	6395	7076	?	3521	420	277	11204	11653	41336	1131
Heilstättenbed. Lungen-Tbk.	—	49	42	11	757	674 [2]	130	278	72	69	1221	1416	4719	?
davon unbekannt	—	?	28	11	?	590	86	249	57	41	1111	1353	3526	?
Geschwulstverdächtige	—	?	?	7	238	247	26	134	15	77	347	298 [6]	1389	1 [4]
verdächtige Herzbefunde	—	?	?	255	2186 [5]	1199	?	14614	113	104	64964 [3]	1142 [6]	84577	?
unbekannte aktive Tb. auf 10000 Aufn.	—	28,0	21,5	13,8	9,7	13,7	4,0	7,7	14,4	20,3	16,4	25,2	14,7 [7]	40,0
unbekannte Heilstättenfälle	—	?	7,7	1,1	?	6,1	4,0	5,8	10,7	3,3	9,5	13,8	8,7 [8]	?

[1] zum Teil fehlen die Rückmeldungen der Gesundheitsämter
[2] von einigen Gesundheitsämtern keine Angaben
[3] einschließlich der Altersherzen, die nicht nachuntersucht wurden
[4] Lungenkarzinome
[5] Zahl der *sonstigen* verdächtigen Befunde
[6] bisher unbekannt
[7] ohne Schleswig-Holstein
[8] ohne Schleswig-Holstein und Niedersachsen und einem Teil von Hamburg

die Ergebnisse der RRU in den verschiedenen Ländern zu gewinnen, obwohl exakte Angaben über die Alters- und Geschlechtsverteilung der neu entdeckten Tuberkulösen trotz der durch subjektive Momente bedingten eingeengten Beurteilungsmöglichkeit zur Klärung vieler wesentlicher Fragen maßgebend beitragen könnten. Auch wenn dafür Verständnis vorhanden ist, daß es die Aufgabe der RRU ist, unbekannte Tuberkulöse zu finden und der Behandlung zuzuführen, so sollte andererseits die Notwendigkeit erkannt und berücksichtigt werden, daß Rechenschaft über die Erfolge einer so wichtigen prophylaktischen Maßnahme wie die RRU abzulegen ist, zumal dann, wenn diese zum Objekt von Kontroversen in der ganzen Welt geworden ist. Bisher ist es nur das Land Bayern, das seit Beginn seiner RRU die Ergebnisse korrekt auswertet, während von anderen Ländern nur Teilergebnisse vorliegen. Um entsprechende Maßnahmen in anderen Ländern in Gang zu bringen und zu Vergleichen über die Verhältnisse in den verschiedenen Ländern zu kommen, hat das DZK die Auswertung der Unterlagen der RRU in einigen Bundesländern finanziell unterstützt. Die Arbeiten sind noch nicht abgeschlossen, sie werden im Tbk.-Jb. 1959 behandelt werden.

Über die RRU in Bayern wird in den vom Bayerischen

Statistischen Landesamt herausgegebenen Jahresschriften „Die Tuberkulose in Bayern“ ausführlich berichtet. In Tab. 52 wird eine kurze Zusammenfassung der seit 1955 erzielten Resultate wiedergegeben.

Der Anteil der durch die RRU erfaßten Männer beträgt zwischen 9 und 12%, der der Frauen 8–12%. Trotzdem sind dabei um 20% aller bekannt gewordenen Offentuberkulösen und über 30% der Personen mit geschlossener Tuberkulose entdeckt worden.

Die Anzahl der bisher unbekannten offentuberkulösen Männer — bezogen auf 10000 Aufnahmen — ist in dem Zeitraum von 1955–1958 annähernd unverändert, bei den Frauen ist ein nicht unerheblicher Rückgang erfolgt. Dasselbe gilt für die geschlossene Tuberkulose von Männern und Frauen. Sehr hoch ist noch immer die Zahl der vor der RRU unbekannten Personen mit inaktiver Lungentuberkulose. Allein im Jahre 1958 handelte es sich um insgesamt rund 9800 solcher Fälle. Gerade diese sind eine Quelle von wahrscheinlich meist durch Verschlechterungen bedingten Neuerkrankungen. Nach den Statistiken erfolgt bei rund 2,5% der *bekannten* Fälle jährlich eine Reaktivierung; bei den unbekannten Personen ist der entsprechende Anteil wahrscheinlich wesentlich höher, und es kann geschätzt werden, daß mindestens 200 dieser 9800 Personen innerhalb von 12 Monaten eine offene Tuberkulose entwickelt hätten, wenn sie nicht durch die RRU erfaßt worden wären und nunmehr beobachtet und gegebenenfalls behandelt werden können. Es muß in diesem Zusammenhang der Auffassung entgegengetreten werden, daß die Aufgabe der RRU

Tabelle 52. *Ergebnisse der RRU in Bayern 1955–1958 absolut und auf je 10000 Aufnahmen*

	Männer				Frauen			
	1955	1956	1957	1958	1955	1956	1957	1958
Zahl der verwertbaren Aufn.	379654	451803	460295	528167	387588	508652	519365	597471
in % der Bevölkerung	8,9	10,6	10,7	12,3	7,9	10,3	10,5	12,1
Ia + IbFälle	—	804	737	891	—	485	353	367
davon unbekannt	447	557	506	605	252	363	248	269
a. 10000 Aufnahmen	11,8	12,3	11,0	11,5	6,5	7,1	4,8	4,5
Ic-Fälle	—	1563	1409	1621	—	1307	1071	1274
davon unbekannt	1025	1087	945	1106	876	1007	765	933
a. 10000 Aufnahmen	27,0	24,1	20,5	21,0	22,6	19,8	14,7	15,6
IIa-Fälle	—	6547	6462	7883	—	5408	5191	6435
davon unbekannt	—	—	4206	5206	—	—	3731	4589
a. 10000 Aufnahmen	—	—	91,4	98,5	—	—	71,8	76,7
unbekannte Ia + Ib-Fälle in % der Neuerkrankungen	14,0	20,8	19,8	22,8	14,9	27,3	19,3	22,3
unbekannte Ic-Fälle in % der Neuerkrankungen	29,7	32,9	30,5	35,1	32,7	38,0	32,6	36,4

darin bestehe, die Infektionsfälle zu ermitteln, daß aber geschlossene und besonders inaktive Tuberkulosen deshalb nicht zu berücksichtigen seien, weil sie infolge nicht vorhandener Infektiosität ursächlich nicht zu einer Neuerkrankung beitragen könnten. Diese Auffassung ist dann einigermaßen berechtigt, wenn diese Personen mit geschlossener oder inaktiver Lungentuberkulose durch Lungenfachärzte oder Fürsorgestellen zuverlässig überwacht und behandelt werden. Und selbst dann werden jährlich 5% der geschlossenen und 1% der inaktiven bekannten Fälle ansteckungsfähig! Solange die Träger solcher Krankheitsformen jedoch unbekannt sind, ist der Prozentsatz der Verschlechterungen schon deshalb entschieden höher, weil diesen Personen ihre Krankheit nicht bekannt ist, sie ihre Lebensweise nicht der Krankheit gemäß umstellen können und zudem jede Art einer geeigneten, einer Verschlechterung vorbeugenden Behandlung entfällt. Diese Personen bei den RRU nicht zu berücksichtigen, hieße, eine sehr große Anzahl latenter Infektionsquellen unkontrolliert zu lassen und bedeutet darüber hinaus, diese Menschen bewußt dem bei ihnen vorhandenen großen Risiko einer wesentlichen Verschlechterung ihres Zustandes preiszugeben. Dies aber verstößt gegen alle Grundsätze ärztlichen und menschlichen Denkens und Handelns und kann schon deshalb nicht im Sinne des jeweiligen Gesetzgebers liegen.

Die Zahl der unbekannten Tuberkulosen in Bayern, die durch RRU ermittelt worden sind, und deren Entwicklung seit 1955 ist in Abb. 49 wiedergegeben.

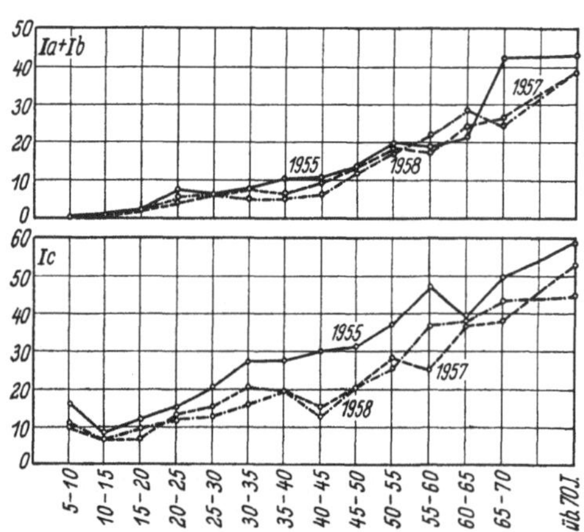

Abb. 49. Durch RRU ermittelte bisher nicht bekannte Erkrankungen der Männer an ansteckungsfähiger (Ia + Ib) und geschlossener (Ic) Tuberkulose in Bayern 1955–1958, auf je 10000 Aufnahmen.

Die Altersverteilung der 1955 bis 1958 durch RRU entdeckten unbekannten offentuberkulösen Männer hat in diesen Jahren nur geringfügige Änderungen erfahren, dagegen ist die Zahl der geschlossenen Tuberkulosen besonders in den mittleren und höheren Altersgruppen von 1955—1957 stärker abgesunken, von 1957—1958 aber praktisch konstant geblieben. Sowohl bei den ansteckungsfähigen als auch bei den geschlossenen Tuberkulosen entfällt das Maximum auf die höchsten Altersklassen, ein Zeichen dafür, daß gerade unter den älteren Personen unbekannte aktive Tuberkulosen recht häufig sind. Diese Feststellung stimmt überein mit den Beobachtungen aller Länder der Erde, in welchen die Suche nach unbekannten Tuberkulosen mit Röntgengeräten betrieben wird. Es ist jedoch nicht anzunehmen, daß es sich dabei um ein besonderes epidemiologisches Geschehen handelt, etwa in dem Sinne, daß diese älteren und alten Menschen besonders häufig auf dem Wege über Erst- oder Neuinfektionen erkrankten, sondern es dürfte sich überwiegend um alte chronische Tuberkulosen, zum Teil auch um Reaktivierungen älterer Herde handeln. Diese Auffassung findet eine Bestätigung in den Unterschieden der Ergebnisse von Bayern und Niedersachsen, die eindrucksvoll aus Abb. 50 zu ersehen sind.

In Niedersachsen werden obligatorische RRU seit 1950 durchgeführt. Im Jahre 1958 war der 3. Durchgang bereits beendet, und der 4. Durchgang hatte begonnen. Bei dieser dreimaligen RRU der Bevölkerung ist es gelungen, die meist chronischen Tuberkulosen der älteren Personen im wesentlichen herauszufinden. Bei den nunmehr entdeckten Fällen dürfte es sich überwiegend um frischere Prozesse handeln. In Bayern war im Jahre 1958 der erste Durchgang noch nicht abgeschlossen, mit dem 2. Durchgang war gerade begonnen worden. Zwangsläufig mußte sich deshalb eine Häufung der unbekannten Tuberkulosen in den oberen Altersklassen ergeben. Bis etwa zum 45. Lebensjahr zeigt sich zwischen beiden Ländern eine gute Übereinstimmung, darüber treten große Unterschiede auf, die sich erst dann verringern dürften, wenn auch in Bayern die in Frage kommende Bevölkerung mehrmals erfaßt worden ist. Diese Verhältnisse rechtfertigen die Auffassung, daß es durch kurzfristig wiederholte RRU — etwa in einem Zeitabstand von einem Jahr — gelingen wird, die Masse der bisher unbekannten chronischen Tuberkulosen zu entdecken. In Bayern waren 80% der vor den RRU unbekannten offentuberkulösen Männer und 64,2% der Männer mit geschlossener Tuberkulose über 45 Jahre alt, in Niedersachsen 66,6% bzw. 40,5%.

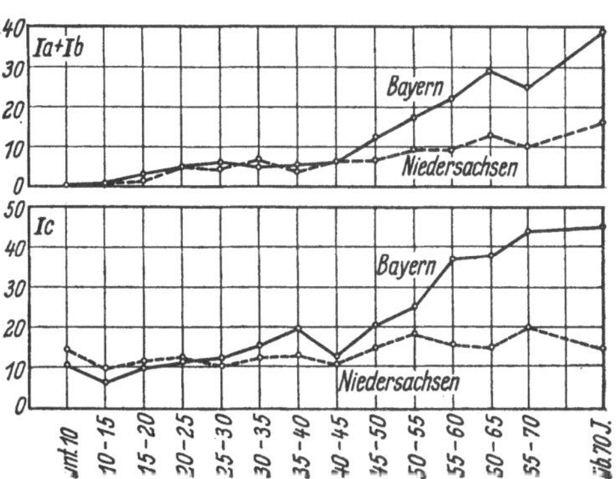

Abb. 50. Durch RRU ermittelte bisher unbekannte Tuberkulosen der Männer in Bayern (528167 Aufnahmen) und in Niedersachsen (Westerstede und Einbeck mit 393768 Aufnahmen) im Jahre 1958 auf je 10000 Aufnahmen.

Der Anteil der ansteckungsfähigen Tuberkulosen an der Gesamtzahl der bisher unbekannten aktiven Fälle (Ia—Ic) der Männer beträgt in Niedersachsen 27%, in Bayern 35,3%. Im Laufe der Jahre dürfte sich auch in dieser Hinsicht in Bayern ein günstigeres Verhältnis entwickeln.

Über die Verteilung der unbekannten Tuberkulösen auf die einzelnen bayerischen Regierungsbezirke unterrichtet Tab. 53.

In Bayern wurden 1955 unter 10000 Aufnahmen 9,1 unbekannte Offentuberkulöse gefunden; bis zum Jahre 1958 ist dieses Ergebnis um 14% auf 7,8 abgesunken. Die Abnahme der Ic-Fälle beträgt 6,7 auf 10000 Aufnahmen (= 27,0%). Die Zahl der unbekannten Personen mit inaktiver Lungentuberkulose blieb in diesem Zeitraum praktisch konstant. Für die Summe der aktiven und inaktiven Fälle ergibt sich seit 1955 eine nur geringe Änderung. Dabei muß darauf hingewiesen werden, daß es sich noch um die Ergebnisse des 1. Durchganges handelt; der 2. Durchgang hat gerade begonnen. Dieser dürfte voraussichtlich in erster Linie einen beträchtlichen Rückgang der inaktiven Tuberkulosen aufweisen.

Hinsichtlich der in den verschiedenen Regierungsbezirken ermittelten Tuberkulösen ergeben sich sehr erhebliche Unterschiede; so zeichnet sich Unterfranken in sämtlichen Jahren durch besonders niedrige Ergebnisse aus, die in diesem Falle darauf schließen lassen, daß man sich dort schon lange vor der RRU um eine intensive Erfassung bemüht hat. Dies geht u. a. auch aus der niedrigen Zahl an

Tabelle 53. *Zahl der bisher nicht bekannten, durch RRU entdeckten Personen mit offener (Ia + Ib), geschlossener (Ic) und inaktiver Lungentuberkulose (IIa) in den verschiedenen Regierungsbezirken Bayerns 1955—1958 auf je 10000 Aufnahmen*

		1955	1956	1957	1958
Oberbayern	Ia + Ib	8,5	8,2	6,4	4,5
	Ic	21,4	22,0	19,0	19,3
	IIa	94,0	99,4	77,2	97,1
	Ia — IIa	123,9	129,6	102,6	120,9
Niederbayern *)	Ia + Ib	—	—	5,6	13,3
	Ic	—	—	15,6	24,7
	IIa	—	—	44,9	87,4
	Ia — IIa	—	—	66,1	125,4
Oberpfalz	Ia + Ib	12,6	19,5	10,9	12,0
	Ic	41,6	42,4	20,6	18,1
	IIa	95,1	102,8	71,5	78,6
	Ia — IIa	149,3	164,7	103,0	108,7
Oberfranken	Ia + Ib	12,5	10,6	12,7	7,8
	Ic	31,6	23,2	21,3	23,0
	IIa	95,7	85,5	123,5	100,2
	Ia — IIa	139,8	119,3	157,5	131,0
Mittelfranken	Ia + Ib	5,5	6,5	7,3	7,8
	Ic	21,7	21,9	23,4	23,5
	IIa	79,8	84,3	80,4	95,9
	Ia — IIa	107,0	112,7	111,1	127,2
Unterfranken	Ia + Ib	6,8	3,5	3,7	4,8
	Ic	16,4	13,2	12,6	9,9
	IIa	53,8	45,7	47,6	46,0
	Ia — IIa	77,0	62,4	63,9	60,7
Schwaben	Ia + Ib	7,7	10,1	5,9	6,8
	Ic	14,9	10,0	8,3	9,6
	IIa	90,5	83,8	88,3	103,2
	Ia — IIa	113,1	103,9	102,5	119,6
Bayern	Ia + Ib	9,1	9,6	7,7	7,8
	Ic	24,8	21,8	17,4	18,1
	IIa	84,3	83,6	81,0	87,0
	Ia — IIa	118,2	115,0	106,1	112,9

* 1955 nur rd. 16000 verwertbare Aufnahmen.

inaktiven Tuberkulosen hervor, welche weit unter dem Landesdurchschnitt liegt. Die Masse der unbekannten Offentuberkulösen wurde auch 1958 noch in den Regierungsbezirken Niederbayern und Oberpfalz entdeckt. Ein Vergleich der Ic-Fälle ist nicht möglich, da deren Bewertung subjektiven Faktoren in höherem Ausmaße unterliegt, als etwa die der Ia + Ib-Fälle; die Entscheidung, ob es sich noch oder schon um eine geschlossene Tuberkulose handelt, ist nicht immer einfach.

Über die Volks-Röntgenreihenuntersuchungen im Jahre 1957 in Mitteldeutschland berichtet Masuhr (Mschr. Tbk.-Bekpf. 2, 3, 1959). Danach wurden

1955: 4797000, 1956: 7163000, 1957: 7280000

Schirmbildaufnahmen gemacht. Die VRRU umfaßten im Jahre 1957 127 Kreise mit 8738000 für die Aktion vorgesehenen Einwohnern = 60% der Gesamtbevölkerung Mitteldeutschlands. In einigen Kreisen wurde die über 6 Jahre alte

Bevölkerung, in der Mehrzahl der Kreise wurden die über 10 Jahre alten Personen erfaßt. In der Hauptsache handelte es sich um die 2. und 3. Aktion.

Die Beteiligung wird mit 86,3% angegeben, gegenüber 89,9% im Jahre 1956. Die Anzahl der Befreiungen schwankte zwischen 0 und 16,8% und betrug im Mittel 4,5%, so daß rund 9% der in Frage kommenden Personen nicht an den VRRU teilgenommen haben. Diese Verhältnisse decken sich ungefähr mit jenen in den Ländern der Bundesrepublik mit obligatorischen Untersuchungen. Bei den Wiederholungsaktionen wurden in Landkreisen ca. 90%, in den Stadtkreisen nur noch etwa 81—83% der in Betracht kommenden Personen erfaßt.

Der Prozentsatz der nicht auswertbaren Schirmbilder liegt in den Landkreisen zwischen 0,2 und 2,2% und beträgt im Mittel 0,92%.

4% der erfaßten Personen waren zur Einzeluntersuchung vorgesehen, davon waren 14,1% (1955: 18,9%, 1956: 16,8%) den Beratungsstellen bereits bekannt.

Soweit es sich bei den VRRU des Jahres 1957 um 1. Aktionen handelte (20 Kreise), wurden 99,9% der für eine Einzeluntersuchung vorgesehenen Personen auch tatsächlich zur Untersuchung aufgefordert. Bei den 2. Aktionen, die im Jahre 1957 liefen und 59 Kreise betrafen, betrug der Anteil 97,8%, dagegen sank er bei den Kreisen mit 3. Aktionen (41) auf 49,3%, bei den mit 4. Aktionen auf 45,3% ab. Auf Grund mehrjähriger Erfahrungen besonders in Dresden und Erfurt konnte durch Vergleiche mit den Schirmbildern der Vorjahre oder durch Anfertigung von Großaufnahmen durch die Schirmbildstelle der Kreis der zur Nachuntersuchung aufzufordernden Personen wesentlich eingeschränkt werden.

Der Anteil der zur Nachuntersuchung tatsächlich erschienenen Personen betrug 94,6% der aufgeforderten.

Nach der Schirmbildstatistik kamen im Jahre 1957 37641 Personen (= 52 auf 10000 Aufnahmen) in Überwachung und Betreuung durch die Beratungsstellen, und zwar in den Landkreisen 55/10000, in den Stadtkreisen 42/10000 Erschienene. Darunter befanden sich 8519 Personen (= 11,8/10000) mit aktiver und 22821 (= 31,4/10000) mit inaktiver Tuberkulose. Daß auch in Mitteldeutschland — ebenso wie in den westdeutschen Ländern — die Diagnose besonders der inaktiven Tuberkulosen stark subjektiv gefärbt ist, geht aus der Tatsache hervor, daß in einem Kreis überhaupt keine neuen IIa-Fälle ermittelt wurden; in einem anderen dagegen waren 94% aller Befundfälle als inaktive Tuberkulosen bezeichnet.

Interessant sind die Angaben über die Befunde mit aktiver Lungentuberkulose (Ia—Ic), bezogen auf die Ordnungszahl der Aktion: während im Mittel aller Aufnahmen 11,8/10000 aktive Tuberkulosen durch die VRRU festgestellt worden waren, wurden bei Erstaktionen 19,8/10000, bei Zweitaktionen 12,2/10000 und bei 3. Aktionen 7,9/10000 ermittelt.

Bei den 2.—4. Aktionen sind wesentliche Unterschiede zwischen Stadt- und Landkreisen nicht in Erscheinung getreten, jedoch ergeben sich Unterschiede in Zusammenhang mit dem zeitlichen Abstand von der vorhergehenden VRRU (auf 10000 Erschienene):

Zeitdifferenz	Ic	Ia + Ib	Ia — Ic
unter 12 Monaten	5,55	1,88	7,43
12—17 Monaten	7,23	2,21	9,44
18—23 Monaten	8,75	2,28	11,03
24 u. mehr Monaten	12,19	2,31	14,50

Sofern die 2., 3. oder 4. Aktion in weniger als 12 Monaten nach der voraufgehenden durchgeführt worden war, wurden nur noch 7,43 aktive Tuberkulosen auf 10000 Aufnahmen festgestellt; bei einer Zeitdifferenz von mehr als 2 Jahren stieg das Ergebnis auf fast das Doppelte. Überwiegend handelte es sich dabei um die geschlossenen Tuberkulosen. Auf 1 Fall von ansteckender Tbk. entfallen bei weniger als 12 Monaten 2,95 Ic-Fälle, bei über 24 Monaten 5,22.

Berücksichtigt man nur die Kreise, in welchen 1955 oder 1956 die 1., 1956 oder 1957 die 2. Aktion durchgeführt wurde, so ergaben sich nachstehende auf 10000 Erschienene bezogene neue Fälle von aktiver Lungentuberkulose (Ia—Ic):

Zahl der Kreise	1. Aktion	2. Aktion nach Monaten		Ergebnis d. 2. Aktion in % der 1. Aktion
7	21,54	12 Monaten	6,45	29,9
8	24,62	13—15 Monate	11,33	46,0
11	19,39	16—18 Monate	12,93	66,7
20	20,40	19—24 Monate	13,31	65,2
8	22,28	25 u. mehr Monate	16,41	73,7

Masuhr folgert aus den Ergebnissen, daß durch die erstmaligen Aktionen das Gros der bislang unbekannten Tuberkulosen mit einem relativ hohen Anteil der ansteckenden Fälle (Ia + Ib : Ic = 1 : 2,97) herausgefunden wurde, während bei nachfolgenden Aktionen (und relativ geringem Abstand von der voraufgehenden VRRU) nur verhältnismäßig wenige der inzwischen neu aufgetretenen Tuberkulosen durch Verschlechterungen ansteckungsfähig geworden sind. Darunter dürfte sich ein Teil befinden, der bei der vorhergehenden VRRU bereits offen war, aber nicht erfaßt worden ist; ein anderer stellt Verschlechterungen von bei der 1. Aktion zunächst noch geschlossenen Tuberkulosen dar. Da von 1955—1957 die Neuzugänge um rund 24%, die durch RRU ermittelten um ca. 10% zurückgegangen sind, folgert Masuhr aus den obigen Angaben, daß durch eine 2. Aktion, welche 2 Jahre nach der 1. VRRU durchgeführt wird, annähernd dieselbe Zahl von unbekannten Tuberkulosen ermittelt wird, wie bei der 1. Aktion, allerdings mit dem Unterschied, daß die Masse der bei der 2. VRRU entdeckten Tuberkulosen wesentlich günstigere Befunde aufweist als bei der 1. Aktion.

Die Altersgliederung der neu entdeckten Tuberkulösen zeigt grundsätzlich dasselbe Bild wie in den Vorjahren: Wieder haben die höheren Altersklassen des Bestandes den stärksten Zuwachs aufzuweisen, und zwar besonders in den Landkreisen. Die von Masuhr aufgestellte Tabelle ist nachstehend wiedergegeben (Tab. 54; s. S. 211).

Auffällig ist der fast durchweg höhere Zuwachs bei den 15—25jährigen gegenüber den 25—45jährigen. Masuhr vermutet, daß die Beratungsstellen mit ihren Erfassungsmethoden die mittleren Jahrgänge leichter ansprechen können als die vielfach noch in Schul- und Berufsausbildung stehenden 15—25jährigen. Nach seiner Auffassung ist die Erfassung der älteren Personen durch die Beratungsstellen außerhalb der RRU recht mangelhaft. Dies geht z. B. aus der Beobachtung hervor, daß bei den über 65jährigen die Zunahme des Bestandes an aktiver nichtansteckender Lungentuberkulose auf 35,3% ansteigt, wenn die letzte Aktion 2 und mehr Jahre zurückliegt, dagegen beträgt der Anstieg nur 11% bei einer Zeitdifferenz von weniger als 18 Monaten. Bei den 15—45jährigen zeigen sich hier keine ins Gewicht fallenden Unterschiede.

Tabelle 54. *VRRU-Zugänge an aktiver Lungentuberkulose 1957 in v. H. des bereits bekannten Bestandes*

Altersgruppen	männlich				weiblich			
	1. Akt.	2. Akt.	2. bis 4. Akt.		1. Akt.	2. Akt.	2. bis 4. Akt.	
	Landkreise		Ldkr.	Stkr.	Landkreise		Ldkr.	Stkr.
a) aktive nichtansteckende Lungentuberkulose (Diagn.-Nr. 222)								
15 bis unter 25 Jahre . . .	10,7	8,4	8,0	9,4	8,7	8,2	8,6	7,1
25 bis unter 45 Jahre . . .	7,5	5,5	5,5	4,6	11,2	6,3	6,0	5,0
45 bis unter 60 Jahre . . .	12,3	10,1	8,4	6,4	16,5	11,5	9,1	7,0
60 bis unter 65 Jahre . . .	23,4	13,7	10,8	8,9	40,0	19,5	15,8	10,1
65 Jahre und darüber . . .	51,1	24,1	17,1	11,5	44,2	31,0	21,1	14,6
b) ansteckende Lungentuberkulose (Diagn.-Nr. 223)								
15 bis unter 25 Jahre . . .	6,8	6,8	6,9	5,2	7,1	6,7	8,2	6,8
25 bis unter 45 Jahre . . .	7,0	5,3	5,3	2,4	5,8	4,2	4,5	2,5
45 bis unter 60 Jahre . . .	5,9	4,8	4,7	2,3	6,4	4,6	4,1	3,0
60 bis unter 65 Jahre . . .	10,7	4,6	4,9	2,5	8,7	7,3	5,0	5,4
65 Jahre und darüber . . .	19,2	7,6	6,3	4,0	25,4	10,1	7,2	2,8

Masuhr weist nachdrücklich auf den großen Wert der VRRU hin, den er in folgenden Tatsachen sieht:

1. Früherfassung der neu auftretenden Tuberkulosen bei Personen aller Altersklassen,

2. Erfassung der Tuberkulosen der älteren, nicht mehr berufstätigen Personen, die den Bemühungen der Beratungsstellen entgehen.

Der Vergleich von Ergebnissen der RRU ist dadurch erschwert, daß sowohl die Röntgenaufnahme allein als auch klinische Befunde in vielen Fällen eine absolut eindeutige — objektive — Bewertung nicht zulassen.

Die auf Veranlassung und mit Unterstützung des DZK erfolgte Auswertung von RRU in verschiedenen Ländern hat zur Feststellung einiger Fehlerquellen geführt, die die Ursache größerer Unterschiede zwischen kleineren und auch größeren Bezirken sein können. Zunächst wird die Aufgabe der Schirmbildstellen berechtigterweise in der Entdeckung bisher nicht bekannter Tuberkulosen gesehen. Deren Ermittlung gilt aber mitunter auch dann als gesichert, wenn bei der Nachuntersuchung auf eine strenge Kategorisierung verzichtet und die Einreihung der Befundsfälle überwiegend unter IIa (inaktive Tuberkulosen) vorgenommen wird. Zum Teil geschieht dies aus Bequemlichkeit, zum Teil deshalb, weil die Übergänge von einer zur anderen Gruppe nicht scharf abgrenzbar sind und der nachuntersuchende Arzt die endgültige Entscheidung, welche jedoch in den RRU-Akten nicht mehr festgelegt wird, einer späteren Differentialdiagnose überläßt. Der Fall ist damit erfaßt, das ist der wesentliche Gesichtspunkt; ihn statistisch einwandfrei zu fixieren, ist eine Angelegenheit von zweitrangiger Bedeutung. Zum Teil wird die Nachuntersuchung von denselben Personen vorgenommen, welchen die Auswertung der Filme obliegt. Es erscheint möglich, daß dabei eine gewisse Tendenz besteht, keine allzu großen Diskrepanzen zwischen Auswertungsergebnis und Nachuntersuchungsbefund auftreten zu lassen, weil diese u. U. zu Folgerungen bezüglich der Qualität der Auswertung führen könnten. Weiterhin wurde festgestellt, daß mitunter ein großer Teil der von den Schirmbildstellen ermittelten Befunde sowohl aktiver als auch inaktiver Tuberkulosen von den für den betreffenden Bezirk zuständigen Tuberkulosefürsorgestelle als bereits bekannt bezeichnet wird. Diese Maßnahme ist dann eine Selbstverständlichkeit, wenn die in Frage stehenden Personen unter der Diagnose bekannt sind, welche als Ergebnis der Nachuntersuchung gestellt worden ist. Sie ist jedoch in den Fällen nicht berechtigt, in welchen die betreffende Person bei der Fürsorgestelle bisher in einer günstigeren Diagnosegruppe geführt wurde und eine Verschlechterung erfahren hat, die sich erst durch die RRU, nicht aber durch eine Kontrolle der Fürsorgestelle herausgestellt hat (z. B. Ib-Fall, der bisher als Ic oder IIa geführt worden ist). Bei manchen Fürsorgestellen scheint die Befürchtung zu bestehen, daß eine zu hohe Zahl an Personen mit unbekannter Tuberkulose, die durch RRU festgestellt wurde, identisch ist mit dem Nachweis mangelnder Erfassung und Kontrolle. Diese Auffassung ist nicht unberechtigt, denn es dürfte keinem Zweifel unterliegen, daß z. B. durch umfassende zentripetale und zentrifugale Umgebungsuntersuchungen, durch häufigere Kontrolluntersuchungen der Ic- und IIa-Fälle und durch sorgfältige Differentialdiagnostik unklarer Fälle die Erfassung wesentlich verbessert und damit zwangsläufig der Umfang der Neuinfektionen und Neuerkrankungen entsprechend reduziert werden kann. So verständlich solche Maßnahmen erscheinen, so wirken sie sich leider doch nachteilig auf die Beurteilung der Ergebnisse der RRU, zum Teil sogar auf die Bewertung dieser Methode überhaupt aus. Es kann nur teilweise nachgewiesen werden, in welchem Umfange solche Veränderungen der Ergebnisse der RRU vorgenommen werden, aber es sollte in jedem einzelnen Fall beachtet werden, daß schon heute die Ergebnisse der RRU von ihren Kritikern als unbefriedigend angesehen werden und daß die RRU durch solche „Abstriche" an den effektiven Ergebnissen in einer besonders interessierten Öffentlichkeit eine verhängnisvolle Wertminderung erfahren können, die auf den *verminderten* Ergebnissen beruht, der Methode als solcher aber völlig unberechtigt widerfährt.

Zusammenfassung

(Röntgenschirmbilduntersuchungen)

Die Aufgabe einer konsequenten Tuberkulosebekämpfung besteht in der *Erfassung* aller Personen, welche als Offentuberkulöse Anlaß zu Neuinfektionen und Neuerkrankungen geben oder als Träger sonstiger Tuberkulosen durch Verschlechterungen zu Infektionsquellen werden können und in deren zweckmäßigster Behandlung und Betreuung, sowie in einer den jeweiligen Verhältnissen angepaßten Nachfürsorge.

Solange andere Methoden nicht zur Verfügung stehen, müssen die Röntgenreihenuntersuchungen als das zur Zeit beste Hilfsmittel zur Feststellung unbekannter Tuberkulosen angesehen werden. Sie werden darum auch in vielen Ländern, meist auf freiwilliger Basis, zum Teil obligatorisch durchgeführt. Die damit verbundenen Kosten sind vielfach wesentlich höher als in der Bundesrepublik. Um so mehr ist die Auffassung zu begrüßen, daß die Gesundheit eines Einzelnen oder einer Bevölkerungsgruppe, die durch unbekannte Tuberkulöse bedroht ist, materielle Erwägungen verbietet.

Die zahlenmäßigen Ergebnisse von RRU hängen einmal davon ab, ob diese als freiwillige oder obligatorische Maßnahme durchgeführt werden, zum anderen weitgehend von der subjektiven Beurteilung der auswertenden und nachuntersuchenden Ärzte. Trotzdem läßt sich in all den Fällen mit Zahlenangaben feststellen, daß die durch RRU ermittelten Neuerkrankungen — bezogen auf die Zahl der untersuchten Personen — grundsätzlich — und teilweise wesentlich — höher sind als die aus einer gleichgroßen Bevölkerungsgruppe stammenden, welche durch Selbstmeldung usw. bekannt werden.

Vergleiche lassen erkennen, daß nach mehrmaligen Durchgängen besonders die Zahl der Tuberkulosen der älteren Personen beträchtlich absinkt, welche heute noch in größerem Umfange Träger unbekannter chronischer Tuberkulosen und damit akute oder latente Infektionsquellen sind.

Die derzeitige Morbidität an Tuberkulose, die in vielen Ländern noch recht beträchtliche Ausmaße aufweist, könnte dann entscheidend reduziert werden, wenn von den durch die RRU gegebenen Möglichkeiten umfassend Gebrauch gemacht würde und diese mehrere Jahre hindurch jährlich einmal obligatorisch durchgeführt werden.

Summary: Mass-Radiography Survey

The task of methodically fighting tuberculosis consists primarily in detecting all persons, who, by being open tubercular cases, give rise to new infections and new cases, or who, by being carriers of other forms of tuberculosis, represent new sources of infection when their condition worsens. This task, furthermore, demands the most suitable form of treatment and supervision, as well as proper follow-up treatment, suitably adapted to each individual case.

As long as no other methods are available, mass X-ray tests must at present be considered the best means of recognizing undiagnosed tuberculous cases. For this reason, in many countries they are being carried out, usually on a voluntary basis, but sometimes on a compulsory basis. Often the cost involved is considerably higher than in the German Federal Republic; we should always be guided by the thought that the health of the individual or of larger groups exposed to the danger of undiagnosed tuberculosis should come before any financial thought.

On the one hand, the numerical results of mass X-ray tests depend on whether or not they are carried out by voluntary or compulsory measures; on the other hand, they depend largely upon the subjective verdict of the physicians who diagnose and follow up the case. Even so, all statistically proved cases show that new cases discovered by mass X-ray tests — in relation to the number of tested persons — are basically, and in part considerably, more numerous than those discovered among an equally numbered group of volunteers reporting themselves.

Comparisons show that after repeated testing the number of tuberculous cases drops greatly, especially among elder people, who today still to a high degree are carriers of undiagnosed chronic tuberculous ailments, and thus acute or latent sources of infection.

The present tuberculosis incidence rate, which in many countries is still rather high, could be definitely reduced if full use were made of the mass X-ray facilities and if it were carried out once each year on a compulsory basis over a period of years.

O. Stand des Tuberkuloseproblems

In der Bundesrepublik Deutschland sind im Jahre 1958 79176 (= 15,2 auf 10000 E) Neuzugänge an Tuberkulose gemeldet worden, darunter befanden sich 21108 Offentuberkulöse (= 4,1 auf 10000 E). Der Bestand am 31. 12. 1958 umfaßte 369791 Personen mit aktiver Tuberkulose (= 70,5 auf 10000 E), die Zahl der bekannten Offentuberkulösen belief sich auf 100818 Personen (= 19,2 auf 10000 E). Im Jahre 1957 sind 9465 Tuberkulöse an ihrer Krankheit gestorben (= 1,83 auf 10000 E); die Sterbefälle an Tuberkulose im Jahre 1958 werden auf über 9200 geschätzt. Die Änderungen der Neuzugänge, des Bestandes und der Sterblichkeit gegenüber dem Vorjahr sind gering und betreffen vorwiegend die jüngeren und z. T. die mittleren Altersklassen. Die Morbidität und Mortalität der älteren Leute hat während der letzten Jahre keine nennenswerte Abnahme erfahren: Die Tuberkulose entwickelt sich mehr und mehr zum Problem der mittleren und besonders der höheren Altersklassen, nachdem ihr Einfluß auf Kinder, Jugendliche und jüngere Erwachsene wesentlich abgeschwächt werden konnte. Diese Entwicklung ist noch nicht abgeschlossen und bedarf schon deshalb besonderer Aufmerksamkeit, weil sich hieraus Konsequenzen bezüglich der weiteren zu ergreifenden Maßnahmen ergeben dürften.

Fast 56% der im Bestand erfaßten bekannten Personen mit aktiver Tuberkulose sind zwischen 30 und 60 Jahre alt. Die 1957 an Tuberkulose Verstorbenen haben gegenüber der Lebenserwartung der Nicht-Tuberkulösen rund 190000 Lebensjahre eingebüßt, davon entfallen allein 36000 Jahre auf die Männer zwischen 50 und 60 Jahren, die mit fast 30% an den Sterbefällen des männlichen Geschlechts an Tuberkulose beteiligt sind. Die Methoden der Erfassung und der Aufklärung müssen diesen Tatsachen mehr als bisher Rechnung tragen.

Etwa 8—9% der Offentuberkulösen sterben z. Z. pro Jahr an Tuberkulose und sonstigen Ursachen, die jährliche Letalität der 0—1jährigen beträgt ca. 45%, die der über 70jährigen Offentuberkulösen 20%. Im Gegensatz zu der auf die Gesamtbevölkerung bezogenen Tuberkulosesterbeziffer, die eine um weit über 100% höhere Sterblichkeit der Männer aufweist, ist die jährliche Sterbequote der an offener Tuberkulose erkrankten Männer und Frauen gleich. Beide Geschlechter haben bei dieser Form von Tuberkulose im jüngeren und mittleren Alter eine einigermaßen günstige, im höheren Alter eine ungünstige Prognose.

Morbidität und Mortalität an Tuberkulose sind im Verlauf der letzten 6—8 Jahre deutlich abgesunken. Etwas nachdenklich stimmt jedoch die Feststellung, daß sich die Zahl der stationär behandelten Tuberkulösen im Laufe dieser Jahre kaum verändert zu haben scheint. Ein Bettenmangel kann dafür kaum verantwortlich gemacht werden, zumal dieser ab 1950/52 nicht mehr bestand, dagegen ist zu vermuten, daß die Verlagerung des Schwerpunktes der Tuberkulose auf mittlere und höhere Altersklassen, die verbesserte Erfassung durch Röntgenreihenuntersuchungen und die häufigeren Kurabbrüche, die vielfach Verschlechterungen zur Folge haben, die Zahl der stationären Behandlungen zur Zeit noch einigermaßen konstant halten. Ohne die Möglichkeiten der ambulanten Therapie seit etwa 1954 dürfte diese sogar noch zugenommen haben.

Seit dem Anstieg der Morbidität und Mortalität an Tuberkulose infolge der Kriegs- und Nachkriegsverhältnisse sind 10—15 Jahre vergangen, in denen es nicht nur gelungen ist, der sich seinerzeit abzeichnenden Entwicklung Einhalt zu gebieten, sondern einen bedeutenden Rückgang der Erkrankungen und Sterbefälle zu erreichen. Dazu haben die Chemotherapie und die moderne Operationstechnik entscheidend beigetragen. Die heutige Situation rechtfertigt es, von einem Erfolg zu sprechen, sofern man der Beurteilung die Verhältnisse der jüngeren Vergangenheit zugrunde legt. Wenn diese Einschränkung gemacht werden muß, dann deshalb, weil das Erreichte nicht mit dem übereinstimmt, was hätte erreicht werden können. Die Tuberkulose hat besonders in den letzten Jahrhunderten brutal in die menschliche Gemeinschaft eingegriffen. In der Zeit nach der Entdeckung von Robert Koch hat sie allein in Deutschland etwa 4,5 Millionen Todesopfer gefordert. Diese Menschen haben dadurch insgesamt ungefähr 100 Millionen Lebensjahre eingebüßt. Einen solchen Gegner kann man nur unter Einsatz aller verfügbaren Mittel überwinden. Davon sind wir aber auch heute noch weit entfernt, obwohl die Möglichkeiten dazu gegeben sind. Diese sind im wesentlichen:

1. Ermittlung aller an aktiver und inaktiver Tuberkulose erkrankten Personen durch jährlich zu wiederholende obligatorische Röntgenreihenuntersuchungen der gesamten Bevölkerung oberhalb 14 Jahre.

2. Tuberkulinkataster der Kinder bis zum 14. Lebensjahr und BCG-Schutzimpfung der negativ reagierenden Kinder und Jugendlichen,

3. bestmögliche und ausreichend lange Behandlung der Tuberkulösen,
4. Verbesserung der Lebensbedingungen der Angehörigen dieser Tuberkulösen,
5. Beschaffung geeigneten und ausreichenden Wohnraums,
6. häufige und gründliche Kontrolle aller nicht stationär behandelten Personen mit aktiver und inaktiver Tuberkulose und der Exponierten,
7. ausreichende Maßnahmen zur Wiedereingliederung der Tuberkulösen in den Arbeitsprozeß.

Würden ausreichende Geldmittel für die Durchführung dieser Maßnahmen zur Verfügung gestellt, dann müßten die sogenannten unterentwickelten Länder in der Lage sein, in wenigen Jahrzehnten weitgehend der Tuberkulose Herr zu werden, um wieviel mehr jedoch die hochindustrialisierten Länder. Wenn in vielen dieser Länder die Tuberkulose auch heute noch eine wichtige Rolle spielt, dann muß die Ursache z. T. darin liegen, daß man ihre Bedeutung unterschätzt und bagatellisiert, daß man sich mit dem Erreichten bereits zufrieden gibt und die Intensivierung weiterer Maßnahmen für überflüssig erachtet. Das kann sich verhängnisvoll auswirken.

Summary: The Tuberculosis Problem Today

In 1958, 79176 (= 15.2 per 10000 pop.) new cases of tuberculosis were registered in the German Federal Republic, 21108 of which were open tuberculous cases (= 4.1 per 10000 pop.). On December 31st, 1958, the total number of cases included 369791 of active tuberculosis (= 70.5 per 10000 pop.), while the number of diagnosed open tuberculous cases amounted to 100818 (= 19.2 per 10000 pop.). In 1957, 9465 tuberculous patients (= 1.83 per 10000 pop.) died of the disease; it is estimated that there were more than 9200 tuberculosis fatalities in 1958. Compared with the preceding year, the figures for new cases, the total number of cases and fatalities dropped very slightly, especially among the younger, and partly, among the middle-aged groups. In later years the mortality and morbidity of the more aged failed to show any marked change. Tuberculosis is progressively turning into a problem for the middle and mainly, the older aged groups, while its effect on children, adolescents, and younger adults could be reduced in general. This trend of development is still progressing and deserves special attention, in that it may have bearing on any future measures yet to be taken. Nearly 56% of all diagnosed registered active tuberculous cases are found in the 30 to 60 year-old age-group. Compared with the life expectancy of non-tuberculous persons, those dying of tuberculosis in 1957 lost an approx. total of 190000 years; of this sum, 36000 years alone have been lost by males aged between 50 and 60, whose share in the tuberculosis fatalities among the male sex amounts to almost 30%. These facts should have bearing on all methods of diagnosis and public health instruction — more than ever before.

Today approx. 8 to 9% of open tuberculous cases are succumbing each year to tuberculosis and other causes; the annual mortality rate (lethality) of those aged 0 to 1 year amounts to approx. 45%, and that of open tuberculous cases above the age of 70 to 20%. In contrast with the tuberculosis mortality rate related to the total population which shows an increase of *male* mortality by more than 100%, an identical annual fatality ratio exists for males and females with open tubercular disease. The prognosis for this form of tuberculosis is relatively good for the lower and middle aged groups, and not so good for the more aged.

The tuberculosis mortality and morbidity rate has distinctly dropped in the course of the last six to eight years. One must, however, not lose sight of the fact that during those years the number of hospitalized tuberculous cases scarcely appears to have changed. This can hardly be blamed on a lack of hospital beds, since this problem ceased to exist from 1950/52 onwards; it should rather be assumed that the shift in the emphasis of tuberculosis to the middle and older aged groups, the better detection by mass X-ray examination, and interruptions in treatment, which often lead to a worsening of the condition, help in keeping the number of hospitalized cases at a fairly constant level. Without the facilities for out-patient treatment since about 1954, this number might have actually risen still further.

Since the rise in the tuberculosis incidence and mortality rate, due to war and post-war conditions, 10 to 15 years have passed. During this time it was possible, not only to arrest the development then taking shape, but to bring about a marked drop in the number of tuberculosis cases and fatalities. Chemotherapy and modern surgical techniques have played a vital part. The present state of affairs justifies the claim to success, so to speak, as long as one bases one's judgment upon conditions prevailing during the more recent past. If this restriction must be made at all, then on account of the fact that what has been achieved does not correspond with that which could have been achieved. During the last centuries in particular, tuberculosis has attacked mankind with brutal force. During the period following ROBERT KOCH's discovery, it has claimed ca. 4.5 million fatalities in Germany alone. This means, in terms of life, that 100 million years belonging to these persons have been lost. So mighty a foe can only be overcome by the use of all available means. In spite of the many opportunities offered to us, we have hardly begun to exploit them. Foremost among them are:

1. Discovery of all persons suffering from active and inactive tuberculosis by annually repeated and compulsory mass X-ray surveys of the entire population above the age of 14.

2. Tuberculin-tests on children up to the age of 14, and BCG vaccination of those children and adolescents showing negative reaction.

3. The best possible and sufficiently long treatment of tuberculous patients.

4. Improved living conditions for the relatives of such cases.

5. The provision of suitable and adequate living quarters.

6. A frequent and thorough check on all active and inactive tuberculous cases which are not hospitalized and of exposed persons.

7. Adequate measures for re-integrating tuberculosis patients into professional life.

If sufficient funds were provided to carry out the proposed steps, then the so-called underdeveloped countries, not to mention the highly industrialized ones, should, in a few decades, be in the position to largely eradicate tuberculosis. Because even today in many of these countries tuberculosis plays a major role; the primary reason for this fact must be that its seriousness is underestimated and minimized, that the achieved results are believed to be sufficient, and that further intensive measures are felt to be unnecessary. This could end disastrously.

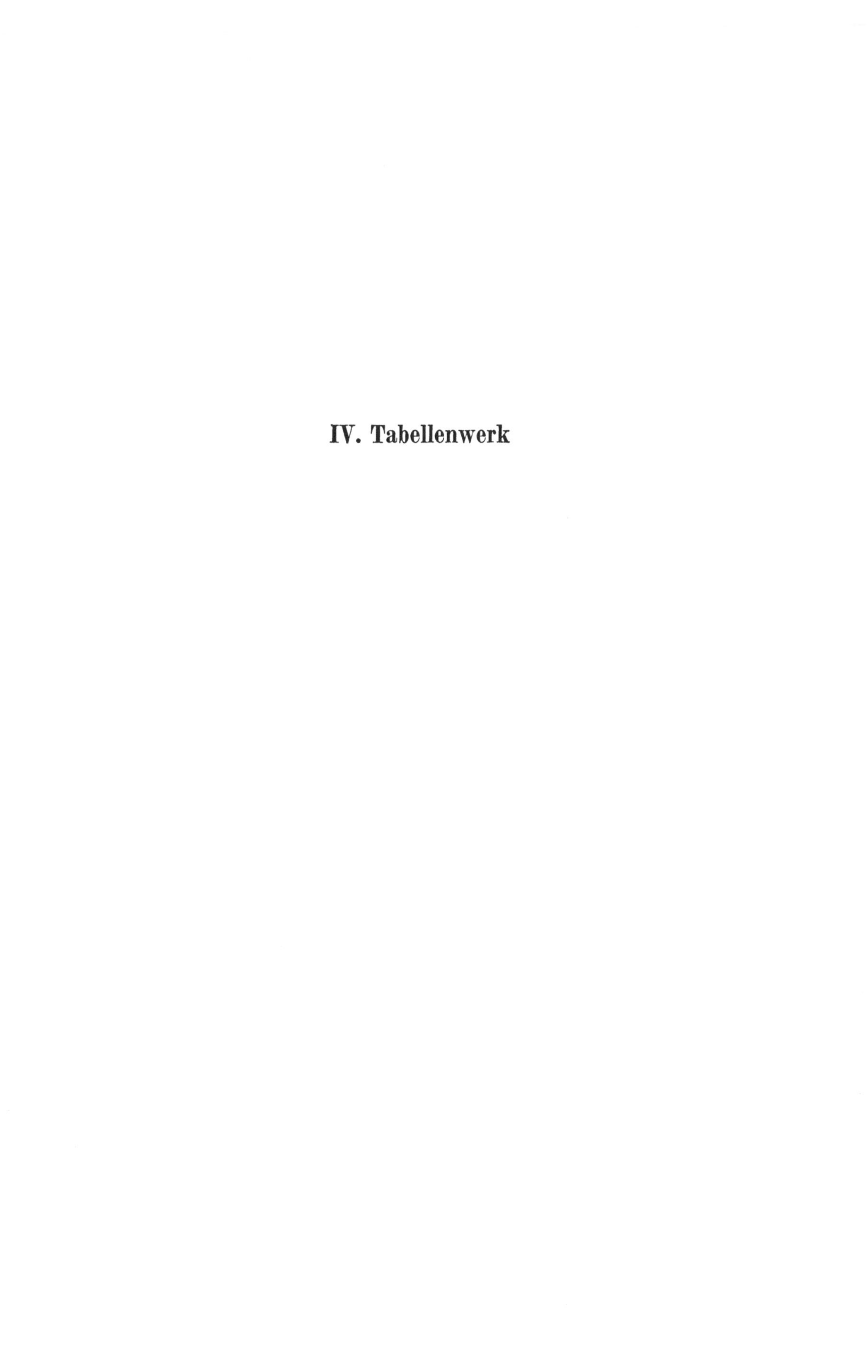

IV. Tabellenwerk

Tabelle I. *Mittlere Wohnbevölkerung der Länder der Bundesrepublik Deutschland, West-Berlin und*

Land		Ins-gesamt	0–1	1–5	5–10	10–15	15–20	20–25	25–30	30–35
Schlesw.-	m	1054	16	63	82	82	113	80	63	56
Holstein	w	1205	16	60	80	79	106	75	64	75
Hamburg	m	816	10	37	49	57	71	62	53	50
	w	957	10	35	47	54	72	63	57	66
Nieder-	m	3043	53	201	253	227	299	236	206	184
sachsen	w	3444	50	189	237	218	291	231	212	238
Bremen	m	308	5	17	22	23	28	23	20	19
	w	347	4	16	20	22	28	23	21	24
Nordrh.-	m	7145	125	463	538	480	680	604	577	484
Westfalen	w	7893	118	440	512	463	639	570	537	588
Hessen	m	2139	35	132	168	147	192	161	154	142
	w	2433	33	125	159	141	186	159	152	177
Rheinl.-	m	1546	32	118	133	102	142	122	117	103
Pfalz	w	1743	30	112	127	99	139	119	114	130
Saarland	m	485	9	36	42	31	45	41	39	34
	w	527	9	34	40	30	43	39	37	41
Baden-	m	3394	64	230	269	237	328	283	264	227
Württ.	w	3845	61	220	256	229	325	289	262	278
Bayern	m	4238	77	281	343	309	407	326	307	271
	w	4919	73	267	327	299	402	330	315	356
West-	m	945	9	34	52	63	85	66	53	46
Berlin	w	1280	8	32	50	61	86	68	58	69

Saarland nach Alter und Geschlecht im Jahre 1957 (Angaben des Statistischen Bundesamtes, Wiesbaden) in Tausend

35–40	40–45	45–50	50–55	55–60	60–65	65–70	70–75	75–80	80–85	85–90	90 u. mehr
51	55	73	76	67	53	45	35	24	14	5	1
75	78	96	88	81	72	59	45	31	17	6	2
46	48	64	68	59	45	37	28	18	8	3	
63	63	80	78	72	66	52	37	25	12	5	
155	163	214	220	194	140	111	84	58	32	10	2
218	225	272	248	225	191	153	114	75	39	13	3
18	19	25	24	20	14	12	10	6	3	1	
24	24	29	27	23	20	17	12	8	4	1	
397	396	506	532	452	305	236	179	117	57	15	3
527	521	636	594	514	421	330	236	150	72	21	5
120	119	157	162	139	99	79	61	42	21	6	1
165	158	199	187	166	139	111	83	56	28	8	2
83	82	106	110	95	65	51	40	27	14	3	1
113	110	135	127	112	92	72	54	35	17	5	1
27	26	34	36	30	19	14	11	7	3	1	0
35	34	42	39	33	26	19	14	8	4	1	0
187	185	243	239	204	140	110	88	59	28	0	
254	245	301	274	240	200	158	121	80	38	14	
233	232	301	303	266	192	149	114	76	38	12	
331	319	389	360	326	276	216	161	104	50	17	
45	53	80	90	79	61	52	39	24	11	3	0
75	86	120	121	113	107	91	67	42	20	7	1

Tabelle II. *Wohnbevölkerung der Länder der Bundesrepublik Deutschland, West-Berlin und Saarland*

Land		Ins-gesamt	0–1	1–5	5–10	10–15	15–20	20–25	25–30	30–35
Schlesw.-	m	1059	17	63	82	81	113	86	63	56
Holstein	w	1205	16	60	80	78	105	78	63	74
Hamburg	m	823	11	37	49	56	72	67	54	50
	w	964	10	35	47	54	72	67	57	65
Nieder-	m	3049	54	201	255	224	296	244	204	186
sachsen	w	3447	51	190	239	214	287	237	209	233
Bremen	m	312	5	17	22	23	28	25	20	19
	w	352	5	16	20	22	28	24	21	24
Nordrh.-	m	7225	128	470	550	479	679	626	581	494
Westfalen	w	7973	121	446	523	462	636	590	534	584
Hessen	m	2152	36	132	169	148	192	167	154	143
	w	2447	34	126	160	142	185	164	150	174
Rheinl.-	m	1559	32	119	137	102	141	125	117	105
Pfalz	w	1755	30	113	131	99	137	122	113	128
Saarland	m	488	9	36	43	30	44	42	39	35
	w	530	9	34	41	29	42	40	37	41
Baden-	m	3424	65	234	273	236	327	293	265	231
Württ.	w	3878	62	224	261	227	322	299	262	275
Bayern	m	4256	79	284	343	310	402	335	307	273
	w	4937	75	270	327	300	397	339	313	349
West-	m	947	9	34	52	60	87	70	53	47
Berlin	w	1280	8	32	49	58	87	71	57	68

nach Alter und Geschlecht (nach der Fortschreitung) Stand: 31. 12. 1957 (Angaben des Statistischen Bundesamtes, Wiesbaden) in Tausend

35–40	40–45	45–50	50–55	55–60	60–65	65–70	70–75	75–80	80–85	85–90	90 u. mehr
53	51	72	76	68	53	45	35	24	14	5	1
78	72	96	89	82	73	60	45	31	17	6	2
49	45	64	68	61	45	37	29	19	9	3	0
67	59	80	78	73	67	53	38	25	13	4	1
163	151	212	219	198	143	112	85	58	32	10	2
230	210	273	250	228	194	154	116	76	40	13	3
19	18	25	25	21	14	12	10	6	3	1	0
25	23	29	27	24	20	17	13	8	4	1	0
421	374	504	532	465	312	236	180	117	58	16	3
559	494	639	602	524	429	335	241	152	74	22	5
127	111	156	162	142	101	79	61	42	22	6	1
175	148	200	189	169	142	113	84	56	28	9	2
89	77	106	110	97	67	51	40	27	14	4	1
120	104	135	128	114	94	73	54	36	18	5	1
29	25	33	36	31	20	14	11	7	3	1	0
37	32	42	40	34	26	19	14	8	4	1	0
198	172	243	240	209	143	110	87	59	28	8	1
269	231	303	277	245	203	160	123	81	39	11	3
246	216	301	302	272	195	150	114	76	39	11	2
349	299	391	361	330	280	219	163	105	51	15	3
46	49	78	89	80	62	52	40	25	11	3	0
78	79	119	121	114	108	92	68	42	21	7	1

Tabelle III. *Bestätigte Neuerkrankungen an aktiver Tuberkulose in Schleswig-Holstein im Jahre 1957 nach Alter und Geschlecht; absolute und relative Zahlen auf 10000 Einwohner*
(Entnommen und berechnet aus den Länderstatistiken)

Alter	Geschlecht	Tuberkulose der Atmungsorgane								Tuberkulose anderer Organe														Summe	
		Ia		Ib		Ic		Ia – Ic		Knochen u. Gelenke		Peripher. Lymphkn.		Haut		Meningitis		Urogenital		Sonstige		Id ges.			
		abs.	rel.	abs.	rel.	abs.	rel.	abs.	rel.	abs.	rel.	abs.	rel.	abs.	rel.	abs.	rel.	abs.	rel.	abs.	rel.	abs.	rel.	abs.	rel.
0—1	m	—	—	—	—	7	4,4	7	4,4	—	—	—	—	—	—	1	0,63	—	—	1	0,63	2	1,25	9	5,63
	w	—	—	—	—	6	3,8	6	3,8	—	—	—	—	—	—	2	1,25	—	—	—	—	2	1,25	8	5,01
	zus.	—	—	—	—	13	4,1	13	4,1	—	—	—	—	—	—	3	0,94	—	—	1	0,31	4	1,25	17	5,31
1—5	m	2	0,3	1	0,2	159	25,2	162	25,7	3	0,48	4	0,63	—	—	7	1,11	—	—	2	0,32	16	2,54	178	28,25
	w	—	—	—	—	135	22,5	135	22,5	—	—	4	0,67	—	—	1	0,17	—	—	—	—	5	0,83	140	23,33
	zus.	2	0,2	1	0,1	294	23,9	297	24,1	3	0,24	8	0,65	—	—	8	0,65	—	—	2	0,17	21	1,71	318	25,85
5—10	m	1	0,1	—	—	246	30,0	247	30,1	2	0,24	24	2,93	1	0,12	—	—	—	—	1	0,12	28	3,41	275	33,54
	w	—	—	3	0,4	176	22,0	179	22,4	4	0,50	20	2,50	1	0,13	6	0,76	—	—	4	0,50	35	4,38	214	26,75
	zus.	1	0,06	3	0,2	422	26,0	426	26,3	6	0,37	44	2,72	2	0,12	6	0,37	—	—	5	0,31	63	3,89	489	30,19
10—15	m	5	0,6	1	0,1	132	16,1	138	16,8	6	0,73	13	1,58	1	0,12	1	0,12	2	0,24	3	0,37	26	3,17	164	20,00
	w	1	0,1	6	0,8	108	13,7	115	14,6	4	0,51	19	2,41	1	0,13	1	0,13	—	—	1	0,13	26	3,29	141	17,85
	zus.	6	0,4	7	0,4	240	14,9	253	15,7	10	0,62	32	1,99	2	0,12	2	0,12	2	0,12	4	0,25	52	3,23	305	18,94
15—20	m	35	3,1	22	1,9	132	11,7	189	16,7	11	0,97	12	1,07	1	0,09	3	0,27	2	0,18	7	0,62	36	3,19	225	19,91
	w	34	3,2	12	1,1	144	13,6	190	17,9	10	0,94	16	1,51	3	0,28	3	0,28	6	0,57	9	0,85	47	4,43	237	22,36
	zus.	69	3,2	34	1,6	276	12,6	379	17,3	21	0,96	28	1,28	4	0,18	6	0,27	8	0,37	16	0,73	83	3,79	462	21,09
20—25	m	38	4,8	27	3,4	162	20,3	227	28,4	9	1,13	5	0,63	1	0,13	1	0,13	2	0,25	4	0,50	22	2,75	249	31,13
	w	33	4,4	16	2,1	136	18,1	185	24,7	10	1,33	11	1,47	1	0,13	—	—	6	0,80	9	1,20	37	4,93	222	29,60
	zus.	71	4,6	43	2,8	298	19,2	412	26,6	19	1,23	16	1,03	2	0,13	1	0,06	8	0,52	13	0,84	59	3,81	471	30,39
25—30	m	40	6,3	27	4,3	104	16,5	171	27,1	4	0,63	4	0,63	2	0,32	2	0,32	3	0,48	5	0,79	20	3,17	191	30,32
	w	20	3,1	13	2,0	100	15,6	133	20,8	9	1,41	5	0,78	3	0,47	—	—	5	0,76	9	1,41	31	4,84	164	25,63
	zus.	60	4,7	40	3,1	204	16,1	304	23,9	13	1,02	9	0,71	5	0,39	2	0,16	8	0,63	14	1,10	51	4,02	355	27,95
30—35	m	52	9,3	11	2,0	101	18,0	164	29,3	5	0,89	3	0,54	2	0,36	—	—	4	0,71	12	2,14	26	4,64	190	33,93
	w	19	2,6	4	0,5	93	12,4	116	15,5	8	1,0[illegible]	4	0,53	3	0,40	1	0,13	7	0,93	18	2,40	41	5,47	157	20,93
	zus.	71	5,4	15	1,1	194	14,8	280	21,4	13	0,99	7	0,53	5	0,38	1	0,08	11	0,84	30	2,29	67	5,11	347	26,49

35—40	m	43 8,4	19 3,7	85 16,7	147 28,8	6 1,18	1 0,20	1 0,20	— —	6 1,18	7 1,37	21 4,11	168 32,95
	w	18 2,4	15 2,0	73 9,7	106 14,1	3 0,40	5 0,67	1 0,13	— —	6 0,80	6 0,80	21 2,80	127 16,94
	zus.	61 4,8	34 2,7	158 12,5	253 20,1	9 0,71	6 0,48	2 0,16	— —	12 0,95	13 1,03	42 3,33	295 23,41
40—45	m	48 8,7	17 3,1	84 15,3	149 27,4	1 0,18	— —	2 0,36	1 0,18	8 1,45	6 1,09	18 3,27	167 30,36
	w	14 1,8	10 1,3	65 8,3	89 11,4	— —	4 0,51	2 0,26	— —	4 0,51	7 0,90	17 2,18	106 13,59
	zus.	62 4,7	27 2,0	149 11,2	238 17,9	1 0,08	4 0,30	4 0,30	1 0,08	12 0,90	13 0,98	35 2,63	273 20,53
45—50	m	44 6,0	31 4,2	89 12,2	164 22,5	2 0,27	1 0,14	2 0,27	— —	5 0,68	6 0,82	16 2,19	180 24,66
	w	11 1,1	8 0,8	64 6,7	83 8,6	4 0,42	3 0,31	6 0,63	— —	1 0,10	6 0,63	20 2,08	103 10,73
	zus.	55 3,3	39 2,3	153 9,1	247 14,6	6 0,36	4 0,24	8 0,47	— —	6 0,36	12 0,71	36 2,13	283 16,75
50—55	m	68 8,9	31 4,1	119 15,7	218 28,7	2 0,26	1 0,13	1 0,13	1 0,13	4 0,53	3 0,39	12 1,57	230 30,26
	w	17 2,0	6 0,7	61 6,9	84 9,5	2 0,23	1 0,11	6 0,68	— —	2 0,23	4 0,46	15 1,70	99 11,25
	zus.	85 5,2	37 2,3	180 11,0	302 18,4	4 0,24	2 0,12	7 0,43	1 0,06	6 0,37	7 0,43	27 1,65	329 20,06
55—60	m	62 9,3	26 3,9	120 17,9	208 31,0	7 1,04	— —	2 0,30	1 0,15	1 0,15	1 0,15	12 1,79	220 32,84
	w	13 1,6	14 1,7	37 4,6	64 7,9	3 0,37	4 0,49	1 0,12	— —	2 0,25	1 0,12	11 1,36	75 9,26
	zus.	75 5,1	40 2,7	157 10,7	272 18,4	10 0,68	4 0,27	3 0,20	1 0,07	3 0,20	2 0,14	23 1,55	295 19,93
60—65	m	41 7,7	20 3,8	79 14,9	140 26,4	1 0,19	— —	2 0,38	— —	— —	1 0,19	4 0,75	144 27,17
	w	17 2,4	8 1,1	27 3,8	52 7,2	1 0,14	3 0,42	4 0,56	— —	2 0,28	4 0,56	14 1,94	66 9,17
	zus.	58 4,6	28 2,2	106 8,5	192 15,4	2 0,16	3 0,24	6 0,48	— —	2 0,16	5 0,40	18 1,44	210 16,80
65—70	m	30 6,7	9 2,0	57 12,7	96 21,3	1 0,22	4 0,89	— —	— —	1 0,22	2 0,44	8 1,78	104 23,12
	w	17 2,9	5 0,8	22 3,7	44 7,4	— —	2 0,34	3 0,51	— —	1 0,17	1 0,17	7 1,19	51 8,64
	zus.	47 4,5	14 1,3	79 7,6	140 13,5	1 0,10	6 0,58	3 0,29	— —	2 0,19	3 0,29	15 1,44	155 14,90
70—75	m	21 6,0	13 3,7	19 5,4	53 15,1	3 0,86	2 0,57	— —	— —	1 0,29	— —	6 1,71	59 16,86
	w	8 1,8	9 2,0	6 1,3	23 5,1	2 0,44	1 0,22	1 0,22	— —	1 0,22	1 0,22	6 1,33	29 6,44
	zus.	29 3,6	22 2,8	25 3,1	76 9,5	5 0,63	3 0,38	1 0,13	— —	2 0,25	1 0,13	12 1,50	88 11,00
75 u. mehr	m	25 5,7	6 1,4	23 5,2	54 12,3	— —	2 0,45	2 0,45	— —	2 0,45	2 0,45	8 1,82	62 14,09
	w	9 1,6	6 1,1	7 1,3	22 3,9	2 0,36	1 0,18	2 0,36	— —	— —	2 0,36	7 1,25	29 5,18
	zus.	34 3,4	12 1,2	30 3,0	76 7,6	2 0,20	3 0,39	4 0,40	— —	2 0,20	4 0,40	15 1,50	91 9,10
Insgesamt	m	555 5,3	261 2,5	1718 16,3	2534 24,0	63 0,60	76 0,72	20 0,19	13 0,17	41 0,39	63 0,60	281 2,67	2815 26,72
	w	231 1,9	135 1,1	1260 10,5	1626 13,5	62 0,51	103 0,86	38 0,32	14 0,12	43 0,36	82 0,68	342 2,84	1968 16,34
	zus.	786 3,5	396 1,8	2978 13,2	4160 18,4	125 0,55	179 0,79	58 0,26	32 0,14	84 0,37	145 0,64	623 2,76	4783 21,18

Tabelle IV. *Bestätigte Neuerkrankungen an aktiver Tuberkulose in Hamburg im Jahre 1957 nach Alter und Geschlecht; absolute und relative Zahlen auf 10000 Einwohner*
(Entnommen und berechnet aus den Länderstatistiken)

Alter	Geschlecht	Tuberkulose der Atmungsorgane								Tuberkulose anderer Organe														Summe	
		Ia		Ib		Ic		Ia – Ic		Knochen u. Gelenke		Peripher. Lymphkn.		Haut		Meningitis		Urogenital		Sonstige		Id ges.			
		abs.	rel.	abs.	rel.	abs.	rel.	abs.	rel.	abs.	rel.	abs.	rel.	abs.	rel.	abs.	rel.	abs.	rel.	abs.	rel.	abs.	rel.	abs.	rel.
0–1	m	2	*2,0*	1	*1,0*	21	*21,0*	24	*24,0*	—	—	—	—	—	—	1	*1,0*	—	—	—	—	1	*1,0*	25	*25,0*
	w	1	*1,0*	—	—	29	*29,0*	30	*30,0*	—	—	—	—	—	—	—	—	—	—	—	—	—	—	30	*30,0*
	zus.	3	*1,5*	1	*0,5*	50	*23,0*	54	*27,0*	—	—	—	—	—	—	1	*0,5*	—	—	—	—	1	*0,5*	55	*27,5*
1–5	m	5	*1,4*	—	—	197	*53,2*	202	*54,6*	2	*0,54*	—	—	—	—	—	—	—	—	—	—	2	*0,54*	204	*55,1*
	w	—	—	1	*0,3*	158	*45,1*	159	*45,4*	2	*0,57*	2	*0,57*	—	—	—	—	—	—	—	—	4	*1,14*	163	*46,6*
	zus.	5	*0,7*	1	*0,1*	355	*49,3*	361	*50,1*	4	*0,56*	2	*0,28*	—	—	—	—	—	—	—	—	6	*0,83*	367	*51,0*
5–10	m	1	*0,2*	3	*0,6*	316	*64,5*	320	*65,3*	—	—	7	*1,43*	—	—	1	*0,20*	—	—	3	*0,61*	11	*2,24*	331	*67,6*
	w	1	*0,2*	—	—	230	*48,9*	231	*49,1*	6	*1,28*	4	*0,85*	—	—	—	—	—	—	6	*1,28*	16	*3,40*	247	*52,6*
	zus.	2	*0,2*	3	*0,3*	546	*56,9*	551	*57,4*	6	*0,63*	11	*1,15*	—	—	1	*0,10*	—	—	9	*0,94*	27	*2,81*	578	*60,2*
10–15	m	4	*0,7*	5	*0,9*	171	*30,0*	180	*31,6*	7	*1,23*	6	*1,05*	—	—	1	*0,18*	—	—	5	*0,88*	19	*3,33*	199	*34,9*
	w	5	*0,9*	—	—	118	*21,9*	123	*22,8*	3	*0,56*	7	*1,30*	3	*0,56*	1	*0,19*	—	—	6	*1,11*	20	*3,70*	143	*26,5*
	zus.	9	*0,8*	5	*0,5*	289	*26,0*	303	*27,3*	10	*0,90*	13	*1,17*	3	*0,27*	2	*0,18*	—	—	11	*0,99*	39	*3,51*	342	*30,8*
15–20	m	26	*3,7*	16	*2,3*	136	*19,2*	178	*25,1*	7	*0,99*	3	*0,42*	—	—	1	*0,14*	2	*0,28*	9	*1,27*	22	*3,10*	200	*28,2*
	w	18	*2,5*	10	*1,4*	148	*20,6*	176	*24,4*	4	*0,56*	8	*1,11*	—	—	1	*0,14*	1	*0,14*	11	*1,53*	25	*3,47*	201	*27,9*
	zus.	44	*3,1*	26	*1,8*	284	*19,9*	354	*24,8*	11	*0,77*	11	*0,77*	—	—	2	*0,14*	3	*0,21*	20	*1,40*	47	*3,29*	401	*28,0*
20–25	m	43	*6,9*	26	*4,2*	149	*24,0*	218	*35,2*	3	*0,48*	4	*0,65*	1	*0,16*	—	—	3	*0,48*	11	*1,77*	22	*3,53*	240	*38,7*
	w	29	*4,6*	6	*1,0*	150	*23,8*	185	*29,4*	5	*0,79*	5	*0,79*	2	*0,32*	—	—	4	*0,63*	9	*1,43*	25	*3,97*	210	*33,3*
	zus.	72	*5,8*	32	*2,6*	299	*23,9*	403	*32,2*	8	*0,64*	9	*0,72*	3	*0,24*	—	—	7	*0,56*	20	*1,60*	47	*3,76*	450	*36,0*
25–30	m	46	*8,7*	14	*2,6*	142	*26,8*	202	*38,1*	8	*1,51*	2	*0,38*	—	—	—	—	3	*0,57*	4	*0,75*	17	*3,21*	219	*41,3*
	w	29	*5,1*	13	*2,3*	145	*25,4*	187	*32,8*	5	*0,88*	4	*0,70*	5	*0,88*	1	*0,18*	5	*0,88*	13	*2,28*	33	*5,79*	220	*38,6*
	zus.	75	*6,8*	27	*2,5*	287	*26,1*	389	*35,4*	13	*1,18*	6	*0,55*	5	*0,45*	1	*0,09*	8	*0,73*	17	*1,55*	50	*4,55*	439	*39,9*
30–35	m	35	*7,0*	17	*3,4*	151	*30,2*	203	*40,6*	1	*0,20*	—	—	—	—	—	—	—	—	5	*1,00*	6	*1,20*	209	*41,8*
	w	19	*2,9*	8	*1,2*	134	*20,3*	161	*24,4*	6	*0,91*	5	*0,76*	3	*0,45*	—	—	9	*1,36*	14	*2,12*	37	*5,61*	198	*30,0*
	zus.	54	*4,7*	25	*2,2*	285	*24,6*	364	*31,4*	7	*0,60*	5	*0,43*	3	*0,26*	—	—	9	*0,78*	19	*1,64*	43	*3,71*	407	*35,1*
35–40	m	37	*8,0*	16	*3,5*	116	*25,2*	169	*36,7*	1	*0,22*	—	—	1	*0,22*	—	—	5	*1,09*	4	*0,87*	11	*2,39*	180	*39,1*
	w	18	*2,9*	12	*1,9*	106	*16,8*	136	*21,6*	1	*0,16*	3	*0,48*	1	*0,16*	—	—	1	*0,16*	8	*1,27*	14	*2,22*	150	*23,8*
	zus.	55	*5,1*	28	*2,6*	222	*20,7*	305	*28,5*	2	*0,19*	3	*0,28*	2	*0,19*	—	—	6	*0,56*	12	*1,12*	25	*2,34*	330	*30,8*

40—45	m	42	8,8	25	5,2	171	35,6	238	49,6	2	0,42	—	—	4	0,83	—	—	4	0,83	7	1,46	17	3,54	255	53,1
	w	27	4,3	17	2,7	81	12,9	125	19,8	—	—	2	0,32	1	0,16	—	—	2	0,32	3	0,48	8	1,27	133	21,1
	zus.	69	6,2	42	3,8	252	22,7	363	32,7	2	0,18	2	0,18	5	0,45	—	—	6	0,54	10	0,90	25	2,25	388	35,0
45—50	m	45	7,0	26	4,1	174	27,2	245	38,3	6	0,94	2	0,31	1	0,16	—	—	4	0,63	5	0,78	18	2,81	263	41,1
	w	14	1,8	5	0,6	99	12,4	118	14,8	1	0,13	4	0,50	2	0,25	—	—	3	0,38	3	0,38	13	1,63	131	16,4
	zus.	59	4,1	31	2,2	273	19,0	363	25,2	7	0,49	6	0,42	3	0,21	—	—	7	0,49	8	0,56	31	2,15	394	27,4
50—55	m	62	9,1	36	5,3	196	28,8	294	43,2	3	0,44	1	0,15	—	—	—	—	—	—	4	0,59	8	1,18	302	44,4
	w	16	2,1	8	1,0	74	9,5	98	12,6	6	0,77	—	—	1	0,13	—	—	3	0,38	2	0,26	12	1,54	110	14,1
	zus.	78	5,3	44	3,0	270	18,5	392	26,8	9	0,62	1	0,07	1	0,07	—	—	3	0,21	6	0,41	20	1,37	412	28,2
55—60	m	57	9,7	39	6,6	169	28,6	265	44,9	5	0,85	—	—	—	—	—	—	—	—	2	0,34	7	1,19	272	46,1
	w	15	2,1	4	0,6	68	9,4	87	12,1	6	0,83	—	—	3	0,42	—	—	1	0,14	4	0,56	14	1,94	101	14,0
	zus.	72	5,5	43	3,3	237	18,1	352	26,9	11	0,84	—	—	3	0,23	—	—	1	0,08	6	0,46	21	1,60	373	28,5
60—65	m	48	10,7	16	3,6	141	31,3	205	45,6	3	0,67	—	—	—	—	1	0,23	1	0,23	4	0,89	9	2,00	214	47,6
	w	12	1,8	5	0,8	53	8,0	70	10,7	2	0,30	1	0,15	4	0,61	—	—	—	—	5	0,76	12	1,81	82	12,4
	zus.	60	5,4	21	1,9	194	17,5	275	24,8	5	0,45	1	0,09	4	0,36	1	0,09	1	0,09	9	0,81	21	1,89	296	26,7
65—70	m	27	7,3	16	4,3	67	18,1	110	29,7	—	—	1	0,27	1	0,27	—	—	2	0,54	1	0,27	5	1,35	115	31,1
	w	12	2,3	6	1,2	39	7,5	57	11,0	—	—	1	0,19	1	0,19	—	—	1	0,19	2	0,38	5	0,96	62	11,9
	zus.	39	4,4	22	2,5	106	11,9	167	18,8	—	—	2	0,22	2	0,22	—	—	3	0,34	3	0,34	10	1,12	177	19,8
70—75	m	19	6,8	8	2,9	32	11,4	59	21,1	1	0,36	1	0,36	—	—	—	—	—	—	—	—	2	0,71	61	21,8
	w	14	3,8	3	0,8	17	4,6	34	9,2	3	0,81	2	0,54	2	0,54	—	—	—	—	1	0,27	8	2,16	42	11,4
	zus.	33	5,1	11	1,7	49	7,5	93	14,3	4	0,62	3	0,46	2	0,31	—	—	—	—	1	0,15	10	1,54	103	15,8
75—80	m	14	7,8	6	3,3	21	11,7	41	22,8	—	—	—	—	—	—	—	—	—	—	—	—	—	—	41	22,8
	w	6	2,4	1	0,4	10	4,0	17	6,8	—	—	1	0,40	—	—	—	—	—	—	—	—	1	0,40	18	7,2
	zus.	20	4,7	7	1,6	31	7,2	58	13,5	—	—	1	0,23	—	—	—	—	—	—	—	—	1	0,23	59	13,7
80—85	m	9	11,3	3	3,8	3	3,8	15	18,8	1	1,25	—	—	—	—	—	—	—	—	—	—	1	1,25	16	20,0
	w	2	1,7	—	—	—	—	2	1,7	1	0,83	—	—	—	—	—	—	—	—	—	—	1	0,83	3	2,5
	zus.	11	5,5	3	1,5	3	1,5	17	8,5	2	1,00	—	—	—	—	—	—	—	—	—	—	2	1,00	19	9,5
85 u. mehr	m	2	6,7	1	3,3	1	3,3	4	13,3	—	—	—	—	—	—	—	—	—	—	1	3,33	1	3,33	5	16,7
	w	2	4,0	—	—	—	—	2	4,0	—	—	—	—	1	2,00	—	—	—	—	1	2,00	2	4,00	4	8,0
	zus.	4	5,0	1	1,3	1	1,3	6	7,6	—	—	—	—	1	1,25	—	—	—	—	2	2,50	3	3,75	9	11,3
Insgesamt	m	524	6,4	274	3,4	2374	29,1	3172	38,9	50	0,61	27	0,33	8	0,10	5	0,06	24	0,30	65	0,80	179	2,19	3351	41,1
	w	240	2,5	99	1,0	1659	17,3	1998	20,9	51	0,53	49	0,51	29	0,30	3	0,03	30	0,31	88	0,92	250	2,61	2248	23,5
	zus.	764	4,3	373	2,1	4033	22,7	5170	29,2	101	0,57	76	0,43	37	0,21	8	0,05	54	0,30	153	0,86	429	2,42	5599	31,6

Tabelle V. *Bestätigte Neuerkrankungen an aktiver Tuberkulose in Niedersachsen im Jahre 1957 nach Alter und Geschlecht; absolute und relative Zahlen auf 10000 Einwohner*
(Entnommen und berechnet aus den Länderstatistiken)

Alter	Geschlecht	Tuberkulose der Atmungsorgane								Tuberkulose anderer Organe														Summe	
		Ia		Ib		Ic		Ia – Ic		Knochen u. Gelenke		Peripher. Lymphkn.		Haut		Meningitis		Urogenital		Sonstige		Id ges.			
		abs.	rel.	abs.	rel.	abs.	rel.	abs.	rel.	abs.	rel.	abs.	rel.	abs.	rel.	abs.	rel.	abs.	rel.	abs.	rel.	abs.	rel.	abs.	rel.
0–1	m	2	0,4	—	—	20	3,8	22	4,2	—	—	1	0,19	—	—	2	0,38	—	—	1	0,19	4	0,75	26	4,9
	w	1	0,2	1	0,2	34	6,8	36	7,2	—	—	—	—	—	—	3	0,60	—	—	2	0,40	5	1,00	41	8,2
	zus.	3	0,3	1	0,1	54	5,2	58	5,6	—	—	1	0,10	—	—	5	0,49	—	—	3	0,29	9	0,87	67	6,5
1–5	m	2	0,1	1	0,0	307	15,3	310	15,4	6	0,30	10	0,50	1	0,05	15	0,75	—	—	3	0,15	35	1,74	345	17,2
	w	2	0,1	1	0,0	266	14,1	269	14,2	2	0,11	18	0,95	—	—	10	0,53	1	0,05	4	0,21	35	1,85	304	16,1
	zus.	4	0,1	2	0,0	573	14,7	579	14,8	8	0,21	28	0,72	1	0,03	25	0,64	1	0,03	7	0,18	70	1,79	649	16,6
5–10	m	7	0,3	1	0,0	397	15,7	405	16,0	9	0,36	16	0,63	2	0,08	9	0,36	1	0,04	3	0,12	40	1,58	445	17,6
	w	3	0,1	2	0,1	331	14,0	336	14,2	5	0,21	25	1,05	4	0,17	5	0,21	1	0,04	2	0,08	42	1,77	378	15,9
	zus.	10	0,2	3	0,1	728	14,9	741	15,1	14	0,29	41	0,84	6	0,12	14	0,29	2	0,04	5	0,10	82	1,67	823	16,8
10–15	m	3	0,1	—	—	161	7,1	164	7,2	10	0,44	24	1,06	2	0,09	6	0,26	—	—	6	0,26	48	2,11	212	9,3
	w	8	0,4	4	0,2	179	8,2	191	8,8	10	0,46	23	1,06	4	0,18	6	0,28	2	0,09	5	0,23	50	2,30	241	11,1
	zus.	11	0,2	4	0,1	340	7,6	355	8,0	20	0,45	47	1,06	6	0,13	12	0,27	2	0,04	11	0,25	98	2,20	453	10,2
15–20	m	80	2,7	21	0,7	294	9,8	395	13,2	16	0,54	18	0,60	3	0,10	3	0,10	5	0,17	17	0,57	62	2,07	457	15,3
	w	52	1,8	28	1,0	273	9,4	353	12,1	10	0,34	22	0,76	5	0,17	8	0,27	6	0,21	14	0,48	65	2,23	418	14,4
	zus.	132	2,2	49	0,8	567	9,6	748	12,7	26	0,44	40	0,68	8	0,14	11	0,19	11	0,19	31	0,53	127	2,15	875	14,8
20–25	m	94	4,0	26	1,1	271	11,5	391	16,6	16	0,68	17	0,72	1	0,04	1	0,04	7	0,30	16	0,68	58	2,46	449	19,0
	w	70	3,0	32	1,4	300	13,0	402	17,4	14	0,61	35	1,52	3	0,13	4	0,17	14	0,61	35	0,15	105	4,55	507	21,9
	zus.	164	3,5	58	1,2	571	12,2	793	17,0	30	0,64	52	1,11	4	0,09	5	0,11	21	0,45	51	0,11	163	3,49	956	20,5
25–30	m	101	4,9	32	1,6	249	12,1	382	18,5	12	0,58	14	0,68	5	0,24	1	0,05	8	0,39	13	0,63	53	2,57	435	21,1
	w	71	3,3	26	1,2	233	11,0	330	15,6	18	0,85	23	1,08	5	0,24	3	0,14	17	0,80	41	1,93	107	5,05	437	20,6
	zus.	172	4,1	58	1,4	482	11,5	712	17,0	30	0,72	37	0,89	10	0,24	4	0,10	25	0,60	54	1,29	160	3,82	872	20,9
30–35	m	96	5,2	25	1,4	198	10,8	319	17,3	14	0,76	8	0,43	2	0,11	1	0,05	12	0,65	20	1,09	57	3,10	376	20,4
	w	71	3,0	21	0,9	212	8,9	304	12,8	14	0,59	18	0,76	5	0,21	2	0,08	19	0,80	32	1,34	90	3,78	394	16,6
	zus.	167	4,0	46	1,1	410	9,7	623	14,8	28	0,66	26	0,62	7	0,17	3	0,07	31	0,73	52	1,23	147	3,48	770	18,2

35—40	m	85 *5,5*	16 *1,0*	157 *10,1*	258 *16,6*	15 *0,97*	3 *0,19*	2 *0,13*	— —	11 *0,71*	12 *0,77*	43 *2,77*	301 *19,4*
	w	47 *2,2*	20 *0,9*	169 *7,8*	236 *10,8*	11 *0,50*	20 *0,92*	4 *0,18*	— —	7 *0,32*	29 *1,33*	71 *3,26*	307 *14,1*
	zus.	132 *3,5*	36 *1,0*	326 *8,7*	494 *13,2*	26 *0,70*	23 *0,62*	6 *0,16*	— —	18 *0,48*	41 *1,10*	114 *3,06*	608 *16,3*
40—45	m	94 *5,8*	27 *1,7*	159 *9,8*	280 *17,2*	8 *0,49*	1 *0,06*	4 *0,25*	— —	7 *0,43*	20 *1,23*	40 *2,45*	320 *19,6*
	w	37 *1,6*	12 *0,5*	134 *6,0*	183 *8,1*	9 *0,40*	6 *0,27*	8 *0,36*	— —	8 *0,36*	14 *0,62*	45 *2,00*	228 *10,2*
	zus.	131 *3,4*	39 *1,0*	293 *7,6*	463 *11,9*	17 *0,44*	7 *0,18*	12 *0,31*	— —	15 *0,39*	34 *0,88*	85 *2,19*	548 *14,1*
45—50	m	115 *5,4*	28 *1,3*	229 *10,7*	372 *17,4*	11 *0,51*	3 *0,14*	2 *0,09*	2 *0,09*	12 *0,56*	14 *0,65*	44 *2,06*	416 *19,4*
	w	47 *1,7*	15 *0,6*	150 *5,5*	212 *7,8*	12 *0,44*	8 *0,29*	6 *0,22*	— —	8 *0,29*	22 *0,81*	56 *2,06*	268 *9,9*
	zus.	162 *3,3*	43 *0,9*	379 *7,8*	584 *12,0*	23 *0,47*	11 *0,23*	8 *0,16*	2 *0,04*	20 *0,41*	36 *0,74*	100 *2,06*	684 *14,1*
50—55	m	166 *7,5*	40 *1,8*	266 *12,1*	472 *21,5*	10 *0,45*	2 *0,09*	4 *0,18*	1 *0,05*	10 *0,45*	16 *0,73*	43 *1,95*	515 *23,4*
	w	37 *1,5*	10 *0,4*	96 *3,9*	143 *5,8*	14 *0,56*	9 *0,36*	5 *0,20*	1 *0,04*	7 *0,28*	9 *0,36*	45 *1,81*	188 *7,6*
	zus.	203 *4,3*	50 *1,1*	362 *7,7*	615 *13,1*	24 *0,51*	11 *0,24*	9 *0,19*	2 *0,04*	17 *0,36*	25 *0,53*	88 *1,88*	703 *15,0*
55—60	m	149 *7,7*	49 *2,5*	239 *12,3*	437 *22,5*	8 *0,41*	2 *0,10*	3 *0,15*	— —	2 *0,10*	7 *0,36*	22 *1,13*	459 *23,7*
	w	34 *1,5*	7 *0,3*	86 *3,8*	127 *5,6*	8 *0,36*	12 *0,53*	4 *0,18*	— —	6 *0,27*	13 *0,58*	43 *1,91*	170 *7,6*
	zus.	183 *4,4*	56 *1,3*	325 *7,8*	564 *13,5*	16 *0,38*	14 *0,33*	7 *0,17*	— —	8 *0,19*	20 *0,48*	65 *1,55*	629 *15,0*
60—65	m	114 *8,1*	49 *3,5*	150 *10,7*	313 *22,4*	8 *0,57*	1 *0,07*	2 *0,14*	1 *0,07*	5 *0,36*	7 *0,50*	24 *1,71*	337 *24,1*
	w	24 *1,3*	6 *0,3*	87 *4,6*	117 *6,1*	11 *0,58*	14 *0,73*	7 *0,37*	— —	3 *0,16*	11 *0,58*	46 *2,41*	163 *8,5*
	zus.	138 *4,2*	55 *1,7*	237 *7,2*	430 *13,0*	19 *0,57*	15 *0,45*	9 *0,27*	1 *0,03*	8 *0,24*	18 *0,54*	70 *2,11*	500 *15,1*
65—70	m	86 *7,7*	18 *1,6*	89 *8,0*	193 *17,4*	2 *0,18*	2 *0,18*	1 *0,09*	— —	1 *0,09*	4 *0,36*	10 *0,90*	203 *18,3*
	w	54 *3,5*	12 *0,8*	76 *5,0*	142 *9,3*	8 *0,52*	5 *0,33*	4 *0,26*	— —	1 *0,07*	5 *0,33*	23 *1,50*	165 *10,8*
	zus.	140 *5,3*	30 *1,1*	165 *6,3*	335 *12,7*	10 *0,38*	7 *0,27*	5 *0,19*	— —	2 *0,08*	9 *0,34*	33 *1,25*	368 *13,9*
70—75	m	62 *7,4*	17 *2,0*	68 *8,1*	147 *17,5*	7 *0,83*	2 *0,24*	1 *0,12*	— —	1 *0,12*	1 *0,12*	12 *1,43*	159 *18,9*
	w	47 *4,1*	6 *0,5*	42 *3,7*	95 *8,3*	6 *0,53*	4 *0,35*	3 *0,26*	— —	1 *0,09*	1 *0,09*	15 *1,32*	110 *9,7*
	zus.	109 *5,5*	23 *1,2*	110 *5,6*	242 *12,2*	13 *0,66*	6 *0,30*	4 *0,20*	— —	2 *0,10*	2 *0,10*	27 *1,36*	269 *13,6*
75—80	m	40 *6,9*	20 *3,4*	41 *7,1*	101 *17,4*	1 *0,17*	1 *0,17*	1 *0,17*	— —	— —	2 *0,34*	5 *0,86*	106 *18,3*
	w	25 *3,3*	9 *1,2*	32 *4,3*	66 *8,8*	9 *1,20*	2 *0,27*	4 *0,53*	— —	— —	— —	15 *2,00*	81 *10,8*
	zus.	65 *4,9*	29 *2,2*	73 *5,5*	167 *12,6*	10 *0,75*	3 *0,23*	5 *0,38*	— —	— —	2 *0,15*	20 *1,50*	187 *14,1*
80 u. mehr	m	17 *3,9*	9 *2,0*	20 *4,5*	46 *10,5*	2 *0,45*	4 *0,91*	1 *0,23*	— —	1 *0,23*	— —	8 *1,82*	54 *12,3*
	w	16 *2,9*	5 *0,9*	8 *1,5*	29 *5,3*	4 *0,73*	2 *0,36*	1 *0,18*	— —	— —	2 *0,36*	9 *1,64*	38 *6,9*
	zus.	33 *3,3*	14 *1,4*	28 *2,8*	75 *7,6*	6 *0,61*	6 *0,61*	2 *0,20*	— —	1 *0,10*	2 *0,20*	17 *1,72*	92 *9,3*
Insgesamt	m	1313 *4,3*	379 *1,2*	3315 *10,9*	5007 *16,5*	155 *0,51*	129 *0,42*	37 *0,12*	42 *0,14*	83 *0,27*	162 *0,53*	608 *2,00*	5615 *18,5*
	w	646 *1,9*	217 *0,6*	2708 *7,9*	3571 *10,4*	165 *0,48*	246 *0,71*	72 *0,21*	42 *0,12*	101 *0,29*	241 *0,70*	867 *2,52*	4438 *12,9*
	zus.	1959 *3,0*	596 *0,9*	6023 *9,3*	8578 *13,2*	320 *0,49*	375 *0,58*	109 *0,17*	84 *0,13*	184 *0,28*	403 *0,62*	1475 *2,27*	10053 *15,5*

Tabelle VI. *Bestätigte Neuerkrankungen an aktiver Tuberkulose in Bremen im Jahre 1957 nach Alter und Geschlecht; absolute und relative Zahlen auf 10000 Einwohner*
(Entnommen und berechnet aus den Länderstatistiken)

Alter	Geschlecht	Tuberkulose der Atmungsorgane								Tuberkulose anderer Organe														Summe	
		Ia		Ib		Ic		Ia – Ic		Knochen u. Gelenke		Peripher. Lymphkn.		Haut		Meningitis		Urogenital		Sonstige		Id ges.			
		abs.	rel.	abs.	rel.	abs.	rel.	abs.	rel.	abs.	rel.	abs.	rel.	abs.	rel.	abs.	rel.	abs.	rel.	abs.	rel.	abs.	rel.	abs.	rel.
0–1	m	1	2,0	—	—	3	6,0	4	8,0	—	—	—	—	—	—	—	—	—	—	—	—	—	—	4	8,0
	w	—	—	—	—	3	7,5	3	7,5	—	—	—	—	—	—	—	—	—	—	—	—	—	—	3	7,5
	zus.	1	1,1	—	—	6	6,7	7	7,8	—	—	—	—	—	—	—	—	—	—	—	—	—	—	7	7,8
1–5	m	—	—	1	0,6	25	14,7	26	15,3	—	—	—	—	—	—	1	0,59	—	—	—	—	1	0,59	27	15,9
	w	1	0,6	—	—	29	18,1	30	18,8	—	—	1	0,63	—	—	1	0,63	1	0,63	—	—	3	1,88	33	20,6
	zus.	1	0,3	1	0,3	54	16,4	56	17,0	—	—	1	0,30	—	—	2	0,61	1	0,30	—	—	4	1,21	60	18,2
5–10	m	—	—	1	0,5	25	11,4	26	11,8	—	—	1	0,45	—	—	1	0,45	—	—	1	0,45	3	1,36	29	13,2
	w	—	—	1	0,5	24	12,0	25	12,5	2	1,00	—	—	—	—	—	—	—	—	1	0,50	3	1,50	28	14,0
	zus.	—	—	2	0,5	49	11,7	51	12,1	2	0,48	1	0,24	—	—	1	0,24	—	—	2	0,48	6	1,43	57	13,6
10–15	m	—	—	—	—	24	10,4	24	10,4	4	1,74	1	0,43	—	—	—	—	—	—	1	0,43	6	2,61	30	13,0
	w	—	—	—	—	13	5,9	13	5,9	3	1,36	1	0,45	—	—	—	—	—	—	1	0,45	5	2,27	18	8,2
	zus.	—	—	—	—	37	8,2	37	8,2	7	1,56	2	0,44	—	—	—	—	—	—	2	0,44	11	2,44	48	10,7
15–20	m	4	1,4	3	1,1	30	10,7	37	13,2	4	1,43	1	0,43	—	—	—	—	2	0,71	5	1,79	12	4,29	49	17,5
	w	4	1,4	4	1,4	28	10,0	36	12,9	5	1,79	3	1,07	—	—	—	—	—	—	2	0,71	10	3,57	46	16,4
	zus.	8	1,4	7	1,3	58	10,4	73	13,0	9	1,61	4	0,71	—	—	—	—	2	0,36	7	1,25	22	3,93	95	17,0
20–25	m	13	5,7	10	4,3	42	18,3	65	28,3	3	1,30	3	1,30	—	—	—	—	1	0,43	5	2,17	12	5,22	77	33,5
	w	5	2,2	6	2,6	36	15,6	47	20,4	5	2,17	5	2,17	1	0,43	—	—	2	0,87	3	1,30	16	6,95	63	27,4
	zus.	18	3,9	16	3,5	78	17,0	112	24,3	8	1,74	8	1,74	1	0,22	—	—	3	0,65	8	1,74	28	6,09	140	30,4
25–30	m	11	5,5	6	3,0	37	18,5	54	27,0	1	0,50	1	0,50	—	—	—	—	1	0,50	4	2,00	7	3,50	61	30,5
	w	7	3,3	4	1,9	29	13,8	40	19,0	2	0,95	3	1,43	1	0,48	—	—	1	0,48	5	2,38	12	5,71	52	24,8
	zus.	18	4.4	10	2,4	66	16,1	94	22,9	3	0,73	4	0,98	1	0,24	—	—	2	0,49	9	2,20	19	4,64	113	27,5
30–35	m	7	3,7	6	3,2	28	14,7	41	21,6	1	0,53	1	0,53	—	—	—	—	—	—	3	1,58	5	2,64	46	24,2
	w	3	1,3	4	1,7	23	9,6	30	12,5	1	0,42	5	2,09	—	—	—	—	3	1,25	7	2,92	16	6,67	46	19,2
	zus.	10	2,3	10	2,3	51	11,9	71	16,5	2	0,47	6	1,40	—	—	—	—	3	0,70	10	2,35	21	4,88	92	21,4
35–40	m	11	6,1	3	1,7	34	18,9	48	26,7	2	1,11	2	1,11	—	—	—	—	—	—	5	2,78	9	5,00	57	31,7
	w	6	2,5	1	0,4	23	9,6	30	12,5	1	0,42	—	—	1	0,42	—	—	2	0,83	6	2,50	10	4,17	40	16,7
	zus.	17	4,0	4	1,0	57	13,6	78	18,6	3	0,71	2	0,48	1	0,24	—	—	2	0,48	11	2,62	19	4,52	97	23,1

40—45	m	10 *5,3*	3 *1,6*	20 *10,5*	33 *17,4*	— —	— —	1 *0,53*	— —	— —	2 *1,05*	3 *1,58*	36 *18,9*
	w	3 *1,3*	— —	26 *10,8*	29 *12,1*	2 *0,83*	— —	1 *0,42*	— —	— —	7 *2,91*	10 *4,16*	39 *16,3*
	zus.	13 *3,0*	3 *0,7*	46 *10,7*	62 *14,4*	2 *0,47*	— —	2 *0,47*	— —	— —	9 *2,09*	13 *3,02*	75 *17,4*
45—50	m	14 *5,6*	6 *2,4*	17 *6,8*	37 *14,8*	— —	— —	1 *0,40*	— —	— —	— —	1 *0,40*	38 *15,2*
	w	4 *1,4*	4 *1,4*	7 *2,4*	15 *5,2*	2 *0,69*	1 *0,34*	1 *0,34*	— —	3 *1,05*	1 *0,34*	8 *2,76*	23 *7,9*
	zus.	18 *3,3*	10 *1,9*	24 *4,4*	52 *9,6*	2 *0,37*	1 *0,19*	2 *0,37*	— —	3 *0,56*	1 *0,19*	9 *1,67*	61 *11,3*
50—55	m	11 *4,6*	4 *1,7*	20 *8,3*	35 *14,6*	1 *0,42*	1 *0,42*	— —	— —	— —	5 *2,08*	7 *2,92*	42 *17,5*
	w	1 *0,4*	— —	9 *3,3*	10 *3,7*	2 *0,74*	1 *0,37*	1 *0,37*	— —	— —	2 *0,74*	6 *2,22*	16 *5,9*
	zus.	12 *2,4*	4 *0,8*	29 *5,7*	45 *8,8*	3 *0,59*	2 *0,39*	1 *0,20*	— —	— —	7 *1,37*	13 *2,54*	58 *11,4*
55—60	m	6 *3,0*	3 *1,5*	26 *13,0*	35 *17,5*	1 *0,50*	— —	1 *0,50*	— —	— —	1 *0,50*	3 *1,50*	38 *19,0*
	w	1 *0,4*	2 *0,9*	2 *0,9*	5 *2,2*	2 *0,87*	— —	2 *0,87*	— —	— —	4 *1,74*	8 *3,48*	13 *5,7*
	zus.	7 *1,6*	5 *1,2*	28 *6,5*	40 *9,3*	3 *0,70*	— —	3 *0,70*	— —	— —	5 *1,16*	11 *2,56*	51 *11,9*
60—65	m	8 *5,7*	6 *4,3*	16 *11,4*	30 *21,4*	— —	— —	— —	— —	— —	1 *0,71*	1 *0,71*	31 *22,1*
	w	3 *1,5*	1 *0,5*	3 *1,5*	7 *3,5*	— —	2 *1,00*	— —	— —	— —	2 *1,00*	4 *2,00*	11 *5,5*
	zus.	11 *3,2*	7 *2,0*	19 *5,6*	37 *10,9*	— —	2 *0,59*	— —	— —	— —	3 *0,88*	5 *1,47*	42 *12,4*
65—70	m	8 *6,7*	1 *0,8*	3 *2,5*	12 *10,0*	— —	— —	— —	— —	— —	— —	— —	12 *10,0*
	w	5 *2,9*	— —	4 *2,4*	9 *5,3*	— —	1 *0,59*	— —	— —	— —	— —	1 *0,59*	10 *5,9*
	zus.	13 *4,5*	1 *0,3*	7 *2,4*	21 *7,2*	— —	1 *0,34*	— —	— —	— —	— —	1 *0,34*	22 *7,6*
70—75	m	4 *4,0*	5 *5,0*	5 *5,0*	14 *14,0*	— —	— —	— —	— —	— —	— —	— —	14 *14,0*
	w	1 *0,8*	— —	2 *1,7*	3 *2,5*	— —	— —	1 *0,83*	— —	— —	— —	1 *0,83*	4 *3,3*
	zus.	5 *2,3*	5 *2,3*	7 *3,2*	17 *7,7*	— —	— —	1 *0,45*	— —	— —	— —	1 *0,45*	18 *8,2*
75—80	m	5 *8,3*	— —	4 *6,7*	9 *15,0*	— —	— —	— —	— —	— —	— —	— —	9 *15,0*
	w	— —	— —	4 *5,0*	4 *5,0*	1 *1,25*	— —	— —	— —	— —	1 *1,25*	2 *2,50*	6 *7,5*
	zus.	5 *3,6*	— —	8 *5,7*	13 *9,3*	1 *0,71*	— —	— —	— —	— —	1 *0,71*	2 *1,43*	15 *10,7*
80—85	m	— —	— —	3 *10,0*	3 *10,0*	— —	— —	— —	— —	— —	— —	— —	3 *10,0*
	w	2 *5,0*	1 *2,5*	2 *5,0*	5 *12,5*	— —	— —	— —	— —	— —	— —	— —	5 *12,5*
	zus.	2 *2,9*	1 *1,4*	5 *7,1*	8 *11,4*	— —	— —	— —	— —	— —	— —	— —	8 *11,4*
85 u. mehr	m	— —	— —	— —	— —	— —	— —	— —	— —	— —	— —	— —	— —
	w	— —	— —	1 *10,0*	1 *10,0*	— —	— —	— —	— —	— —	— —	— —	1 *10,0*
	zus.	— —	— —	1 *5,0*	1 *5,0*	— —	— —	— —	— —	— —	— —	— —	1 *5,0*
Insgesamt	m	113 *3,7*	58 *1,9*	362 *11,8*	533 *17,3*	17 *0,56*	11 *0,36*	3 *0,10*	2 *0,06*	4 *0,13*	33 *1,07*	70 *2,27*	603 *19,6*
	w	46 *1,3*	28 *0,8*	268 *7,7*	342 *9,9*	28 *0,81*	23 *0,67*	9 *0,26*	1 *0,03*	12 *0,35*	42 *1,21*	115 *3,31*	457 *13,2*
	zus.	159 *2,4*	86 *1,3*	630 *9,6*	875 *13,4*	45 *0,69*	34 *0,52*	12 *0,18*	3 *0,05*	16 *0,24*	75 *1,15*	185 *2,82*	1060 *16,2*

Tabelle VII. *Bestätigte Neuerkrankungen an aktiver Tuberkulose in Nordrhein-Westfalen im Jahre 1957 nach Alter und Geschlecht; absolute und relative Zahlen auf 10000 Einwohner*
(Entnommen und berechnet aus den Länderstatistiken)

Alter	Geschlecht	Tuberkulose der Atmungsorgane								Tuberkulose anderer Organe														Summe	
		Ia		Ib		Ic		Ia – Ic		Knochen u. Gelenke		Peripher. Lymphkn.		Haut		Meningitis		Urogenital		Sonstige		Id ges.			
		abs.	rel.	abs.	rel.	abs.	rel.	abs.	rel.	abs.	rel.	abs.	rel.	abs.	rel.	abs.	rel.	abs.	rel.	abs.	rel.	abs.	rel.	abs.	rel.
0—1	m	5	0,4	3	0,2	69	5,5	77	6,2	1	0,08	4	0,32	—	—	11	0,88	—	—	3	0,24	19	1,52	96	7,68
	w	2	0,2	3	0,2	63	5,3	68	5,8	—	—	1	0,08	—	—	4	0,34	—	—	5	0,42	10	0,85	78	6,61
	zus.	7	0,3	6	0,2	132	5,4	145	6,0	1	0,04	5	0,21	—	—	15	0,62	—	—	8	0,33	29	1,19	174	7,16
1—5	m	15	0,3	4	0,1	785	17,0	804	17,4	20	0,43	21	0,48	2	0,04	33	0,71	1	0,02	8	0,17	85	1,84	889	19,20
	w	9	0,2	6	0,1	686	15,6	701	15,9	13	0,30	21	0,48	2	0,05	28	0,64	—	—	9	0,20	73	1,66	774	17,59
	zus.	24	0,3	10	0,1	1471	16,3	1505	16,7	33	0,37	42	0,48	4	0,04	61	0,68	1	0,01	17	0,19	158	1,75	1663	18,42
5—10	m	13	0,2	3	0,1	988	18,4	1004	18,7	32	0,59	59	1,10	1	0,02	22	0,41	—	—	11	0,21	125	2,32	1129	20,99
	w	9	0,2	5	0,1	801	15,6	815	15,9	13	0,25	52	1,02	12	0,23	14	0,27	2	0,04	12	0,23	105	2,05	920	17,97
	zus.	22	0,2	8	0,1	1789	17,0	1819	17,3	45	0,43	111	1,06	13	0,12	36	0,34	2	0,02	23	0,22	230	2,19	2049	19,51
10—15	m	11	0,2	9	0,2	433	9,0	453	9,4	26	0,54	33	0,69	1	0,02	9	0,19	—	—	6	0,13	75	1,56	528	11,0
	w	35	0,8	14	0,3	358	7,7	407	8,8	25	0,54	28	0,60	7	0,15	10	0,22	2	0,04	15	0,32	87	1,88	494	10,67
	zus.	46	0,5	23	0,2	791	8,4	860	9,1	51	0,54	61	0,65	8	0,08	19	0,20	2	0,02	21	0,22	162	1,71	1022	10,84
15—20	m	165	2,4	36	0,5	548	8,1	749	11,0	46	0,68	39	0,57	9	0,13	6	0,09	14	0,21	25	0,37	139	2,04	888	13,06
	w	148	2,3	46	0,7	576	9,0	770	12,0	28	0,44	54	0,85	14	0,22	4	0,06	21	0,33	31	0,49	152	2,38	922	14,43
	zus.	313	2,4	82	0,6	1124	8,5	1519	11,5	74	0,56	93	0,71	23	0,18	10	0,08	35	0,27	56	0,43	291	2,21	1810	13,72
20—25	m	332	5,5	56	0,9	559	9,3	947	15,7	40	0,66	29	0,48	2	0,03	2	0,03	35	0,58	21	0,35	129	2,14	1076	17,81
	w	255	4,5	53	0,9	655	11,5	963	16,9	24	0,42	38	0,67	13	0,23	8	0,14	46	0,81	64	1,12	193	3,39	1156	20,28
	zus.	587	5,0	109	0,9	1214	10,3	1910	16,2	64	0,55	67	0,57	15	0,13	10	0,09	81	0,69	85	0,72	322	2,74	2232	19,01
25—30	m	327	5,7	57	1,0	535	9,3	919	15,9	29	0,50	19	0,33	5	0,09	9	0,16	51	0,88	31	0,54	144	2,50	1063	18,42
	w	245	4,6	42	0,8	556	10,4	843	15,7	36	0,67	41	0,76	13	0,24	4	0,07	65	1,21	58	1,08	217	4,04	1060	19,74
	zus.	572	5,1	99	0,9	1091	9,8	1762	15,8	65	0,58	60	0,54	18	0,14	13	0,11	116	1,04	89	0,80	361	3,24	2123	19,06
30—35	m	332	6,9	57	1,2	461	9,5	850	17,6	32	0,66	13	0,27	4	0,08	4	0,08	57	1,18	24	0,50	134	2,77	984	20,33
	w	210	3,6	36	0,6	517	8,8	763	13,0	45	0,77	40	0,68	9	0,15	2	0,03	77	1,31	44	0,75	217	3,69	980	16,67
	zus.	542	5,1	93	0,9	978	9,1	1613	15,0	77	0,72	53	0,49	13	0,12	6	0,05	134	1,25	68	0,63	351	3,27	1964	18,32

35—40	m	270 *6,8*	54 *1,4*	374 *9,4*	698 *17,6*	18 *0,45*	6 *0,15*	3 *0,08*	1 *0,03*	37 *0,93*	20 *0,50*	85 *2,14*	783 *19,72*
	w	156 *3,0*	33 *0,6*	353 *6,7*	542 *10,3*	23 *0,44*	25 *0,47*	5 *0,09*	2 *0,04*	53 *1,01*	29 *0,55*	137 *2,60*	679 *12,88*
	zus.	426 *4,6*	87 *0,9*	727 *7,9*	1240 *13,4*	41 *0,45*	31 *0,34*	8 *0,09*	3 *0,03*	90 *0,97*	49 *0,52*	222 *2,40*	1462 *15,82*
40—45	m	275 *6,9*	42 *1,1*	438 *11,1*	755 *19,1*	22 *0,56*	7 *0,18*	5 *0,13*	— —	24 *0,61*	16 *0,40*	74 *1,87*	829 *20,93*
	w	130 *2,5*	25 *0,5*	278 *5,3*	433 *8,3*	20 *0,38*	19 *0,36*	12 *0,23*	5 *0,10*	31 *0,60*	25 *0,48*	112 *2,14*	545 *10,48*
	zus.	405 *4,4*	67 *0,7*	716 *7,8*	1188 *12,9*	42 *0,46*	26 *0,28*	17 *0,19*	5 *0,05*	55 *0,60*	41 *0,45*	186 *2,03*	1374 *14,98*
45—50	m	399 *7,9*	74 *1,5*	510 *10,1*	983 *19,4*	24 *0,47*	4 *0,08*	11 *0,22*	2 *0,04*	25 *0,49*	22 *0,43*	88 *1,74*	1071 *21,17*
	w	118 *1,9*	33 *0,5*	251 *3,9*	402 *6,3*	19 *0,30*	14 *0,22*	14 *0,22*	2 *0,03*	30 *0,47*	23 *0,36*	102 *1,60*	504 *7,92*
	zus.	517 *4,5*	107 *0,9*	761 *6,7*	1385 *12,1*	43 *0,38*	18 *0,16*	25 *0,22*	4 *0,04*	55 *0,48*	45 *0,39*	190 *1,66*	1575 *13,79*
50—55	m	494 *9,3*	79 *1,5*	658 *12,4*	1231 *23,1*	30 *0,56*	4 *0,08*	13 *0,24*	— —	24 *0,45*	28 *0,53*	99 *1,87*	1330 *25,0*
	w	86 *1,4*	23 *0,4*	212 *3,5*	321 *5,3*	21 *0,35*	10 *0,17*	13 *0,22*	1 *0,02*	20 *0,33*	21 *0,35*	86 *1,43*	407 *6,8*
	zus.	580 *5,1*	102 *0,9*	870 *7,7*	1552 *13,7*	51 *0,45*	14 *0,12*	26 *0,23*	1 *0,01*	44 *0,39*	49 *0,43*	185 *1,63*	1737 *15,3*
55—60	m	514 *11,4*	81 *1,8*	607 *13,4*	1202 *26,6*	19 *0,42*	4 *0,09*	13 *0,29*	1 *0,02*	22 *0,49*	18 *0,40*	77 *1,70*	1279 *28,3*
	w	85 *1,7*	18 *0,4*	177 *3,4*	280 *5,4*	19 *0,37*	15 *0,29*	14 *0,27*	1 *0,02*	16 *0,31*	13 *0,25*	78 *1,52*	358 *7,0*
	zus.	599 *6,2*	99 *1,0*	784 *8,1*	1482 *15,3*	38 *0,39*	19 *0,20*	27 *0,28*	2 *0,02*	38 *0,39*	31 *0,32*	155 *1,60*	1637 *16,9*
60—65	m	337 *11,0*	51 *1,7*	351 *11,5*	739 *24,2*	23 *0,75*	2 *0,07*	3 *0,10*	1 *0,03*	14 *0,46*	6 *0,20*	49 *1,61*	788 *25,8*
	w	74 *1,8*	25 *0,6*	125 *3,0*	224 *5,3*	19 *0,45*	12 *0,29*	20 *0,48*	1 *0,02*	7 *0,17*	12 *0,29*	71 *1,69*	295 *7,0*
	zus.	411 *5,7*	76 *1,0*	476 *6,6*	963 *13,3*	42 *0,58*	14 *0,19*	23 *0,32*	2 *0,03*	21 *0,29*	18 *0,25*	120 *1,65*	1083 *14,9*
65—70	m	211 *9,1*	43 *1,9*	195 *8,4*	449 *19,4*	9 *0,39*	8 *0,35*	8 *0,35*	— —	5 *0,22*	8 *0,35*	38 *1,65*	487 *21,1*
	w	84 *2,5*	25 *0,8*	79 *2,4*	188 *5,7*	5 *0,15*	4 *0,12*	12 *0,36*	1 *0,03*	4 *0,12*	8 *0,24*	34 *1,03*	222 *6,7*
	zus.	295 *5,2*	68 *1,2*	274 *4,8*	637 *11,3*	14 *0,25*	12 *0,21*	20 *0,35*	1 *0,02*	9 *0,16*	16 *0,28*	72 *1,27*	709 *12,5*
70—75	m	125 *7,0*	26 *1,5*	120 *6,7*	271 *15,1*	6 *0,34*	1 *0,06*	6 *0,34*	— —	1 *0,06*	3 *0,17*	17 *0,95*	288 *16,1*
	w	80 *3,4*	9 *0,4*	68 *2,9*	157 *6,7*	11 *0,47*	6 *0,25*	7 *0,30*	— —	— —	3 *0,13*	27 *1,14*	184 *7,8*
	zus.	205 *4,9*	35 *0,8*	188 *4,5*	428 *10,3*	17 *0,41*	7 *0,17*	13 *0,31*	— —	1 *0,02*	6 *0,15*	44 *1,06*	472 *11,4*
75—80	m	73 *6,4*	15 *1,3*	50 *4,4*	138 *12,1*	13 *1,14*	1 *0,09*	5 *0,44*	1 *0,09*	5 *0,44*	1 *0,09*	26 *2,28*	164 *14,4*
	w	46 *3,1*	4 *0,3*	32 *2,1*	82 *5,5*	6 *0,40*	6 *0,40*	3 *0,20*	— —	— —	3 *0,20*	18 *1,20*	100 *6,7*
	zus.	119 *4,5*	19 *0,7*	82 *3,1*	220 *8,2*	19 *0,71*	7 *0,26*	8 *0,30*	1 *0,04*	5 *0,19*	4 *0,15*	44 *1,65*	264 *9,9*
80 u. mehr	m	26 *3,5*	1 *0,1*	20 *2,7*	47 *6,3*	3 *0,40*	3 *0,40*	— —	— —	— —	— —	6 *0,80*	53 *7,1*
	w	20 *2,0*	3 *0,3*	7 *0,7*	30 *3,1*	3 *0,31*	3 *0,31*	1 *0,10*	— —	— —	3 *0,31*	10 *1,02*	40 *4,1*
	zus.	46 *2,7*	4 *0,2*	27 *1,6*	77 *4,5*	6 *0,35*	6 *0,35*	1 *0,06*	— —	— —	3 *0,17*	16 *0,92*	93 *5,4*
Insgesamt	m	3924 *5,5*	691 *1,0*	7701 *10,8*	12316 *17,2*	393 *0,55*	257 *0,36*	91 *0,13*	1C2 *0,14*	315 *0,44*	251 *0,36*	1409 *1,97*	13725 *19,2*
	w	1792 *2,3*	403 *0,5*	5794 *7,3*	7989 *10,1*	330 *0,42*	389 *0,49*	171 *0,22*	87 *0,11*	374 *0,47*	378 *0,48*	1729 *2,19*	9718 *12,3*
	zus.	5716 *3,7*	1094 *0,7*	13495 *9,0*	20305 *13,5*	723 *0,48*	646 *0,34*	262 *0,17*	189 *0,13*	689 *0,46*	629 *0,42*	3138 *2,09*	23443 *15,6*

Tabelle VIII. *Bestätigte Neuerkrankungen an aktiver Tuberkulose in Hessen im Jahre 1957 nach Alter und Geschlecht; absolute und relative Zahlen auf 10000 Einwohner*
(Entnommen und berechnet aus den Länderstatistiken)

Alter	Geschlecht	Tuberkulose der Atmungsorgane								Tuberkulose anderer Organe														Summe	
		Ia		Ib		Ib		Ia – Ic		Knochen u. Gelenke		Peripher. Lymphkn.		Haut		Meningitis		Urogenital		Sonstige		Id ges.			
		abs.	rel.	abs.	rel.	abs.	rel.	abs.	rel.	abs.	rel.	abs.	rel.	abs.	rel.	abs.	rel.	abs.	rel.	abs.	rel.	abs.	rel.	abs.	rel.
0—15	m	19	*0,4*	1	*0,0*	371	*7,7*	391	*8,1*	17	*0,36*	34	*0,71*	2	*0,00*	16	*0,33*	——→		15	*0,31*	84	*1,74*	475	*9,9*
	w	12	*0,3*	4	*0,0*	320	*7,0*	336	*7,3*	15	*0,33*	42	*0,92*	1	*0,00*	14	*0,31*	——→		21	*0,46*	93	*2,03*	429	*9,4*
	zus.	31	*0,3*	5	*0,0*	691	*7,4*	727	*7,7*	32	*0,34*	76	*0,81*	3	*0,00*	30	*0,32*	——→		36	*0,38*	177	*1,88*	904	*9,6*
15 u. mehr	m	808	*4,9*	253	*1,5*	1161	*7,0*	2222	*13,4*	92	*0,56*	72	*0,44*	35	*0,21*	11	*0,07*	——→		209	*1,26*	419	*2,53*	2641	*16,0*
	w	418	*2,1*	155	*0,8*	879	*4,4*	1452	*7,3*	87	*0,44*	123	*0,62*	44	*0,22*	9	*0,05*	——→		226	*1,14*	489	*2,47*	1941	*9,8*
	zus.	1226	*3,4*	408	*1,1*	2040	*5,6*	3674	*10,1*	179	*0,49*	195	*0,54*	79	*0,22*	20	*0,06*	——→		435	*1,20*	908	*2,50*	4582	*12,6*
Insgesamt	m	827	*3,9*	254	*1,2*	1532	*7,2*	2613	*12,2*	109	*0,51*	106	*0,50*	37	*0,17*	27	*0,13*	——→		224	*1,05*	503	*2,35*	3116	*14,6*
	w	430	*1,8*	159	*0,7*	1199	*4,9*	1788	*7,3*	102	*0,42*	165	*0,68*	45	*0,18*	23	*0,09*	——→		247	*1,02*	582	*2,39*	2370	*9,7*
	zus.	1257	*2,7*	413	*0,9*	2731	*6,0*	4401	*9,6*	211	*0,46*	271	*0,59*	82	*0,18*	50	*0,11*	——→		471	*1,04*	1085	*2,37*	5486	*12,0*

Tabelle IX. *Bestätigte Neuerkrankungen an aktiver Tuberkulose in Rheinland-Pfalz im Jahre 1957 nach Alter und Geschlecht; absolute und relative Zahlen auf 10000 Einwohner*

(Entnommen und berechnet aus den Länderstatistiken)

Alter	Geschlecht	Tuberkulose der Atmungsorgane								Tuberkulose anderer Organe														Summe	
		Ia		Ib		Ic		Ia – Ic		Knochen u. Gelenke		Peripher. Lymphkn.		Haut		Meningitis		Urogenital		Sonstige		Id ges.			
		abs.	rel.	abs.	rel.	abs.	rel.	abs.	rel.	abs.	rel.	abs.	rel.	abs.	rel.	abs.	rel.	abs.	rel.	abs.	rel.	abs.	rel.	abs.	rel.
0–15	zus.	9	*0,1*	10	*0,1*	861	*11,4*	880	*11,7*	46	*0,61*	132	*1,75*	——→		79	*1,05*	←——				257	*3,41*	1137	*15,1*
15 u. mehr	m	753	*6,5*	240	*2,1*	939	*8,1*	1932	*16,6*	85	*0,73*	69	*0,59*	——→		192	*1,65*	←——				346	*2,98*	2278	*19,6*
	w	287	*2,1*	107	*0,8*	626	*4,6*	1020	*7,4*	81	*0,59*	118	*0,84*	——→		213	*1,55*	←——				412	*2,99*	1432	*10,4*
	ges.	1049	*3,2*	357	*1,1*	2426	*7,4*	3832	*11,7*	212	*0,64*	319	*0,97*	——→		484	*1,47*	←——				1015	*3,08*	4847	*4,7*

Kinder 0 — unter 15 Jahre, Erwachsene 15 Jahre und älter

Tabelle X. *Bestätigte Neuerkrankungen an aktiver Tuberkulose im Saarland im Jahre 1957 nach Alter und Geschlecht; absolute und relative Zahlen auf 10000 Einwohner*
(Entnommen und berechnet aus den Länderstatistiken)

Alter	Geschlecht	Tuberkulose der Atmungsorgane								Tuberkulose anderer Organe														Summe	
		Ia		Ib		Ic		Ia – Ic		Knochen u. Gelenke		Peripher. Lymphkn.		Haut		Meningitis		Urogenital		Sonstige		Id ges.			
		abs.	rel.	abs.	rel.	abs.	rel.	abs.	rel.	abs.	rel.	abs.	rel.	abs.	rel.	abs.	rel.	abs.	rel.	abs.	rel.	abs.	rel.	abs.	rel.
0–1	m	1	*1,1*	1	*1,1*	5	*5,6*	7	*7,8*	—	—	—	—	—	—	—	—	—	—	—	—	—	—	7	*7,8*
	w	1	*1,1*	—	—	5	*5,6*	6	*6,7*	—	—	—	—	—	—	2	*2,22*	—	—	—	—	2	*2,22*	8	*8,9*
	zus.	2	*1,1*	1	*0,6*	10	*5,6*	13	*7,2*	—	—	—	—	—	—	2	*1,11*	—	—	—	—	2	*1,11*	15	*8,3*
1–5	m	2	*0,6*	—	—	73	*20,3*	75	*20,8*	2	*0,56*	4	*1,11*	—	—	2	*0,56*	—	—	—	—	8	*2,22*	83	*23,1*
	w	—	—	—	—	60	*17,6*	60	*17,6*	—	—	4	*1,18*	—	—	1	*0,29*	—	—	—	—	5	*1,47*	65	*19,1*
	zus.	2	*0,3*	—	—	133	*19,6*	135	*19,3*	2	*0,29*	8	*1,14*	—	—	3	*0,43*	—	—	—	—	13	*1,86*	148	*21,1*
5–10	m	1	*0,2*	—	—	92	*21,9*	93	*22,1*	—	—	10	*2,38*	—	—	1	*0,24*	—	—	2	*0,49*	13	*3,09*	106	*25,2*
	w	1	*0,3*	1	*0,3*	82	*20,5*	84	*21,0*	1	*0,25*	6	*1,50*	—	—	3	*0,75*	—	—	1	*0,25*	11	*2,75*	95	*23,8*
	zus.	2	*0,2*	1	*0,1*	174	*21,2*	177	*21,6*	1	*0,12*	16	*1,95*	—	—	4	*0,49*	—	—	3	*0,37*	24	*2,93*	201	*24,5*
10–15	m	—	—	1	*0,3*	33	*10,6*	34	*11,0*	—	—	3	*0,97*	1	*0,32*	1	*0,32*	—	—	1	*0,32*	6	*1,94*	40	*12,9*
	w	3	*1,0*	—	—	46	*15,3*	49	*16,3*	2	*0,67*	4	*1,33*	—	—	1	*0,33*	—	—	1	*0,33*	8	*2,67*	57	*19,0*
	zus.	3	*0,5*	1	*0,2*	79	*13,0*	83	*13,6*	2	*0,33*	7	*1,15*	1	*0,16*	2	*0,33*	—	—	2	*0,33*	14	*2,30*	97	*15,9*
15–20	m	7	*1,6*	3	*0,7*	52	*11,6*	62	*13,8*	3	*0,67*	7	*1,56*	—	—	—	—	1	*0,22*	1	*0,22*	12	*2,67*	74	*16,4*
	w	8	*1,9*	1	*0,2*	61	*14,2*	70	*16,3*	1	*0,23*	5	*1,16*	—	—	—	—	—	—	1	*0,23*	7	*1,63*	77	*17,9*
	zus.	15	*1,7*	4	*0,5*	113	*12,8*	132	*15,0*	4	*0,45*	12	*1,36*	—	—	—	—	1	*0,11*	2	*0,23*	19	*2,16*	151	*17,2*
20–25	m	11	*2,7*	6	*1,5*	49	*12,0*	66	*16,1*	1	*0,24*	2	*0,49*	1	*0,24*	—	—	—	—	1	*0,24*	5	*1,22*	71	*17,3*
	w	12	*3,1*	3	*0,8*	56	*14,4*	71	*18,2*	2	*0,51*	2	*0,51*	—	—	3	*0,77*	2	*0,51*	4	*1,03*	13	*3,33*	84	*21,5*
	zus.	23	*2,9*	9	*1,1*	105	*13,1*	137	*17,1*	3	*0,38*	4	*0,50*	1	*0,13*	3	*0,38*	2	*0,25*	5	*0,63*	18	*2,25*	155	*19,4*
25–30	m	21	*5,4*	3	*0,8*	38	*9,7*	62	*15,9*	4	*1,03*	4	*1,03*	—	—	—	—	2	*0,52*	—	—	10	*2,56*	72	*18,5*
	w	14	*3,8*	4	*1,1*	30	*8,1*	48	*13,0*	1	*0,27*	4	*1,08*	—	—	—	—	4	*1,08*	5	*1,35*	14	*3,78*	62	*16,8*
	zus.	35	*4,6*	7	*0,9*	68	*8,9*	110	*14,5*	5	*0,66*	8	*1,05*	—	—	—	—	6	*0,79*	5	*0,66*	24	*3,16*	134	*17,6*
30–35	m	25	*7,4*	5	*1,5*	43	*12,6*	73	*21,5*	1	*0,29*	6	*1,76*	—	—	—	—	3	*0,88*	2	*0,59*	12	*3,53*	85	*25,0*
	w	17	*4,1*	2	*0,5*	37	*9,0*	56	*13,7*	—	—	4	*0,98*	—	—	—	—	8	*1,95*	3	*0,73*	15	*3,66*	71	*17,3*
	zus.	42	*5,6*	7	*0,9*	80	*10,7*	129	*17,2*	1	*0,13*	10	*1,33*	—	—	—	—	11	*1,47*	5	*0,67*	27	*3,60*	156	*20,8*

35—40	m	16 5,9	4 1,5	33 12,2	53 19,6	1 0,38	1 0,38	1 0,38	— —	1 0,38	1 0,38	5 1,85	58 21,5
	w	14 4,0	5 1,4	26 7,4	45 12,9	1 0,29	3 0,86	— —	1 0,29	3 0,86	5 1,43	13 3,71	58 16,6
	zus.	30 4,8	9 1,5	59 9,5	98 15,8	2 0,32	4 0,65	1 0,16	1 0,16	4 0,65	6 0,97	18 2,90	116 18,7
40—45	m	15 5,8	3 1,2	28 10,8	46 17,7	2 0,77	3 1,15	1 0,38	— —	4 1,54	3 1,15	13 5,00	59 22,7
	w	8 2,4	6 1,8	12 3,5	26 7,7	— —	2 0,59	1 0,29	— —	— —	2 0,59	5 1,47	31 9,1
	zus.	23 3,8	9 1,5	40 6,7	72 12,0	2 0,33	5 0,83	2 0,33	— —	4 0,67	5 0,83	18 3,00	90 15,0
45—50	m	35 10,3	15 4,4	43 12,6	93 27,4	— —	1 0,29	— —	— —	— —	4 1,18	5 1,47	98 28,8
	w	5 1,2	1 0,2	14 3,3	20 4,8	2 0,48	1 0,24	— —	— —	— —	2 0,48	5 1,19	25 6,0
	zus.	40 5,3	16 2,2	57 7,5	113 14,9	2 0,26	2 0,26	— —	— —	— —	6 0,79	10 1,32	123 16,2
50—55	m	35 9,7	10 2,8	43 11,9	88 24,4	1 0,28	— —	— —	— —	3 0,83	— —	4 1,11	92 25,6
	w	9 2,3	4 1,0	13 3,3	26 6,7	5 1,28	1 0,26	— —	— —	4 1,03	1 0,26	11 2,82	37 9,5
	zus.	44 5,9	14 1,9	56 7,5	114 15,2	6 0,80	1 0,14	— —	— —	7 0,93	1 0,14	15 2,00	129 17,2
55—60	m	36 12,0	15 5,0	39 13,0	90 30,0	3 1,00	1 0,33	— —	1 0,33	4 1,33	— —	9 3,00	99 33,0
	w	8 2,4	— —	10 3,0	18 5,5	— —	— —	— —	— —	— —	— —	— —	18 5,5
	zus.	44 7,0	15 2,4	49 7,8	108 17,1	3 0,48	1 0,16	— —	1 0,16	4 0,63	— —	9 1,43	117 18,6
60—65	m	20 10,5	4 2,1	23 12,1	47 24,7	1 0,53	2 1,05	— —	— —	2 1,05	— —	5 2,63	52 27,4
	w	3 1,2	2 0,8	9 3,5	14 5,4	1 0.38	3 1,15	— —	— —	— —	1 0,38	5 1,92	19 7,3
	zus.	23 5,1	6 1,3	32 7,1	61 13,6	2 0,44	5 1,11	— —	— —	2 0,44	1 0,22	10 2,22	71 15,8
65—70	m	17 12,1	1 0,7	5 3,6	23 16,5	— —	— —	— —	— —	1 0,71	— —	1 0,71	24 17,1
	w	6 3,2	1 0,5	7 3,7	14 7,4	— —	— —	1 0,53	— —	— —	1 0,53	2 1,05	16 8,5
	zus.	23 7,0	2 0,6	12 3,6	37 11,2	— —	— —	1 0,30	— —	1 0,30	1 0,30	3 0,91	40 12,1
70—75	m	6 5,5	2 1,8	4 3,6	12 10,9	— —	— —	1 0,91	— —	1 0,91	— —	2 1,82	14 12,7
	w	2 1,4	2 1,4	1 0,7	5 3,6	— —	1 0,71	— —	— —	— —	— —	1 0,71	6 4,3
	zus.	8 3,2	4 1,6	5 2,0	17 6,8	— —	1 0,40	1 0,40	— —	1 0,40	— —	3 1,20	20 8,0
75—80	m	5 7,1	1 1,4	1 1,4	7 10,0	— —	— —	— —	— —	— —	— —	— —	7 10,0
	w	— —	1 1,3	1 1,3	2 2,5	1 1,25	— —	— —	— —	— —	— —	1 1,25	3 3,8
	zus.	5 3,3	2 1,3	2 1,3	9 6,0	1 0,67	— —	— —	— —	— —	— —	1 0,67	10 6,7
80 u. mehr	m	3 7,5	— —	2 5,0	5 12,5	— —	— —	— —	— —	— —	— —	— —	5 12,5
	w	2 4,0	— —	— —	2 4,0	— —	— —	— —	— —	— —	— —	— —	2 4,0
	zus.	5 5,6	— —	2 2,3	7 7,8	— —	— —	— —	— —	— —	— —	— —	7 7,8
Insgesamt	m	256 5,3	74 1,5	606 12,5	936 19,3	19 0,39	44 0,91	5 0,10	5 0,10	22 0,45	15 0,31	110 2,27	1046 21,6
	w	113 2,2	33 0,6	470 8,9	616 11,7	17 0,32	40 0,76	2 0,04	11 0,21	21 0,40	27 0,51	118 2,24	734 13,9
	zus.	369 3,6	107 1,1	1076 10,6	1552 15,3	36 0,36	84 0,83	7 0,07	16 0,16	43 0,42	42 0,42	228 2,25	1780 17,6

Tabelle XI. *Bestätigte Neuerkrankungen an aktiver Tuberkulose in Baden-Württemberg im Jahre 1957 nach Alter und Geschlecht; absolute und relative Zahlen auf 10000 Einwohner*
(Entnommen und berechnet aus den Länderstatistiken)

Alter	Geschlecht	Tuberkulose der Atmungsorgane								Tuberkulose anderer Organe														Summe	
		Ia		Ib		Ic		Ia – Ic		Knochen u. Gelenke		Peripher. Lymphkn.		Haut		Meningitis		Urogenital		Sonstige		Id ges.			
		abs.	rel.	abs.	rel.	abs.	rel.	abs.	rel.	abs.	rel.	abs.	rel.	abs.	rel.	abs.	rel.	abs.	rel.	abs.	rel.	abs.	rel.	abs.	rel.
0—15	m	8	*0,1*	5	*0,1*	1073	*13,4*	1086	*13,7*	30	*0,38*	64	*0,80*	6	*0,08*	17	*0,21*	→		18	*0,23*	135	*1,69*	1221	*15,3*
	w	11	*0,1*	5	*0,1*	901	*12,1*	917	*12,3*	17	*0,23*	61	*0,82*	1	*0,01*	20	*0,27*	→		18	*0,24*	117	*1,57*	1034	*13,9*
	zus.	19	*0,1*	10	*0,1*	1974	*12,8*	2003	*13,0*	47	*0,30*	125	*0,81*	7	*0,05*	37	*0,24*	→		36	*0,23*	252	*1,63*	2255	*14,6*
15 u. mehr	m	1281	*4,9*	263	*1,0*	2946	*11,4*	4490	*17,3*	168	*0,65*	103	*0,40*	29	*0,11*	25	*0,10*	→		340	*1,31*	665	*2,56*	5155	*19,9*
	w	526	*1,7*	166	*0,5*	2299	*7,5*	2991	*9,7*	146	*0,47*	221	*0,72*	48	*0,16*	20	*0,06*	→		401	*1,30*	836	*2,72*	3827	*12,4*
	zus.	1807	*3,2*	429	*0,8*	5245	*9,2*	7481	*13,2*	314	*0,55*	324	*0,57*	77	*0,14*	45	*0,08*	→		741	*1,30*	1501	*2,65*	8982	*15,9*
Insgesamt	m	1289	*3,8*	268	*0,8*	4019	*11,8*	5576	*16,4*	198	*0,58*	167	*0,49*	35	*0,11*	42	*0,12*	→		358	*1,06*	800	*2,36*	6376	*18,8*
	w	537	*1,4*	171	*0,4*	3200	*8,3*	3908	*10,2*	163	*0,42*	282	*0,73*	49	*0,13*	40	*0,10*	→		419	*1,09*	953	*2,48*	4861	*14,3*
	zus.	1826	*2,5*	439	*0,6*	7219	*10,0*	9484	*13,1*	361	*0,50*	449	*0,62*	84	*0,12*	82	*0,11*	→		777	*1,07*	1753	*2,42*	11237	*15,5*

Tabelle XII. *Bestätigte Neuerkrankungen an aktiver Tuberkulose in Bayern im Jahre 1957 nach Alter und Geschlecht; absolute und relative Zahlen auf 10000 Einwohner*

(Entnommen und berechnet aus den Länderstatistiken)

Alter	Geschlecht	Tuberkulose der Atmungsorgane								Tuberkulose anderer Organe														Summe	
		Ia		Ib		Ic		Ia — Ic		Knochen u. Gelenke		Peripher. Lymphkn.		Haut		Meningitis		Urogenital		Sonstige		Id ges.			
		abs.	rel.	abs.	rel.	abs.	rel.	abs.	rel.	abs.	rel.	abs.	rel.	abs.	rel.	abs.	rel.	abs.	rel.	abs.	rel.	abs.	rel.	abs.	rel.
0—15	m	8	*0,1*	3	*0,0*	1338	*13,2*	1349	*13,4*	64	*0,63*	104	*1,03*	8	*0,08*	30	*0,30*	2	*0,02*	16	*0,16*	224	*2,22*	1573	*15,6*
	w	12	*0,1*	1	*0,0*	1243	*12,8*	1256	*13,0*	52	*0,54*	94	*0,97*	8	*0,08*	37	*0,38*	5	*0,05*	17	*0,18*	213	*2,20*	1469	*15,2*
	zus.	20	*0,1*	4	*0,0*	2581	*13,0*	2605	*13,2*	116	*0,59*	198	*1,01*	16	*0,08*	67	*0,34*	7	*0,04*	33	*0,17*	437	*2,21*	3042	*15,4*
15 u. mehr	m	1972	*6,1*	586	*1,8*	3096	*9,6*	5654	*17,5*	184	*0,57*	97	*0,30*	24	*0,07*	17	*0,05*	148	*0,46*	69	*0,21*	539	*1,66*	6193	*19,1*
	w	905	*2,3*	379	*1,0*	2342	*5,9*	3626	*9,2*	190	*0,48*	191	*0,48*	98	*0,25*	21	*0,05*	145	*0,37*	114	*0,29*	759	*1,92*	4385	*11,1*
	zus.	2877	*4,0*	965	*1,3*	5438	*7,6*	9280	*12,9*	374	*0,52*	288	*0,40*	122	*0,17*	38	*0,05*	293	*0,41*	183	*0,25*	1298	*1,80*	10578	*14,7*
Insgesamt	m	1980	*4,7*	589	*1,4*	4434	*10,5*	7003	*16,5*	248	*0,59*	201	*0,47*	32	*0,08*	47	*0,11*	150	*0,35*	85	*0,20*	763	*1,80*	7766	*18,3*
	w	917	*1,9*	380	*0,8*	3585	*7,3*	4882	*9,9*	242	*0,49*	285	*0,58*	106	*0,22*	58	*0,12*	150	*0,30*	131	*0,27*	972	*1,98*	5854	*11,9*
	zus.	2897	*3,2*	969	*1,1*	8019	*8,8*	11885	*13,0*	490	*0,54*	486	*0,53*	138	*0,15*	105	*0,11*	300	*0,33*	216	*0,24*	1735	*1,89*	13620	*14,9*

Tabelle XIII. *Bestätigte Neuerkrankungen an aktiver Tuberkulose in West-Berlin im Jahre 1957 nach Alter und Geschlecht; absolute und relative Zahlen auf 10000 Einwohner*
(Entnommen und berechnet aus den Länderstatistiken)

Alter	Geschlecht	Tuberkulose der Atmungsorgane								Tuberkulose anderer Organe														Summe	
		Ia		Ib		Ic		Ia – Ic		Knochen u. Gelenke		Peripher. Lymphkn.		Haut		Meningitis		Urogenital		Sonstige		Id ges.			
		abs.	rel.	abs.	rel.	abs.	rel.	abs.	rel.	abs.	rel.	abs.	rel.	abs.	rel.	abs.	rel.	abs.	rel.	abs.	rel.	abs.	rel.	abs.	rel.
0–1	m	1	1,1	2	2,2	13	14,4	16	17,8	—	—	—	—	—	—	1	1,11	—	—	—	—	1	1,11	17	18,9
	w	—	—	1	1,3	16	20,0	17	21,3	—	—	—	—	—	—	1	1,25	—	—	—	—	1	1,25	18	22,5
	zus.	1	0,6	3	1,8	29	17,1	33	19,4	—	—	—	—	—	—	2	1,18	—	—	—	—	2	1,18	35	20,6
1–5	m	4	1,2	5	1,5	152	44,7	161	47,4	—	—	5	1,47	—	—	—	—	—	—	3	0,88	8	2,35	169	49,7
	w	1	0,3	7	2,2	158	49,4	166	51,9	1	0,31	3	0,94	—	—	3	0,94	—	—	2	0,63	9	2,81	175	54,7
	zus.	5	0,8	12	1,8	310	47,0	327	49,5	1	0,15	8	1,21	—	—	3	0,46	—	—	5	0,76	17	2,58	344	52,1
5–10	m	2	0,4	8	1,5	169	32,5	179	34,4	7	1,35	9	1,73	1	0,19	2	0,38	2	0,38	7	1,35	28	5,38	207	39,8
	w	—	—	2	0,4	161	32,9	163	33,3	5	1,02	14	2,86	1	0,20	5	1,02	—	—	10	2,04	35	7,14	198	40,4
	zus.	2	0,2	10	1,0	330	32,7	342	33,9	12	1,19	23	2,28	2	0,20	7	0,69	2	0,20	17	1,68	63	6,24	405	40,1
10–15	m	5	0,8	6	1,0	82	13,7	93	15,7	2	0,33	4	0,67	1	0,17	4	0,67	—	—	6	1,00	17	2,83	110	18,3
	w	2	0,3	6	1,0	87	15,0	95	16,4	6	1,03	9	1,55	4	0,69	2	0,34	1	0,17	8	1,38	30	5,17	125	21,1
	zus.	7	0,6	12	1,0	169	14,3	188	15,9	8	0,68	13	1,10	5	0,42	6	0,51	1	0,08	14	1,19	47	3,98	235	19,9
15–20	m	25	2,9	19	2,2	117	13,4	161	18,5	4	0,46	5	0,57	—	—	2	0,23	1	0,11	—	—	12	1,38	173	19,9
	w	22	2,5	25	2,9	167	19,2	214	24,6	2	0,23	5	0,57	1	0,11	—	—	2	0,23	8	0,92	18	2,07	232	26,7
	zus.	47	2,7	44	2,5	284	16,3	375	21,6	6	0,34	10	0,57	1	0,06	2	0,11	3	0,17	8	0,46	30	1,72	405	23,3
20–25	m	50	7,1	23	3,3	128	18,3	201	28,7	7	1,00	5	0,71	1	0,14	—	—	3	0,43	4	0,57	20	2,86	221	31,6
	w	44	6,2	31	4,4	159	22,4	234	33,0	3	0,42	6	0,85	3	0,42	2	0,28	8	1,13	4	0,56	26	3,66	260	36,6
	zus.	94	6,7	54	3,8	287	20,4	435	30,9	10	0,71	11	0,78	4	0,28	2	0,14	11	0,78	8	0,57	46	3,26	481	34,1
25–30	m	48	9,1	19	3,6	111	20,9	178	33,6	—	—	6	1,13	—	—	1	0,19	5	0,94	1	0,19	13	2,45	191	36,0
	w	26	4,6	22	3,9	129	22,6	177	31,1	2	0,35	4	0,70	3	0,53	1	0,18	7	1,23	4	0,70	21	3,68	198	34,7
	zus.	74	6,7	41	3,7	240	21,8	355	32,3	2	0,18	10	0,91	3	0,27	2	0,18	12	1,09	5	0,45	34	3,09	389	35,4
30–35	m	30	6,4	20	4,3	97	20,6	147	31,3	5	1,06	3	0,64	1	0,21	—	—	8	1,70	1	0,21	18	3,83	165	35,1
	w	34	5,0	22	3,2	132	19,4	188	27,6	3	0,44	2	0,29	4	0,59	2	0,29	6	0,88	5	0,74	22	3,34	210	30,8
	zus.	64	5,6	42	3,7	229	19,9	335	29,1	8	0,70	5	0,43	5	0,43	2	0,17	14	1,22	6	0,52	40	3,48	375	32,6

35—40	m	39 *8,5*	18 *3,9*	88 *19,1*	145 *31,5*	— —	1 *0,22*	1 *0,22*	— —	4 *0,87*	2 *0,43*	8 *1,74*	153 *33,3*
	w	46 *5,9*	9 *1,2*	98 *12,6*	153 *19,6*	1 *0,13*	3 *0,38*	2 *0,26*	— —	5 *0,64*	2 *0,26*	13 *1,67*	166 *21,3*
	zus.	85 *6,9*	27 *2,2*	186 *15,0*	298 *24,0*	1 *0,08*	4 *0,32*	3 *0,24*	— —	9 *0,73*	4 *0,32*	21 *1,69*	319 *25,7*
40—45	m	61 *12,4*	17 *3,5*	87 *17,8*	165 *33,7*	4 *0,82*	2 *0,41*	2 *0,41*	— —	2 *0,41*	2 *0,41*	12 *2,45*	177 *36,1*
	w	32 *4,1*	13 *1,6*	99 *12,5*	144 *18,2*	3 *0,38*	4 *0,51*	4 *0,51*	— —	2 *0,25*	2 *0,25*	15 *1,90*	159 *20,1*
	zus.	93 *7,3*	30 *2,3*	186 *14,5*	309 *24,1*	7 *0,55*	6 *0,47*	6 *0,47*	— —	4 *0,31*	4 *0,31*	27 *2,11*	336 *26,3*
45—50	m	97 *12,4*	36 *4,6*	159 *20,4*	292 *37,4*	8 *1,03*	— —	3 *0,38*	— —	1 *0,13*	4 *0,51*	16 *2,05*	308 *39,5*
	w	36 *3,0*	8 *0,7*	115 *9,7*	159 *13,4*	4 *0,34*	3 *0,25*	10 *0,84*	— —	6 *0,50*	2 *0,17*	25 *2,10*	184 *15,5*
	zus.	133 *6,8*	44 *2,2*	274 *13,9*	451 *22,9*	12 *0,61*	3 *0,15*	13 *0,66*	— —	7 *0,36*	6 *0,30*	41 *2,08*	492 *25,0*
50—55	m	107 *12,0*	31 *3,5*	185 *20,8*	323 *36,3*	3 *0,34*	1 *0,11*	2 *0,22*	— —	8 *0,90*	1 *0,11*	15 *1,69*	338 *38,0*
	w	23 *1,9*	13 *1,1*	110 *9,1*	146 *12,1*	6 *0,50*	3 *0,25*	6 *0,50*	— —	5 *0,41*	2 *0,17*	22 *1,82*	168 *13,9*
	zus.	130 *6,2*	44 *2,1*	295 *14,0*	469 *22,3*	9 *0,43*	4 *0,19*	8 *0,38*	— —	13 *0,62*	3 *0,14*	37 *1,76*	506 *24,1*
55—60	m	104 *13,0*	32 *4,0*	193 *24,1*	329 *41,1*	3 *0,38*	1 *0,13*	3 *0,38*	— —	— —	— —	7 *0,88*	336 *42,0*
	w	27 *2,4*	11 *1,0*	75 *6,6*	113 *10,0*	7 *0,61*	1 *0,09*	4 *0,35*	— —	1 *0,09*	4 *0,35*	17 *1,49*	130 *11,4*
	zus.	131 *6,8*	43 *2,2*	268 *13,8*	442 *22,8*	10 *0,52*	2 *0,10*	7 *0,36*	— —	1 *0,05*	4 *0,21*	24 *1,24*	466 *24,0*
60—65	m	66 *10,6*	21 *3,4*	125 *20,2*	212 *34,2*	1 *0,16*	— —	2 *0,32*	1 *0,16*	— —	3 *0,48*	7 *1,13*	219 *35,3*
	w	22 *2,0*	11 *1,0*	79 *7,3*	112 *10,4*	4 *0,37*	— —	7 *0,65*	— —	— —	1 *0,09*	12 *1,11*	124 *11,5*
	zus.	88 *5,2*	32 *1,9*	204 *12,0*	324 *19,1*	5 *0,29*	— —	9 *0,53*	1 *0,06*	— —	4 *0,24*	19 *1,12*	343 *20,2*
65—70	m	65 *12,5*	17 *3,3*	66 *12,7*	148 *28,5*	3 *0,58*	— —	2 *0,38*	— —	2 *0,38*	— —	7 *1,35*	155 *29,8*
	w	19 *2,1*	5 *0,5*	41 *4,5*	65 *7,1*	6 *0,65*	3 *0,33*	1 *0,11*	— —	3 *0,33*	1 *0,11*	14 *1,52*	79 *8,6*
	zus.	84 *5,8*	22 *1,5*	107 *7,4*	213 *14,8*	9 *0,63*	3 *0,21*	3 *0,21*	— —	5 *0,35*	1 *0,07*	21 *1,46*	234 *16,3*
70—75	m	42 *10,5*	18 *4,5*	52 *13,0*	112 *28,0*	5 *1,26*	— —	3 *0,75*	— —	1 *0,25*	2 *0,50*	11 *2,75*	123 *30,8*
	w	28 *4,1*	7 *1,0*	31 *4,6*	66 *9,7*	4 *0,59*	— —	3 *0,44*	— —	1 *0,15*	1 *0,15*	9 *1,32*	75 *11,0*
	zus.	70 *6,5*	25 *2,3*	83 *7,7*	178 *16,5*	9 *0,83*	— —	6 *0,56*	— —	2 *0,19*	3 *0,28*	20 *1,85*	198 *18,3*
75—80	m	16 *6,4*	3 *1,2*	29 *11,6*	48 *19,2*	1 *0,40*	— —	— —	— —	2 *0,80*	2 *0,80*	5 *2,00*	53 *21,2*
	w	12 *2,9*	4 *1,0*	16 *3,8*	32 *7,6*	2 *0,48*	2 *0,48*	1 *0,24*	— —	— —	— —	5 *1,19*	37 *8,8*
	zus.	28 *4,2*	7 *1,1*	45 *6,7*	80 *11,9*	3 *0,45*	2 *0,30*	1 *0,15*	— —	2 *0,30*	2 *0,30*	10 *1,49*	90 *13,4*
80 u. mehr	m	16 *11,4*	2 *1,4*	3 *2,1*	21 *15,0*	— —	1 *0,71*	— —	— —	— —	— —	1 *0,71*	22 *15,7*
	w	11 *3,8*	1 *0,3*	11 *3,8*	23 *7,9*	1 *0,34*	1 *0,34*	1 *0,34*	— —	— —	1 *0,34*	4 *1,38*	27 *9,3*
	zus.	27 *6,3*	3 *0,7*	14 *3,3*	44 *10,2*	1 *0,23*	2 *0,47*	1 *0,23*	— —	— —	1 *0,23*	5 *1,16*	49 *11,4*
Ins-gesamt	m	778 *8,2*	297 *3,1*	1856 *19,6*	2931 *31,0*	53 *0,56*	43 *0,45*	22 *0,23*	11 *0,12*	39 *0,41*	38 *0,40*	206 *2,17*	3137 *33,1*
	w	385 *3,0*	198 *1,5*	1684 *13,2*	2267 *17,7*	60 *0,47*	63 *0,49*	55 *0,43*	16 *0,13*	47 *0,37*	57 *0,45*	298 *2,33*	2565 *20,0*
	zus.	1163 *5,2*	495 *2,2*	3540 *15,9*	5198 *23,3*	113 *0,51*	106 *0,48*	77 *0,35*	27 *0,12*	86 *0,39*	95 *0,43*	504 *2,26*	5702 *25,6*

Tabelle XIV. *Bestand der an aktiver Tuberkulose Erkrankten im Bundesgebiet einschl. Saarland (ohne Berlin) am 31. 12. 1957 nach Alter und Geschlecht; absolute und relative Zahlen auf 10000 Einwohner*

(Entnommen und berechnet aus den Länderstatistiken)

Alter	Geschlecht	Tuberkulose der Atmungsorgane								Tuberkulose anderer Organe														Summe	
		Ia		Ib		Ic		Ia – Ic		Knochen u. Gelenke		Peripher. Lymphkn.		Haut		Meningitis		Urogenital		Sonstige		Id ges.			
		abs.	rel.	abs.	rel.	abs.	rel.	abs.	rel.	abs.	rel.	abs.	rel.	abs.	rel.	abs.	rel.	abs.	rel.	abs.	rel.	abs.	rel.	abs.	rel.
0—1	m	11	*0,3*	2	*0,0*	272	*6,2*	285	*6,5*	17	*0,39*	2	*0,05*	1	*0,02*	22	*0,50*	—	—	10	*0,23*	52	*1,19*	337	*7,7*
	w	6	*0,1*	—	—	250	*6,1*	256	*6,2*	4	*0,10*	10	*0,24*	—	—	8	*0,19*	—	—	12	*0,29*	34	*0,83*	290	*7,0*
	zus.	17	*0,2*	2	*0,0*	522	*6,2*	541	*6,4*	21	*0,25*	12	*0,14*	1	*0,01*	30	*0,35*	—	—	22	*0,26*	86	*1,01*	627	*7,4*
1—5	m	72	*0,5*	34	*0,2*	6229	*39,1*	6335	*39,8*	176	*1,10*	285	*1,79*	24	*0,15*	201	*1,26*	5	*0,03*	97	*0,61*	788	*4,95*	7123	*44,7*
	w	49	*0,3*	30	*0,2*	5786	*38,2*	5865	*38,8*	149	*0,98*	252	*1,67*	17	*0,11*	160	*1,06*	5	*0,03*	105	*0,69*	688	*4,55*	6553	*43,3*
	zus.	121	*0,4*	64	*0,2*	12015	*38,7*	12200	*39,3*	325	*1,05*	537	*1,73*	41	*0,13*	361	*1,16*	10	*0,03*	202	*0,65*	1476	*4,75*	13676	*44,0*
5—10	m	95	*0,5*	52	*0,3*	10410	*54,1*	10557	*54,9*	542	*2,82*	660	*3,43*	50	*0,26*	207	*1,08*	17	*0,09*	167	*0,87*	1643	*8,55*	12200	*63,4*
	w	77	*0,4*	57	*0,3*	9047	*49,5*	9181	*50,2*	451	*2,47*	669	*3,66*	53	*0,29*	207	*1,13*	11	*0,06*	179	*0,98*	1570	*8,59*	10751	*58,8*
	zus.	172	*0,5*	109	*0,3*	19457	*51,9*	19738	*52,6*	993	*2,65*	1329	*3,54*	103	*0,27*	414	*1,10*	28	*0,07*	346	*0,92*	3213	*8,57*	22951	*61,2*
10—15	m	151	*0,9*	101	*0,6*	5659	*33,5*	5911	*35,0*	683	*4,04*	700	*4,14*	93	*0,55*	128	*0,76*	31	*0,18*	254	*1,50*	1889	*11,18*	7800	*46,2*
	w	239	*1,5*	113	*0,7*	5418	*33,3*	5770	*35,5*	608	*3,74*	775	*4,76*	125	*0,77*	123	*0,76*	20	*0,12*	286	*1,76*	1937	*11,91*	7707	*47,4*
	zus.	390	*1,2*	214	*0,6*	11077	*33,4*	11681	*35,2*	1291	*3,89*	1475	*4,45*	218	*0,66*	251	*0,76*	51	*0,15*	540	*1,63*	3826	*11,54*	15507	*46,8*
15—20	m	1593	*6,9*	395	*1,7*	6432	*28,1*	8420	*36,7*	869	*3,79*	566	*2,47*	120	*0,52*	104	*0,45*	123	*0,54*	401	*1,75*	2183	*9,52*	10603	*46,2*
	w	1438	*6,5*	444	*2,0*	7051	*31,9*	8933	*40,4*	716	*3,24*	771	*3,48*	184	*0,83*	89	*0,40*	136	*0,61*	482	*2,18*	2378	*10,75*	11311	*51,1*
	zus.	3031	*6,7*	839	*1,9*	13483	*29,9*	17353	*38,5*	1585	*3,52*	1337	*2,97*	304	*0,67*	193	*0,43*	259	*0,57*	883	*1,96*	4561	*10,12*	21914	*48,6*
20—25	m	3158	*15,7*	824	*4,1*	9195	*45,7*	13177	*65,6*	830	*4,13*	475	*2,36*	117	*0,58*	61	*0,30*	194	*0,97*	459	*2,29*	2136	*10,63*	15313	*76,2*
	w	2377	*12,1*	689	*3,5*	10141	*51,8*	13207	*67,4*	687	*3,51*	799	*4,08*	240	*1,23*	81	*0,41*	341	*1,74*	658	*3,36*	2806	*14,32*	16013	*81,7*
	zus.	5535	*13,9*	1513	*3,8*	19336	*48,7*	26384	*66,5*	1517	*3,82*	1274	*3,21*	357	*0,90*	142	*0,36*	535	*1,35*	1117	*2,81*	4942	*12,45*	31326	*78,9*
25—30	m	4524	*25,1*	1055	*5,9*	11403	*63,2*	16982	*94,2*	832	*4,61*	404	*2,24*	172	*0,95*	53	*0,29*	362	*2,01*	536	*2,97*	2359	*13,08*	19341	*107,3*
	w	2901	*16,5*	808	*4,6*	10984	*62,5*	14693	*83,6*	726	*4,13*	649	*3,69*	292	*1,66*	50	*0,28*	578	*3,29*	805	*4,58*	3100	*17,63*	17793	*101,2*
	zus.	7425	*20,9*	1863	*5,2*	22387	*62,9*	31675	*88,9*	1558	*4,38*	1053	*2,96*	464	*1,27*	103	*0,29*	940	*2,64*	1341	*3,77*	5459	*15,33*	37134	*104,3*
30—35	m	5268	*33,1*	1261	*7,9*	12142	*76,3*	18671	*117,3*	872	*5,48*	307	*1,93*	193	*1,21*	37	*0,23*	525	*3,30*	546	*3,43*	2480	*15,58*	21151	*132,9*
	w	3141	*16,1*	914	*4,8*	10963	*56,3*	15018	*77,1*	758	*3,89*	602	*3,09*	318	*1,63*	43	*0,22*	615	*3,16*	821	*4,22*	3157	*16,21*	18175	*93,3*
	zus.	8409	*23,8*	2175	*6,1*	23105	*65,3*	33689	*95,2*	1630	*4,61*	909	*2,57*	511	*1,44*	80	*0,23*	1140	*3,22*	1367	*3,86*	5637	*15,93*	29326	*111,1*

35—40	m	4926 *35,3*	1153 *8,3*	10123 *72,6*	16202 *116,2*	697 *5,00*	199 *1,43*	219 *1,57*	22 *0,16*	458 *3,29*	490 *3,52*	2085 *14,96*	18287 *131,2*
	w	2642 *13,8*	832 *4,4*	8939 *46,8*	12413 *65,0*	620 *3,25*	446 *2,34*	338 *1,77*	25 *0,13*	501 *2,62*	699 *3,66*	2629 *13,77*	15042 *78,8*
	zus.	7568 *22,9*	1985 *6,0*	19062 *57,7*	28615 *86,6*	1317 *3,99*	645 *1,95*	557 *1,69*	47 *0,14*	959 *2,90*	1189 *3,60*	4714 *14,27*	33329 *100,9*
40—45	m	4888 *39,4*	1143 *9,2*	9514 *76,7*	15545 *125,4*	594 *4,79*	180 *1,45*	240 *1,94*	21 *0,17*	384 *3,10*	478 *3,85*	1897 *15,30*	17442 *140,7*
	w	2222 *13,3*	644 *3,9*	6831 *40,9*	9697 *58,0*	560 *3,35*	369 *2,21*	451 *2,70*	23 *0,14*	357 *2,14*	559 *3,34*	2319 *13,87*	12016 *71,9*
	zus.	7110 *24,4*	1787 *6,1*	16345 *56,1*	25242 *86,7*	1154 *3,96*	549 *1,89*	691 *2,37*	44 *0,15*	741 *2,54*	1037 *3,56*	4216 *14,48*	29458 *101,2*
45—50	m	6887 *40,1*	1515 *8,8*	11226 *65,4*	19628 *114,3*	614 *3,58*	200 *1,16*	323 *1,88*	11 *0,06*	381 *2,22*	505 *2,94*	2034 *11,85*	21662 *126,2*
	w	2129 *9,7*	641 *2,9*	6584 *30,1*	9354 *42,7*	627 *2,86*	339 *1,55*	521 *2,38*	8 *0,04*	297 *1,36*	551 *2,52*	2343 *10,70*	11697 *53,4*
	zus.	9016 *23,1*	2156 *5,5*	17810 *45,6*	28982 *74,2*	1241 *3,18*	539 *1,38*	844 *2,16*	19 *0,05*	678 *1,74*	1056 *2,70*	4377 *11,21*	33359 *85,4*
50—55	m	7833 *44,3*	1750 *9,9*	11819 *66,8*	21402 *121,0*	592 *3,35*	136 *0,77*	351 *1,98*	10 *0,06*	299 *1,69*	437 *2,47*	1825 *10,32*	23227 *131,3*
	w	1823 *8,9*	664 *3,3*	5242 *25,7*	7729 *37,9*	532 *2,61*	284 *1,39*	588 *2,88*	12 *0,06*	241 *1,18*	476 *2,33*	2133 *10,45*	9862 *48,3*
	zus.	9656 *25,3*	2414 *6,3*	17061 *44,8*	29131 *76,5*	1124 *2,95*	420 *1,10*	939 *2,46*	22 *0,06*	540 *1,42*	913 *2,40*	3958 *10,39*	33089 *86,8*
55—60	m	7482 *47,8*	1701 *10,9*	10209 *65,2*	19392 *123,9*	511 *3,27*	129 *0,82*	341 *2,18*	7 *0,04*	229 *1,46*	353 *2,26*	1570 *10,03*	20962 *133,9*
	w	1645 *9,0*	604 *3,3*	4127 *22,6*	6376 *35,0*	531 *2,91*	270 *1,48*	560 *3,07*	11 *0,06*	153 *0,84*	408 *2,24*	1933 *10,60*	8309 *45,6*
	zus.	9127 *26,9*	2305 *6,8*	14336 *42,3*	25768 *76,1*	1042 *3,08*	399 *1,18*	901 *2,66*	18 *0,05*	382 *1,13*	761 *2,25*	3503 *10,34*	29271 *86,4*
60—65	m	5241 *47,9*	1263 *11,5*	6900 *63,1*	13404 *122,5*	341 *3,12*	86 *0,79*	238 *2,18*	4 *0,04*	154 *1,41*	201 *1,84*	1024 *9,37*	14428 *131,9*
	w	1427 *9,3*	525 *3,4*	3180 *20,8*	5132 *33,6*	455 *2,98*	209 *1,37*	511 *3,34*	5 *0,03*	81 *0,53*	282 *1,85*	1543 *10,10*	6675 *43,7*
	zus.	6668 *25,4*	1788 *6,8*	10080 *38,4*	18536 *70,7*	796 *3,04*	295 *1,13*	749 *2,86*	9 *0,03*	235 *0,90*	483 *1,84*	2567 *9,79*	21103 *80,5*
65—70	m	3359 *39,7*	936 *11,1*	4156 *49,1*	8451 *99,9*	292 *3,45*	66 *0,78*	162 *1,92*	4 *0,05*	65 *0,77*	116 *1,37*	705 *8,33*	9156 *108,2*
	w	1167 *9,7*	427 *3,5*	2247 *18,7*	3841 *31,9*	323 *2,68*	152 *1,26*	370 *3,07*	5 *0,04*	43 *0,36*	222 *1,84*	1115 *9,26*	4956 *41,2*
	zus.	4526 *22,1*	1363 *6,6*	6403 *31,2*	12292 *60,0*	615 *3,00*	218 *1,06*	532 *2,60*	9 *0,04*	108 *0,53*	338 *1,65*	1820 *8,88*	14112 *68,8*
70 u. mehr	m	3483 *25,2*	1211 *8,8*	4259 *30,8*	8953 *64,7*	408 *2,95*	65 *0,47*	207 *1,50*	3 *0,02*	91 *0,66*	135 *0,98*	909 *6,56*	9862 *71,3*
	w	1672 *9,0*	670 *3,6*	2665 *14,3*	5007 *26,9*	553 *2,97*	205 *1,10*	548 *2,94*	3 *0,02*	43 *0,23*	180 *0,97*	1532 *8,22*	6539 *35,1*
	zus.	5155 *15,9*	1881 *5,6*	6924 *21,3*	13960 *42,9*	961 *2,96*	270 *0,83*	755 *2,32*	6 *0,02*	134 *0,41*	315 *0,97*	2441 *7,51*	16401 *50,4*
Insgesamt	m	58971 *24,2*	14396 *5,9*	129948 *53,4*	203315 *83,4*	8870 *3,64*	4460 *1,83*	2851 *1,17*	895 *0,37*	3318 *1,36*	5185 *2,12*	25579 *10,51*	228894 *94,0*
	w	24955 *9,1*	8062 *2,9*	99455 *36,2*	132472 *48,2*	8300 *3,02*	6801 *2,47*	5116 *1,86*	853 *0,31*	3422 *1,24*	6725 *2,45*	31217 *11,36*	163689 *59,6*
	zus.	83926 *16,2*	22458 *4,3*	229403 *44,3*	335787 *64,8*	17170 *3,31*	11261 *2,17*	7967 *1,53*	1748 *0,34*	6740 *1,30*	11910 *2,59*	56796 *10,95*	392583 *75,8*

Tabelle XV. *Bestand der an aktiver Tuberkulose Erkrankten in Schleswig-Holstein am 31. 12. 1957 — nach Alter und Geschlecht; absolute und relative Zahlen auf 10000 Einwohner*
(Entnommen und berechnet aus den Länderstatistiken)

Alter	Geschlecht	Tuberkulose der Atmungsorgane								Tuberkulose anderer Organe														Summe	
		Ia		Ib		Ic		Ia – Ic		Knochen u. Gelenke		Peripher. Lymphkn.		Haut		Meningitis		Urogenital		Sonstige		Id ges.			
		abs.	rel.	abs.	rel.	abs.	rel.	abs.	rel.	abs.	rel.	abs.	rel.	abs.	rel.	abs.	rel.	abs.	rel.	abs.	rel.	abs.	rel.	abs.	rel.
0—1	m	—	—	1	*0,6*	22	*12,9*	23	*13,5*	—	—	—	—	—	—	1	*0,59*	—	—	—	—	1	*0,59*	24	*14,12*
	w	—	—	—	—	26	*16,3*	26	*16,3*	—	—	1	*0,63*	—	—	—	—	—	—	—	—	1	*0,63*	27	*16,88*
	zus.	—	—	1	*0,3*	48	*14,5*	49	*14,8*	—	—	1	*0,30*	—	—	1	*0,30*	—	—	—	—	2	*0,60*	51	*15,45*
1—5	m	3	*0,5*	2	*0,3*	580	*92,1*	585	*92,9*	20	*3,17*	30	*4,76*	1	*0,16*	23	*3,65*	—	—	7	*1,11*	81	*12,86*	666	*105,71*
	w	2	*0,3*	—	—	532	*88,7*	534	*89,0*	11	*1,83*	21	*3,50*	2	*0,33*	12	*2,00*	1	*0,17*	9	*1,50*	56	*9,33*	590	*98,33*
	zus.	5	*0,4*	2	*0,2*	1112	*90,4*	1119	*91,0*	31	*2,52*	51	*4,15*	3	*0,24*	35	*2,85*	1	*0,08*	16	*1,30*	137	*11,14*	1256	*102,11*
5—10	m	10	*1,2*	4	*0,5*	824	*100,5*	838	*102,2*	52	*6,34*	62	*7,56*	4	*0,49*	18	*2,20*	—	—	13	*1,59*	149	*18,17*	987	*120,37*
	w	2	*0,3*	4	*0,5*	670	*83,8*	676	*84,5*	42	*5,25*	65	*8,13*	4	*0,50*	15	*1,88*	—	—	14	*1,75*	140	*17,50*	816	*102,00*
	zus.	12	*0,7*	8	*0,5*	1494	*92,2*	1514	*93,5*	94	*5,80*	127	*7,84*	8	*0,49*	33	*2,04*	—	—	27	*1,67*	289	*17,84*	1803	*111,30*
10—15	m	10	*1,2*	13	*1,6*	507	*62,6*	530	*65,4*	44	*5,43*	55	*6,79*	15	*1,85*	13	*1,60*	3	*0,37*	23	*2,84*	153	*18,89*	683	*84,32*
	w	30	*3,8*	16	*2,1*	440	*56,4*	486	*62,3*	39	*5,00*	71	*9,10*	16	*2,05*	8	*1,03*	1	*0,13*	24	*3,08*	159	*20,38*	645	*82,69*
	zus.	40	*2,5*	29	*1,8*	947	*59,6*	1016	*63,9*	83	*5,22*	126	*7,92*	31	*1,95*	21	*1,32*	4	*0,25*	47	*2,96*	312	*19,62*	1328	*83,52*
15—20	m	180	*15,9*	65	*5,8*	644	*57,0*	889	*78,7*	58	*5,14*	51	*4,51*	11	*0,97*	9	*0,80*	9	*0,80*	47	*4,16*	185	*16,37*	1074	*95,04*
	w	126	*12,0*	53	*5,0*	756	*72,0*	935	*89,0*	52	*4,95*	39	*3,71*	16	*1,52*	9	*0,86*	12	*1,14*	46	*4,38*	174	*16,57*	1109	*105,62*
	zus.	306	*14,0*	118	*5,4*	1400	*64,2*	1824	*83,7*	110	*5,05*	90	*4,13*	27	*1,24*	18	*0,83*	21	*0,96*	93	*4,27*	359	*16,47*	2183	*100,14*
20—25	m	216	*25,1*	116	*13,5*	796	*92,6*	1128	*131,2*	59	*6,86*	31	*3,60*	7	*0,81*	3	*0,35*	11	*1,28*	32	*3,72*	143	*16,63*	1271	*147,97*
	w	147	*18,8*	70	*9,0*	849	*108,8*	1066	*136,7*	44	*5,64*	59	*7,56*	12	*1,54*	1	*0,13*	18	*2,31*	33	*4,23*	167	*21,41*	1233	*158,08*
	zus.	363	*22,1*	186	*11,3*	1645	*100,3*	2194	*133,8*	103	*6,28*	90	*5,49*	19	*1,16*	4	*0,24*	29	*1,77*	65	*3,96*	310	*18,90*	2504	*152,68*
25—30	m	209	*33,2*	104	*16,5*	685	*108,7*	998	*158,4*	41	*6,51*	20	*3,17*	8	*1,27*	4	*0,63*	13	*2,06*	17	*2,70*	103	*16,35*	1101	*174,76*
	w	128	*20,3*	86	*13,7*	638	*101,3*	852	*135,2*	38	*6,03*	28	*4,44*	17	*2,70*	3	*0,48*	15	*2,38*	43	*6,83*	144	*22,86*	996	*158,10*
	zus.	337	*26,7*	190	*15,1*	1323	*105,0*	1850	*146,8*	79	*6,27*	48	*3,81*	25	*1,98*	7	*0,56*	28	*2,22*	60	*4,76*	247	*19,60*	2097	*166,43*
30—35	m	168	*30,0*	113	*20,2*	677	*120,9*	958	*171,1*	41	*7,32*	17	*3,04*	7	*1,25*	2	*0,36*	28	*5,00*	24	*4,29*	119	*21,25*	1077	*192,32*
	w	115	*15,5*	73	*9,9*	561	*75,8*	749	*101,2*	34	*4,59*	23	*3,11*	9	*1,22*	2	*0,27*	19	*2,57*	36	*4,86*	123	*16,62*	872	*117,84*
	zus.	283	*21,8*	186	*14,3*	1238	*95,2*	1707	*131,3*	75	*5,77*	40	*3,08*	16	*1,23*	4	*0,31*	47	*3,62*	60	*4,62*	242	*18,62*	1949	*149,93*

35—40	m	182	34,3	108	20,4	648	122,3	938	177,0	31	5,85	10	1,89	8	1,51	2	0,38	15	2,83	21	3,96	87	16,42	1025	193,40
	w	78	10,0	73	9,4	542	69,5	693	88,8	19	2,44	20	2,65	12	1,54	—	—	26	3,33	28	3,59	105	13,46	798	102,31
	zus.	260	19,8	181	13,8	1190	90,8	1631	124,5	50	3,82	30	2,30	20	1,53	2	0,15	41	3,13	49	3,74	192	14,66	1823	139,16
40—45	m	211	41,3	123	24,1	650	127,5	984	192,9	44	8,62	9	1,76	9	1,76	4	0,78	26	5,10	27	5,29	119	23,33	1103	216,27
	w	92	12,8	60	8,3	467	64,9	619	86,0	25	3,47	18	2,50	23	3,19	—	—	11	1,53	37	5,14	114	15,83	733	101,81
	zus.	303	24,6	183	14,9	1117	90,8	1603	130,3	69	5,61	27	2,20	32	2,60	4	0,33	37	3,01	64	5,20	233	18,94	1836	149,27
45—50	m	239	33,2	157	21,8	675	93,8	1071	148,8	32	4,44	10	1,39	19	2,64	—	—	20	2,78	25	3,47	106	14,72	1177	163,47
	w	73	7,6	65	6,8	421	43,9	559	58,2	30	3,13	24	2,50	26	2,71	1	0,10	9	0,94	16	1,67	106	11,04	665	69,27
	zus.	312	18,6	222	13,2	1096	65,2	1630	97,0	62	3,69	34	2,02	45	2,68	1	0,06	29	1,73	41	2,44	212	12,62	1842	109,64
50—55	m	289	38,0	169	22,2	693	91,2	1151	151,4	18	2,36	11	1,45	21	2,76	—	—	11	1,45	12	1,58	73	9,61	1224	161,05
	w	78	8,8	59	6,6	341	38,3	478	53,7	21	2,36	12	1,35	25	2,81	—	—	4	0,45	21	2,36	83	9,33	561	63,03
	zus.	367	22,2	228	13,8	1034	62,7	1629	98,7	39	2,36	23	1,39	46	2,79	—	—	15	0,91	33	2,00	156	9,45	1785	108,18
55—60	m	297	43,7	129	19,0	562	82,6	988	145,3	14	2,06	11	1,62	19	2,79	3	0,44	7	1,03	14	2,06	68	10,00	1056	155,29
	w	39	4,8	76	9,3	228	27,8	343	41,8	26	3,17	17	2,07	23	2,80	1	0,12	5	0,61	15	1,83	87	10,61	430	52,44
	zus.	336	22,4	205	13,7	790	52,7	1331	88,7	40	2,67	28	1,87	42	2,80	4	0,27	12	0,80	29	1,93	155	10,33	1486	99,07
60—65	m	199	37,5	125	23,6	383	72,3	707	133,4	13	2,45	5	0,94	19	3,58	—	—	4	0,75	9	1,70	50	9,43	757	142,8
	w	50	6,8	51	7,0	184	25,2	285	39,0	15	2,05	14	1,92	24	3,29	—	—	2	0,27	13	1,78	68	9,32	353	48,4
	zus.	249	19,8	176	14,0	567	45,0	992	78,7	28	2,22	19	1,51	43	3,41	—	—	6	0,48	22	1,74	118	9,37	1110	88,0
65—70	m	126	28,0	108	24,0	250	55,6	484	107,6	16	3,55	9	2,00	8	1,78	1	0,22	5	1,11	6	1,33	45	10,00	529	117,56
	w	51	8,5	31	5,2	132	22,0	214	35,7	13	2,17	14	2,33	15	2,50	—	—	1	0,17	11	1,83	54	9,00	268	44,67
	zus.	177	16,9	139	13,2	382	36,4	698	66,5	29	2,76	23	2,19	23	2,19	1	0,10	6	0,57	17	1,62	99	9,43	797	75,90
70—75	m	76	21,7	102	29,1	128	36,6	306	87,4	8	2,29	5	1,43	7	2,00	—	—	2	0,57	7	2,00	29	8,29	335	95,71
	w	31	6,9	47	10,4	69	15,3	147	32,7	12	2,67	15	3,33	9	2,00	—	—	1	0,22	8	1,78	45	10,00	192	42,67
	zus.	107	13,4	149	18,6	197	24,6	453	56,6	20	2,50	20	2,50	16	2,00	—	—	3	0,38	15	1,88	74	9,25	527	65,88
75 u. mehr	m	64	14,5	56	12,7	110	25,0	230	52,3	7	1,59	1	0,23	6	1,36	—	—	2	0,45	3	0,68	19	4,32	249	56,59
	w	33	5,9	19	3,4	60	10,7	112	20,0	17	3,04	2	0,36	11	1,96	—	—	—	—	7	1,25	37	6,61	149	26,61
	zus.	97	9,7	75	7,5	170	17,0	342	34,2	24	2,40	3	0,30	17	1,70	—	—	2	0,20	10	1,00	56	5,60	398	39,80
Insgesamt	m	2479	23,4	1495	14,1	8834	83,4	12808	120,9	498	4,70	337	3,18	169	1,60	83	0,78	156	1,47	287	2,71	1530	14,44	14338	136,36
	w	1075	8,9	783	6,5	6916	57,4	8774	72,8	438	3,63	443	3,68	244	2,02	52	0,43	125	1,04	361	3,00	1663	13,80	10437	86,61
	zus.	3554	15,7	2278	10,1	15750	69,6	21582	95,3	936	4,13	780	3,44	413	1,82	135	0,60	281	1,24	648	2,86	3193	14,10	24775	109,42

Tabelle XVI. *Bestand der an aktiver Tuberkulose Erkrankten in Hamburg am 31 12. 1957 nach Alter und Geschlecht; absolute und relative Zahlen auf 10000 Einwohner*
(Entnommen und berechnet aus den Länderstatistiken)

Alter	Geschlecht	Tuberkulose der Atmungsorgane								Tuberkulose anderer Organe														Summe	
		Ia		Ib		Ic		Ia – Ic		Knochen u. Gelenke		Peripher. Lymphkn.		Haut		Meningitis		Urogenital		Sonstige		Id ges.			
		abs.	rel.	abs.	rel.	abs.	rel.	abs.	rel.	abs.	rel.	abs.	rel.	abs.	rel.	abs.	rel.	abs.	rel.	abs.	rel.	abs.	rel.	abs.	rel.
0— 1	m	1	*0,9*	—	—	16	*14,5*	17	*15,5*	—	—	—	—	—	—	1	*0,91*	—	—	—	—	1	*0,91*	18	*16,4*
	w	—	—	—	—	32	*32,0*	32	*32,0*	—	—	—	—	—	—	—	—	—	—	—	—	—	—	32	*32,0*
	zus.	1	*0,5*	—	—	48	*22,9*	49	*23,3*	—	—	—	—	—	—	1	*0,48*	—	—	—	—	1	*0,48*	50	*23,8*
1— 5	m	10	*2,7*	—	—	415	*112,2*	425	*114,9*	8	*2,16*	4	*1,08*	2	*0,54*	1	*0,27*	—	—	—	—	15	*4,05*	440	*118,9*
	w	2	*0,6*	4	*1,1*	372	*106,3*	378	*108,0*	10	*2,86*	2	*0,57*	—	—	1	*0,29*	—	—	—	—	13	*3,71*	391	*111,7*
	zus.	12	*1,7*	4	*0,6*	787	*109,3*	803	*111,5*	18	*2,50*	6	*0,83*	2	*0,28*	2	*0,28*	—	—	—	—	28	*3,89*	831	*115,4*
5—10	m	9	*1,8*	3	*0,6*	896	*182,9*	908	*185,3*	17	*3,47*	16	*3,27*	2	*0,41*	4	*0,82*	2	*0,41*	9	*1,84*	50	*10,20*	958	*195,5*
	w	6	*1,3*	3	*0,6*	674	*143,4*	683	*145,3*	25	*5,32*	12	*2,55*	3	*0,64*	1	*0,21*	—	—	12	*2,55*	53	*11,28*	736	*156,6*
	zus.	15	*1,6*	6	*0,6*	1570	*163,5*	1591	*165,7*	42	*4,38*	28	*2,92*	5	*0,52*	5	*0,52*	2	*0,21*	21	*2,18*	103	*10,73*	1694	*176,5*
10—15	m	6	*1,1*	7	*1,3*	429	*76,6*	442	*78,9*	28	*5,00*	15	*2,68*	10	*1,79*	3	*0,53*	1	*0,18*	11	*1,96*	68	*12,14*	510	*91,1*
	w	16	*3,0*	9	*1,7*	403	*74,6*	428	*79,3*	14	*2,59*	12	*2,22*	11	*2,04*	6	*1,11*	1	*0,19*	16	*2,96*	60	*11,11*	488	*90,4*
	zus.	22	*2,0*	16	*1,5*	832	*75,6*	870	*79,1*	42	*3,82*	27	*2,45*	21	*1,91*	9	*0,82*	2	*0,18*	27	*2,45*	128	*11,64*	998	*90,7*
15—20	m	77	*10,7*	34	*4,7*	426	*59,2*	537	*74,6*	14	*1,94*	12	*1,67*	9	*1,25*	3	*0,42*	3	*0,42*	20	*2,78*	61	*8,47*	598	*83,1*
	w	73	*10,1*	28	*3,9*	533	*74,0*	634	*88,0*	16	*2,22*	21	*2,92*	19	*2,64*	4	*0,56*	5	*0,69*	32	*4,44*	97	*13,47*	731	*101,5*
	zus.	150	*10,4*	62	*4,3*	959	*66,6*	1171	*81,3*	30	*2,08*	33	*2,29*	28	*1,94*	7	*0,94*	8	*0,56*	52	*3,61*	158	*10,97*	1329	*92,3*
20—25	m	132	*19,7*	85	*12,7*	591	*88,2*	808	*120,6*	14	*2,09*	8	*1,19*	12	*1,79*	—	—	7	*1,04*	23	*3,43*	64	*9,54*	872	*130,1*
	w	102	*15,2*	58	*8,7*	730	*109,0*	890	*132,8*	18	*2,69*	13	*1,94*	28	*4,18*	—	—	15	*2,24*	20	*2,99*	94	*14,04*	984	*146,9*
	zus.	234	*17,5*	143	*10,7*	1321	*98,6*	1698	*126,7*	32	*2,39*	21	*1,57*	40	*2,99*	—	—	22	*1,64*	43	*3,21*	158	*11,79*	1856	*138,5*
25—30	m	177	*32,8*	83	*15,4*	838	*155,2*	1098	*203,3*	20	*3,70*	11	*2,04*	12	*2,22*	2	*0,37*	9	*1,67*	14	*2,59*	68	*12,59*	1166	*215,9*
	w	125	*21,9*	69	*12,1*	821	*144,0*	1015	*178,1*	21	*3,68*	18	*3,16*	28	*4,91*	—	—	25	*4,39*	36	*6,32*	128	*22,46*	1143	*200,6*
	zus.	302	*27,2*	152	*13,7*	1659	*149,5*	2113	*190,4*	41	*3,69*	29	*2,61*	40	*3,60*	2	*0,18*	34	*3,06*	50	*4,50*	196	*17,65*	2309	*208,1*
30—35	m	204	*40,8*	115	*23,0*	954	*190,8*	1273	*254,6*	2	*0,40*	2	*0,40*	10	*2,00*	—	—	8	*1,60*	14	*2,80*	36	*7,20*	1309	*261,8*
	w	149	*22,9*	94	*14,5*	986	*151,7*	1229	*189,1*	9	*1,38*	15	*2,31*	24	*3,69*	2	*0,31*	24	*3,69*	31	*4,77*	105	*16,15*	1334	*205,2*
	zus.	353	*30,7*	209	*18,2*	1940	*168,7*	2502	*217,6*	11	*0,96*	17	*1,48*	34	*2,96*	2	*0,17*	32	*2,78*	45	*3,91*	141	*12,26*	2643	*229,8*
35—40	m	193	*39,4*	94	*19,2*	746	*152,2*	1033	*210,8*	8	*1,63*	4	*0,82*	16	*3,27*	—	—	12	*2,45*	11	*2,24*	51	*10,41*	1084	*221,2*
	w	125	*18,7*	85	*12,7*	747	*111,5*	957	*142,8*	10	*1,49*	8	*1,19*	28	*4,18*	—	—	17	*2,54*	22	*3,28*	85	*12,68*	1042	*155,6*
	zus.	318	*27,4*	179	*15,4*	1493	*128,7*	1990	*171,6*	18	*1,55*	12	*1,03*	44	*3,79*	—	—	29	*2,50*	33	*2,84*	136	*11,72*	2126	*183,3*

40—45	m	280 *62,2*	109 *24,2*	876 *194,7*	1265 *281,2*	10 *2,22*	7 *1,56*	26 *5,78*	— —	10 *2,22*	15 *3,33*	68 *15,11*	1333 *296,2*
	w	131 *22,2*	79 *13,4*	620 *105,1*	830 *140,7*	14 *2,37*	6 *1,02*	45 *7,63*	— —	8 *1,36*	20 *3,39*	93 *15,77*	923 *156,4*
	zus.	411 *39,5*	188 *18,1*	1496 *143,8*	2095 *201,4*	24 *2,31*	13 *1,25*	71 *6,83*	— —	18 *1,73*	35 *3,36*	161 *15,48*	2256 *216,9*
45—50	m	332 *51,9*	135 *21,0*	977 *152,7*	1444 *225,6*	18 *2,81*	6 *0,94*	32 *5,00*	— —	12 *1,88*	18 *2,81*	86 *13,44*	1530 *239,1*
	w	126 *15,8*	56 *7,0*	583 *72,9*	765 *95,6*	10 *1,25*	11 *1,38*	55 *6,88*	— —	6 *0,75*	23 *2,88*	105 *13,13*	870 *108,8*
	zus.	458 *31,8*	191 *13,3*	1560 *108,3*	2209 *153,4*	28 *1,94*	17 *1,18*	87 *6,04*	— —	18 *1,25*	41 *2,85*	191 *13,26*	2400 *166,7*
50—55	m	395 *58,1*	169 *24,9*	974 *143,2*	1538 *226,2*	3 *0,44*	2 *0,29*	29 *4,26*	1 *0,15*	5 *0,74*	17 *2,50*	57 *8,38*	1595 *234,6*
	w	83 *10,6*	64 *8,2*	426 *54,6*	573 *73,5*	23 *2,95*	5 *0,64*	41 *5,26*	— —	8 *1,03*	13 *1,67*	90 *11,55*	663 *85,0*
	zus.	478 *32,7*	233 *16,0*	1400 *95,9*	2111 *144,6*	26 *1,78*	7 *0,48*	70 *4,79*	1 *0,07*	13 *0,89*	30 *2,05*	147 *10,07*	2258 *154,7*
55—60	m	381 *62,5*	188 *30,8*	810 *132,8*	1379 *226,1*	11 *1,80*	5 *0,82*	26 *4,26*	— —	7 *1,15*	18 *2,95*	67 *10,98*	1446 *237,1*
	w	98 *13,4*	49 *6,7*	305 *41,8*	452 *61,9*	7 *0,96*	5 *0,68*	55 *7,53*	1 *0,14*	4 *0,55*	14 *1,92*	86 *11,78*	538 *73,7*
	zus.	479 *35,7*	237 *17,7*	1115 *83,2*	1831 *136,6*	18 *1,34*	10 *0,75*	81 *6,04*	1 *0,07*	11 *0,82*	32 *2,39*	153 *11,42*	1984 *148,1*
60—65	m	271 *60,2*	136 *30,2*	557 *123,8*	964 *214,2*	10 *2,22*	— —	18 *4,00*	1 *0,22*	10 *2,22*	7 *1,56*	46 *10,22*	1010 *224,4*
	w	67 *10,0*	40 *6,0*	212 *31,6*	319 *47,6*	5 *0,75*	7 *1,04*	47 *7,01*	— —	1 *0,15*	11 *1,64*	71 *10,60*	390 *58,2*
	zus.	338 *30,2*	176 *15,7*	769 *68,7*	1283 *114,6*	15 *1,34*	7 *0,63*	65 *5,80*	1 *0,11*	11 *0,98*	18 *1,61*	117 *10,45*	1400 *125,0*
65—70	m	188 *50,8*	92 *24,9*	309 *83,5*	589 *159,2*	4 *1,08*	— —	24 *6,49*	— —	3 *0,81*	3 *0,81*	34 *9,19*	623 *168,4*
	w	37 *7,0*	27 *5,1*	147 *27,7*	211 *39,8*	6 *1,13*	4 *0,75*	28 *5,28*	— —	1 *0,19*	8 *1,51*	47 *8,87*	258 *48,7*
	zus.	225 *25,0*	119 *13,2*	456 *50,7*	800 *88,9*	10 *1,11*	4 *0,44*	52 *5,78*	— —	4 *0,44*	11 *1,22*	81 *9,00*	881 *97,9*
70—75	m	99 *34,1*	49 *16,9*	147 *50,7*	295 *101,7*	6 *2,07*	2 *0,69*	13 *4,48*	1 *0,34*	— —	— —	22 *7,59*	317 *109,3*
	w	40 *10,5*	14 *3,7*	83 *21,8*	137 *36,1*	4 *1,05*	7 *1,84*	26 *6,84*	— —	— —	2 *0,53*	39 *10,26*	176 *46,3*
	zus.	139 *20,7*	63 *9,4*	230 *34,3*	432 *64,5*	10 *1,49*	9 *1,34*	39 *5,82*	1 *0,15*	— —	2 *0,30*	61 *9,10*	493 *73,6*
75—80	m	53 *27,9*	28 *14,7*	71 *37,4*	152 *80,0*	1 *0,53*	— —	6 *3,16*	— —	— —	— —	7 *3,68*	159 *83,7*
	w	22 *8,8*	16 *6,4*	41 *16,4*	79 *31,6*	2 *0,80*	1 *0,40*	21 *8,40*	— —	— —	1 *0,40*	25 *10,00*	104 *41,6*
	zus.	75 *17,0*	44 *10,0*	112 *25,5*	231 *52,5*	3 *0,68*	1 *0,23*	27 *6,14*	— —	— —	1 *0,23*	32 *7,27*	263 *59,8*
80—85	m	10 *11,1*	8 *8,9*	18 *20,0*	36 *40,0*	— —	1 *1,11*	2 *2,22*	— —	— —	— —	3 *3,33*	39 *43,3*
	w	10 *7,7*	6 *4,6*	10 *7,7*	26 *20,0*	1 *0,77*	4 *3,08*	3 *2,31*	— —	— —	— —	8 *6,15*	34 *26,2*
	zus.	20 *9,1*	14 *6,4*	28 *12,7*	62 *28,2*	1 *0,45*	5 *2,27*	5 *2,27*	— —	— —	— —	11 *5,00*	73 *33,2*
85 u. mehr	m	3 *10,0*	2 *6,7*	3 *10,0*	8 *26,7*	— —	— —	1 *3,33*	— —	— —	1 *3,33*	2 *6,67*	10 *33,3*
	w	2 *4,0*	— —	2 *4,0*	4 *8,0*	— —	1 *2,00*	2 *4,00*	— —	— —	— —	3 *6,00*	7 *14,0*
	zus.	5 *6,3*	2 *2,5*	5 *6,3*	12 *15,0*	— —	1 *1,25*	3 *3,75*	— —	— —	1 *1,25*	5 *6,25*	17 *21,3*
Insgesamt	m	2821 *34,3*	1337 *16,2*	10053 *122,2*	14211 *172,7*	174 *2,11*	95 *1,15*	250 *3,04*	17 *0,21*	89 *1,08*	181 *2,20*	806 *9,79*	15017 *182,5*
	w	1214 *12,6*	701 *7,3*	7727 *80,2*	9642 *100,0*	195 *2,02*	152 *1,58*	464 *4,81*	15 *0,16*	115 *1,19*	261 *2,71*	1202 *12,42*	10844 *112,5*
	zus.	4035 *22,6*	2038 *11,4*	17780 *99,5*	23853 *133,5*	369 *2,06*	247 *1,38*	714 *4,00*	32 *0,18*	204 *1,14*	442 *2,47*	2008 *11,24*	25861 *144,7*

Tabelle XVII. *Bestand der an aktiver Tuberkulose Erkrankten in Niedersachsen am 31. 12. 1957 nach Alter und Geschlecht; absolute und relative Zahlen auf 10000 Einwohner*
(Entnommen und berechnet aus den Länderstatistiken)

Alter	Geschlecht	Tuberkulose der Atmungsorgane								Tuberkulose anderer Organe														Summe	
		Ia		Ib		Ic		Ia – Ic		Knochen u. Gelenke		Peripher. Lymphkn.		Haut		Meningitis		Urogenital		Sonstige		Id ges.			
		abs.	rel.	abs.	rel.	abs.	rel.	abs.	rel.	abs.	rel.	abs.	rel.	abs.	rel.	abs.	rel.	abs.	rel.	abs.	rel.	abs.	rel.	abs.	rel.
0— 1	m	2	*0,4*	—	—	16	*3,0*	18	*3,3*	—	—	—	—	—	—	2	*0,37*	—	—	1	*0,19*	3	*0,56*	21	*3,9*
	w	—	—	—	—	10	*2,0*	10	*2,0*	—	—	1	*0,20*	—	—	2	*0,39*	—	—	—	—	3	*0,59*	13	*2,5*
	zus.	2	*0,2*	—	—	26	*2,5*	28	*2,7*	—	—	1	*0,10*	—	—	4	*0,38*	—	—	1	*0,10*	6	*0,57*	34	*3,2*
1— 5	m	9	*0,4*	1	*0,0*	598	*29,8*	608	*30,2*	12	*0,60*	18	*0,90*	1	*0,05*	24	*1,19*	1	*0,05*	7	*0,34*	63	*3,13*	671	*33,4*
	w	8	*0,4*	1	*0,0*	493	*25,9*	502	*26,4*	10	*0,53*	26	*1,27*	3	*0,16*	29	*1,53*	—	—	8	*0,42*	76	*4,00*	578	*30,4*
	zus.	17	*0,4*	2	*0,0*	1091	*27,9*	1110	*28,4*	22	*0,56*	44	*1,13*	4	*0,10*	53	*1,36*	1	*0,03*	15	*0,38*	139	*3,55*	1249	*31,9*
5—10	m	22	*0,9*	4	*0,2*	1081	*42,4*	1107	*43,4*	55	*2,16*	56	*2,20*	6	*0,24*	27	*1,06*	2	*0,08*	19	*0,75*	165	*6,47*	1272	*49,9*
	w	14	*0,6*	4	*0,2*	944	*39,5*	962	*40,3*	46	*1,92*	65	*2,72*	3	*0,13*	28	*1,17*	4	*0,17*	8	*0,33*	154	*6,44*	1116	*46,7*
	zus.	36	*0,7*	8	*0,2*	2025	*41,0*	2069	*41,9*	101	*2,04*	121	*2,45*	9	*0,18*	55	*1,11*	6	*0,12*	27	*0,55*	319	*6,46*	2388	*48,3*
10—15	m	11	*0,5*	4	*0,2*	495	*22,1*	510	*22,8*	102	*4,55*	66	*2,95*	11	*0,49*	21	*0,94*	3	*0,13*	35	*1,57*	238	*10,63*	748	*33,4*
	w	25	*1,2*	4	*0,2*	484	*22,6*	513	*24,0*	77	*3,60*	86	*4,02*	15	*0,70*	17	*0,79*	4	*0,19*	28	*1,31*	227	*10,61*	740	*34,6*
	zus.	36	*0,8*	8	*0,2*	979	*22,4*	1023	*23,4*	179	*4,09*	152	*3,47*	26	*0,59*	38	*0,87*	7	*0,16*	63	*1,44*	465	*10,62*	1488	*34,0*
15—20	m	170	*5,7*	34	*1,1*	699	*23,6*	903	*30,5*	121	*4,09*	60	*2,03*	17	*0,57*	12	*0,41*	17	*0,57*	53	*1,79*	280	*9,46*	1183	*40,0*
	w	188	*6,6*	39	*1,4*	844	*29,4*	1071	*37,4*	92	*3,21*	92	*3,21*	17	*0,59*	10	*0,35*	13	*0,45*	41	*1,43*	265	*9,23*	1336	*46,6*
	zus.	358	*6,1*	73	*1,3*	1543	*26,5*	1974	*33,9*	213	*3,65*	152	*2,61*	34	*0,58*	22	*0,38*	30	*0,51*	94	*1,61*	545	*9,35*	2519	*43,2*
20—25	m	379	*15,5*	54	*2,2*	1151	*47,2*	1584	*64,9*	93	*3,81*	37	*1,52*	4	*0,16*	10	*0,41*	29	*1,19*	43	*1,76*	216	*8,85*	1800	*73,8*
	w	314	*13,2*	53	*2,2*	1313	*55,4*	1680	*70,9*	87	*3,67*	82	*3,46*	21	*0,89*	12	*0,51*	76	*3,21*	74	*3,12*	352	*14,85*	2032	*85,7*
	zus.	693	*14,4*	107	*2,2*	2464	*51,2*	3264	*67,9*	180	*3,74*	119	*2,47*	25	*0,52*	22	*0,46*	105	*2,18*	117	*2,43*	568	*11,81*	3832	*79,7*
25—30	m	595	*29,2*	67	*3,3*	1524	*74,7*	2186	*107,1*	128	*6,27*	41	*2,01*	10	*0,49*	6	*0,29*	49	*2,41*	49	*2,41*	283	*13,87*	2469	*121,0*
	w	355	*17,0*	57	*2,7*	1497	*71,6*	1909	*91,3*	106	*5,07*	68	*3,25*	34	*1,63*	10	*0,48*	97	*4,64*	79	*3,78*	394	*18,85*	2303	*110,2*
	zus.	950	*23,0*	124	*3,0*	3021	*73,1*	4095	*99,1*	234	*5,67*	109	*2,64*	44	*1,07*	16	*0,39*	146	*3,50*	128	*3,10*	677	*16,39*	4772	*115,5*
30—35	m	812	*43,7*	71	*3,8*	1578	*84,8*	2461	*132,3*	139	*7,47*	24	*1,29*	21	*1,13*	6	*0,32*	84	*4,52*	66	*3,55*	340	*18,28*	2801	*150,6*
	w	449	*19,3*	66	*2,8*	1524	*65,4*	2039	*87,5*	87	*3,73*	83	*3,56*	27	*1,16*	4	*0,17*	117	*5,02*	82	*3,52*	400	*17,17*	2439	*107,7*
	zus.	1261	*30,1*	137	*3,3*	3102	*74,0*	4500	*107,4*	226	*5,39*	107	*2,55*	48	*1,15*	10	*0,24*	201	*4,80*	148	*3,53*	740	*17,66*	5240	*125,1*

35—40	m	650 39,9	68 4,2	1291 79,2	2009 123,2	93 5,71	21 1,29	22 1,35	3 0,18	60 3,68	53 3,25	252 15,46	2261 138,7
	w	360 15,7	66 2,9	1208 52,5	1634 71,0	86 3,74	45 1,96	42 1,83	4 0,17	92 4,00	56 2,43	325 14,13	1959 85,2
	zus.	1010 25,9	134 3,4	2499 63,6	3643 92,7	179 4,55	66 1,68	64 1,63	7 0,18	152 3,87	109 2,77	577 14,68	4220 107,4
40—45	m	634 42,0	79 5,2	1211 80,2	1924 127,4	62 4,11	23 1,52	27 1,79	1 0,07	72 4,77	51 3,38	236 15,62	2160 143,0
	w	323 15,4	42 2,0	957 45,6	1322 63,0	65 3,10	33 1,57	49 2,33	1 0,05	62 2,95	51 2,52	261 12,43	1583 75,4
	zus.	957 26,5	121 3,4	2168 60,1	3246 89,9	127 3,52	56 1,55	76 2,11	2 0,06	134 3,71	102 2,82	497 13,77	3743 103,7
45—50	m	904 42,6	111 5,2	1417 66,8	2432 114,7	63 2,97	15 0,71	44 2,08	3 0,14	54 2,55	42 1,98	221 10,42	2653 125,1
	w	284 10,4	44 1,6	849 31,1	1177 43,1	67 2,45	30 1,10	66 2,42	1 0,04	44 1,61	51 1,87	259 9,49	1436 52,6
	zus.	1188 24,5	155 3,2	2266 48,8	3609 74,4	130 2,68	45 0,93	110 2,27	4 0,08	98 2,02	93 1,92	480 9,90	4089 84,3
50—55	m	1066 48,7	106 4,8	1412 64,5	2584 118,0	73 3,33	9 0,41	46 2,10	2 0,09	62 2,83	34 1,55	226 10,32	2810 128,3
	w	250 10,0	46 1,8	699 28,9	995 39,8	55 2,20	15 0,60	73 2,92	3 0,12	38 1,52	47 1,88	231 9,24	1226 49,0
	zus.	1316 28,1	152 3,2	2111 45,0	3579 76,3	128 2,73	24 0,51	119 2,53	5 0,11	100 2,13	81 1,73	457 9,74	4036 86,1
55—60	m	980 49,5	106 5,4	1265 63,9	2351 118,7	68 3,43	14 0,71	40 2,03	— —	38 1,92	33 1,67	193 9,76	2544 128,5
	w	196 8,6	54 2,4	529 23,2	779 34,2	64 2,81	40 1,75	84 3,68	— —	27 1,18	38 1,67	253 11,10	1032 45,3
	zus.	1176 27,6	160 3,8	1794 42,1	3130 73,5	132 3,10	54 1,27	124 2,91	— —	65 1,53	71 1,67	446 10,47	3576 83,9
60—65	m	728 50,9	105 7,3	838 58,6	1671 116,9	44 3,08	13 0,91	23 1,61	1 0,07	22 1,54	20 1,40	123 8,60	1794 125,5
	w	206 10,6	45 2,3	450 23,2	701 36,1	59 3,04	22 1,13	74 3,81	1 0,05	11 0,57	28 1,44	195 10,01	896 46,2
	zus.	934 27,7	150 4,5	1288 38,2	2372 70,4	103 3,06	35 1,04	97 2,88	2 0,06	33 0,98	48 1,42	318 9,44	2690 79,8
65—70	m	521 46,5	88 7,9	512 45,7	1121 100,1	29 2,59	7 0,63	21 1,88	— —	8 0,71	8 0,71	73 6,52	1194 106,6
	w	174 11,3	44 2,9	317 20,6	535 34,7	24 1,56	23 1,49	61 3,96	— —	5 0,32	22 1,43	135 8,76	670 43,5
	zus.	695 26,1	132 5,9	829 31,2	1656 62,3	53 1,99	30 1,13	82 3,08	— —	13 0,49	30 1,13	208 7,82	1864 70,1
70—75	m	325 38,2	73 8,6	327 38,5	725 85,3	28 3,29	6 0,71	8 0,94	— —	10 1,18	6 0,71	58 6,82	783 92,1
	w	160 13,8	41 3,5	220 19,0	421 36,3	31 2,67	19 1,64	38 3,28	— —	2 0,17	10 0,86	100 8,62	521 44,9
	zus.	485 24,1	114 5,7	547 27,2	1146 57,0	59 2,94	25 1,24	46 2,29	— —	12 0,60	16 0,80	158 7,86	1304 64,9
75—80	m	179 30,9	53 9,1	192 33,1	424 73,1	19 3,28	4 0,69	14 2,41	— —	7 1,21	6 1,03	50 8,62	474 81,7
	w	85 11,2	29 3,8	124 16,3	238 31,3	21 2,76	1 0,13	30 3,95	— —	3 0,39	4 0,53	59 7,76	297 39,1
	zus.	264 19,7	82 6,1	316 23,6	662 49,4	40 2,99	5 0,37	44 3,28	— —	10 0,75	10 0,75	109 8,13	771 57,5
80 u. mehr	m	79 18,0	36 8,2	88 20,0	203 46,1	8 1,82	2 0,45	8 1,82	— —	3 0,68	2 0,45	23 5,22	226 51,4
	w	46 8,2	15 2,7	63 11,3	124 22,2	12 2,14	3 0,54	16 2,86	— —	1 0,18	— —	32 5,71	156 27,9
	zus.	125 12,5	51 5,1	151 15,1	327 32,7	20 2,00	5 0,50	24 2,40	— —	4 0,40	2 0,20	55 5,50	382 38,2
Insgesamt	m	8066 26,5	1060 3,5	15695 51,5	24821 81,4	1137 3,73	416 1,36	323 1,06	118 0,39	521 1,71	528 1,73	3043 9,98	27864 91,4
	w	3437 10,0	650 1,9	12525 36,3	16612 48,2	989 2,87	734 2,13	653 1,89	122 0,35	596 1,73	627 1,82	3721 10,79	20333 59,0
	zus.	11503 17,7	1710 2,6	28220 43,4	41433 63,7	2126 3,27	1150 1,77	976 1,50	240 0,37	1117 1,72	1155 1,78	6764 10,41	48197 74,2

Tabelle XVIII. *Bestand der an aktiver Tuberkulose Erkrankten in Bremen am 31. 12. 1957 — nach Alter und Geschlecht; absolute und relative Zahlen auf 10000 Einwohner*
(Entnommen und berechnet aus den Länderstatistiken)

Alter	Geschlecht	Tuberkulose der Atmungsorgane								Tuberkulose anderer Organe														Summe	
		Ia		Ib		Ic		Ia – Ic		Knochen u. Gelenke		Peripher. Lymphkn.		Haut		Meningitis		Urogenital		Sonstige		Id ges.			
		abs.	rel.	abs.	rel.	abs.	rel.	abs.	rel.	abs.	rel.	abs.	rel.	abs.	rel.	abs.	rel.	abs.	rel.	abs.	rel.	abs.	rel.	abs.	rel.
0—1	m	1	2,0	—	—	5	10,0	6	12,0	—	—	—	—	—	—	1	2,0	—	—	—	—	1	2,0	7	14,0
	w	—	—	—	—	—	—	—	—	—	—	—	—	—	—	—	—	—	—	—	—	—	—	—	—
	zus.	1	1,0	—	—	5	5,0	6	6,0	—	—	—	—	—	—	1	1,0	—	—	—	—	1	1,0	7	7,0
1—5	m	—	—	1	0,6	65	38,2	66	38,8	2	1,18	—	—	1	0,59	1	0,59	—	—	1	0,59	5	2,94	71	41,8
	w	2	1,3	3	1,9	72	45,0	77	48,1	6	3,75	3	1,88	—	—	1	0,63	—	—	1	0,63	11	6,87	88	55,0
	zus.	2	0,6	4	1,2	137	41,5	143	43,3	8	2,42	3	0,91	1	0,30	2	0,61	—	—	2	0,61	16	4,85	159	48,2
5—10	m	5	2,3	4	1,8	166	75,5	175	79,5	3	1,36	3	1,36	—	—	7	3,18	1	0,45	3	1,36	17	7,73	192	87,3
	w	2	1,0	4	2,0	130	65,0	136	68,0	4	2,00	5	2,50	—	—	10	5,00	2	1,00	4	2,00	25	12,50	161	80,5
	zus.	7	1,7	8	1,9	296	70,5	311	74,0	7	1,67	8	1,90	—	—	17	4,05	3	0,71	7	1,67	42	10,00	353	84,0
10—15	m	5	2,2	3	1,3	145	63,0	153	66,5	21	9,13	3	1,30	—	—	3	1,30	—	—	3	1,30	30	13,04	183	79,6
	w	4	1,8	5	2,3	111	50,5	120	54,5	8	3,64	10	4,55	—	—	8	3,64	—	—	8	3,64	34	15,45	154	70,0
	zus.	9	2,0	8	1,8	256	56,9	273	60,7	29	6,45	13	2,89	—	—	11	2,44	—	—	11	2,44	64	14,22	337	74,9
15—20	m	23	8,9	19	6,8	143	51,1	185	66,1	22	7,86	5	1,79	—	—	4	1,43	5	1,79	7	2,50	43	15,36	228	81,4
	w	15	5,4	16	5,7	148	52,9	179	63,9	20	7,14	14	5,00	—	—	2	0,71	3	1,07	5	1,79	44	15,71	223	79,6
	zus.	38	6,8	35	6,3	291	52,0	364	65,0	42	7,50	19	3,39	—	—	6	1,07	8	1,43	12	2,14	87	15,54	451	80,5
20—25	m	32	12,8	36	14,4	200	80,0	268	107,2	15	6,00	7	2,80	1	0,40	3	1,20	7	2,80	4	1,60	37	14,80	305	122,0
	w	25	10,4	25	10,4	248	103,3	298	124,2	18	7,50	19	7,92	4	1,67	4	1,67	11	4,58	10	4,17	66	27,50	364	151,7
	zus.	57	11,6	61	12,4	448	91,4	566	115,5	33	6,73	26	5,31	5	1,02	7	1,43	18	3,67	14	2,86	103	21,02	669	136,5
25—30	m	59	29,5	57	28,5	262	131,0	378	189,0	17	8,50	6	3,00	1	0,50	1	0,50	10	5,00	7	3,50	42	21,00	420	210,0
	w	40	19,0	40	19,0	242	115,2	322	153,3	11	5,24	11	5,24	3	1,43	1	0,48	21	10,00	11	5,24	58	27,61	380	181,0
	zus.	99	24,1	97	23,7	504	122,9	700	170,7	28	6,83	17	4,15	4	0,98	2	0,49	31	7,56	18	4,39	100	24,39	800	195,1
30—35	m	69	36,3	59	31,1	257	135,3	385	202,6	23	12,11	6	3,16	3	1,68	3	1,68	16	8,42	9	4,74	60	31,58	445	234,2
	w	44	18,3	46	19,2	265	110,4	355	147,9	14	5,83	8	3,33	3	1,25	1	0,42	19	7,92	13	5,42	58	24,17	413	172,1
	zus.	113	26,3	105	24,4	522	121,4	740	172,1	37	8,60	14	3,26	6	1,40	4	0,93	35	8,14	22	5,12	118	27,44	858	199,5
35—40	m	66	34,7	47	24,7	286	150,5	399	210,0	15	7,89	3	1,58	1	0,53	1	0,53	10	5,26	14	7,37	44	17,60	443	233,2
	w	47	18,8	42	16,8	237	94,8	326	130,4	8	3,20	11	4,40	5	2,00	—	—	19	7,60	14	5,60	57	22,80	383	153,2
	zus.	113	25,7	89	20,2	523	118,9	725	164,8	23	5,23	14	3,18	6	1,36	1	0,23	29	6,59	28	6,36	101	22,93	826	187,7

40—45	m	53 *29,4*	41 *22,8*	230 *127,8*	324 *180,0*	8 *4,44*	3 *1,67*	4 *2,22*	1 *0,56*	11 *6,11*	3 *1,67*	30 *16,67*	354 *196,7*
	w	31 *13,5*	23 *10,0*	170 *73,9*	224 *97,4*	14 *6,09*	5 *2,17*	3 *1,30*	2 *0,87*	14 *6,09*	12 *5,21*	50 *21,74*	274 *119,1*
	zus.	84 *20,5*	64 *15,6*	400 *97,6*	548 *133,7*	22 *5,37*	8 *1,95*	7 *1,71*	3 *0,73*	25 *6,10*	15 *3,66*	80 *19,51*	628 *153,2*
45—50	m	102 *40,8*	46 *18,4*	246 *98,4*	394 *157,6*	7 *2,80*	2 *0,80*	— —	2 *0,80*	10 *4,00*	10 *4,00*	31 *12,40*	425 *170,0*
	w	41 *14,1*	27 *9,3*	175 *60,3*	243 *83,8*	11 *3,79*	4 *1,38*	9 *3,11*	— —	10 *3,45*	20 *6,90*	54 *18,62*	297 *102,4*
	zus.	143 *26,5*	73 *13,5*	421 *78,0*	637 *118,0*	18 *3,33*	6 *1,11*	9 *1,67*	2 *0,37*	20 *3,70*	30 *5,56*	85 *15,74*	722 *133,7*
50—55	m	107 *42,8*	55 *22,0*	259 *103,6*	421 *168,4*	7 *2,80*	1 *0,40*	3 *1,20*	1 *0,40*	8 *3,20*	12 *4,80*	32 *12,80*	453 *181,2*
	w	27 *10,0*	34 *12,6*	133 *49,3*	194 *71,9*	7 *2,59*	9 *3,33*	7 *2,60*	— —	5 *1,85*	13 *4,81*	41 *15,19*	235 *87,0*
	zus.	134 *25,8*	89 *17,1*	392 *75,4*	615 *118,2*	14 *2,69*	10 *1,92*	10 *1,92*	1 *0,19*	13 *2,50*	25 *4,80*	73 *14,04*	688 *132,3*
55—60	m	104 *49,5*	44 *21,0*	228 *108,6*	376 *179,0*	11 *5,23*	2 *0,95*	2 *0,95*	— —	10 *4,76*	4 *1,90*	29 *13,80*	405 *192,9*
	w	34 *14,2*	16 *6,7*	84 *35,0*	134 *55,8*	12 *5,00*	5 *2,08*	3 *1,25*	— —	10 *4,16*	12 *5,00*	42 *17,50*	176 *73,3*
	zus.	138 *30,7*	60 *13,3*	312 *69,3*	510 *113,3*	23 *5,11*	7 *1,56*	5 *1,11*	— —	20 *4,44*	16 *3,56*	71 *15,78*	581 *129,1*
60—65	m	92 *65,7*	43 *30,7*	114 *81,4*	249 *177,9*	5 *3,57*	— —	2 *1,43*	— —	2 *1,43*	5 *3,57*	14 *10,00*	263 *187,9*
	w	27 *13,5*	16 *8,0*	64 *32,0*	107 *53,5*	15 *7,50*	5 *2,50*	3 *1,50*	— —	6 *3,00*	11 *5,50*	40 *20,00*	147 *73,5*
	zus.	119 *35,0*	59 *17,4*	178 *52,3*	356 *104,7*	20 *5,88*	5 *1,47*	5 *1,47*	— —	8 *2,35*	16 *4,71*	54 *15,88*	410 *120,6*
65—70	m	54 *45,0*	35 *29,2*	84 *70,0*	173 *144,2*	6 *5,00*	— —	3 *2,50*	— —	1 *0,83*	4 *3,33*	14 *11,67*	187 *155,8*
	w	14 *8,2*	12 *7,1*	44 *25,9*	70 *41,2*	10 *5,88*	5 *2,94*	5 *2,94*	— —	2 *1,18*	7 *4,12*	29 *17,06*	99 *58,2*
	zus.	68 *23,4*	47 *16,2*	128 *44,1*	243 *83,8*	16 *5,52*	5 *1,72*	8 *2,76*	— —	3 *1,03*	11 *3,79*	43 *14,83*	286 *98,6*
70—75	m	53 *53,0*	35 *35,0*	54 *54,0*	142 *142,0*	7 *7,00*	— —	1 *1,00*	— —	3 *3,00*	1 *1,00*	12 *12,00*	154 *154,0*
	w	10 *7,7*	9 *6,9*	33 *25,4*	52 *40,0*	7 *5,38*	3 *2,31*	2 *1,54*	— —	3 *2,31*	4 *3,08*	19 *14,62*	71 *54,6*
	zus.	63 *27,4*	44 *19,1*	87 *37,8*	194 *84,3*	14 *6,09*	3 *1,30*	3 *1,30*	— —	6 *2,61*	5 *2,17*	31 *13,48*	225 *97,8*
75—80	m	16 *26,7*	8 *13,3*	35 *58,3*	59 *98,3*	3 *5,00*	— —	— —	— —	1 *1,67*	— —	4 *6,67*	63 *105,0*
	w	4 *5,0*	6 *7,5*	21 *26,3*	31 *38,8*	6 *7,50*	1 *1,25*	4 *5,00*	— —	— —	2 *2,50*	13 *16,25*	44 *55,0*
	zus.	20 *14,3*	14 *10,0*	56 *40,0*	90 *64,3*	9 *6,43*	1 *0,71*	4 *2,86*	— —	1 *0,71*	2 *1,43*	17 *12,14*	107 *76,4*
80—85	m	11 *36,7*	3 *10,0*	19 *63,3*	33 *110,0*	1 *3,33*	— —	— —	— —	— —	— —	1 *3,33*	34 *113,3*
	w	6 *15,0*	8 *20,0*	16 *40,0*	30 *75,0*	2 *5,00*	— —	1 *2,50*	— —	— —	2 *5,00*	5 *12,50*	35 *87,5*
	zus.	17 *24,3*	11 *15,7*	35 *50,0*	63 *90,0*	3 *4,29*	— —	1 *1,43*	— —	— —	2 *2,86*	6 *8,57*	69 *98,6*
85 u. mehr	m	1 *10,0*	1 *10,0*	2 *20,0*	4 *40,0*	— —	— —	— —	— —	— —	— —	— —	4 *40,0*
	w	— —	1 *10,0*	— —	1 *10,0*	— —	— —	— —	— —	— —	— —	— —	1 *10,0*
	zus.	1 *5,0*	2 *10,0*	2 *10,0*	5 *25,0*	— —	— —	— —	— —	— —	— —	— —	5 *25,0*
Insgesamt	m	853 *27,3*	537 *17,2*	2800 *89,7*	4190 *134,3*	173 *5,54*	41 *1,31*	22 *0,71*	28 *0,90*	95 *3,04*	87 *2,79*	446 *14,29*	4636 *148,6*
	w	373 *10,6*	333 *10,0*	2193 *62,3*	2899 *82,4*	173 *4,91*	118 *3,35*	52 *1,48*	29 *0,82*	125 *3,55*	149 *4,23*	646 *18,35*	3545 *100,7*
	zus.	1226 *18,5*	870 *13,1*	4993 *75,2*	7089 *106,8*	346 *5,21*	159 *2,39*	74 *1,11*	57 *0,86*	220 *3,31*	236 *3,55*	1092 *16,45*	8181 *123,2*

Tabelle XIX. *Bestand der an aktiver Tuberkulose Erkrankten in Nordrhein-Westfalen am 31. 12. 1957 nach Alter und Geschlecht; absolute und relative Zahlen auf 10000 Einwohner*
(Entnommen und berechnet aus den Länderstatistiken)

Alter	Geschlecht	Tuberkulose der Atmungsorgane								Tuberkulose anderer Organe														Summe	
		Ia		Ib		Ic		Ia – Ic		Knochen u. Gelenke		Peripher. Lymphkn.		Haut		Menin-gitis		Urogenital		Sonstige		Id ges.			
		abs.	rel.	abs.	rel.	abs.	rel.	abs.	rel.	abs.	rel.	abs.	rel.	abs.	rel.	abs.	rel.	abs.	rel.	abs.	rel.	abs.	rel.	abs.	rel.
0— 1	m	4	*0,3*	—	—	109	*8,5*	113	*8,8*	15	*1,17*	2	*0,16*	—	—	10	*0,78*	—	—	6	*0,47*	33	*2,58*	146	*11,4*
	w	2	*0,2*	—	—	86	*7,1*	88	*7,3*	4	*0,33*	5	*0,41*	—	—	3	*0,25*	—	—	10	*0,83*	22	*1,82*	110	*9,1*
	zus.	6	*0,2*	—	—	195	*7,8*	201	*8,0*	19	*0,76*	7	*0,28*	—	—	13	*0,52*	—	—	16	*0,64*	55	*2,21*	256	*10,3*
1— 5	m	30	*0,6*	18	*0,4*	2175	*46,3*	2223	*47,3*	61	*1,30*	64	*1,36*	4	*0,09*	75	*1,60*	3	*0,06*	45	*0,96*	252	*5,36*	2475	*52,7*
	w	18	*0,4*	15	*0,3*	2095	*47,0*	2128	*47,7*	52	*1,17*	63	*1,41*	5	*0,11*	59	*1,32*	2	*0,04*	54	*1,21*	235	*5,27*	2363	*53,0*
	zus.	48	*0,5*	33	*0,4*	4270	*46,6*	4351	*47,5*	113	*1,23*	127	*1,39*	9	*0,10*	134	*1,46*	5	*0,05*	99	*1,08*	487	*5,32*	4838	*52,8*
5—10	m	27	*0,5*	22	*0,4*	3414	*62,1*	3463	*63,0*	149	*2,71*	185	*3,36*	13	*0,24*	62	*1,13*	3	*0,05*	52	*0,95*	464	*8,44*	3927	*71,4*
	w	25	*0,5*	27	*0,5*	2948	*56,4*	3000	*57,4*	159	*3,04*	185	*3,54*	22	*0,42*	70	*1,34*	4	*0,08*	80	*1,53*	520	*9,94*	3520	*67,3*
	zus.	52	*0,5*	49	*0,5*	6362	*59,3*	6463	*60,3*	308	*2,87*	370	*3,45*	35	*0,33*	132	*1,23*	7	*0,07*	132	*1,23*	984	*9,17*	7447	*69,4*
10—15	m	66	*1,4*	49	*1,0*	2023	*42,2*	2138	*44,6*	209	*4,36*	238	*4,97*	21	*0,44*	38	*0,79*	13	*0,27*	68	*1,42*	587	*12,25*	2725	*56,9*
	w	79	*1,7*	52	*1,1*	1857	*40,2*	1988	*43,0*	226	*4,89*	247	*5,35*	42	*0,91*	39	*0,84*	9	*0,19*	108	*2,34*	671	*14,52*	2659	*57,6*
	zus.	145	*1,5*	101	*1,1*	3880	*41,2*	4126	*43,8*	435	*4,62*	485	*5,15*	63	*0,67*	77	*0,82*	22	*0,23*	176	*1,87*	1258	*13,37*	5384	*57,2*
15—20	m	521	*7,7*	101	*1,5*	2243	*33,0*	2865	*42,2*	326	*4,80*	208	*3,06*	52	*0,77*	27	*0,40*	55	*0,81*	124	*1,83*	792	*11,66*	3657	*53,9*
	w	468	*7,4*	158	*2,5*	2227	*35,3*	2853	*45,2*	301	*4,73*	278	*4,37*	92	*1,45*	24	*0,38*	56	*0,88*	178	*2,80*	929	*14,61*	3782	*59,5*
	zus.	989	*7,5*	259	*2,0*	4470	*34,0*	5718	*43,5*	627	*4,77*	486	*3,70*	144	*1,09*	51	*0,39*	111	*0,84*	302	*2,30*	1721	*13,09*	7439	*56,6*
20—25	m	1048	*16,7*	248	*4,0*	2968	*47,4*	4264	*68,1*	334	*5,34*	197	*3,15*	59	*0,94*	14	*0,22*	79	*1,26*	163	*2,60*	846	*13,51*	5110	*81,6*
	w	810	*13,7*	230	*3,9*	3167	*53,7*	4207	*71,3*	262	*4,44*	310	*5,25*	105	*1,78*	32	*0,54*	120	*2,04*	238	*4,03*	1067	*18,08*	5274	*89,4*
	zus.	1858	*15,3*	478	*3,9*	6135	*50,5*	8471	*69,7*	596	*4,90*	507	*4,17*	164	*1,35*	46	*0,38*	199	*1,64*	401	*3,30*	1913	*15,73*	10384	*85,4*
25—30	m	1495	*25,7*	323	*5,6*	3503	*60,3*	5321	*91,6*	294	*5,06*	153	*2,63*	74	*1,27*	21	*0,36*	139	*2,39*	187	*3,22*	868	*14,93*	6189	*106,5*
	w	993	*18,6*	242	*4,5*	3293	*61,7*	4528	*84,8*	274	*5,13*	257	*4,81*	121	*2,27*	15	*0,28*	215	*4,03*	259	*4,85*	1141	*21,37*	5669	*106,2*
	zus.	2488	*22,3*	565	*5,1*	6796	*60,9*	9849	*88,3*	568	*5,09*	410	*3,68*	195	*1,75*	36	*0,32*	354	*3,17*	446	*4,00*	2009	*18,02*	11858	*106,3*
30—35	m	1555	*31,5*	350	*7,1*	3388	*68,6*	5293	*107,1*	273	*5,53*	115	*2,33*	85	*1,72*	8	*0,16*	168	*3,40*	140	*2,83*	789	*15,97*	6082	*123,1*
	w	974	*16,7*	271	*4,6*	3099	*53,1*	4344	*74,4*	292	*5,00*	231	*3,96*	145	*2,48*	12	*0,21*	210	*3,60*	270	*4,62*	1160	*19,86*	5504	*94,2*
	zus.	2529	*23,5*	621	*5,8*	6487	*60,2*	9637	*89,4*	565	*5,24*	346	*3,21*	230	*2,13*	20	*0,19*	378	*3,51*	410	*3,80*	1949	*18,08*	11586	*107,5*

35—40	m	1633 *38,7*	343 *8,1*	2810 *66,7*	4786 *113,6*	225 *5,34*	82 *1,95*	90 *2,14*	6 *0,14*	150 *3,56*	124 *2,95*	677 *16,08*	5463 *129,8*
	w	845 *15,1*	256 *4,6*	2565 *45,9*	3666 *65,6*	234 *4,18*	171 *3,06*	113 *2,02*	6 *0,11*	180 *3,22*	247 *4,42*	951 *17,01*	4617 *82,6*
	zus.	2478 *25,3*	599 *6,1*	5375 *54,8*	8452 *86,2*	459 *4,68*	253 *2,58*	203 *2,07*	12 *0,12*	330 *3,37*	371 *3,79*	1628 *16,61*	10080 *102,9*
40—45	m	1538 *41,1*	323 *8,6*	2805 *75,0*	4666 *124,8*	211 *5,64*	72 *1,93*	90 *2,41*	7 *0,19*	127 *3,39*	139 *3,72*	646 *17,27*	5312 *142,0*
	w	708 *14,3*	181 *3,7*	2013 *40,7*	2902 *58,7*	199 *4,03*	140 *2,83*	164 *3,32*	5 *0,10*	138 *2,79*	199 *4,03*	845 *17,11*	3747 *75,9*
	zus.	2246 *25,9*	504 *5,8*	4818 *55,5*	7568 *87,2*	410 *4,72*	212 *2,44*	254 *2,93*	12 *0,14*	265 *3,05*	338 *3,89*	1491 *17,18*	9059 *104,4*
45—50	m	2086 *41,4*	382 *7,6*	3172 *62,9*	5640 *111,9*	205 *4,07*	82 *1,63*	122 *2,42*	2 *0,04*	142 *2,82*	161 *3,19*	714 *14,17*	6354 *126,1*
	w	621 *9,8*	165 *2,6*	1811 *28,5*	2597 *40,8*	192 *3,02*	120 *1,89*	192 *3,02*	2 *0,03*	116 *1,82*	211 *3,32*	833 *13,10*	3430 *53,9*
	zus.	2707 *23,7*	547 *4,8*	4983 *43,7*	8237 *72,3*	397 *3,48*	202 *1,77*	314 *2,75*	4 *0,04*	258 *2,26*	372 *3,26*	1547 *13,57*	9784 *85,8*
50—55	m	2292 *43,1*	401 *7,5*	3703 *69,6*	6396 *120,2*	187 *3,52*	57 *1,07*	129 *2,42*	1 *0,02*	95 *1,79*	124 *2,33*	593 *11,15*	6989 *131,4*
	w	510 *8,5*	154 *2,6*	1397 *23,2*	2061 *34,2*	176 *2,92*	97 *1,61*	213 *3,53*	3 *0,05*	98 *1,63*	160 *2,66*	747 *12,41*	2808 *46,6*
	zus.	2802 *24,7*	555 *4,9*	5100 *45,0*	8457 *74,6*	363 *3,20*	154 *1,36*	342 *3,02*	4 *0,04*	193 *1,70*	284 *2,50*	1340 *11,82*	9797 *86,4*
55—60	m	2169 *46,6*	357 *7,7*	3108 *66,8*	5634 *121,2*	165 *3,55*	48 *1,03*	120 *2,58*	2 *0,04*	63 *1,35*	110 *2,37*	508 *10,92*	6142 *132,1*
	w	485 *9,3*	111 *2,1*	1152 *22,0*	1748 *33,4*	147 *2,81*	68 *1,30*	177 *3,38*	1 *0,02*	42 *0,80*	132 *2,52*	567 *10,82*	2315 *44,2*
	zus.	2654 *26,8*	468 *4,7*	4260 *43,1*	7382 *74,6*	312 *3,15*	116 *1,17*	297 *3,00*	3 *0,03*	105 *1,06*	242 *2,45*	1075 *10,87*	8457 *85,5*
60—65	m	1508 *48,3*	231 *7,4*	2105 *67,5*	3844 *123,2*	105 *3,37*	33 *1,06*	77 *2,47*	— —	52 *1,67*	51 *1,63*	318 *10,19*	4162 *133,4*
	w	376 *8,8*	114 *2,7*	810 *18,9*	1300 *30,3*	123 *2,87*	62 *1,45*	163 *3,80*	2 *0,05*	33 *0,77*	84 *1,96*	467 *10,89*	1767 *41,2*
	zus.	1884 *25,4*	345 *4,7*	2915 *39,3*	5144 *69,4*	228 *3,08*	95 *1,28*	240 *3,24*	2 *0,03*	85 *1,15*	135 *1,82*	785 *10,59*	5929 *80,0*
65—70	m	915 *38,8*	175 *7,4*	1253 *53,1*	2343 *99,3*	77 *3,27*	28 *1,19*	60 *2,54*	— —	20 *0,85*	40 *1,69*	225 *9,53*	2568 *108,8*
	w	303 *9,0*	73 *2,2*	589 *17,6*	965 *28,8*	77 *2,30*	37 *1,10*	118 *3,52*	1 *0,03*	19 *0,57*	75 *2,24*	327 *9,76*	1292 *38,6*
	zus.	1218 *21,3*	248 *4,3*	1842 *32,3*	3308 *57,9*	154 *2,70*	65 *1,14*	178 *3,12*	1 *0,02*	39 *0,68*	115 *2,01*	552 *9,67*	3860 *67,6*
70—75	m	582 *32,3*	98 *5,4*	795 *44,2*	1475 *81,9*	54 *3,00*	10 *0,56*	42 *2,33*	— —	20 *1,11*	20 *1,11*	146 *8,11*	1621 *90,0*
	w	220 *9,1*	59 *2,4*	430 *17,8*	709 *29,4*	84 *3,49*	29 *1,20*	78 *3,24*	— —	6 *0,25*	31 *1,29*	228 *9,47*	937 *38,9*
	zus.	802 *19,0*	157 *3,7*	1225 *29,0*	2184 *51,8*	138 *3,28*	39 *0,93*	120 *2,85*	— —	26 *0,62*	51 *1,21*	374 *8,88*	2558 *60,8*
75—80	m	253 *21,6*	66 *5,6*	364 *31,1*	683 *58,4*	50 *4,27*	6 *0,51*	22 *1,88*	— —	8 *0,68*	15 *1,28*	101 *8,63*	784 *67,0*
	w	139 *9,1*	39 *2,6*	217 *14,3*	395 *26,0*	43 *2,83*	22 *1,45*	51 *3,36*	— —	6 *0,39*	17 *1,12*	139 *9,14*	534 *35,1*
	zus.	392 *14,6*	105 *3,9*	581 *21,6*	1078 *40,1*	93 *3,46*	28 *1,04*	73 *2,71*	— —	14 *0,52*	32 *1,19*	240 *8,92*	1318 *49,0*
80 u. mehr	m	107 *13,9*	32 *4,2*	120 *15,6*	259 *33,6*	9 *1,17*	3 *0,39*	5 *0,65*	— —	3 *0,39*	5 *0,65*	25 *3,25*	284 *36,9*
	w	57 *5,6*	15 *1,5*	76 *7,5*	148 *14,7*	20 *1,98*	13 *1,29*	36 *3,56*	— —	3 *0,30*	6 *0,59*	78 *7,72*	226 *22,4*
	zus.	164 *9,2*	47 *2,6*	196 *11,0*	407 *22,9*	29 *1,63*	16 *0,90*	41 *2,30*	— —	6 *0,34*	11 *0,62*	103 *5,79*	510 *28,7*
Insgesamt	m	17829 *24,7*	3519 *4,9*	40058 *55,4*	61406 *85,0*	2949 *4,08*	1583 *2,19*	1065 *1,47*	273 *0,38*	1140 *1,58*	1574 *2,18*	8584 *11,88*	69990 *96,9*
	w	7633 *9,6*	2162 *2,7*	29832 *37,4*	39627 *49,7*	2865 *3,59*	2335 *2,93*	1837 *2,30*	274 *0,34*	1257 *1,58*	2359 *2,96*	10927 *13,71*	50554 *63,4*
	zus.	25462 *16,8*	5681 *3,7*	69890 *46,0*	101033 *66,5*	5814 *3,83*	3918 *2,58*	2902 *1,91*	547 *0,36*	2397 *1,58*	3933 *2,59*	19511 *12,84*	120544 *79,3*

Tabelle XX. *Bestand der an aktiver Tuberkulose Erkrankten in Hessen am 31. 12. 1957 nach Alter und Geschlecht; absolute und relative Zahlen auf 10000 Einwohner*
(Entnommen und berechnet aus den Länderstatistiken)

Alter	Geschlecht	Tuberkulose der Atmungsorgane								Tuberkulose anderer Organe														Summe	
		Ia		Ib		Ic		Ia – Ic		Knochen u. Gelenke		Peripher. Lymphkn.		Haut		Meningitis		Urogenital		Sonstige		Id ges.			
		abs.	rel.	abs.	rel.	abs.	rel.	abs.	rel.	abs.	rel.	abs.	rel.	abs.	rel.	abs.	rel.	abs.	rel.	abs.	rel.	abs.	rel.	abs.	rel.
0— 1	m	—	—	—	—	2	*0,6*	2	*0,6*	—	—	—	—	1	*0,28*	—	—	—	—	1	*0,28*	2	*0,56*	4	*1,1*
	w	—	—	—	—	8	*2,4*	8	*2,4*	—	—	—	—	—	—	—	—	—	—	—	—	—	—	8	*2,4*
	zus.	—	—	—	—	10	*1,4*	10	*1,4*	—	—	—	—	1	*0,14*	—	—	—	—	1	*0,14*	2	*0,29*	12	*1,7*
1— 5	m	4	*0,3*	2	*0,2*	248	*18,8*	254	*19,2*	4	*0,30*	21	*1,59*	2	*0,15*	20	*1,52*	—	—	17	*1,29*	64	*4,85*	318	*24,1*
	w	4	*0,3*	—	—	226	*17,9*	230	*18,3*	12	*0,95*	16	*1,27*	—	—	11	*0,88*	1	*0,08*	8	*0,63*	48	*3,81*	278	*22,1*
	zus.	8	*0,3*	2	*0,1*	474	*18,4*	484	*18,8*	16	*0,62*	37	*1,43*	2	*0,08*	31	*1,20*	1	*0,04*	25	*0,97*	112	*4,34*	596	*23,1*
5—10	m	5	*0,3*	—	—	481	*28,5*	486	*28,8*	31	*1,83*	41	*2,43*	—	—	19	*1,12*	—	—	13	*0,77*	104	*6,15*	590	*34,9*
	w	7	*0,4*	4	*0,3*	397	*24,8*	408	*25,6*	23	*1,44*	40	*2,50*	2	*0,13*	18	*1,13*	—	—	13	*0,81*	96	*6,01*	504	*31,5*
	zus.	12	*0,4*	4	*0,1*	878	*26,7*	894	*27,2*	54	*1,64*	81	*2,46*	2	*0,06*	37	*1,12*	—	—	26	*0,79*	200	*6,08*	1094	*33,3*
10—15	m	16	*1,1*	2	*0,1*	247	*16,7*	265	*17,9*	42	*2,84*	38	*2,57*	5	*0,32*	11	*0,74*	1	*0,07*	17	*1,15*	114	*7,70*	379	*25,6*
	w	17	*1,2*	3	*0,2*	202	*14,2*	222	*15,6*	40	*2,82*	53	*3,74*	7	*0,49*	13	*0,92*	—	—	19	*1,34*	132	*9,29*	354	*24,9*
	zus.	33	*1,1*	5	*0,2*	449	*15,5*	487	*16,8*	82	*2,83*	91	*3,14*	12	*0,41*	24	*0,83*	1	*0,03*	36	*1,24*	246	*8,48*	733	*25,3*
15—20	m	125	*6,5*	15	*0,8*	347	*18,1*	487	*25,4*	80	*4,17*	58	*3,03*	12	*0,63*	14	*0,73*	7	*0,36*	36	*1,88*	207	*10,78*	694	*36,1*
	w	104	*5,6*	15	*0,8*	353	*19,1*	472	*25,5*	54	*2,92*	62	*3,35*	6	*0,32*	12	*0,65*	11	*0,59*	33	*1,78*	178	*9,62*	650	*35,1*
	zus.	229	*6,1*	30	*0,8*	700	*18,6*	959	*25,4*	134	*3,55*	120	*3,18*	18	*0,48*	26	*0,69*	18	*0,48*	69	*1,83*	385	*10,21*	1344	*35,6*
20—25	m	229	*13,7*	29	*1,7*	527	*31,5*	785	*47,0*	62	*3,71*	44	*2,63*	6	*0,36*	3	*0,18*	8	*0,48*	39	*2,34*	162	*9,70*	947	*56,7*
	w	183	*11,2*	26	*1,6*	520	*31,7*	729	*44,5*	44	*2,68*	59	*3,60*	13	*0,79*	3	*0,18*	19	*1,16*	67	*4,09*	205	*12,50*	934	*57,0*
	zus.	412	*12,4*	55	*1,7*	1047	*31,6*	1514	*45,7*	106	*3,20*	103	*3,11*	19	*0,57*	6	*0,18*	27	*0,82*	106	*3,20*	367	*11,09*	1881	*56,8*
25—30	m	338	*21,9*	31	*2,0*	790	*51,3*	1159	*75,3*	62	*4,03*	40	*2,60*	14	*0,91*	6	*0,39*	33	*2,14*	41	*2,66*	196	*12,73*	1355	*88,0*
	w	234	*15,6*	25	*1,7*	706	*47,1*	965	*64,3*	59	*3,93*	50	*3,33*	13	*0,87*	3	*0,20*	51	*3,40*	69	*4,60*	245	*16,33*	1210	*80,7*
	zus.	572	*18,8*	56	*1,8*	1496	*49,2*	2124	*69,9*	121	*3,98*	90	*2,96*	27	*0,89*	9	*0,30*	84	*2,76*	110	*3,62*	441	*14,51*	2565	*84,4*
30—35	m	426	*29,8*	48	*3,4*	928	*64,9*	1402	*98,0*	66	*4,62*	21	*1,47*	8	*0,56*	2	*0,14*	53	*3,71*	53	*3,71*	203	*14,20*	1605	*112,2*
	w	271	*15,6*	39	*2,2*	786	*45,2*	1096	*63,0*	60	*3,45*	57	*3,28*	23	*1,32*	7	*0,40*	74	*4,25*	81	*4,66*	302	*17,36*	1398	*80,3*
	zus.	697	*22,0*	87	*2,7*	1714	*54,1*	2498	*78,8*	126	*3,97*	78	*2,46*	31	*0,98*	9	*0,28*	127	*4,01*	134	*4,23*	505	*15,93*	3003	*94,7*
35—40	m	387	*30,5*	41	*3,2*	750	*59,1*	1178	*92,8*	55	*4,33*	14	*1,10*	18	*1,42*	—	—	56	*4,41*	50	*3,94*	193	*15,19*	1371	*108,0*
	w	236	*13,5*	38	*2,2*	661	*37,8*	935	*53,4*	54	*3,09*	43	*2,46*	29	*1,66*	5	*0,29*	47	*2,69*	61	*3,49*	239	*13,66*	1174	*67,1*
	zus.	623	*20,6*	79	*2,6*	1411	*46,7*	2113	*70,0*	109	*3,61*	57	*1,89*	47	*1,56*	5	*0,17*	103	*3,41*	111	*3,68*	432	*14,30*	2545	*84,3*

40—45	m	317 *28,6*	26 *2,3*	565 *50,9*	908 *81,8*	42 *3,78*	5 *0,45*	23 *2,07*	— —	38 *3,42*	46 *4,14*	154 *13,87*	1062 *95,7*
	w	150 *10,1*	19 *1,3*	360 *24,3*	529 *35,7*	42 *2,84*	28 *1,89*	24 *1,62*	— —	28 *1,89*	42 *2,84*	164 *11,08*	693 *46,8*
	zus.	467 *18,0*	45 *1,7*	925 *35,7*	1437 *55,5*	84 *3,24*	33 *1,27*	47 *1,81*	— —	66 *2,55*	88 *3,40*	318 *12,27*	1755 *67,8*
45—50	m	470 *30,1*	60 *3,8*	775 *49,7*	1305 *83,7*	49 *3,14*	15 *0,96*	23 *1,47*	1 *0,06*	36 *2,31*	41 *2,63*	165 *10,57*	1470 *94,2*
	w	158 *7,9*	26 *1,3*	402 *20,1*	586 *29,3*	58 *2,90*	40 *2,00*	33 *1,65*	— —	22 *1,10*	45 *2,25*	198 *9,90*	784 *39,2*
	zus.	628 *17,6*	86 *2,4*	1177 *33,1*	1891 *53,1*	107 *3,01*	55 *1,54*	56 *1,57*	1 *0,03*	58 *1,63*	86 *2,42*	363 *10,20*	2254 *63,3*
50—55	m	553 *34,1*	71 *4,4*	671 *41,4*	1295 *79,9*	57 *3,52*	6 *0,37*	34 *2,10*	2 *0,12*	34 *2,10*	55 *3,40*	188 *11,62*	1483 *91,5*
	w	143 *7,5*	27 *1,4*	336 *17,8*	506 *26,8*	49 *2,59*	20 *1,06*	55 *2,91*	1 *0,05*	20 *1,06*	48 *2,54*	193 *10,21*	699 *37,0*
	zus.	696 *19,6*	98 *2,8*	1007 *28,7*	1801 *51,3*	106 *3,02*	26 *0,74*	89 *2,54*	3 *0,09*	54 *1,54*	103 *2,93*	381 *10,85*	2182 *62,2*
55—60	m	547 *38,5*	60 *4,2*	720 *50,7*	1327 *93,5*	38 *2,68*	12 *0,85*	35 *2,46*	1 *0,07*	27 *1,90*	43 *3,03*	156 *10,99*	1483 *104,4*
	w	141 *8,3*	19 *1,1*	225 *13,3*	385 *22,8*	34 *2,01*	36 *2,13*	56 *3,32*	— —	17 *1,01*	48 *2,84*	191 *11,30*	576 *34,1*
	zus.	688 *22,2*	79 *2,5*	945 *30,4*	1712 *55,0*	72 *2,32*	43 *1,54*	91 *2,93*	1 *0,03*	44 *1,41*	91 *2,93*	347 *11,16*	2059 *66,2*
60—65	m	407 *40,3*	58 *5,7*	505 *50,0*	970 *96,0*	27 *2,67*	6 *0,59*	24 *2,38*	2 *0,20*	17 *1,68*	26 *2,57*	102 *10,10*	1072 *106,1*
	w	124 *8,7*	20 *1,4*	205 *14,4*	349 *24,6*	34 *2,39*	18 *1,27*	57 *4,01*	— —	9 *0,63*	34 *2,39*	152 *10,71*	501 *35,3*
	zus.	531 *21,9*	78 *3,2*	710 *29,2*	1319 *54,3*	61 *2,51*	24 *0,99*	81 *3,33*	2 *0,08*	26 *1,07*	60 *2,47*	254 *10,49*	1573 *64,7*
65—70	m	259 *32,8*	51 *6,5*	254 *32,2*	564 *71,4*	35 *4,43*	8 *1,01*	6 *0,76*	1 *0,13*	10 *1,27*	13 *1,65*	73 *9,24*	637 *80,6*
	w	105 *9,3*	26 *2,3*	136 *12,0*	267 *23,6*	25 *2,21*	24 *2,12*	48 *4,25*	— —	3 *0,27*	29 *2,57*	129 *11,42*	396 *35,0*
	zus.	364 *19,0*	77 *4,0*	390 *20,3*	831 *43,3*	60 *3,13*	32 *1,67*	54 *2,81*	1 *0,05*	13 *0,68*	42 *2,19*	202 *10,57*	1033 *53,8*
70—75	m	145 *23,8*	39 *6,4*	152 *24,9*	336 *55,1*	22 *3,61*	6 *0,98*	7 *1,15*	— —	2 *0,33*	14 *2,30*	51 *8,36*	387 *63,4*
	w	83 *9,9*	21 *2,5*	113 *13,5*	217 *25,8*	26 *3,10*	12 *1,43*	38 *4,52*	— —	2 *0,24*	13 *1,55*	91 *10,83*	308 *63,7*
	zus.	228 *15,7*	60 *4,1*	265 *18,3*	553 *38,1*	48 *3,31*	18 *1,24*	45 *3,10*	— —	4 *0,28*	27 *1,86*	142 *9,79*	695 *47,9*
75—80	m	76 *18,1*	26 *6,2*	92 *21,9*	194 *46,2*	18 *4,29*	1 *0,24*	7 *1,67*	— —	1 *0,24*	4 *0,95*	31 *7,38*	225 *53,6*
	w	53 *9,5*	15 *2,7*	65 *11,7*	133 *23,8*	15 *2,68*	4 *0,71*	15 *2,67*	— —	2 *0,36*	12 *2,14*	48 *8,57*	181 *32,3*
	zus.	129 *13,2*	41 *4,2*	157 *16,0*	327 *33,4*	33 *3,36*	5 *0,51*	22 *2,24*	— —	3 *0,31*	16 *1,63*	79 *8,06*	406 *41,4*
80—85	m	31 *14,1*	16 *7,3*	44 *20,0*	91 *41,4*	5 *2,27*	3 *1,36*	3 *1,36*	— —	2 *0,91*	1 *0,45*	14 *6,36*	105 *47,7*
	w	26 *3,3*	5 *1,8*	25 *8,9*	56 *20,0*	13 *4,64*	2 *0,71*	8 *2,86*	— —	1 *0,36*	4 *1,43*	28 *10,00*	84 *30,0*
	zus.	57 *11,1*	21 *4,2*	69 *13,8*	147 *29,4*	18 *3,60*	5 *1,00*	11 *2,20*	— —	3 *0,60*	5 *1,00*	42 *8,40*	189 *37,8*
85 u. mehr	m	1 *1,4*	2 *2,9*	13 *18,6*	16 *22,9*	2 *2,86*	— —	1 *1,43*	— —	— —	— —	3 *4,29*	19 *27,1*
	w	4 *3,6*	— —	9 *8,2*	13 *11,8*	2 *1,82*	1 *0,91*	— —	— —	— —	— —	3 *2,73*	16 *14,5*
	zus.	5 *2,8*	2 *1,1*	22 *12,2*	29 *16,1*	4 *2,22*	1 *0,56*	1 *0,56*	— —	— —	— —	6 *3,33*	35 *19,4*
Insgesamt	m	4336 *20,1*	577 *2,7*	8111 *37,7*	13024 *60,5*	697 *3,24*	339 *1,58*	229 *1,06*	82 *0,38*	325 *1,51*	510 *2,37*	2182 *10,13*	15206 *70,7*
	w	2043 *8,3*	328 *1,3*	5735 *23,4*	8106 *33,1*	644 *2.63*	565 *2,31*	427 *1,74*	73 *0,30*	307 *1,25*	626 *2,56*	2642 *10,80*	10748 *43,9*
	zus.	6379 *13,9*	905 *2,0*	13846 *30,1*	21130 *45,9*	1341 *2,92*	904 *1,97*	656 *1,43*	155 *0,34*	632 *1,37*	1136 *2,47*	4824 *10,49*	25954 *56,4*

Tabelle XXI. *Bestand der an aktiver Tuberkulose Erkrankten in Rheinland-Pfalz am 31. 12. 1957 nach Alter und Geschlecht; absolute und relative Zahlen auf 10000 Einwohner*
(Entnommen und berechnet aus den Länderstatistiken)

Alter	Geschlecht	Tuberkulose der Atmungsorgane								Tuberkulose anderer Organe														Summe	
		Ia		Ib		Ic		Ia – Ic		Knochen u. Gelenke		Peripher. Lymphkn.		Haut		Meningitis		Urogenital		Sonstige		Id ges.			
		abs.	rel.	abs.	rel.	abs.	rel.	abs.	rel.	abs.	rel.	abs.	rel.	abs.	rel.	abs.	rel.	abs.	rel.	abs.	rel.	abs.	rel.	abs.	rel.
0—1	m	—	—	—	—	48	*15,0*	48	*15,0*	—	—	—	—	—	—	2	*0,63*	—	—	—	—	2	*0,63*	50	*15,6*
	w	1	*0,3*	—	—	46	*15,3*	47	*15,7*	—	—	2	*0,67*	—	—	1	*0,33*	—	—	1	*0,33*	4	*1,33*	51	*17,0*
	zus.	1	*0,2*	—	—	94	*15,2*	95	*15,3*	—	—	2	*0,32*	—	—	3	*0,48*	—	—	1	*0,16*	6	*0,97*	101	*16,3*
1—5	m	1	*0,1*	4	*0,3*	450	*37,8*	455	*38,2*	21	*1,76*	55	*4,62*	4	*0,34*	19	*1,60*	—	—	11	*0,92*	110	*9,24*	565	*47,5*
	w	4	*0,4*	4	*0,4*	393	*34,8*	401	*35,5*	16	*1,42*	38	*3,36*	2	*0,18*	10	*0,88*	1	*0,09*	9	*0,80*	76	*6,73*	477	*42,2*
	zus.	5	*0,2*	8	*0,3*	843	*36,3*	856	*36,9*	37	*1,59*	93	*4,01*	6	*0,26*	29	*1,25*	1	*0,04*	20	*0,86*	186	*8,02*	1042	*44,9*
5—10	m	6	*0,4*	11	*0,8*	760	*55,5*	777	*56,7*	62	*4,53*	100	*7,30*	5	*0,36*	19	*1,39*	4	*0,29*	16	*1,17*	206	*15,04*	983	*71,8*
	w	2	*0,2*	7	*0,5*	758	*57,9*	767	*58,5*	39	*2,98*	90	*6,87*	8	*0,61*	17	*1,30*	—	—	17	*1,30*	171	*13,05*	938	*71,6*
	zus.	8	*0,3*	18	*0,7*	1518	*56,6*	1544	*57,6*	101	*3,77*	190	*7,09*	13	*0,49*	36	*1,34*	4	*0,15*	33	*1,23*	377	*14,07*	1921	*71,7*
10—15	m	12	*1,2*	12	*1,2*	547	*53,6*	571	*56,0*	83	*8,14*	108	*10,59*	10	*0,98*	16	*1,57*	2	*0,20*	29	*2,84*	248	*24,31*	819	*80,3*
	w	12	*1,2*	8	*0,8*	446	*45,1*	466	*47,1*	56	*5,66*	108	*10,91*	10	*1,01*	13	*1,31*	1	*0,10*	35	*3,53*	223	*22,53*	689	*69,6*
	zus.	24	*1,2*	20	*1,0*	993	*49,4*	1037	*51,6*	139	*6,92*	216	*10,75*	20	*1,00*	29	*1,44*	3	*0,15*	64	*3,18*	471	*23,43*	1508	*75,0*
15—20	m	99	*7,0*	41	*2,9*	369	*26,2*	509	*36,1*	64	*4,54*	37	*2,62*	5	*0,35*	9	*0,64*	8	*0,57*	18	*1,28*	141	*10,00*	650	*46,1*
	w	68	*5,0*	41	*3,0*	394	*28,8*	503	*36,7*	46	*3,36*	68	*4,96*	11	*0,80*	8	*0,58*	12	*0,88*	27	*1,97*	172	*12,55*	675	*49,3*
	zus.	167	*6,0*	82	*2,9*	763	*27,4*	1012	*36,4*	110	*3,96*	105	*3,77*	16	*0,58*	17	*0,61*	20	*0,72*	45	*1,62*	313	*11,26*	1325	*47,7*
20—25	m	248	*19,8*	102	*8,2*	614	*49,1*	964	*77,1*	71	*5,68*	41	*3,28*	7	*0,56*	8	*0,64*	26	*2,08*	23	*1,84*	176	*14,08*	1140	*91,2*
	w	147	*12,0*	78	*6,4*	578	*47,4*	803	*65,8*	63	*5,16*	65	*5,33*	16	*1,31*	2	*0,16*	36	*2,95*	37	*3,03*	219	*17,95*	1022	*83,8*
	zus.	395	*16,0*	180	*7,3*	1192	*48,3*	1767	*71,5*	134	*5,43*	106	*4,29*	23	*0,93*	10	*0,40*	62	*2,51*	60	*2,43*	395	*15,99*	2162	*87,5*
25—30	m	355	*30,3*	175	*15,0*	789	*67,4*	1319	*112,7*	86	*7,36*	49	*4,19*	27	*2,31*	5	*0,43*	55	*4,70*	26	*2,22*	248	*21,20*	1567	*133,9*
	w	182	*16,1*	112	*9,9*	766	*67,8*	1060	*93,8*	63	*5,58*	65	*5,75*	28	*2,48*	6	*0,53*	56	*4,96*	57	*5,04*	275	*24,34*	1335	*118,1*
	zus.	537	*23,3*	287	*12,5*	1555	*67,6*	2379	*103,4*	149	*6,48*	114	*4,96*	55	*2,39*	11	*0,48*	111	*4,83*	83	*3,61*	523	*22,74*	2902	*126,2*
30—35	m	408	*38,9*	211	*20,1*	880	*83,9*	1499	*142,8*	90	*8,57*	40	*3,81*	25	*2,38*	5	*0,56*	55	*5,24*	29	*2,76*	244	*23,23*	1743	*166,0*
	w	196	*15,3*	127	*9,9*	686	*53,6*	1009	*78,8*	63	*4,92*	75	*5,86*	34	*2,66*	6	*0,53*	64	*5,33*	50	*3,91*	292	*22,81*	1301	*101,6*
	zus.	604	*25,9*	338	*14,5*	1566	*67,2*	2508	*107,6*	153	*6,57*	115	*4,94*	59	*2,53*	11	*0,53*	119	*5,69*	79	*3,39*	536	*23,00*	3044	*130,6*
35—40	m	367	*41,2*	189	*21,2*	782	*87,9*	1338	*150,4*	70	*7,87*	28	*3,15*	22	*2,47*	1	*0,11*	54	*6,07*	37	*4,16*	212	*23,82*	1550	*174,2*
	w	159	*13,3*	97	*8,1*	620	*51,7*	876	*73,0*	49	*4,08*	43	*3,58*	33	*2,75*	3	*0,25*	51	*4,25*	54	*4,50*	233	*19,42*	1109	*92,4*
	zus.	526	*25,2*	286	*13,7*	1402	*67,1*	2214	*105,9*	119	*5,69*	71	*3,40*	55	*2,63*	4	*0,19*	105	*5,02*	91	*4,35*	445	*21,29*	2659	*127,2*

40—45	m	360 *46,8*	170 *22,1*	681 *88,5*	1211 *157,3*	45 *5,84*	16 *2,08*	30 *3,90*	3 *0,39*	33 *4,29*	27 *3,51*	154 *20,00*	1365 *177,3*
	w	137 *13,2*	86 *8,3*	508 *48,8*	731 *70,3*	55 *5,29*	32 *3,08*	48 *4,62*	6 *0,58*	45 *4,33*	27 *2,60*	213 *27,66*	944 *90,8*
	zus.	497 *27,5*	256 *14,1*	1189 *65,7*	1942 *107,3*	100 *5,52*	48 *2,65*	78 *4,31*	9 *0,50*	78 *4,31*	54 *2,98*	367 *20,28*	2309 *127,6*
45—50	m	439 *41,4*	189 *17,8*	767 *72,4*	1395 *131,6*	44 *4,15*	19 *1,79*	28 *2,64*	2 *0,19*	35 *3,30*	29 *2,74*	157 *14,81*	1552 *146,4*
	w	117 *8,7*	79 *5,8*	463 *34,3*	659 *48,8*	59 *4,37*	27 *2,00*	55 *4,07*	1 *0,07*	45 *3,33*	38 *2,81*	225 *16,67*	884 *65,5*
	zus.	556 *23,1*	268 *11,1*	1230 *51,0*	2054 *85,2*	103 *4,27*	46 *1,91*	83 *3,44*	3 *0,12*	80 *3,32*	67 *2,78*	382 *15,85*	2436 *101,1*
50—55	m	491 *44,6*	236 *18,4*	709 *64,5*	1436 *130,5*	42 *3,82*	13 *1,18*	25 *2,27*	1 *0,09*	23 *2,09*	23 *2,09*	127 *11,55*	1563 *142,1*
	w	105 *8,2*	79 *6,2*	336 *26,3*	520 *40,6*	43 *3,36*	26 *2,03*	51 *3,99*	1 *0,08*	27 *2,11*	38 *2,97*	186 *14,53*	706 *55,1*
	zus.	596 *25,0*	315 *13,2*	1045 *43,9*	1956 *82,2*	85 *3,57*	39 *1,64*	76 *3,19*	2 *0,08*	50 *2,10*	61 *2,56*	313 *13,15*	2269 *95,3*
55—60	m	521 *53,7*	253 *26,1*	621 *64,0*	1395 *143,8*	25 *2,58*	13 *1,34*	35 *3,61*	— —	26 *2,68*	28 *2,89*	127 *13,09*	1522 *156,9*
	w	84 *7,4*	69 *6,1*	287 *25,2*	440 *38,6*	44 *3,86*	17 *1,49*	62 *5,44*	3 *0,26*	16 *1,40*	26 *2,28*	168 *14,74*	608 *53,3*
	zus.	605 *28,7*	322 *15,3*	908 *43,0*	1835 *97,0*	69 *3,27*	30 *1,42*	97 *4,60*	3 *0,14*	42 *1,99*	54 *2,56*	295 *13,98*	2130 *100,9*
60—65	m	312 *46,6*	170 *25,4*	390 *58,2*	872 *130,1*	24 *3,58*	5 *0,75*	26 *3,88*	— —	14 *2,09*	11 *1,64*	80 *11,94*	952 *142,1*
	w	78 *12,1*	37 *3,9*	210 *22,3*	325 *34,6*	22 *2,34*	14 *1,49*	35 *3,72*	— —	7 *0,74*	19 *2,02*	97 *10,32*	422 *44,9*
	zus.	390 *24,2*	207 *12,9*	600 *37,3*	1197 *124,0*	46 *2,86*	19 *1,18*	61 *3,79*	— —	21 *1,30*	30 *1,86*	177 *10,99*	1374 *85,3*
65—70	m	203 *39,8*	110 *21,6*	243 *47,6*	556 *109,0*	19 *3,73*	5 *0,98*	12 *2,35*	— —	4 *0,78*	9 *1,76*	49 *9,61*	605 *118,6*
	w	69 *9,5*	33 *4,5*	105 *14,4*	207 *28,4*	25 *3,42*	8 *1,10*	34 *4,66*	— —	6 *0,82*	11 *1,51*	84 *11,52*	291 *39,9*
	zus.	272 *21,9*	143 *11,5*	348 *28,1*	763 *61,5*	44 *3,55*	13 *1,05*	46 *3,71*	— —	10 *0,81*	20 *1,61*	133 *10,73*	896 *72,3*
70—75	m	111 *27,8*	40 *10,0*	138 *34,5*	289 *72,3*	14 *3,50*	6 *1,50*	7 *1,75*	— —	3 *0,75*	3 *0,75*	33 *8,25*	322 *80,5*
	w	31 *5,8*	16 *3,0*	65 *12,1*	112 *20,7*	17 *3,15*	10 *1,85*	25 *4,63*	— —	— —	7 *1,30*	59 *10,93*	171 *31,7*
	zus.	142 *15,1*	56 *6,0*	203 *21,6*	401 *42,7*	31 *3,30*	16 *1,70*	32 *3,40*	— —	3 *0,32*	10 *1,06*	92 *9,79*	493 *52,4*
75—80	m	51 *18,9*	18 *6,7*	44 *16,3*	113 *41,9*	9 *3,33*	1 *0,37*	5 *1,85*	— —	1 *0,37*	— —	16 *5,93*	129 *47,8*
	w	20 *5,6*	7 *1,9*	18 *5,0*	45 *12,5*	14 *3,89*	1 *0,28*	11 *3,06*	— —	5 *1,39*	1 *0,28*	32 *8,89*	77 *21,4*
	zus.	71 *11,3*	25 *4,0*	62 *9,8*	158 *25,1*	23 *3,65*	2 *0,32*	16 *2,54*	— —	6 *0,95*	1 *0,16*	48 *7,62*	206 *32,7*
80—85	m	9 *6,4*	6 *4,3*	8 *5,7*	23 *16,4*	4 *2,86*	— —	1 *0,71*	— —	— —	— —	5 *3,57*	28 *20,0*
	w	12 *6,7*	2 *1,1*	5 *2,8*	19 *10,6*	7 *3,89*	1 *0,56*	2 *1,11*	1 *0,56*	— —	— —	11 *6,11*	30 *16,7*
	zus.	21 *6,6*	8 *2,5*	13 *4,1*	42 *13,1*	11 *3,44*	1 *0,31*	3 *0,94*	1 *0,31*	— —	— —	16 *5,00*	58 *18,1*
85 u. mehr	m	1 *2,0*	— —	2 *4,0*	3 *6,0*	— —	— —	— —	— —	1 *2,00*	— —	1 *2,00*	4 *8,0*
	w	3 *5,0*	— —	1 *1,7*	4 *6,7*	2 *3,33*	— —	1 *1,67*	— —	— —	1 *1,67*	4 *6,67*	8 *13,3*
	zus.	4 *3,6*	— —	3 *2,7*	7 *6,4*	2 *1,82*	— —	1 *0,91*	— —	1 *0,91*	1 *0,91*	5 *4,55*	12 *10,9*
Insgesamt	m	3994 *25,6*	1937 *12,4*	8842 *56,7*	14773 *94,8*	773 *4,96*	536 *3,44*	274 *1,76*	90 *0,58*	344 *2,21*	319 *2,05*	2336 *14,98*	17109 *109,7*
	w	1427 *8,1*	882 *5,0*	6685 *38,1*	8994 *51,2*	683 *3,89*	690 *3,93*	466 *2,66*	78 *0,44*	372 *2,12*	455 *2,59*	2744 *15,64*	11738 *66,9*
	zus.	5421 *16,4*	2819 *8,5*	15527 *46,9*	23767 *71,7*	1456 *4,39*	1226 *3,70*	740 *2,23*	168 *0,51*	716 *2,16*	774 *2,34*	5080 *15,53*	28847 *87,0*

Tabelle XXII. *Bestand der an aktiver Tuberkulose Erkrankten im Saarland am 31. 12. 1957 nach Alter und Geschlecht; absolute und relative Zahlen auf 10 000 Einwohner*
(Entnommen und berechnet aus den Länderstatistiken)

Alter	Geschlecht	Tuberkulose der Atmungsorgane								Tuberkulose anderer Organe														Summe	
		Ia		Ib		Ic		Ia – Ic		Knochen u. Gelenke		Peripher. Lymphkn.		Haut		Meningitis		Urogenital		Sonstige		Id ges.			
		abs.	rel.	abs.	rel.	abs.	rel.	abs.	rel.	abs.	rel.	abs.	rel.	abs.	rel.	abs.	rel.	abs.	rel.	abs.	rel.	abs.	rel.	abs.	rel.
0—1	m	1	1,1	—	—	5	5,6	6	6,7	—	—	—	—	—	—	—	—	—	—	—	—	—	—	6	6,7
	w	—	—	—	—	2	2,2	2	2,2	—	—	—	—	—	—	2	2,22	—	—	—	—	2	2,22	4	4,4
	zus.	1	0,6	—	—	7	3,9	8	4,4	—	—	—	—	—	—	2	1,11	—	—	—	—	2	1,11	10	5,6
1—5	m	3	0,8	—	—	148	41,1	151	41,9	3	0,83	6	1,67	—	—	5	1,39	—	—	—	—	14	3,88	165	45,8
	w	—	—	—	—	111	32,6	111	32,6	1	0,29	4	1,18	—	—	1	0,29	—	—	1	0,29	7	2,06	118	34,7
	zus.	3	0,4	—	—	259	37,0	262	37,4	4	0,57	10	1,43	—	—	6	0,86	—	—	1	0,14	21	3,00	283	40,4
5—10	m	2	0,5	—	—	221	51,4	223	51,9	8	1,86	14	3,26	—	—	3	0,70	—	—	3	0,70	28	6,51	251	58,4
	w	—	—	2	0,5	176	42,9	178	43,4	11	2,68	11	2,68	—	—	2	0,49	—	—	4	0,98	28	6,83	206	50,2
	zus.	2	0,2	2	0,2	397	47,3	401	47,7	19	2,26	25	2,98	—	—	5	0,60	—	—	7	0,83	56	6,67	457	54,4
10—15	m	2	0,7	1	0,3	67	22,3	70	23,3	9	3,00	9	3,00	1	0,33	—	—	—	—	3	1,00	22	7,33	92	30,7
	w	3	1,0	1	0,3	80	27,6	84	29,0	9	3,10	12	4,13	—	—	4	1,38	—	—	4	1,38	29	10,00	113	39,0
	zus.	5	0,8	2	0,3	147	24,9	154	26,1	18	3,05	21	3,56	1	0,17	4	0,68	—	—	7	1,19	51	8,64	205	34,7
15—20	m	19	4,3	17	3,9	122	27,7	158	35,9	26	5,91	10	2,27	—	—	1	0,23	2	0,45	5	1,14	44	10,00	202	45,9
	w	17	4,0	14	3,3	133	31,7	164	39,0	9	2,14	13	3,10	1	0,24	—	—	—	—	4	0,95	27	6,43	191	45,5
	zus.	36	4,2	31	3,6	255	37,4	322	37,4	35	4,07	23	2,67	1	0,12	1	0,12	2	0,23	9	1,05	71	8,26	393	45,7
20—25	m	35	8,3	32	7,6	166	39,5	233	55,5	14	3,33	7	1,67	1	0,24	—	—	1	0,24	7	1,67	30	7,14	263	62,6
	w	31	7,8	30	7,5	207	51,8	268	67,0	13	3,25	15	3,75	—	—	1	0,26	9	2,25	9	2,25	47	11,75	315	78,8
	zus.	66	8,0	62	7,6	373	45,5	501	61,1	27	3,29	22	2,68	1	0,12	1	0,12	10	1,22	16	1,95	77	9,39	578	70,5
25—30	m	72	18,5	26	6,7	201	51,0	299	76,7	12	3,07	12	3,07	—	—	—	—	9	2,31	9	2,31	42	10,77	341	87,4
	w	43	11,6	26	7,0	165	44,6	234	63,2	13	3,51	12	3,24	1	0,27	—	—	11	2,97	9	2,43	46	12,43	280	75,7
	zus.	115	16,1	52	6,8	366	48,2	533	70,1	25	3,29	24	3,16	1	0,14	—	—	20	2,63	18	2,37	88	11,58	621	81,7
30—35	m	76	21,7	28	8,0	215	61,4	319	91,1	23	6,57	7	2,00	2	0,57	—	—	15	4,29	6	1,71	53	15,14	372	106,3
	w	50	12,2	27	6,6	192	46,8	269	65,6	10	2,44	8	1,95	3	0,73	2	0,49	20	4,88	11	2,68	54	13,17	323	78,8
	zus.	126	16,6	55	7,2	407	53,6	588	77,4	33	4,34	15	1,97	5	0,66	2	0,26	35	4,61	17	2,24	107	14,08	695	91,4

35—40	m	67	*23,1*	29	*10,0*	163	*56,2*	259	*89,3*	8	*2,76*	—	—	2	*0,69*	—	—	14	*4,83*	7	*2,41*	31	*10,69*	290	*100,0*
	w	42	*11,4*	25	*6,8*	105	*28,4*	172	*46,5*	13	*3,51*	9	*2,43*	1	*0,27*	—	—	12	*3,24*	12	*3,24*	47	*12,70*	219	*59,2*
	zus.	109	*16,5*	54	*8,2*	268	*40,6*	431	*65,3*	21	*3,18*	9	*1,36*	3	*0,45*	—	—	26	*3,94*	19	*2,88*	78	*11,82*	509	*77,1*
40—45	m	63	*25,2*	40	*16,0*	163	*65,2*	266	*106,4*	10	*4,00*	3	*1,20*	3	*1,20*	—	—	7	*2,80*	9	*3,60*	32	*12,80*	298	*119,2*
	w	32	*10,0*	17	*5,3*	93	*29,1*	142	*44,4*	5	*1,56*	8	*2,50*	6	*1,88*	1	*0,31*	10	*3,13*	3	*0,94*	33	*10,31*	175	*54,7*
	zus.	95	*16,7*	57	*10,0*	256	*44,9*	408	*71,6*	15	*2,63*	11	*1,93*	9	*1,58*	1	*0,18*	17	*2,98*	12	*2,11*	65	*11,40*	473	*83,0*
45—50	m	116	*35,2*	71	*21,5*	162	*49,1*	349	*105,8*	10	*3,03*	4	*1,21*	1	*0,30*	—	—	12	*3,64*	14	*4,24*	41	*12,42*	390	*118,2*
	w	35	*8,3*	19	*4,5*	75	*17,9*	129	*30,7*	12	*2,86*	9	*2,14*	2	*0,48*	—	—	10	*2,38*	11	*2,62*	44	*10,48*	173	*41,2*
	zus.	151	*20,1*	90	*12,0*	237	*31,6*	478	*63,7*	22	*2,93*	13	*1,73*	3	*0,40*	—	—	22	*2,93*	25	*3,33*	85	*11,33*	563	*75,1*
50—55	m	173	*48,1*	98	*27,2*	204	*56,7*	475	*131,9*	12	*3,33*	1	*0,28*	4	*1,11*	—	—	12	*3,33*	6	*1,67*	35	*9,72*	510	*141,7*
	w	29	*7,3*	21	*5,3*	64	*16,0*	114	*28,5*	11	*2,75*	4	*1,00*	1	*0,25*	—	—	7	*1,75*	7	*1,75*	30	*7,50*	144	*42,4*
	zus.	202	*26,6*	119	*15,7*	268	*35,3*	589	*77,5*	23	*3,03*	5	*0,66*	5	*0,66*	—	—	19	*2,50*	13	*1,71*	65	*8,55*	654	*100,6*
55—60	m	157	*50,6*	102	*32,9*	153	*49,4*	412	*132,9*	7	*2,26*	2	*0,65*	3	*0,97*	—	—	8	*2,58*	6	*1,94*	26	*8,39*	438	*141,3*
	w	16	*4,7*	31	*9,1*	48	*14,1*	95	*27,9*	12	*3,53*	4	*1,18*	3	*0,88*	—	—	4	*1,18*	3	*0,88*	26	*7,65*	121	*35,6*
	zus.	173	*26,6*	133	*20,5*	201	*30,9*	507	*78,0*	19	*2,92*	6	*0,92*	6	*0,92*	—	—	12	*1,85*	9	*1,38*	52	*8,00*	559	*86,0*
60—65	m	84	*42,0*	49	*12,3*	91	*45,5*	224	*112,0*	4	*2,00*	2	*1,00*	1	*0,50*	—	—	3	*1,50*	2	*1,00*	12	*6,00*	236	*118,0*
	w	18	*6,9*	23	*8,8*	31	*11,9*	72	*27,7*	7	*2,69*	5	*1,92*	4	*1,54*	—	—	2	*0,77*	3	*1,15*	21	*8,08*	93	*35,8*
	zus.	102	*22,2*	72	*15,6*	122	*26,5*	296	*64,3*	11	*2,39*	7	*1,52*	5	*1,09*	—	—	5	*1,07*	5	*1,09*	33	*7,17*	329	*71,5*
65—70	m	53	*37,9*	33	*23,6*	50	*35,7*	136	*97,1*	2	*1,43*	2	*1,43*	—	—	—	—	2	*1,43*	1	*0,71*	7	*5,00*	143	*102,1*
	w	20	*10,5*	11	*5,8*	18	*9,5*	49	*25,8*	6	*3,16*	—	—	4	*2,11*	—	—	—	—	1	*0,53*	11	*5,78*	60	*31,6*
	zus.	73	*22,1*	44	*13,3*	68	*20,6*	185	*56,1*	8	*2,43*	2	*0,61*	4	*1,21*	—	—	2	*0,61*	2	*0,61*	18	*5,45*	203	*61,5*
70—75	m	28	*25,5*	21	*19,1*	32	*29,1*	81	*73,6*	4	*3,64*	—	—	1	*0,91*	1	*0,91*	3	*2,73*	—	—	9	*8,18*	90	*81,8*
	w	9	*6,4*	7	*5,0*	7	*5,0*	23	*16,4*	4	*2,86*	3	*2,14*	3	*2,14*	—	—	—	—	3	*2,14*	13	*9,28*	36	*25,7*
	zus.	37	*14,8*	28	*11,2*	39	*15,6*	104	*41,6*	8	*3,20*	3	*1,20*	4	*1,60*	1	*0,40*	3	*1,20*	3	*1,20*	22	*8,80*	126	*50,4*
75—80	m	9	*12,9*	8	*11,4*	10	*14,3*	27	*38,6*	2	*2,86*	—	—	—	—	—	—	1	*1,43*	—	—	3	*4,29*	30	*42,9*
	w	6	*7,5*	5	*6,3*	2	*2,5*	13	*16,3*	1	*1,25*	—	—	1	*1,25*	—	—	—	—	—	—	2	*2,50*	15	*18,8*
	zus.	15	*10,0*	13	*8,7*	12	*8,0*	40	*26,7*	3	*2,00*	—	—	1	*0,67*	—	—	1	*0,67*	—	—	5	*3,33*	45	*30,0*
80 u. mehr	m	7	*17,5*	5	*12,5*	5	*12,5*	17	*42,5*	1	*2,50*	—	—	1	*2,50*	—	—	—	—	—	—	2	*5,00*	19	*47,5*
	w	2	*4,0*	—	—	—	—	2	*4,0*	—	—	—	—	1	*2,00*	—	—	—	—	—	—	1	*2,00*	3	*6,0*
	zus.	9	*10,0*	5	*5,6*	5	*5,6*	19	*21,1*	1	*1,11*	—	—	2	*2,22*	—	—	—	—	—	—	3	*3,33*	22	*24,4*
Insgesamt	m	967	*19,8*	560	*11,5*	2178	*44,5*	3705	*75,8*	155	*3,17*	79	*1,62*	20	*0,41*	10	*0,20*	89	*1,82*	78	*1,60*	431	*8,81*	4136	*84,6*
	w	353	*6,7*	259	*4,9*	1509	*28,5*	2121	*40,0*	137	*2,58*	117	*2,21*	31	*0,58*	13	*0,25*	85	*1,60*	85	*1,60*	468	*8,83*	2589	*48,8*
	zus.	1320	*13,0*	819	*8,0*	3687	*36,2*	5826	*57,2*	292	*2,87*	196	*1,92*	51	*0,50*	23	*0,23*	174	*1,71*	163	*1,60*	899	*8,82*	6725	*66,0*

Tabelle XXIII. *Bestand der an aktiver Tuberkulose Erkrankten in Baden-Württemberg am 31. 12. 1957 nach Alter und Geschlecht; absolute und relative Zahlen auf 10000 Einwohner*
(Entnommen und berechnet aus den Länderstatistiken)

Alter	Geschlecht	Tuberkulose der Atmungsorgane								Tuberkulose anderer Organe														Summe	
		Ia		Ib		Ic		Ia – Ic		Knochen u. Gelenke		Peripher. Lymphkn.		Haut		Meningitis		Uro-genital		Sonstige		Id ges.			
		abs.	rel.	abs.	rel.	abs.	rel.	abs.	rel.	abs.	rel.	abs.	rel.	abs.	rel.	abs.	rel.	abs.	rel.	abs.	rel.	abs.	rel.	abs.	rel.
0— 1	m	1	0,2	1	0,2	21	3,2	23	3,5	—	—	—	—	—	—	—	—	—	—	1	0,15	1	0,15	24	3,7
	w	—	—	—	—	16	2,6	16	2,6	—	—	—	—	—	—	—	—	—	—	1	0,16	1	0,16	17	2,7
	zus.	1	0,1	1	0,1	37	2,9	39	3,1	—	—	—	—	—	—	—	—	—	—	2	0,16	2	0,16	41	3,2
1— 5	m	6	0,3	3	0,1	657	28,1	666	28,5	16	0,68	26	1,11	6	0,26	13	0,56	—	—	4	0,17	65	2,78	731	31,2
	w	4	0,2	1	0,0	564	25,2	569	25,4	10	0,45	32	1,43	2	0,09	17	0,76	—	—	8	0,36	69	3,08	638	28,5
	zus.	10	0,2	4	0,1	1221	26,6	1235	27,0	26	0,57	58	1,27	8	0,17	30	0,66	—	—	12	0,26	134	2,93	1369	29,9
5—10	m	7	0,3	2	0,1	1223	44,8	1232	45,1	61	2,23	88	3,22	7	0,26	26	0,95	—	—	24	0,88	206	7,55	1438	52,7
	w	11	0,4	—	—	1061	40,7	1072	41,1	46	1,76	94	3,60	7	0,27	23	0,88	—	—	18	0,69	188	7,20	1260	48,3
	zus.	18	0,3	2	0,0	2284	42,7	2304	43,1	107	2,00	182	3,41	14	0,26	49	0,92	—	—	42	0,79	394	7,38	2698	50,5
10—15	m	15	0,6	3	0,1	789	33,4	807	34,2	60	2,54	90	3,81	5	0,21	11	0,47	—	—	51	2,16	217	9,19	1024	43,4
	w	23	1,0	11	0,5	742	32,7	776	34,2	60	2,65	76	3,35	6	0,26	10	0,44	—	—	29	1,28	181	7,97	957	42,2
	zus.	38	0,8	14	0,3	1531	33,1	1583	34,2	120	2,59	166	3,58	11	0,24	21	0,45	—	—	80	1,73	398	8,60	1981	42,8
15—20	m	189	5,8	32	1,0	840	25,7	1061	32,4	83	2,54	72	2,02	6	0,18	18	0,55	—	—	75	2,29	254	7,77	1315	40,2
	w	159	4,9	27	0,8	947	29,4	1133	35,2	65	2,02	108	3,48	14	0,43	14	0,43	—	—	93	2,89	294	9,13	1427	44,3
	zus.	348	5,4	59	0,9	1787	27,5	2194	33,8	148	2,28	180	2,77	20	0,31	32	0,49	—	—	168	2,59	548	8,44	2742	47,2
20—25	m	446	15,2	56	1,9	1261	43,0	1763	60,2	81	2,76	66	2,25	13	0,44	15	0,51	—	—	105	3,58	280	9,56	2043	69,7
	w	288	9,6	47	1,6	1433	47,9	1768	59,1	64	2,14	112	3,75	16	0,54	21	0,70	—	—	138	4,62	351	11,74	2119	70,9
	zus.	734	12,4	103	1,7	2694	45,5	3531	59,6	145	2,45	178	3,01	29	0,49	36	0,61	—	—	243	4,10	631	10,65	4162	70,3
25—30	m	560	21,1	77	2,9	1568	59,2	2205	83,2	88	3,32	47	1,77	8	0,30	5	0,19	—	—	167	6,30	315	11,88	2520	95,1
	w	330	12,6	53	2,0	1547	59,0	1930	73,7	75	2,86	82	3,13	33	1,26	6	0,23	—	—	205	7,86	401	15,31	2331	89,0
	zus.	890	16,9	130	2,5	3115	59,1	4135	78,5	163	3,09	129	2,45	41	0,78	11	0,21	—	—	372	7,06	716	13,58	4851	92,0
30—35	m	665	28,8	109	4,7	1612	69,8	2386	103,3	106	4,59	37	1,60	10	0,43	4	0,17	—	—	184	7,96	341	14,76	2727	118,1
	w	361	13,1	55	2,0	1458	53,0	1874	68,1	108	3,93	63	2,29	26	0,95	1	0,04	—	—	212	7,71	410	14,91	2284	83,0
	zus.	1026	20,3	164	3,2	3070	60,7	4260	84,2	214	4,23	100	1,98	36	0,71	5	0,10	—	—	396	7,83	751	14,84	5011	99,0

35—40	m	591 *29,8*	80 *4,0*	1332 *67,3*	2003 *101,2*	99 *5,00*	14 *0,71*	16 *0,81*	5 *0,25*	— —	154 *7,78*	288 *14,55*	2291 *115,7*
	w	323 *12,0*	55 *2,0*	1106 *41,1*	1484 *55,1*	72 *2,68*	54 *2,01*	41 *1,52*	4 *0,15*	— —	187 *6,95*	358 *13,31*	1842 *68,5*
	zus.	914 *19,6*	135 *2,9*	2438 *52,2*	3487 *74,7*	171 *3,66*	68 *1,46*	57 *1,22*	9 *0,19*	— —	341 *7,30*	646 *13,83*	4133 *88,5*
40—45	m	523 *30,4*	84 *4,9*	1107 *64,4*	1714 *99,7*	75 *4,36*	17 *0,99*	15 *0,87*	2 *0,12*	— —	138 *8,02*	247 *14,36*	1961 *114,0*
	w	242 *10,5*	50 *2,2*	754 *32,6*	1046 *45,3*	67 *2,90*	44 *1,90*	33 *1,43*	3 *0,13*	— —	136 *5,89*	283 *12,25*	1329 *57,5*
	zus.	765 *19,0*	134 *3,3*	1861 *46,2*	2760 *68,5*	142 *3,52*	61 *1,51*	48 *1,19*	5 *0,12*	— —	274 *6,80*	530 *13,15*	3290 *81,6*
45—50	m	885 *36,4*	114 *4,7*	1357 *55,8*	2356 *97,0*	83 *3,42*	23 *0,95*	21 *0,86*	1 *0,04*	— —	139 *5,72*	267 *10,99*	2623 *107,9*
	w	271 *8,9*	47 *1,6*	869 *28,7*	1187 *39,2*	71 *2,34*	50 *1,65*	37 *1,23*	1 *0,03*	— —	130 *4,29*	289 *9,54*	1476 *48,7*
	zus.	1156 *21,2*	161 *2,9*	2226 *40,8*	3543 *64,9*	154 *2,82*	73 *1,34*	58 *1,07*	2 *0,04*	— —	269 *4,93*	556 *10,18*	4099 *75,1*
50—55	m	912 *38,0*	139 *5,7*	1393 *55,8*	2444 *101,8*	72 *3,00*	20 *0,83*	26 *1,08*	— —	— —	130 *5,42*	248 *10,33*	2692 *112,2*
	w	218 *7,9*	62 *2,2*	686 *24,8*	966 *34,9*	59 *2,13*	59 *2,13*	58 *2,09*	— —	— —	128 *4,62*	304 *10,97*	1270 *45,8*
	zus.	1130 *21,8*	201 *3,9*	2079 *40,2*	3410 *66,0*	131 *2,53*	79 *1,53*	84 *1,62*	— —	— —	258 *4,99*	552 *10,68*	3962 *76,6*
55—60	m	889 *42,5*	136 *6,5*	1164 *55,7*	2189 *104,7*	67 *3,21*	9 *0,43*	29 *1,39*	— —	— —	83 *3,97*	188 *8,99*	2377 *113,7*
	w	178 *7,3*	51 *2,1*	518 *21,1*	747 *30,5*	58 *2,37*	32 *1,31*	48 *1,96*	1 *0,04*	— —	94 *3,84*	233 *9,51*	980 *40,0*
	zus.	1067 *16,9*	187 *4,1*	1682 *37,0*	2936 *64,7*	125 *2,75*	41 *0,90*	77 *1,70*	1 *0,02*	— —	177 *3,90*	421 *9,27*	3357 *73,9*
60—65	m	602 *42,1*	116 *8,1*	780 *54,5*	1498 *104,8*	40 *2,80*	11 *0,77*	21 *1,47*	— —	— —	58 *4,06*	130 *9,09*	1628 *113,8*
	w	164 *8,1*	67 *3,3*	378 *18,6*	609 *30,0*	65 *3,20*	34 *1,67*	50 *2,46*	— —	— —	67 *3,30*	216 *10,64*	825 *40,6*
	zus.	766 *22,1*	183 *5,3*	1158 *33,6*	2107 *60,9*	105 *3,03*	45 *1,30*	71 *2,05*	— —	— —	125 *3,61*	346 *10,00*	2453 *70,9*
65—70	m	421 *38,3*	65 *5,9*	510 *46,4*	996 *90,5*	44 *4,00*	3 *0,27*	13 *1,18*	— —	— —	25 *2,27*	85 *7,73*	1081 *98,3*
	w	128 *8,0*	49 *3,1*	310 *19,4*	487 *30,4*	45 *2,81*	14 *0,88*	36 *2,26*	— —	— —	48 *3,00*	143 *8,94*	630 *39,4*
	zus.	549 *20,3*	114 *4,2*	820 *30,4*	1483 *54,9*	89 *3,30*	17 *0,63*	49 *1,81*	— —	— —	73 *2,70*	228 *8,44*	1711 *63,4*
70 u. mehr	m	442 *24,2*	118 *6,4*	513 *28,0*	1073 *58,6*	46 *2,51*	4 *0,22*	13 *0,71*	2 *0,11*	— —	42 *2,30*	107 *5,85*	1180 *64,5*
	w	233 *9,1*	76 *3,0*	359 *14,0*	668 *26,0*	68 *2,65*	26 *1,02*	52 *2,02*	— —	— —	52 *2,02*	198 *7,71*	866 *33,7*
	zus.	675 *15,3*	194 *4,4*	872 *19,8*	1741 *39,6*	114 *2,59*	30 *0,68*	65 *1,48*	2 *0,05*	— —	94 *2,14*	305 *6,93*	2046 *46,5*
Insgesamt	m	7154 *20,9*	1135 *3,3*	16127 *47,1*	24416 *71,3*	1021 *2,98*	527 *1,54*	209 *0,61*	102 *0,30*	— —	1380 *4,03*	3239 *9,46*	27655 *80,8*
	w	2933 *7,6*	651 *1,7*	12748 *32,9*	16332 *42,1*	933 *2,41*	880 *2,27*	459 *1,18*	101 *0,26*	— —	1546 *3,99*	3919 *10,11*	20251 *52,2*
	zus.	10087 *14,8*	1786 *2,4*	28875 *39,5*	40748 *55,8*	1954 *2,68*	1407 *1,93*	668 *0,91*	203 *0,28*	— —	2926 *4,01*	7158 *9,80*	47906 *65,6*

Tabelle XXIV. *Bestand der an aktiver Tuberkulose Erkrankten in Bayern am 31. 12. 1957 nach Alter und Geschlecht; absolute und relative Zahlen auf 10000 Einwohner*
(Entnommen und berechnet aus den Länderstatistiken)

Alter	Geschlecht	Tuberkulose der Atmungsorgane								Tuberkulose anderer Organe														Summe	
		Ia		Ib		Ic		Ia – Ic		Knochen u. Gelenke		Peripher. Lymphkn.		Haut		Meningitis		Urogenital		Sonstige		Id ges.			
		abs.	rel.	abs.	rel.	abs.	rel.	abs.	rel.	abs.	rel.	abs.	rel.	abs.	rel.	abs.	rel.	abs.	rel.	abs.	rel.	abs.	rel.	abs.	rel.
0— 1	m	1	0,1	—	—	28	3,5	29	3,7	2	0,25	—	—	—	—	5	0,63	—	—	1	0,13	8	1,01	37	4,7
	w	3	0,4	—	—	24	3,2	27	3,6	—	—	1	0,13	—	—	—	—	—	—	—	—	1	0,13	28	3,7
	zus.	4	0,3	—	—	52	3,4	56	3,6	2	0,13	1	0,06	—	—	5	0,32	—	—	1	0,06	9	0,58	65	4,2
1— 5	m	6	0,2	3	0,1	893	31,4	902	31,8	35	1,23	61	2,15	3	0,11	20	0,70	1	0,04	5	0,18	125	4,40	1027	36,2
	w	5	0,2	2	0,1	928	34,4	935	34,6	31	1,15	47	1,74	3	0,11	19	0,70	—	—	7	0,26	107	3,96	1042	38,6
	zus.	11	0,2	5	0,1	1821	32,9	1837	33,2	66	1,19	108	1,95	6	0,11	39	0,70	1	0,02	12	0,22	232	4,18	2069	37,3
5—10	m	2	0,1	2	0,1	1344	39,2	1348	39,3	119	3,47	95	2,77	13	0,38	22	0,64	5	0,15	15	0,44	269	7,84	1617	47,1
	w	8	0,2	2	0,1	1289	39,4	1299	39,7	78	2,39	102	3,12	4	0,12	23	0,70	1	0,03	9	0,28	217	6,63	1516	46,4
	zus.	10	0,1	4	0,1	2633	39,3	2647	39,5	197	2,94	197	2,94	17	0,25	45	0,67	6	0,09	24	0,36	486	7,25	3133	46,8
10—15	m	8	0,3	7	0,2	590	19,0	605	19,5	103	3,32	78	2,52	15	0,48	12	0,39	8	0,26	14	0,45	230	7,42	835	26,9
	w	30	1,0	4	0,1	653	21,8	687	22,9	82	2,73	100	3,33	18	0,60	5	0,17	4	0,13	15	0,50	224	7,47	911	30,4
	zus.	38	0,6	11	0,2	1243	20,4	1292	21,2	185	3,03	178	2,92	33	0,54	17	0,28	12	0,20	29	0,48	454	7,44	1746	28,6
15—20	m	190	4,7	37	0,9	599	14,9	826	20,5	80	1,99	53	1,32	8	0,20	7	0,16	17	0,42	16	0,40	181	4,52	1007	25,0
	w	220	5,5	53	1,3	716	18,0	989	24,9	58	1,46	76	1,91	8	0,20	6	0,15	24	0,60	23	0,58	195	4,91	1184	29,8
	zus.	410	5,1	90	1,1	1315	16,5	1815	22,7	138	1,73	129	1,61	16	0,20	13	0,16	41	0,51	39	0,49	376	4,71	2191	27,4
20—25	m	393	11,7	66	2,0	921	27,5	1380	41,2	89	2,66	37	1,10	7	0,21	5	0,15	26	0,78	20	0,60	184	5,49	1564	46,7
	w	330	9,7	72	2,1	1096	32,3	1498	44,2	64	1,89	64	1,92	25	0,74	5	0,15	37	1,09	32	0,94	228	6,73	1726	50,9
	zus.	723	10,7	138	2,0	2017	29,9	2878	42,7	153	2,27	102	1,51	32	0,47	10	0,15	63	0,93	52	0,77	412	6,11	3290	48,8
25—30	m	664	21,6	112	3,6	1243	40,5	2019	65,8	92	3,00	25	0,81	18	0,59	3	0,10	45	1,47	19	0,62	202	6,58	2221	72,3
	w	471	15,0	98	3,1	1309	41,8	1878	60,0	59	1,88	58	1,85	14	0,45	6	0,19	87	2,78	37	1,18	261	8,34	2139	68,3
	zus.	1135	18,3	210	3,4	2552	41,2	3897	62,9	151	2,44	83	1,34	32	0,52	9	0,15	132	2,13	56	0,90	463	7,47	4360	70,3
30—35	m	885	32,4	157	5,8	1653	60,5	2695	98,7	101	3,70	38	1,39	22	0,81	7	0,26	98	3,59	21	0,77	287	10,51	2982	109,2
	w	532	15,2	116	3,3	1406	40,3	2054	58,9	66	1,89	39	1,12	24	0,69	6	0,17	68	1,95	35	1,00	238	6,82	2292	65,7
	zus.	1417	22,8	273	4,4	3059	49,1	4749	76,4	167	2,68	77	1,24	46	0,74	13	0,21	166	2,66	56	0,90	525	8,44	5274	84,8

35—40	m	790	32,1	154	5,9	1315	53,5	2259	91,8	85	3,46	23	0,93	24	0,98	4	0,16	87	3,55	19	0,77	242	9,84	2501	101,7
	w	427	12,2	95	2,7	1148	32,9	1670	47,9	57	1,63	42	1,20	34	0,97	3	0,09	57	1,63	38	1,09	231	6,62	1901	54,9
	zus.	1217	20,5	249	4,2	2463	41,4	3929	66,0	142	2,39	65	1,09	58	0,97	7	0,12	144	2,42	57	0,96	473	7,95	4402	74,0
40—45	m	909	42,1	148	6,9	1226	56,7	2283	105,7	71	3,29	25	1,16	13	0,60	3	0,14	60	2,78	23	1,06	195	9,03	2478	114,7
	w	376	12,6	87	2,9	889	29,7	1352	45,2	73	2,44	55	1,84	56	1,87	5	0,17	41	1,37	32	1,07	262	8,76	1614	54,0
	zus.	1285	25,0	235	4,6	2115	41,1	3635	70,6	144	2,80	80	1,56	69	1,34	8	0,16	101	1,96	55	1,06	457	8,87	4092	79,5
45—50	m	1314	43,7	250	8,3	1678	55,7	3242	107,7	89	2,96	24	0,80	33	1,10	—	—	60	1,99	26	0,86	232	7,71	3474	115,4
	w	403	10,3	113	2,9	936	23,9	1452	37,1	72	1,84	24	0,61	71	1,82	2	0,05	35	0,90	31	0,79	235	6,01	1687	43,1
	zus.	1717	24,8	363	5,2	2614	37,8	4694	67,8	161	2,32	48	0,69	104	1,50	2	0,03	95	1,37	57	0,82	467	6,75	5161	74,6
50—55	m	1521	50,4	268	8,9	1764	58,4	3553	117,6	95	3,15	16	0,53	34	1,13	2	0,07	49	1,62	24	0,79	220	7,28	3773	124,9
	w	380	10,6	118	3,3	824	22,8	1322	36,6	70	1,94	37	1,02	64	1,77	4	0,11	34	0,94	21	0,58	230	6,37	1552	43,0
	zus.	1901	28,7	386	5,8	2588	39,0	4875	73,5	165	2,49	53	0,80	98	1,48	6	0,09	83	1,25	45	0,68	450	6,79	5325	80,3
55—60	m	1437	52,8	326	12,0	1578	58,0	3341	122,8	90	3,31	13	0,48	32	1,18	1	0,04	43	1,58	14	0,52	193	7,10	3534	121,9
	w	374	11,3	128	3,9	751	22,8	1253	38,0	104	3,15	46	1,39	74	2,24	4	0,12	28	0,85	26	0,79	282	8,55	1535	46,5
	zus.	1811	30,1	454	7,5	2329	38,7	4594	76,3	194	3,22	59	0,98	106	1,76	5	0,08	71	1,18	40	0,66	475	7,89	5069	84,2
60—65	m	1038	53,2	230	11,8	1137	58,3	2405	123,3	61	3,13	11	0,56	27	1,38	—	—	30	1,54	12	0,62	141	7,23	2546	130,6
	w	317	11,3	112	4,0	636	22,7	1065	37,7	88	3,14	28	1,00	74	2,64	2	0,07	10	0,36	12	0,43	214	7,64	1279	45,7
	zus.	1355	28,5	342	7,2	1773	37,3	3470	73,1	149	3,14	39	0,82	101	2,13	2	0,04	40	0,84	24	0,51	355	7,47	3825	80,5
65—70	m	619	41,3	179	11,9	691	46,1	1489	99,3	40	2,67	4	0,27	15	1,00	2	0,13	12	0,80	7	0,47	80	5,33	1569	104,6
	w	266	12,1	121	5,5	449	20,5	836	38,2	70	3,20	23	1,05	41	1,87	4	0,18	6	0,27	10	0,46	154	7,03	990	45,2
	zus.	885	24,0	300	8,1	1140	30,9	2325	63,0	110	2,98	27	0,73	56	1,52	6	0,16	18	0,49	17	0,46	234	6,34	2559	69,3
70—75	m	395	34,6	145	12,7	424	37,2	964	84,6	36	3,16	4	0,35	13	1,14	—	—	10	0,88	4	0,35	67	5,88	1031	90,4
	w	171	10,5	101	6,2	309	19,0	581	35,6	35	2,15	11	0,67	35	2,21	1	0,06	5	0,31	5	0,31	92	5,64	673	41,3
	zus.	566	20,4	246	8,9	733	26,5	1545	55,8	71	2,56	15	0,54	48	1,73	1	0,04	15	0,54	9	0,32	159	5,74	1704	61,5
75—80	m	201	26,4	81	10,7	227	29,9	509	67,0	19	2,50	—	—	12	1,58	—	—	4	0,53	1	0,13	36	4,74	545	71,7
	w	115	11,0	59	5,6	171	16,3	345	32,9	31	2,95	5	0,48	27	2,57	1	0,10	—	—	1	0,10	65	6,19	410	39,0
	zus.	316	17,5	140	7,7	398	22,0	854	47,2	50	2,76	5	0,28	39	2,15	1	0,05	4	0,22	2	0,11	101	5,58	955	52,8
80 u. mehr	m	65	12,5	36	6,9	82	16,8	183	35,2	10	1,92	—	—	1	0,19	—	—	4	0,77	—	—	15	2,88	198	38,1
	w	39	5,7	32	4,6	51	7,4	122	17,7	11	1,59	8	1,16	15	2,17	—	—	3	0,43	2	0,29	39	5,65	161	23,3
	zus.	104	8,6	68	5,6	133	11,0	305	25,3	21	1,74	8	0,66	16	1,32	—	—	7	0,58	2	0,17	54	4,60	359	29,7
Insgesamt	m	10438	24,5	2201	5,2	17393	40,9	30032	70,6	1217	2,86	507	1,19	290	0,68	93	0,22	559	13,13	241	0,57	2907	6,83	32939	77,4
	w	4467	9,1	1313	2,7	13585	27,5	19365	39,2	1049	2,12	767	1,55	587	1,19	96	0,19	440	8,91	336	0,68	3275	6,63	22640	45,9
	zus.	14905	16,2	3514	3,8	30978	33,7	49397	53,7	2266	2,46	1274	1,39	877	0,95	189	0,21	999	10,87	577	0,63	6182	6,72	55579	60,5

Tabelle XXVI. *Bestand der an aktiver Tuberkulose Erkrankten am 31. 12. für die Jahre 1957 und 1958*) nach Altersgruppen und Geschlecht*

(Bundesgebiet ohne Saarland und Berlin; nach Angaben der Stat. Bundesämter)

31. 12. 1957

Altersgruppen von ... bis unter ... Jahren	Grundzahlen								Verhältniszahlen auf 100000 der Bevölkerung							
	Tuberkulose der Atmungsorgane				Tuberkulose anderer Organe		Tuberkulose aller Formen insgesamt		Tuberkulose der Atmungsorgane				Tuberkulose anderer Organe		Tuberkulose aller Formen insgesamt	
	ansteckende		nicht ansteckende						ansteckende		nicht ansteckende					
	männl.	weibl.	männl.	weibl.	männl.	weibl.	männl.	weibl.	männl.	weibl.	männl.	weibl.	männl.	weibl.	männl.	weibl.
	31. 12. 1957															
0—1	12	6	267	248	52	32	331	286	2,8	1,5	62,5	61,5	12,2	7,9	77,5	71,0
1—5	103	79	6081	5675	780	691	6964	6445	6,6	5,3	390,6	383,7	50,1	46,7	447,3	435,8
5—10	145	132	10189	8874	1632	1565	11966	10571	7,7	7,4	542,0	496,0	86,8	87,6	636,5	591,9
10—15	249	348	5772	5338	1884	1903	7905	7589	15,0	21,8	348,1	334,0	113,6	119,1	476,8	474,9
15—20	1952	1851	6310	6918	2146	2351	10408	11120	86,8	85,2	280,6	318,5	95,4	108,3	462,8	512,0
20—25	3915	3005	9029	9934	2109	2752	15053	15691	198,9	156,7	458,8	517,9	107,2	143,5	764,9	818,1
25—30	5481	3640	11202	10819	2321	3049	19004	17508	310,7	211,5	635,0	628,6	131,6	177,2	1077,3	1017,3
30—35	6425	3978	11927	10771	2423	3084	20775	17833	412,7	208,6	766,0	564,8	155,6	161,7	1334,3	935,1
35—40	5983	3407	9960	8834	2049	2587	17992	14828	438,3	182,0	729,7	471,9	150,1	138,2	1318,1	792,1
40—45	5928	2817	9351	6738	1846	2273	17125	11828	487,5	171,8	769,0	410,9	151,8	138,6	1408,3	721,2
45—50	8215	2716	11064	6509	1975	2306	21254	11531	487,8	126,5	657,0	303,2	117,3	107,4	1262,1	537,1
50—55	9240	2437	11578	5178	1767	2103	22585	9718	533,2	121,8	668,1	258,7	102,0	105,1	1303,2	485,7
55—60	8924	2202	10056	4079	1529	1908	20509	8189	581,7	123,1	655,5	228,0	99,7	106,7	1337,0	457,7
60—65	6371	1911	6809	3149	1002	1521	14182	6581	593,2	127,2	634,0	209,7	93,3	101,3	1320,5	438,1
65—70	4209	1563	4106	2229	677	1102	8992	4894	505,9	131,9	493,5	188,1	81,4	93,0	1080,8	413,0
70 u. älter	4616	2313	4212	2656	881	1502	9709	6471	338,9	125,9	309,3	144,6	64,7	81,8	712,8	352,3
Insgesamt	71768	32405	127913	97949	25073	30729	224754	161083	300,8	120,2	536,1	363,4	105,1	114,0	942,0	597,6

31. 12. 1958																
0—1	8	9	278	227	29	27	315	263	1,8	2,2	64,2	55,6	6,7	6,6	72,8	64,4
1—5	101	71	5536	5082	620	577	6257	5730	6,3	4,6	343,3	332,2	38,4	37,7	388,0	374,6
5—10	136	113	9303	8265	1403	1377	10842	9755	7,1	6,2	489,0	456,8	73,8	76,1	569,9	539,2
10—15	242	336	5371	4889	1689	1662	7302	6887	14,6	21,1	323,4	306,4	101,7	104,2	439,6	431,6
15—20	1706	1588	5901	6259	1865	2115	9472	9962	78,3	75,8	270,9	298,6	85,6	100,9	434,8	475,2
20—25	3661	2640	8586	9218	1911	2581	14158	14439	171,6	127,9	402,4	446,6	89,6	125,1	663,6	699,6
25—30	4648	3147	9591	9411	2055	2833	16294	15391	261,5	187,5	556,1	560,7	119,1	168,8	944,7	917,1
30—35	5830	3540	11090	9668	2327	2903	19247	16111	352,4	187,7	670,3	512,6	140,6	153,9	1163,2	854,2
35—40	5966	3235	9930	8791	2672	2672	18055	14698	401,0	158,4	667,4	430,4	145,1	130,8	1213,5	719,7
40—45	5070	2424	8012	5793	1697	2075	14779	10292	475,6	166,8	751,6	398,6	159,2	142,8	1386,4	708,2
45—50	7725	2597	10466	6223	1868	2225	20059	11045	465,6	121,2	630,7	290,4	112,6	103,8	1208,9	515,4
50—55	8998	2236	11171	5029	1782	1963	21951	9228	518,2	108,6	643,3	244,3	102,6	95,4	1264,2	448,4
55—60	9076	2074	10307	3960	1491	1796	20874	7830	572,4	113,8	650,1	217,2	94,0	89,5	1316,6	429,5
60—65	6727	1824	7163	3184	1034	1454	14924	6462	596,9	117,6	635,6	205,3	91,7	93,7	1324,2	416,6
65—70	4227	1581	4169	2286	686	1041	9082	4908	501,8	128,9	495,0	186,4	81,4	84,9	1078,2	400,2
70 u. älter	4845	2277	4319	2647	904	1469	10068	6393	350,9	119,6	312,8	139,1	65,5	77,2	729,2	335,9
Insgesamt	68966	29692	121193	90932	23520	28770	213679	149394	285,2	108,9	501,1	333,5	97,3	105,5	883,5	547,9

*) nach Angabe des Stat. Bundesamtes, Wiesbaden, in „Die Tuberkulose im Jahre 1958“.

Tabelle XXV. *Bestand der an aktiver Tuberkulose Erkrankten in West-Berlin am 31. 12. 1957 nach Alter und Geschlecht; absolute und relative Zahlen auf 10000 Einwohner.* (Entnommen und berechnet aus den Landesstatistiken)

Alter	Geschlecht	Tuberkulose der Atmungsorgane								Tuberkulose anderer Organe														Summe	
		Ia		Ib		Ic		Ia – Ic		Knochen u. Gelenke		Peripher. Lymphkn.		Haut		Meningitis		Urogenital		Sonstige		Id ges.			
		abs.	rel.	abs.	rel.	abs.	rel.	abs.	rel.	abs.	rel.	abs.	rel.	abs.	rel.	abs.	rel.	abs.	rel.	abs.	rel.	abs.	rel.	abs.	rel.
0–5	m	17	4,0	10	2,3	302	70,2	329	76,5	2	0,47	9	2,09	—	—	3	0,70	—	—	3	0,70	17	3,95	346	80,5
	w	10	2,5	7	1,8	272	68,0	289	72,3	2	0,50	6	1,50	1	0,25	11	2,75	—	—	6	1,50	26	6,50	315	78,8
	zus.	27	3,3	17	2,0	574	69,2	618	74,5	4	0,48	15	1,81	1	0,12	14	1,69	—	—	9	1,08	43	5,18	661	79,6
5–15	m	17	1,5	7	0,6	686	61,3	710	63,4	71	6,34	56	5,00	14	1,25	21	1,88	4	0,36	33	2,95	199	17,77	909	81,2
	w	28	2,4	5	0,4	658	56,2	691	59,1	54	4,62	46	3,93	10	0,85	16	1,37	—	—	47	4,02	173	14,79	864	73,8
	zus.	45	2,0	12	0,5	1344	58,7	1401	61,2	125	5,46	102	4,45	24	1,05	37	1,62	4	0,17	80	3,49	372	16,24	1773	77,4
15–20	m	118	13,6	21	2,4	366	42,1	505	58,0	43	4,94	14	1,61	5	0,57	6	0,69	2	0,23	21	2,41	91	10,46	596	68,5
	w	115	13,2	26	3,0	526	60,5	667	76,7	36	4,14	19	2,18	10	1,15	7	0,80	4	0,46	17	1,95	93	10,69	760	87,4
	zus.	233	13,4	47	2,7	892	51,3	1172	67,4	79	4,54	33	1,90	15	0,86	13	0,75	6	0,34	38	2,18	184	10,57	1356	77,9
20–25	m	215	30,7	22	3,1	668	95,4	905	129,3	36	5,14	5	0,71	2	0,29	2	0,29	8	1,14	11	1,57	64	9,14	969	138,4
	w	214	30,1	36	5,1	904	127,3	1154	162,6	20	2,81	16	2,25	9	1,27	1	0,14	21	2,96	16	2,25	83	11,69	1237	174,2
	zus.	429	30,4	58	4,1	1572	111,5	2059	146,0	56	3,97	21	1,49	11	0,78	3	0,21	29	2,06	27	1,91	147	10,43	2206	156,5
25–30	m	345	65,1	23	4,3	961	181,3	1329	250,8	16	3,02	9	1,70	2	0,38	2	0,38	14	2,64	3	0,57	46	8,68	1375	259,4
	w	275	48,2	32	5,6	1072	188,1	1379	242,0	29	5,08	17	2,98	13	2,28	2	0,35	25	4,39	17	2,98	103	18,07	1482	260,0
	zus.	620	56,4	55	5,0	2033	184,8	2708	246,2	45	4,09	26	2,36	15	1,36	4	0,36	39	3,55	20	1,82	149	13,55	2857	259,7
30–40	m	639	68,7	42	4,5	1747	187,8	2428	261,1	38	4,09	16	1,72	10	1,08	3	0,32	29	3,12	15	1,61	111	11,94	2539	273,0
	w	596	40,8	62	4,2	2086	142,9	2744	187,9	55	3,77	21	1,44	20	1,37	1	0,07	43	2,95	36	2,47	176	12,05	2920	200,0
	zus.	1235	51,7	104	4,4	3833	160,4	5172	216,4	93	3,89	37	1,55	30	1,26	4	0,17	72	3,01	51	2,13	287	12,01	5459	228,4
40–50	m	1137	89,5	59	4,6	2080	163,8	3276	258,0	53	4,17	8	0,63	18	1,42	—	—	17	1,34	30	2,36	126	9,92	3402	267,9
	w	559	28,2	41	2,1	1690	85,4	2290	115,7	50	2,53	22	1,11	50	2,53	1	0,05	32	1,62	35	1,77	190	9,60	2480	125,3
	zus.	1696	52,2	100	3,1	3770	116,0	5566	171,3	103	3,17	30	0,92	68	2,09	1	0,03	49	1,51	65	2,00	316	9,72	5882	181,0
50–60	m	1658	98,1	109	6,4	2739	162,1	4506	266,6	50	2,96	11	0,65	25	1,48	—	—	20	1,18	20	1,18	126	7,46	4632	274,1
	w	452	19,2	45	1,9	1356	57,7	1853	78,9	71	3,02	28	1,19	58	2,47	1	0,04	20	0,85	52	2,21	230	9,79	2083	88,6
	zus.	2110	52,2	154	3,8	4095	101,4	6359	157,4	121	3,00	39	0,97	83	2,05	1	0,02	40	0,99	72	1,78	356	8,81	6715	166,2
60 u. mehr	m	1466	76,0	124	6,4	2086	108,1	3676	190,5	67	3,47	3	0,16	25	1,30	1	0,05	29	1,50	28	1,45	153	7,93	3829	198,4
	w	495	14,6	51	1,5	1219	36,0	1765	52,1	109	3,22	22	0,65	93	2,74	1	0,03	15	0,44	46	1,36	286	8,44	2051	60,5
	zus.	1961	36,7	175	3,3	3305	62,1	5441	102,3	176	3,31	25	0,47	118	2,21	2	0,04	44	0,83	74	1,39	439	8,25	5880	110,5
Insgesamt	m	5612	59,3	417	4,4	11635	122,9	17664	186,5	376	3,97	131	1,38	101	1,67	38	0,40	123	1,30	164	1,73	933	9,87	18597	196,4
	w	2744	21,4	305	2,4	9783	76,3	12832	100,1	426	3,33	197	1,54	264	2,06	41	0,32	160	1,25	272	2,13	1360	10,63	14192	110,7
	zus.	8356	37,5	722	3,2	21418	96,1	30496	136,8	802	3,52	328	1,47	365	1,64	79	0,36	283	1,27	436	1,96	2293	10,31	32789	147,1

Tabelle XXXIX. *Tuberkulose in verschiedenen Ländern. Neuerkrankungen an Tuberkulose seit 1953*

Country	New Cases					Case Rate per 100000 Population				
	1953	1954	1955	1956	1957	1953	1954	1955	1956	1957
United States	106925	100540	98860	90465	87582*	67,5	62,4	60,2	54,1	51,4
Puerto Rico	5238	4520	4297	3597	3120	236,7	202,8	189,9	158,7	136,8
Canada	10572	10474	10199	9377	9108*	71,6	69,1	65,0	58,3	54,9
England and Wales (a)	48832	43975	39629	36969	34341	110,7	99,3	89,2	82,4	76.4
Scotland (b)	8844	8204	7562	6650	8565	172,8	160,1	147,3	129,3	166,3
Northern Ireland	1661	1683	1370	1307	1155	120,0	121,3	98,3	93,6	82,6
Eire	6602	6266	5613	4898	4164*	224,2	213,6	193,0	169,0	144,3
Norway (c)	2156	2180	2125	1694	—	64,2	64,3	62,0	48,9	—
Sweden	7724	7256	6404	5771	—	107,7	100,6	88,2	78,9	—
Denmark (Resp. TB)	1983	1747	1236	1127	—	45,4	39,7	27,8	25,2	—
Finland	11303	9471	8772	8087	7089	273,0	226,0	206,8	188,5	163,5
France (d)	60074	54866	51453	49133	—	140,6	128,4	120,4	113,1	—
Belgium (Resp. TB)	7013	6982	6633	6663	—	79,9	79,2	74,8	74,4	—
Netherlands (e)	12699	10241	8801*	7684*	7936*	121,0	96,4	81,9	70,6	72,0
Switzerland (f)	7488	7336	6897	6540	—	153,5	148,9	138,6	129,8	—
Malta	231	197	183	183	125	72,9	61,6	58,2	59,9	39,1
German Fed. Rep. (West)	107538	96103	91655	85562	—	219,4	193,1	182,2	171,8	—
West Berlin (d)	8075	7245	6988	6625	5702	361,6	330,4	318,4	298,2	256,3
Israel (g)	1591	1202	1042	893	1027	108,4	80,1	67,0	54,9	59,7
Iraq (Resp. TB)	6171	6754	6969	10405	11800	125,7	136,9	139,7	206,2	180,4
Australia	4979	4952	4602	4483	4111	56,4	55,1	50,0	47,6	42,6
New Zealand: Europeans	1439	1252	1328	1188	1146*	74,8	63,7	66,2	58,1	54,9
Maoris	636	657	589	618	635*	512,9	511,4	442,6	447,7	443,2
Union of South Africa	28820	37732	39679	—	—	218,6	281,0	290,3	—	—
Japan	507244	523556	517477	518142	520899	585,1	539,0	579,6	574,1	571,9
Singapore	—	3137	3577	3574	3032	—	269,2	295,4	255,3	205,7
Hong Kong	11900	12508	14148	12155	13665	528,9	549,3	604,6	498,2	529,0
Ecuador	4369	5112	4542	4466	4699	126,1	143,3	123,1	117,7	120,3

* vorläufig.

a) incl. bereits berichtete Todesfälle. b) Zunahme seit 1957, welche bedingt ist, durch die intensivierte Durchführung der Untersuchungen in Gebieten, in denen die Tuberkulose sehr häufig vorkommt. c) offene Tuberkulose. d) neue Fälle, ermittelt durch Tuberkulose-Fürsorgestellen. e) neue Fälle und Rückfälle von aktiver Tuberkulose. f) neue Fälle, registriert von Fürsorgestellen der „Association Suisse contra la Tuberculose". g) Aktive Tuberkulose bei der jüdischen Bevölkerung.

Die oben aufgeführten Zahlen beruhen auf amtlichen Angaben der betreffenden Länder. Zusammengestellt vom Stat. Amt New York.

Tabelle XXVII. *Allgemeine Sterblichkeit und Sterblichkeit an Tuberkulose in Schleswig-Holstein im Jahre 1957*

Nr. des dtsch. T.U.V. 1950	Todesursachen	G	Insgesamt		0–1		1–5		5–10	
			abs.	rel.	abs.	rel.	abs.	rel.	abs.	rel.
00, 01	Tuberkulose der Atmungsorgane	m	289	*2,7*	–	–	–	–	–	–
		w	146	*1,2*	1	*0,6*	–	–	–	–
			435	*1,9*	1	*0,3*	–	–	–	–
02	Tuberkulose der Hirnhäute und des ZNS	m	11	*0,1*	2	*1,2*	1	*0,2*	–	–
		w	2	*0,0*	1	*0,6*	–	–	–	–
			13	*0,1*	3	*0,9*	1	*0,08*	–	–
03	Tuberkulose anderer Organe	m	14	*0,1*	–	–	–	–	–	–
		w	18	*0,1*	–	–	–	–	–	–
			32	*0,1*	–	–	–	–	–	–
02+03	Tbk. der Hirnhäute usw. + Tbk. anderer Organe	m	25	*0,2*	2	*1,2*	1	*0,2*	–	–
		w	20	*0,2*	1	*0,6*	–	–	–	–
			45	*0,2*	3	*0,9*	1	*0,08*	–	–
00–03	Tuberkulose insgesamt	m	314	*3,0*	2	*1,2*	1	*0,2*	–	–
		w	166	*1,4*	2	*1,3*	–	–	–	–
			480	*2,1*	4	*1,3*	1	*0,08*	–	–
0–9	Allgemeine Todesursachen insgesamt	m	13682	*129,8*	607	*372,6*	80	*12,9*	52	*6,4*
		w	12716	*105,6*	496	*317,4*	72	*12,2*	40	*5,2*
			26398	*116,9*	1103	*345,6*	152	*12,6*	92	*5,8*

Tabelle XXVII

Nr. des dtsch. T.U.V. 1950	Todesursachen	G	45–50		50–55		55–60		60–65	
			abs.	rel.	abs.	rel.	abs.	rel.	abs.	rel.
00, 01	Tuberkulose der Atmungsorgane	m	25	*3,5*	34	*4,6*	42	*6,4*	33	*6,4*
		w	12	*1,3*	11	*1,3*	9	*1,1*	12	*1,7*
			37	*2,2*	45	*2,8*	51	*3,5*	45	*3,7*
02	Tuberkulose der Hirnhäute und des ZNS	m	1	*0,1*	2	*0,3*	–	–	1	*0,2*
		w	–	–	–	–	–	–	1	*0,1*
			1	*0,06*	2	*0,1*	–	–	2	*0,2*
03	Tuberkulose anderer Organe	m	1	*0,1*	–	–	3	*0,5*	–	–
		w	2	*0,2*	1	*0,1*	2	*0,2*	1	*0,1*
			3	*0,2*	1	*0,1*	5	*0,3*	1	*0,1*
02+03	Tbk. der Hirnhäute usw. + Tbk. anderer Organe	m	2	*0,3*	2	*0,3*	3	*0,5*	1	*0,2*
		w	2	*0,2*	1	*0,1*	2	*0,2*	2	*0,3*
			4	*0,2*	3	*0,2*	5	*0,3*	3	*0,3*
00–03	Tuberkulose insgesamt	m	27	*3,8*	36	*4,8*	45	*6,9*	34	*6,6*
		w	14	*1,5*	12	*1,4*	11	*1,4*	14	*2,0*
			41	*2,5*	48	*3,0*	56	*3,8*	48	*3,9*
0–9	Allgemeine Todesursachen insgesamt	m	411	*57,4*	669	*89,6*	1028	*156,7*	1268	*246,5*
		w	352	*37,1*	458	*52,3*	639	*79,5*	911	*127,4*
			763	*45,8*	1127	*69,5*	1667	*114,2*	2179	*117,2*

auf 10000 Einwohner nach Alter und Geschlecht — absolute und relative Zahlen
(Angaben des Statistischen Landesamtes)

10–15		15–20		20–25		25–30		30–35		35–40		40–45	
abs.	rel.	abs.	rel.	abs.	rel.	abs.	rel.	abs.	rel.	abs.	rel.	abs.	rel.
—	—	2	*0,2*	4	*0,5*	5	*0,8*	10	*1,8*	8	*1,6*	13	*2,4*
—	—	5	*0,5*	6	*0,7*	5	*0,8*	6	*0,8*	10	*1,3*	10	*1,3*
—	—	7	*0,3*	10	*0,6*	10	*0,8*	16	*1,2*	18	*1,4*	23	*1,8*
—	—	1	*0,1*	—	—	1	*0,2*	—	—	—	—	—	—
—	—	—	—	—	—	—	—	—	—	—	—	—	—
—	—	1	*0,04*	—	—	1	*0,08*	—	—	—	—	—	—
1	*0,1*	—	—	—	—	2	*0,3*	1	*0,2*	1	*0,2*	1	*0,2*
—	—	—	—	—	—	1	*0,2*	—	—	2	*0,3*	—	—
1	*0,06*	—	—	—	—	3	*0,2*	1	*0,08*	3	*0,2*	1	*0,08*
1	*0,1*	1	*0,1*	—	—	3	*0,5*	1	*0,2*	1	*0,2*	1	*0,2*
—	—	—	—	—	—	1	*0,2*	—	—	2	*0,3*	—	—
1	*0,06*	1	*0,04*	—	—	4	*0,3*	1	*0,08*	3	*0,2*	1	*0,08*
1	*0,1*	3	*0,3*	4	*0,5*	8	*1,2*	11	*2,0*	9	*1,7*	14	*2,6*
—	—	5	*0,5*	6	*0,7*	6	*0,9*	6	*0,8*	12	*1,6*	10	*1,3*
1	*0,06*	8	*0.4*	10	*0,6*	14	*1,1*	17	*1,3*	21	*1,7*	24	*1,8*
49	*5,9*	110	*9,6*	152	*17,5*	109	*16,9*	96	*17,1*	116	*22,5*	190	*35,0*
15	*1,9*	55	*5,1*	59	*7,3*	39	*5,9*	93	*12,3*	115	*15,4*	101	*24,8*
64	*3,9*	165	*7,4*	211	*12,0*	148	*11,3*	189	*14,3*	231	*18,3*	381	*29,0*

(Fortsetzung)

65–70		70–75		75–80		80–85		85–90		90 u. mehr	
abs.	rel.	abs.	rel.	abs.	rel.	abs.	rel.	abs.	rel.	abs.	rel.
39	*9,0*	35	*10,3*	22	*9,3*	15	*11,1*	2	*4,4*	—	—
12	*2,0*	13	*2,9*	17	*5,6*	12	*7,2*	4	*6,8*	1	*6,4*
51	*5,0*	48	*6,1*	39	*7,3*	27	*8,9*	6	*5,8*	1	*3,9*
1	*0,2*	1	*0,3*	—	—	—	—	—	—	—	—
—	—	—	—	—	—	—	—	—	—	—	—
1	*0,1*	1	*0,1*	—	—	—	—	—	—	—	—
—	—	2	*0,6*	1	*0,4*	1	*0,7*	—	—	—	—
3	*0,5*	—	—	2	*0,7*	3	*1,8*	1	*1,7*	—	—
3	*0,3*	2	*0,3*	3	*0,6*	4	*1,3*	1	*1,0*	—	—
1	*0,2*	3	*0,9*	1	*0,4*	1	*0,7*	—	—	—	—
3	*0,5*	—	—	2	*0,7*	3	*1,8*	1	*1,7*	—	—
4	*0,4*	3	*0,4*	3	*0,6*	4	*1,3*	1	*1,0*	—	—
40	*9,2*	38	*11,1*	23	*9,8*	16	*11,8*	2	*4,4*	—	—
15	*2,6*	13	*2,9*	19	*6,3*	15	*9,0*	5	*8,5*	1	*6,4*
55	*5,4*	51	*6,5*	42	*7,8*	31	*10,3*	7	*6,7*	1	*3,9*
1567	*360,6*	1977	*579,1*	2033	*862,5*	1900	*1403,5*	950	*2109,7*	318	*3202,4*
1347	*229,4*	1879	*422,6*	2186	*724,5*	2091	*1255,6*	1185	*2061,3*	493	*3166,3*
2914	*285,2*	3856	*490,3*	4219	*785,0*	3991	*1321,9*	2135	*2056,8*	811	*3180,4*

Tabelle XXVIII. *Allgemeine Sterblichkeit und Sterblichkeit an Tuberkulose in Hamburg im Jahre 1957*

Nr. des dtsch. T.U.V. 1950	Todesursachen	G	Insgesamt		0–1		1–5		5–10	
			abs.	rel.	abs.	rel.	abs.	rel.	abs.	rel.
00, 01	Tuberkulose der Atmungsorgane	m	224	*2,75*	–	–	–	–	–	–
		w	81	*0,85*	–	–	–	–	–	–
			305	*1,72*	–	–	–	–	–	–
02	Tuberkulose der Hirnhäute und des ZNS	m	4	*0,05*	–	–	–	–	–	–
		w	10	*0,10*	1	*1,00*	–	–	–	–
			14	*0,08*	1	*0,50*	–	–	–	–
03	Tuberkulose anderer Organe	m	9	*0,11*	–	–	–	–	–	–
		w	9	*0,09*	–	–	–	–	–	–
			18	*0,10*	–	–	–	–	–	–
02+03	Tbk. der Hirnhäute usw. + Tbk. anderer Organe	m	13	*0,16*	–	–	–	–	–	–
		w	19	*0,20*	1	*1,00*	–	–	–	–
			32	*0,18*	1	*0,50*	–	–	–	–
00–03	Tuberkulose insgesamt	m	237	*2,90*	–	–	–	–	–	–
		w	100	*1,04*	1	*1,00*	–	–	–	–
			337	*1,90*	1	*0,50*	–	–	–	–
0–9	Allgemeine Todesursachen insgesamt	m	11612	*142,30*	378	*378,00*	41	*11,08*	41	*8,37*
		w	10589	*110,65*	255	*255,00*	33	*9,43*	12	*2,55*
			22201	*125,22*	633	*316,50*	74	*10,00*	53	*5,52*

Tabelle XXVIII

Nr. des dtsch. T.U.V. 1950	Todesursachen	G	45–50		50–55		55–60		60–65	
			abs.	rel.	abs.	rel.	abs.	rel.	abs.	rel.
00, 01	Tuberkulose der Atmungsorgane	m	10	*1,56*	28	*4,12*	41	*6,95*	21	*4,67*
		w	4	*0,50*	5	*0,64*	5	*0,69*	7	*1,06*
			14	*0,97*	33	*2,26*	46	*3,51*	28	*2,52*
02	Tuberkulose der Hirnhäute und des ZNS	m	–	–	–	–	1	*0,17*	–	–
		w	–	–	–	–	–	–	2	*0,30*
			–	–	–	–	1	*0,08*	2	*0,18*
03	Tuberkulose anderer Organe	m	–	–	–	–	3	*0,51*	1	*0,22*
		w	1	*0,13*	–	–	–	–	2	*0,30*
			1	*0,07*	–	–	3	*0,23*	3	*0,27*
02+03	Tbk. der Hirnhäute usw. + Tbk. anderer Organe	m	–	–	–	–	4	*0,68*	1	*0,22*
		w	1	*0,13*	–	–	–	–	4	*0,61*
			1	*0,07*	–	–	4	*0,31*	5	*0,45*
00–03	Tuberkulose insgesamt	m	10	*1,56*	28	*4,12*	45	*7,63*	22	*4,89*
		w	5	*0,63*	5	*0,64*	5	*0,69*	11	*1,67*
			15	*1,04*	33	*2,26*	50	*3,82*	33	*2,97*
0–9	Allgemeine Todesursachen insgesamt	m	336	*52,40*	635	*93,38*	1062	*180,00*	1228	*272,89*
		w	273	*34,13*	394	*50,51*	622	*86,39*	910	*137,88*
			609	*42,29*	1029	*70,48*	1684	*128,55*	2138	*192,61*

auf 10000 Einwohner nach Alter und Geschlecht — absolute und relative Zahlen
(Angaben des Statistischen Landesamtes)

10–15		15–20		20–25		25–30		30–35		35–40		40–45	
abs.	rel.	abs.	rel.	abs.	rel.	abs.	rel.	abs.	rel.	abs.	rel.	abs.	rel.
—	—	—	—	2	*0,32*	2	*0,38*	13	*2,60*	7	*1,52*	13	*2,71*
—	—	—	—	1	*0,16*	5	*0,88*	5	*0,76*	4	*0,63*	7	*1,11*
—	—	—	—	3	*0,24*	7	*0,64*	18	*1,55*	11	*1,01*	20	*1,80*
—	—	—	—	—	—	—	—	—	—	—	—	—	—
—	—	—	—	—	—	—	—	1	*0,15*	—	—	1	*0,16*
—	—	—	—	—	—	—	—	1	*0,09*	—	—	1	*0,09*
—	—	—	—	—	—	—	—	—	—	—	—	—	—
—	—	—	—	—	—	—	—	—	—	—	—	—	—
—	—	—	—	—	—	—	—	—	—	—	—	—	—
—	—	—	—	—	—	—	—	—	—	—	—	—	—
—	—	—	—	—	—	—	—	1	*0,15*	—	—	1	*0,16*
—	—	—	—	—	—	—	—	1	*0,09*	—	—	1	*0,09*
—	—	—	—	2	*0,32*	2	*0,38*	13	*2,60*	7	*1,52*	13	*2,71*
—	—	—	—	1	*0,16*	5	*0,88*	6	*0,76*	4	*0,63*	8	*1,27*
—	—	—	—	3	*0,24*	7	*0,64*	19	*1,55*	11	*1,01*	21	*1,89*
24	*4,21*	77	*10,85*	105	*16,94*	62	*11,70*	67	*13,40*	98	*21,31*	145	*30,21*
16	*2,96*	32	*4,44*	36	*5,71*	43	*7,54*	69	*10,46*	06	*15,24*	128	*20,32*
40	*3,60*	109	*7,60*	141	*11,28*	105	*9,55*	136	*11,72*	194	*17,80*	273	*24,59*

(Fortsetzung)

65–70		70–75		75–80		80–85		85 u. mehr	
abs.	rel.	abs.	rel.	abs.	rel.	abs.	rel.	abs.	rel.
34	*9,19*	22	*7,86*	19	*10,56*	7	*8,75*	5	*16,67*
7	*1,35*	14	*3,78*	7	*2,80*	8	*6,67*	2	*4,00*
41	*4,61*	36	*5,54*	26	*6,05*	15	*7,50*	7	*8,75*
3	*0,81*	—	—	—	—	—	—	—	—
1	*0,19*	1	*0,27*	1	*0,40*	2	*1,67*	—	—
4	*0,45*	1	*0,15*	1	*0,23*	2	*1,00*	—	—
1	*0,27*	2	*0,71*	—	—	2	*2,50*	—	—
3	*0,58*	2	*0,54*	—	—	1	*0,83*	—	—
4	*0,45*	4	*0,62*	—	—	3	*1,50*	—	—
4	*1,08*	2	*0,71*	—	—	2	*2,50*	—	—
4	*0,77*	3	*0,81*	1	*0,40*	3	*2,50*	—	—
8	*0,90*	5	*0,77*	1	*0,23*	5	*2,50*	—	—
38	*10,27*	24	*8,57*	19	*10,56*	9	*11,25*	5	*16,67*
11	*2,12*	17	*4,59*	8	*3,20*	11	*9,17*	2	*4,00*
49	*5,51*	41	*6,31*	27	*6,28*	20	*10,00*	7	*8,75*
1597	*431,62*	1838	*656,43*	1777	*987,22*	1314	*1642,50*	616	*2623,33*
1257	*241,43*	1644	*444,39*	1914	*765,60*	1658	*1381,67*	855	*2394,00*
2854	*320,67*	3482	*535,69*	3691	*858,37*	2972	*1486,00*	1471	*2480,80*

Tabelle XXIX. *Allgemeine Sterblichkeit und Sterblichkeit an Tuberkulose in Niedersachsen im Jahre 1957 auf 10000 Einwohner nach Alter und Geschlecht — absolute und relative Zahlen*

Nr. des dtsch. T.U.V. 1950	Todesursachen	G	Insgesamt abs.	Insgesamt rel.	0–1 abs.	0–1 rel.	1–5 abs.	1–5 rel.	5–10 abs.	5–10 rel.
00, 01	Tuberkulose der Atmungsorgane	m	665	*2,19*	–	–	–	–	–	–
		w	316	*0,92*	1	*0,2*	1	*0,05*	–	–
			981	*1,51*	1	*0,1*	1	*0,03*	–	–
02	Tuberkulose der Hirnhäute und des ZNS	m	9	*0,03*	–	–	3	*0,15*	1	*0,04*
		w	17	*0,05*	2	*0,4*	2	*0,11*	2	*0,08*
			26	*0,04*	2	*0,2*	5	*0,13*	3	*0,06*
03	Tuberkulose anderer Organe	m	26	*0,09*	–	–	1	*0,05*	–	–
		w	35	*0,10*	–	–	–	–	–	–
			61	*0,09*	–	–	1	*0,03*	–	–
02+03	Tbk. der Hirnhäute usw. + Tbk. anderer Organe	m	35	*0,12*	–	–	4	*0,20*	1	*0,04*
		w	52	*0,15*	2	*0,4*	2	*0,11*	2	*0,08*
			87	*0,13*	2	*0,2*	6	*0,15*	3	*0,06*
00–03	Tuberkulose insgesamt	m	700	*2,30*	–	–	4	*0,20*	1	*0,04*
		w	368	*1,07*	3	*0,6*	3	*0,16*	2	*0,08*
			1068	*1,65*	3	*0,3*	7	*0,18*	3	*0,06*
0–9	Allgemeine Todesursachen insgesamt	m	37065	*121,80*	2082	*392,8*	289	*14,38*	160	*6,32*
		w	34739	*100,87*	1516	*303,3*	245	*12,96*	117	*4,93*
			71804	*110,69*	3598	*349,3*	534	*13,69*	277	*5,65*

Tabelle XXIX

Nr. des dtsch. T.U.V. 1950	Todesursachen	G	45–50 abs.	45–50 rel.	50–55 abs.	50–55 rel.	55–60 abs.	55–60 rel.	60–65 abs.	60–65 rel.
00, 01	Tuberkulose der Atmungsorgane	m	68	*3,18*	73	*3,32*	99	*5,10*	82	*5,86*
		w	20	*0,74*	15	*0,60*	29	*1,29*	29	*1,52*
			88	*1,81*	88	*1,88*	128	*3,05*	111	*3,35*
02	Tuberkulose der Hirnhäute und des ZNS	m	–	–	–	–	–	–	3	*0,21*
		w	–	–	1	*0,04*	2	*0,09*	–	–
			–	–	1	*0,02*	2	*0,05*	3	*0,09*
03	Tuberkulose anderer Organe	m	4	*0,19*	1	*0,05*	3	*0,15*	7	*0,50*
		w	2	*0,07*	1	*0,04*	1	*0,04*	6	*0,31*
			6	*0,12*	2	*0,04*	4	*0,10*	13	*0,39*
02+03	Tbk. der Hirnhäute usw. + Tbk. anderer Organe	m	4	*0,19*	1	*0,05*	3	*0,15*	10	*0,71*
		w	2	*0,07*	2	*0,08*	3	*0,13*	6	*0,31*
			6	*0,12*	3	*0,06*	6	*0,14*	16	*0,48*
00–03	Tuberkulose insgesamt	m	72	*3,36*	74	*3,36*	102	*5,26*	92	*6,57*
		w	22	*0,81*	17	*0,69*	32	*1,42*	35	*1,83*
			94	*1,93*	91	*1,94*	134	*3,20*	127	*3,84*
0–9	Allgemeine Todesursachen insgesamt	m	1128	*52,72*	1981	*90,05*	2966	*152,89*	3423	*244,50*
		w	902	*33,16*	1341	*54,07*	1905	*84,67*	2695	*141,10*
			2030	*41,77*	3322	*70,98*	4871	*116,25*	6118	*184,83*

(Angaben des Statistischen Landesamtes)

10–15 abs.	rel.	15–20 abs.	rel.	20–25 abs.	rel.	25–30 abs.	rel.	30–35 abs.	rel.	35–40 abs.	rel.	40–45 abs.	rel.
—	—	—	—	3	*0,13*	20	*0,97*	37	*2,01*	35	*2,26*	33	*2,02*
—	—	2	*0,07*	7	*0,30*	14	*0,66*	26	*1,09*	24	*1,10*	24	*1,07*
—	—	2	*0,03*	10	*0,21*	34	*0,81*	63	*1,49*	59	*1,58*	57	*1,47*
—	—	1	*0,03*	—	—	—	—	—	—	1	*0,06*	—	—
—	—	2	*0,07*	—	—	—	—	4	*0,17*	—	—	1	*0,04*
—	—	3	*0,05*	—	—	—	—	4	*0,09*	1	*0,03*	1	*0,03*
—	—	—	—	—	—	—	—	3	*0,16*	1	*0,06*	2	*0,12*
1	*0,04*	—	—	1	*0,04*	2	*0,09*	3	*0,13*	1	*0,05*	—	—
1	*0,02*	—	—	1	*0,02*	2	*0,05*	6	*0,14*	2	*0,05*	2	*0,05*
—	—	1	*0,03*	—	—	—	—	3	*0,16*	2	*0,13*	2	*0,12*
1	*0,04*	2	*0,07*	1	*0,04*	2	*0,09*	7	*0,29*	1	*0,05*	1	*0,04*
1	*0,02*	3	*0,05*	1	*0,02*	2	*0,05*	10	*0,24*	3	*0,08*	3	*0,08*
—	—	1	*0,03*	3	*0,13*	20	*0,97*	40	*2,17*	37	*2,39*	35	*2,15*
1	*0,04*	4	*0,14*	8	*0,35*	16	*0,75*	33	*1,39*	25	*1,15*	25	*1,11*
1	*0,02*	5	*0,08*	11	*0,24*	36	*0,87*	73	*1,73*	62	*1,66*	60	*1,55*
111	*4,89*	399	*13,34*	544	*23,05*	415	*20,15*	383	*20,82*	370	*23,87*	588	*32,13*
84	*3,85*	171	*5,88*	190	*8,23*	222	*10,47*	310	*13,03*	427	*19,59*	570	*25,33*
195	*4,38*	570	*9,66*	734	*15,72*	637	*15,34*	093	*16,42*	797	*21,37*	1158	*29,85*

(Fortsetzung)

65–70 abs.	rel.	70–75 abs.	rel.	75–80 abs.	rel.	80–85 abs.	rel.	85–90 abs.	rel.	90 u. mehr abs.	rel.
73	*6,58*	60	*7,14*	45	*7,76*	30	*9,38*	6	*6,00*	1	*5,00*
43	*2,81*	33	*2,89*	22	*2,93*	19	*4,87*	7	*5,38*	—	—
116	*4,39*	93	*4,70*	67	*5,04*	49	*6,90*	13	*5,66*	1	*2,00*
—	—	—	—	—	—	—	—	—	—	—	—
—	—	1	*0,09*	—	—	—	—	—	—	—	—
—	—	1	*0,05*	—	—	—	—	—	—	—	—
2	*0,18*	1	*0,12*	1	*0,17*	—	—	—	—	—	—
6	*0,39*	3	*0,26*	7	*0,93*	1	*0,26*	—	—	—	—
8	*0,30*	4	*0,20*	8	*0,60*	1	*0,14*	—	—	—	—
2	*0,18*	1	*0,12*	1	*0,17*	—	—	—	—	—	—
6	*0,39*	4	*0,35*	7	*0,93*	1	*0,26*	—	—	—	—
8	*0,30*	5	*0,25*	8	*0,60*	1	*0,14*	—	—	—	—
75	*6,76*	61	*7,26*	46	*7,93*	30	*9,38*	6	*6,00*	1	*5,00*
49	*3,20*	37	*3,25*	29	*3,87*	20	*5,13*	7	*5,38*	—	—
124	*4,70*	98	*4,95*	75	*5,64*	50	*7,04*	13	*5,65*	1	*2,00*
4131	*372,16*	5011	*596,55*	5355	*923,28*	4716	*1473,75*	2252	*2252,00*	761	*3805,00*
3823	*249,87*	4997	*438,33*	6006	*800,80*	5333	*1367,44*	2772	*2132,31*	1113	*3710,00*
7954	*301,29*	10008	*505,45*	11361	*854,21*	10049	*1415,35*	5024	*2184,35*	1874	*3748,00*

Tabelle XXX. *Allgemeine Sterblichkeit und Sterblichkeit an Tuberkulose in Bremen im Jahre 1957 auf 10000 Einwohner nach Alter und Geschlecht — absolute und relative Zahlen*

Nr. des dtsch. T.U.V. 1950	Todesursachen	G	Insgesamt abs.	Insgesamt rel.	0–1 abs.	0–1 rel.	1–5 abs.	1–5 rel.	5–10 abs.	5–10 rel.
00, 01	Tuberkulose der Atmungsorgane	m	62	*2,01*	–	–	–	–	–	–
		w	28	*0,81*	–	–	–	–	–	–
			90	*1,37*	–	–	–	–	–	–
02	Tuberkulose der Hirnhäute und des ZNS	m	2	*0,06*	–	–	2	*1,18*	–	–
		w	2	*0,06*	–	–	2	*1,25*	–	–
			4	*0,06*	–	–	4	*1,21*	–	–
03	Tuberkulose anderer Organe	m	3	*0,10*	–	–	–	–	–	–
		w	6	*0,17*	–	–	–	–	–	–
			9	*0,14*	–	–	–	–	–	–
02+03	Tbk. der Hirnhäute usw. + Tbk. anderer Organe	m	5	*0,16*	–	–	2	*1,18*	–	–
		w	8	*0,23*	–	–	2	*1,25*	–	–
			13	*0,20*	–	–	4	*1,21*	–	–
00–03	Tuberkulose insgesamt	m	67	*2,17*	–	–	2	*1,18*	–	–
		w	36	*1,04*	–	–	2	*1,25*	–	–
			103	*1,57*	–	–	4	*1,21*	–	–
0–9	Allgemeine Todesursachen insgesamt	m	3817	*123,9*	158	*316,2*	25	*14,7*	7	*3,2*
		w	3455	*99,6*	101	*252,4*	18	*11,3*	5	*2,5*
			7272	*111,0*	259	*287,9*	43	*13,0*	12	*2,9*

Tabelle XXX

Nr. des dtsch. T.U.V. 1950	Todesursachen	G	45–50 abs.	45–50 rel.	50–55 abs.	50–55 rel.	55–60 abs.	55–60 rel.	60–65 abs.	60–65 rel.
00, 01	Tuberkulose der Atmungsorgane	m	3	*1,20*	10	*4,17*	12	*6,00*	7	*5,00*
		w	2	*0,69*	3	*1,11*	3	*1,31*	2	*1,00*
			5	*0,93*	13	*2,55*	15	*3,19*	9	*2,65*
02	Tuberkulose der Hirnhäute und des ZNS	m	–	–	–	–	–	–	–	–
		w	–	–	–	–	–	–	–	–
			–	–	–	–	–	–	–	–
03	Tuberkulose anderer Organe	m	–	–	1	*0,42*	–	–	–	–
		w	–	–	–	–	2	*0,87*	–	–
			–	–	1	*0,20*	2	*0,43*	–	–
02+03	Tbk. der Hirnhäute usw. + Tbk. anderer Organe	m	–	–	1	*0,42*	–	–	–	–
		w	–	–	–	–	2	*0,87*	–	–
			–	–	1	*0,20*	2	*0,43*	–	–
00–03	Tuberkulose insgesamt	m	3	*1,20*	11	*4,59*	12	*6,00*	7	*5,00*
		w	2	*0,69*	3	*1,11*	5	*2,18*	2	*1,00*
			5	*0,93*	14	*2,75*	17	*3,62*	9	*2,65*
0–9	Allgemeine Todesursachen insgesamt	m	124	*49,6*	231	*96,2*	330	*165,0*	346	*246,8*
		w	93	*32,1*	140	*51,8*	201	*74,3*	270	*135,0*
			217	*40,2*	371	*72,8*	531	*112,9*	616	*181,2*

(Angaben des Statistischen Landesamtes)

10–15		15–20		20–25		25–30		30–35		35–40		40–45	
abs.	rel.	abs.	rel.	abs.	rel.	abs.	rel.	abs.	rel.	abs.	rel.	abs.	rel.
—	—	—	—	1	0,44	1	0,50	4	2,10	1	0,56	1	0,53
—	—	—	—	—	—	—	—	2	0,83	5	2,08	3	1,25
—	—	—	—	1	0,22	1	0,24	6	1,39	6	1,43	4	0,93
—	—	—	—	—	—	—	—	—	—	—	—	—	—
—	—	—	—	—	—	—	—	—	—	—	—	—	—
—	—	—	—	—	—	—	—	—	—	—	—	—	—
—	—	—	—	—	—	1	0,50	—	—	—	—	—	—
1	0,45	—	—	—	—	—	—	—	—	—	—	—	—
1	0,22	—	—	—	—	1	0,24	—	—	—	—	—	—
—	—	—	—	—	—	1	0,50	—	—	—	—	—	—
1	0,45	—	—	—	—	—	—	—	—	—	—	—	—
1	0,22	—	—	—	—	1	0,24	—	—	—	—	—	—
—	—	—	—	1	0,44	2	1,00	4	2,10	1	0,56	1	0,53
1	0,45	—	—	—	—	—	—	2	0,83	5	2,08	3	1,25
1	0,22	—	—	1	0,22	2	0,49	6	1,39	6	1,43	4	0,93
12	5,2	35	12,5	49	21,3	34	17,0	38	20,0	39	21,7	58	30,5
7	3,2	16	5,7	7	3,0	23	11,0	27	11,3	39	16,2	66	27,5
19	4,2	51	9,1	56	12,2	57	13,9	65	15,1	78	18,6	124	28,8

(Fortsetzung)

65–70		70–75		75–80		80–85		85 u. mehr	
abs.	rel.	abs.	rel.	abs.	rel.	abs.	rel.	abs.	rel
10	8,35	5	5,00	2	3,33	4	13,34	1	10,00
4	2,36	—	—	2	2,50	1	2,50	1	10,00
14	4,82	5	2,27	4	2,85	5	7,14	2	10,00
—	—	—	—	—	—	—	—	—	—
—	—	—	—	—	—	—	—	—	—
—	—	—	—	—	—	—	—	—	—
—	—	1	1,00	—	—	—	—	—	—
1	0,59	—	—	2	2,50	—	—	—	—
1	0,34	1	0,45	2	1,43	—	—	—	—
—	—	1	1,00	—	—	—	—	—	—
1	0,59	—	—	2	2,50	—	—	—	—
1	0,34	1	0,45	2	1,43	—	—	—	—
10	8,35	6	6,00	2	3,33	4	13,34	1	10,00
5	2,95	—	—	4	5,00	1	2,50	1	10,00
15	5,16	6	2,72	6	4,28	5	7,14	2	10,00
465	387,8	566	566,0	592	984,1	466	1552,2	242	2545,0
386	226,5	521	435,0	641	802,2	550	1375,1	344	2525,2
851	293,8	1087	493,1	1233	881,8	1016	1455,4	586	2538,0

Tabelle XXXI. *Allgemeine Sterblichkeit und Sterblichkeit an Tuberkulose in Nordrhein-Westfalen im Jahre 1957 auf 10000 Einwohner nach Alter und Geschlecht — absolute und relative Zahlen*

Nr. des dtsch. T.U.V. 1950	Todesursachen	G	Insgesamt abs.	Insgesamt rel.	0–1 abs.	0–1 rel.	1–5 abs.	1–5 rel.	5–10 abs.	5–10 rel.
00, 01	Tuberkulose der Atmungsorgane	m	1982	*2,77*	6	*0,48*	4	*0,09*	–	–
		w	668	*0,85*	1	*0,08*	4	*0,09*	–	–
			2650	*1,76*	7	*0,29*	8	*0,09*	–	–
02	Tuberkulose der Hirnhäute und des ZNS	m	46	*0,06*	1	*0,08*	8	*0,17*	9	*0,17*
		w	42	*0,05*	4	*0,34*	12	*0,27*	4	*0,08*
			88	*0,06*	5	*0,21*	20	*0,22*	13	*0,12*
03	Tuberkulose anderer Organe	m	68	*0,10*	–	–	–	–	–	–
		w	63	*0,08*	–	–	–	–	–	–
			131	*0,09*	–	–	–	–	–	–
02+03	Tbk. der Hirnhäute usw. + Tbk. anderer Organe	m	114	*0,16*	1	*0,08*	8	*0,17*	9	*0,17*
		w	105	*0,13*	4	*0,34*	12	*0,27*	4	*0,08*
			219	*0,15*	5	*0,21*	20	*0,22*	13	*0,12*
00–03	Tuberkulose insgesamt	m	2096	*2,93*	7	*0,56*	12	*0,26*	9	*0,17*
		w	773	*0,98*	5	*0,42*	16	*0,36*	4	*0,08*
			2869	*1,91*	12	*0,49*	28	*0,31*	13	*0,12*
0–9	Allgemeine Todesursachen insgesamt	m	88603	*124,01*	5910	*472,80*	739	*15,96*	405	*7,53*
		w	76486	*96,90*	4344	*368,14*	576	*13,09*	257	*5,02*
			165089	*109,78*	10254	*421,99*	1315	*14,56*	662	*6,30*

Tabelle XXXI

Nr. des dtsch. T.U.V. 1950	Todesursachen	G	45–50 abs.	45–50 rel.	50–55 abs.	50–55 rel.	55–60 abs.	55–60 rel.	60–65 abs.	60–65 rel.
00, 01	Tuberkulose der Atmungsorgane	m	173	*3,42*	292	*5,49*	333	*7,37*	271	*8,89*
		w	48	*0,75*	58	*0,98*	49	*0,95*	59	*1,40*
			221	*1,94*	350	*3,11*	382	*3,95*	330	*4,55*
02	Tuberkulose der Hirnhäute und des ZNS	m	2	*0,04*	6	*0,11*	2	*0,04*	2	*0,07*
		w	2	*0,03*	2	*0,03*	3	*0,06*	2	*0,05*
			4	*0,04*	8	*0,07*	5	*0,05*	4	*0,06*
03	Tuberkulose anderer Organe	m	4	*0,08*	5	*0,09*	12	*0,27*	5	*0,16*
		w	5	*0,08*	6	*0,10*	10	*0,19*	5	*0,12*
			9	*0,08*	11	*0,10*	22	*0,23*	10	*0,14*
02+03	Tbk. der Hirnhäute usw. + Tbk. anderer Organe	m	6	*0,12*	11	*0,21*	14	*0,31*	7	*0,23*
		w	7	*0,11*	8	*0,13*	13	*0,25*	7	*0,17*
			13	*0,11*	19	*0,17*	27	*0,28*	14	*0,19*
00–03	Tuberkulose insgesamt	m	179	*3,54*	303	*5,70*	347	*7,68*	278	*9,11*
		w	55	*0,86*	66	*1,11*	62	*1,21*	66	*1,57*
			234	*2,05*	369	*3,28*	409	*4,23*	344	*4,74*
0–9	Allgemeine Todesursachen insgesamt	m	3095	*61,17*	5631	*105,85*	8342	*184,56*	8617	*282,15*
		w	2394	*37,64*	3433	*57,79*	4557	*88,66*	6431	*152,76*
			5489	*48,06*	9064	*80,50*	12899	*133,53*	15048	*207,27*

(Angaben des Statistischen Landesamtes)

10–15		15–20		20–25		25–30		30–35		35–40		40–45	
abs.	rel.	abs.	rel.	abs.	rel.	abs.	rel.	abs.	rel.	abs.	rel.	abs.	rel.
–	–	3	*0,04*	13	*0,22*	55	*0,95*	86	*1,78*	74	*1,86*	106	*2,68*
2	*0,04*	11	*0,17*	31	*0,54*	46	*0,86*	47	*0,80*	49	*0,93*	48	*0,92*
2	*0,02*	14	*0,11*	44	*0,37*	101	*0,91*	133	*1,24*	123	*1,33*	154	*1,68*
1	*0,02*	5	*0,07*	2	*0,03*	1	*0,02*	2	*0,04*	2	*0,05*	2	*0,05*
–	–	6	*0,09*	–	–	–	–	1	*0,02*	1	*0,02*	–	–
1	*0,01*	11	*0,08*	2	*0,02*	1	*0,01*	3	*0,03*	3	*0,03*	2	*0,02*
–	–	1	*0,01*	1	*0,02*	4	*0,07*	4	*0,08*	1	*0,03*	8	*0,20*
1	*0,02*	1	*0,02*	–	–	4	*0,07*	5	*0,09*	1	*0,02*	–	–
1	*0,01*	2	*0,02*	1	*0,01*	8	*0,07*	9	*0,08*	2	*0,02*	8	*0,09*
1	*0,02*	6	*0,09*	3	*0,05*	5	*0,09*	6	*0,12*	3	*0,08*	10	*0,25*
1	*0,02*	7	*0,11*	–	–	4	*0,07*	6	*0,10*	2	*0,04*	–	–
2	*0,02*	13	*0,10*	3	*0,03*	9	*0,08*	12	*0,11*	5	*0,05*	10	*0,11*
1	*0,02*	9	*0,13*	16	*0,26*	60	*1,04*	92	*1,90*	77	*1,94*	116	*2,93*
3	*0,06*	18	*0,28*	31	*0,54*	50	*0,93*	53	*0,90*	51	*0,97*	48	*0,92*
4	*0,04*	27	*0,20*	47	*0,40*	110	*0,99*	145	*1,35*	128	*1,39*	164	*1,78*
272	*5,67*	900	*13,24*	1351	*22,37*	1155	*20,02*	1005	*20,76*	1053	*26,52*	1452	*36,67*
149	*3,22*	385	*6,03*	442	*7,75*	561	*10,45*	778	*13,23*	935	*17,74*	1355	*26,01*
421	*4,46*	1285	*9,74*	1793	*15,27*	1716	*15,40*	1783	*16,63*	1988	*21,52*	2807	*30,61*

(Fortsetzung)

65–70		70–75		75–80		80–85		85–90		90 u. mehr	
abs.	rel.	abs.	rel.	abs.	rel.	abs.	rel.	abs.	rel.	abs.	rel.
247	*10,67*	188	*10,50*	91	*7,78*	34	*5,96*	5	*3,33*	1	*3,33*
61	*1,85*	65	*2,75*	54	*3,60*	29	*4,03*	4	*1,90*	2	*4,00*
308	*5,44*	253	*6,15*	145	*5,43*	63	*4,88*	9	*2,50*	3	*3,75*
–	–	–	–	1	*0,09*	–	–	–	–	–	–
1	*0,03*	1	*0,04*	3	*0,20*	–	–	–	–	–	–
1	*0,02*	1	*0,02*	4	*0,15*	–	–	–	–	–	–
3	*0,13*	3	*0,17*	12	*1,03*	4	*0,70*	1	*0,67*	–	–
7	*0,21*	11	*0,47*	5	*0,33*	2	*0,28*	–	–	–	–
10	*0,18*	14	*0,34*	17	*0,64*	6	*0,47*	1	*0,28*	–	–
3	*0,13*	3	*0,17*	13	*1,11*	4	*0,70*	1	*0,67*	–	–
8	*0,24*	12	*0,51*	8	*0,53*	2	*0,28*	–	–	–	–
11	*0,19*	15	*0,36*	21	*0,79*	6	*0,47*	1	*0,28*	–	–
250	*10,59*	191	*10,67*	104	*8,89*	38	*6,67*	6	*4,00*	1	*3,33*
69	*2,09*	77	*3,26*	62	*4,13*	31	*4,31*	4	*1,90*	2	*4,00*
319	*5,64*	268	*6,46*	166	*6,21*	69	*5,35*	10	*2,77*	3	*3,75*
10272	*435,26*	11961	*668,21*	12292	*1050,60*	9327	*1636,31*	3773	*2515,33*	1032	*3440,00*
8961	*271,55*	11440	*484,75*	12980	*865,39*	10356	*1438,34*	4673	*2225,24*	1476	*2952,00*
19233	*399,81*	23401	*563,87*	25272	*946,52*	19683	*1525,81*	8446	*2346,11*	2508	*3135,00*

Tabelle XXXII. *Allgemeine Sterblichkeit und Sterblichkeit an Tuberkulose in Hessen im Jahre 1957*

Nr. des dtsch. T.U.V. 1950	Todesursachen	G	Insgesamt		0–1		1–5		5–10	
			abs.	rel.	abs.	rel.	abs.	rel.	abs.	rel.
00, 01	Tuberkulose der Atmungsorgane	m	458	*2,14*	–	–	–	–	–	–
		w	198	*0,81*	–	–	–	–	–	–
			656	*1,43*	–	–	–	–	–	–
02	Tuberkulose der Hirnhäute und des ZNS	m	9	*0,04*	1	*0,29*	2	*0,15*	1	*0,06*
		w	14	*0,06*	1	*0,30*	1	*0,08*	–	–
			23	*0,05*	2	*0,29*	3	*0,12*	1	*0,03*
03	Tuberkulose anderer Organe	m	21	*0,10*	–	–	1	*0,08*	1	*0,06*
		w	21	*0,09*	–	–	–	–	–	–
			42	*0,09*	–	–	1	*0,04*	1	*0,03*
02+03	Tbk. der Hirnhäute usw. + Tbk. anderer Organe	m	30	*0,14*	1	*0,29*	3	*0,23*	2	*0,12*
		w	35	*0,14*	1	*0,30*	1	*0,08*	–	–
			65	*0,14*	2	*0,29*	4	*0,16*	2	*0,06*
00–03	Tuberkulose insgesamt	m	488	*2,28*	1	*0,29*	3	*0,23*	2	*0,12*
		w	233	*0,96*	1	*0,30*	1	*0,08*	–	–
			721	*1,58*	2	*0,29*	4	*0,16*	2	*0,06*
0–9	Allgemeine Todesursachen insgesamt	m	26914	*125,83*	1317	*376,28*	170	*12,88*	95	*5,65*
		w	25855	*106,27*	926	*280,61*	144	*11,52*	66	*4,15*
			52769	*115,42*	2243	*329,85*	314	*12,22*	161	*4,92*

Tabelle XXXII

Nr. des dtsch. T.U.V. 1950	Todesursachen	G	45–50		50–55		55–60		60–65	
			abs.	rel.	abs.	rel.	abs.	rel.	abs.	rel.
00, 01	Tuberkulose der Atmungsorgane	m	40	*2,55*	55	*3,40*	69	*4,96*	71	*7,17*
		w	13	*0,66*	11	*0,59*	16	*0,96*	11	*0,79*
			53	*1,49*	66	*1,89*	85	*2,79*	82	*3,45*
02	Tuberkulose der Hirnhäute und des ZNS	m	1	*0,06*	–	–	1	*0,07*	–	–
		w	2	*0,10*	1	*0,05*	–	–	2	*0,14*
			3	*0,08*	1	*0,03*	1	*0,03*	2	*0,08*
03	Tuberkulose anderer Organe	m	1	*0,06*	1	*0,06*	2	*0,14*	1	*0,10*
		w	2	*0,10*	1	*0,05*	1	*0,06*	1	*0,07*
			3	*0,08*	2	*0,06*	3	*0,10*	2	*0,08*
02+03	Tbk. der Hirnhäute usw. + Tbk. anderer Organe	m	2	*0,13*	1	*0,05*	3	*0,22*	1	*0,10*
		w	4	*0,20*	2	*0,11*	1	*0,06*	3	*0,22*
			6	*0,17*	3	*0,09*	4	*0,13*	4	*0,17*
00–03	Tuberkulose insgesamt	m	42	*2,68*	56	*3,46*	72	*5,18*	72	*7,27*
		w	17	*0,85*	13	*0,70*	17	*1,02*	14	*1,01*
			59	*1,66*	69	*1,98*	89	*2,92*	86	*3,61*
0–9	Allgemeine Todesursachen insgesamt	m	833	*53,06*	1448	*89,38*	2212	*159,14*	2487	*251,21*
		w	746	*37,49*	1077	*57,59*	1470	*88,55*	2036	*146,47*
			1579	*44,35*	2525	*72,35*	3682	*120,72*	4523	*190,05*

auf 10000 Einwohner nach Alter und Geschlecht — absolute und relative Zahlen
(Angaben des Statistischen Landesamtes)

10–15		15–20		20–25		25–30		30–35		35–40		40–45	
abs.	rel.	abs.	rel.	abs.	rel.	abs.	rel.	abs.	rel.	abs.	rel.	abs.	rel.
1	*0,07*	2	*0,10*	3	*0,17*	6	*0,39*	28	*1,97*	19	*1,58*	21	*1,75*
—	—	1	*0,05*	2	*0,13*	13	*0,86*	18	*1,02*	8	*0,48*	21	*1,27*
1	*0,03*	3	*0,08*	5	*0,16*	19	*0,62*	46	*1,44*	27	*0,95*	42	*1,47*
1	*0,07*	1	*0,05*	—	—	—	—	—	—	—	—	—	—
2	*0,14*	1	*0,05*	1	*0,06*	—	—	—	—	1	*0,06*	—	—
3	*0,10*	2	*0,05*	1	*0,03*	—	—	—	—	1	*0,04*	—	—
—	—	—	—	1	*0,06*	1	*0,06*	—	—	3	*0,25*	—	—
—	—	1	*0,05*	—	—	—	—	—	—	—	—	—	—
—	—	1	*0,03*	1	*0,03*	1	*0,03*	—	—	3	*0,11*	—	—
1	*0,07*	1	*0,05*	1	*0,06*	1	*0,06*	—	—	3	*0,25*	—	—
2	*0,14*	2	*0,11*	1	*0,06*	—	—	—	—	1	*0,06*	—	—
3	*0,10*	3	*0,08*	2	*0,06*	1	*0,03*	—	—	4	*0,14*	—	—
2	*0,14*	3	*0,16*	4	*0,25*	7	*0,45*	28	*1,97*	22	*1,83*	21	*1,75*
2	*0,14*	3	*0,16*	3	*0,19*	13	*0,86*	18	*1,02*	9	*0,55*	21	*1,27*
4	*0,14*	6	*0,16*	7	*0,22*	20	*0,65*	46	*1,44*	31	*1,09*	42	*1,47*
67	*4,56*	237	*12,34*	349	*21,68*	244	*15,84*	261	*18,38*	269	*22,42*	388	*32,33*
51	*3,62*	84	*4,52*	101	*6,35*	168	*11,05*	211	*11,92*	275	*16,67*	420	*25,45*
118	*4,10*	321	*8,49*	450	*14,06*	412	*13,46*	472	*14,80*	544	*19,09*	808	*28,35*

(Fortsetzung)

65–70		70–75		75–80		80–85		85–90		90 u. mehr	
abs.	rel.	abs.	rel.	abs.	rel.	abs.	rel.	abs.	rel.	abs.	rel.
46	*5,82*	50	*8,20*	30	*7,14*	16	*7,62*	1	*1,67*	—	—
28	*2,52*	21	*2,53*	20	*3,57*	13	*4,64*	2	*2,50*	—	—
74	*3,89*	71	*4,93*	50	*5,10*	29	*4,29*	3	*2,14*	—	—
1	*0,13*	—	—	—	—	—	—	—	—	—	—
2	*0,18*	—	—	—	—	—	—	—	—	—	—
3	*0,16*	—	—	—	—	—	—	—	—	—	—
3	*0,38*	3	*0,49*	2	*0,48*	1	*0,48*	—	—	—	—
4	*0,36*	2	*0,24*	2	*0,36*	2	*0,71*	4	*5,00*	1	*5,00*
7	*0,37*	5	*0,35*	4	*0,41*	3	*0,61*	4	*2,86*	1	*3,33*
4	*0,51*	3	*0,49*	2	*0,48*	1	*0,48*	—	—	—	—
6	*0,54*	2	*0,24*	2	*0,36*	2	*0,71*	4	*5,00*	1	*5,00*
10	*0,53*	5	*0,35*	4	*0,41*	3	*0,61*	4	*2,86*	1	*3,33*
50	*6,33*	53	*8,69*	32	*7,62*	17	*8,10*	1	*1,67*	—	—
34	*3,06*	23	*2,77*	22	*3,93*	15	*5,36*	6	*7,50*	1	*5,00*
84	*4,42*	76	*5,28*	54	*5,51*	32	*6,53*	7	*5,00*	1	*3,33*
3000	*379,75*	3890	*637,70*	4276	*1018,09*	3471	*1652,86*	1518	*2530,00*	382	*3820,00*
2957	*266,40*	3960	*477,11*	4707	*840,54*	3953	*1411,79*	1904	*2380,00*	599	*2995,00*
5957	*313,53*	7850	*545,14*	8983	*916,63*	7424	*1515,10*	3422	*1745,00*	981	*3270,00*

Tabelle XXXIII. *Allgemeine Sterblichkeit und Sterblichkeit an Tuberkulose in Rheinland-Pfalz im Jahre 1957*

Nr. des dtsch. T.U.V. 1950	Todesursachen	G	Insgesamt abs.	Insgesamt rel.	0–1 abs.	0–1 rel.	1–5 abs.	1–5 rel.	5–10 abs.	5–10 rel.
00, 01	Tuberkulose der Atmungsorgane	m	414	*2,68*	1	*0,31*	–	–	–	–
		w	131	*0,75*	–	–	–	–	–	–
			545	*1,66*	1	*0,16*	–	–	–	–
02	Tuberkulose der Hirnhäute und des ZNS	m	13	*0,08*	1	*0,31*	2	*0,17*	–	–
		w	13	*0,07*	1	*0,33*	5	*0,45*	–	–
			26	*0,08*	2	*0,32*	7	*0,30*	–	–
03	Tuberkulose anderer Organe	m	24	*0,16*	–	–	–	–	–	–
		w	16	*0,09*	–	–	–	–	–	–
			40	*0,12*	–	–	–	–	–	–
02+03	Tbk. der Hirnhäute usw. + Tbk. anderer Organe	m	37	*0,24*	1	*0,31*	2	*0,17*	–	–
		w	29	*0,18*	1	*0,33*	5	*0,45*	–	–
			66	*0,20*	2	*0,32*	7	*0,30*	–	–
00–03	Tuberkulose insgesamt	m	451	*2,92*	2	*0,63*	2	*0,17*	–	–
		w	160	*0,92*	1	*0,33*	5	*0,45*	–	–
			611	*1,86*	3	*0,48*	7	*0,30*	–	–
0–9	Allgemeine Todesursachen insgesamt	m	19549	*126,45*	1435	*448,44*	169	*14,32*	88	*6,62*
		w	18055	*103,59*	984	*328,00*	142	*12,68*	58	*4,57*
			37604	*114,33*	2419	*390,16*	311	*13,52*	146	*5,49*

Tabelle XXXIII

Nr. des dtsch. T.U.V. 1950	Todesursachen	G	45–50 abs.	45–50 rel.	50–55 abs.	50–55 rel.	55–60 abs.	55–60 rel.	60–65 abs.	60–65 rel.
00, 01	Tuberkulose der Atmungsorgane	m	35	*3,30*	48	*4,36*	80	*8,42*	57	*8,77*
		w	9	*0,67*	13	*1,02*	13	*1,16*	6	*0,65*
			44	*1,83*	61	*2,57*	93	*4,49*	63	*4,01*
02	Tuberkulose der Hirnhäute und des ZNS	m	2	*0,19*	1	*0,09*	–	–	–	–
		w	–	–	1	*0,08*	–	–	1	*0,11*
			2	*0,08*	2	*0,08*	–	–	1	*0,06*
03	Tuberkulose anderer Organe	m	1	*0,09*	4	*0,36*	2	*0,22*	2	*0,31*
		w	2	*0,15*	1	*0,08*	–	–	–	–
			3	*0,12*	5	*0,21*	2	*0,10*	2	*0,13*
02+03	Tbk. der Hirnhäute usw. + Tbk. anderer Organe	m	3	*0,28*	5	*0,45*	2	*0,22*	2	*0,31*
		w	2	*0,15*	2	*0,16*	–	–	1	*0,11*
			5	*0,21*	7	*0,30*	2	*0,10*	3	*0,19*
00–03	Tuberkulose insgesamt	m	38	*3,58*	53	*4,82*	82	*8,63*	59	*9,08*
		w	11	*0,81*	15	*1,18*	13	*1,16*	7	*0,76*
			49	*2,03*	68	*2,87*	95	*4,59*	66	*4,20*
0–9	Allgemeine Todesursachen insgesamt	m	638	*60,19*	1196	*108,73*	1632	*171,79*	1699	*261,38*
		w	539	*39,93*	726	*57,16*	1027	*91,70*	1465	*159,23*
			1177	*48,84*	1922	*81,10*	2659	*128,45*	3164	*201,53*

auf 10000 Einwohner nach Alter und Geschlecht — absolute und relative Zahlen
(Angaben des Statistischen Landesamtes)

10–15		15–20		20–25		25–30		30–35		35–40		40–45	
abs.	rel.	abs.	rel.	abs.	rel.	abs.	rel.	abs.	rel.	abs.	rel.	abs.	rel.
—	—	—	—	6	*0,49*	7	*0,60*	15	*1,46*	22	*2,65*	18	*2,20*
1	*0,10*	3	*0,21*	3	*0,25*	6	*0,53*	7	*0,54*	9	*0,80*	8	*0,73*
1	*0,05*	3	*0,11*	9	*0,37*	13	*0,56*	22	*0,94*	31	*1,58*	26	*1,35*
2	*0,20*	1	*0,07*	1	*0,08*	—	—	—	—	1	*0,12*	1	*0,12*
—	—	1	*0,07*	—	—	2	*0,18*	—	—	—	—	1	*0,09*
2	*0,10*	2	*0,07*	1	*0,04*	2	*0,09*	—	—	1	*0,05*	2	*0,10*
—	—	2	*0,14*	—	—	—	—	1	*0,10*	1	*0,12*	1	*0,12*
—	—	1	*0,07*	—	—	—	—	—	—	1	*0,09*	2	*0,18*
—	—	3	*0,11*	—	—	—	—	1	*0,04*	2	*0,10*	3	*0,16*
2	*0,20*	3	*0,21*	1	*0,08*	—	—	1	*0,10*	2	*0,24*	2	*0,24*
—	—	2	*0,14*	—	—	2	*0,18*	—	—	1	*0,09*	3	*0,27*
2	*0,10*	5	*0,18*	1	*0,04*	2	*0,09*	1	*0,04*	3	*0,15*	5	*0,26*
2	*0,20*	3	*0,21*	7	*0,57*	7	*0,60*	16	*1,55*	24	*2,89*	20	*2,44*
1	*0,10*	5	*0,36*	3	*0,25*	8	*0,70*	7	*0,54*	10	*0,89*	11	*1,00*
3	*0,15*	8	*0,28*	10	*0,41*	15	*0,65*	23	*0,99*	34	*1,74*	31	*1,61*
64	*6,27*	222	*15,63*	307	*25,16*	213	*18,21*	229	*22,23*	204	*24,58*	333	*40,61*
33	*3,33*	103	*7,41*	74	*6,22*	121	*10,61*	193	*14,84*	189	*16,73*	295	*26,82*
97	*4,83*	325	*11,57*	381	*15,81*	334	*14,46*	422	*18,11*	393	*20,05*	628	*32,71*

(Fortsetzung)

65–70		70–75		75–80		80–85		85–90		90 u. mehr	
abs.	rel.	abs.	rel.	abs.	rel.	abs.	rel.	abs.	rel.	abs.	rel.
59	*11,56*	36	*9,00*	22	*8,15*	7	*5,00*	1	*3,33*	—	—
16	*2,22*	14	*2,59*	16	*4,57*	7	*4,12*	—	—	—	—
75	*6,10*	50	*5,32*	38	*6,13*	14	*4,52*	1	*1,25*	—	—
—	—	—	—	1	*0,37*	—	—	—	—	—	—
—	—	—	—	1	*0,29*	—	—	—	—	—	—
—	—	—	—	2	*0,32*	—	—	—	—	—	—
2	*0,39*	3	*0,75*	2	*0,74*	2	*1,43*	1	*3,33*	—	—
3	*0,42*	2	*0,37*	1	*0,29*	2	*1,18*	1	*2,00*	—	—
5	*0,41*	5	*0,53*	3	*0,48*	4	*1,29*	2	*2,50*	—	—
2	*0,39*	3	*0,75*	3	*1,11*	2	*1,43*	1	*3,33*	—	—
3	*0,42*	2	*0,37*	2	*0,57*	2	*1,18*	1	*2,00*	—	—
5	*0,41*	5	*0,53*	5	*0,81*	4	*1.29*	2	*2,50*	—	—
61	*11,96*	39	*9,75*	25	*9,26*	9	*6,43*	2	*6,67*	—	—
19	*2,64*	16	*2,96*	18	*5,14*	9	*5,29*	1	*2,00*	—	—
80	*6,50*	55	*5,85*	43	*6,94*	18	*5,81*	3	*3,75*	—	—
2153	*422,16*	2523	*630,75*	2944	*1090,37*	2338	*1670,00*	906	*3020,00*	256	*2560,00*
1971	*273,75*	2700	*500,00*	3259	*931,14*	2680	*1576,47*	1140	*2280,00*	356	*3560,00*
4124	*335,28*	5223	*555,64*	6203	*1000,48*	5018	*1618,71*	2046	*2557,50*	612	*3060,00*

Tabelle XXXIV. *Allgemeine Sterblichkeit und Sterblichkeit an Tuberkulose im Saarland im Jahre 1957*

Nr. des dtsch. T.U.V. 1950	Todesursachen	G	Insgesamt abs.	Insgesamt rel.	0–1 abs.	0–1 rel.	1–5 abs.	1–5 rel.	5–10 abs.	5–10 rel.
00, 01	Tuberkulose der Atmungsorgane	m	197	*4,06*	–	–	1	*0,28*	–	–
		w	42	*0,80*	–	–	–	–	–	–
			239	*2,36*	–	–	1.	*0,14*	–	–
02	Tuberkulose der Hirnhäute und des ZNS	m	8	*0,16*	3	*3,3*	1	*0,28*	2	*0,48*
		w	7	*0,13*	2	*2,2*	1	*0,29*	1	*0,25*
			15	*0,15*	5	*2,8*	2	*0,29*	3	*0,37*
03	Tuberkulose anderer Organe	m	7	*0,15*	–	–	–	–	–	–
		w	3	*0,06*	–	–	–	–	–	–
			10	*0,10*	–	–	–	–	–	–
02+03	Tbk. der Hirnhäute usw. + Tbk. anderer Organe	m	15	*0,31*	3	*3,3*	1	*0,28*	2	*0,48*
		w	10	*0,19*	2	*2,2*	1	*0,29*	1	*0,25*
			25	*0,25*	5	*2,8*	2	*0,29*	3	*0,37*
00–03	Tuberkulose insgesamt	m	212	*4,37*	3	*3,2*	2	*0,56*	2	*0,48*
		w	52	*0,99*	2	*2,2*	1	*0,29*	1	*0,25*
			264	*2,61*	5	*2,8*	3	*0,43*	3	*0,48*
0–9	Allgemeine Todesursachen insgesamt	m	5870	*121,03*	482	*535,6*	82	*22,78*	37	*8,80*
		w	4651	*88,26*	335	*372,2*	55	*16,18*	15	*3,75*
			10521	*103,96*	817	*453,9*	137	*19,57*	52	*6,34*

Tabelle XXXIV

Nr. des dtsch. T.U.V. 1950	Todesursachen	G	45–50 abs.	45–50 rel.	50–55 abs.	50–55 rel.	55–60 abs.	55–60 rel.	60–65 abs.	60–65 rel.
00, 01	Tuberkulose der Atmungsorgane	m	33	*9,71*	34	*9,44*	34	*11,33*	30	*15,79*
		w	4	*0,95*	5	*1,28*	4	*1,21*	4	*1,54*
			37	*4,87*	39	*5,20*	38	*6,03*	34	*7,56*
02	Tuberkulose der Hirnhäute und des ZNS	m	–	–	–	–	–	–	–	–
		w	–	–	–	–	–	–	–	–
			–	–	–	–	–	–	–	–
03	Tuberkulose anderer Organe	m	–	–	–	–	2	*0,67*	1	*0,53*
		w	–	–	–	–	–	–	–	–
			–	–	–	–	2	*0,32*	1	*0,22*
02+03	Tbk. der Hirnhäute usw. + Tbk. anderer Organe	m	–	–	–	–	2	*0,67*	1	*0,53*
		w	–	–	–	–	–	–	–	–
			–	–	–	–	2	*0,32*	1	*0,22*
00–03	Tuberkulose insgesamt	m	33	*9,71*	34	*9,44*	36	*12,00*	31	*16,32*
		w	4	*0,95*	5	*1,28*	4	*1,21*	4	*1,54*
			37	*4,87*	39	*5,20*	40	*6,35*	35	*7,78*
0–9	Allgemeine Todesursachen insgesamt	m	262	*77,06*	421	*116,94*	581	*193,67*	624	*328,42*
		w	175	*41,67*	239	*61,28*	320	*96,97*	407	*156,54*
			437	*57,50*	660	*88,00*	901	*143,02*	1031	*229,11*

auf 10000 Einwohner nach Alter und Geschlecht — absolute und relative Zahlen
(Angaben des Statistischen Landesamtes)

10–15		15–20		20–25		25–30		30–35		35–40		40–45	
abs.	rel.	abs.	rel.	abs.	rel.	abs.	rel.	abs.	rel.	abs.	rel.	abs.	rel.
—	—	—	—	—	—	2	*0,51*	2	*0,59*	5	*1,85*	9	*3,46*
—	—	—	—	2	*0,51*	2	*0,54*	4	*0,98*	2	*0,57*	5	*1,47*
—	—	—	—	2	*0,25*	4	*0,53*	6	*0,80*	7	*1,13*	14	*2,33*
—	—	—	—	—	—	—	—	1	*0,29*	—	—	1	*0,38*
—	—	—	—	2	*0,51*	—	—	—	—	1	*0,29*	—	—
—	—	—	—	2	*0,25*	—	—	1	*0,13*	1	*0,16*	1	*0,17*
—	—	—	—	—	—	—	—	1	*0,29*	—	—	1	*0,38*
—	—	—	—	—	—	—	—	—	—	—	—	1	*0,29*
—	—	—	—	—	—	—	—	1	*0,13*	—	—	2	*0,33*
—	—	—	—	—	—	—	—	2	*0,59*	—	—	2	*0,77*
—	—	—	—	2	*0,51*	—	—	—	—	1	*0,29*	1	*0,33*
—	—	—	—	2	*0,25*	—	—	2	*0,27*	1	*0,16*	3	*0,50*
—	—	—	—	—	—	2	*0,51*	4	*1,18*	5	*1,85*	11	*4,23*
—	—	—	—	4	*1,03*	2	*0,54*	4	*0,98*	3	*0,86*	6	*1,76*
—	—	—	—	4	*0,50*	4	*0,53*	8	*1,07*	8	*1,29*	17	*2,83*
19	*6,13*	52	*11,56*	90	*21,95*	70	*17,95*	67	*19,71*	84	*31,11*	123	*47,31*
13	*4,33*	28	*6,51*	25	*6,41*	42	*11,35*	46	*11,22*	55	*15,71*	81	*23,82*
32	*5,25*	80	*9,09*	115	*14,38*	112	*14,74*	113	*15,07*	139	*22,42*	204	*34,00*

(Fortsetzung)

65–70		70–75		75–80		80–85		85 u. mehr	
abs.	rel.	abs.	rel.	abs.	rel.	abs.	rel.	abs.	rel.
17	*12,14*	15	*13,64*	11	*15,71*	4	*13,33*	—	—
2	*1,05*	4	*2,86*	2	*2,50*	1	*2,50*	1	*10,0*
19	*5,76*	19	*7,60*	13	*8,67*	5	*7,14*	1	*5,0*
—	—	—	—	—	—	—	—	—	—
—	—	—	—	—	—	—	—	—	—
—	—	—	—	—	—	—	—	—	—
1	*0,71*	—	—	1	*1,43*	—	—	—	—
1	*0,53*	—	—	—	—	1	*2,50*	—	—
2	*0,61*	—	—	1	*0,67*	1	*1,43*	—	—
1	*0,71*	—	—	1	*1,43*	—	—	—	—
1	*0,51*	—	—	—	—	1	*2,50*	—	—
2	*0,61*	—	—	1	*0,67*	1	*1,43*	—	—
18	*12,86*	15	*13,64*	12	*17,14*	4	*13,33*	—	—
3	*1,58*	4	*2,86*	2	*2,50*	2	*5,00*	1	*10,0*
21	*6,36*	19	*7,60*	14	*9,33*	6	*8,57*	1	*5,0*
609	*435,00*	748	*680,00*	758	*1082,86*	516	*1720,00*	245	*2450,0*
522	*274,74*	688	*491,43*	733	*916,25*	557	*1392,56*	315	*3150,0*
1131	*342,73*	1436	*574,40*	1491	*994,00*	1073	*1532,86*	560	*2800,0*

Tabelle XXXV. *Allgemeine Sterblichkeit und Sterblichkeit an Tuberkulose in Baden-Württemberg im Jahre 1957*

Nr. des dtsch. T.U.V. 1950	Todesursachen	G	Insgesamt		0–1		1–5		5–10	
			abs.	rel.	abs.	rel.	abs.	rel.	abs.	rel.
00, 01	Tuberkulose der Atmungsorgane	m	764	*2,25*	2	*0,30*	1	*0,04*	–	–
		w	329	*0,86*	1	*0,16*	1	*0,05*	–	–
			1093	*1,51*	3	*0,23*	2	*0,05*	–	–
02	Tuberkulose der Hirnhäute und des ZNS	m	22	*0,06*	–	–	4	*0,18*	–	–
		w	24	*0,06*	1	*0,16*	3	*0,14*	2	*0,08*
			46	*0,06*	1	*0,08*	7	*0,16*	2	*0,04*
03	Tuberkulose anderer Organe	m	48	*0,14*	–	–	–	–	–	–
		w	51	*0,13*	–	–	–	–	–	–
			99	*0,14*	–	–	–	–	–	–
02+03	Tbk. der Hirnhäute usw. + Tbk. anderer Organe	m	70	*0,20*	–	–	4	*0,18*	–	–
		w	75	*0,19*	1	*0,16*	3	*0,14*	2	*0,08*
			145	*0,20*	1	*0,08*	7	*0,16*	2	*0,04*
00–03	Tuberkulose insgesamt	m	834	*2,46*	2	*0,30*	5	*0,22*	–	–
		w	404	*1,05*	2	*0,32*	4	*0,19*	2	*0,08*
			1238	*1,71*	4	*0,31*	9	*0,20*	2	*0,04*
0–9	Allgemeine Todesursachen insgesamt	m	40528	*119,46*	2442	*364,09*	359	*15,95*	197	*7,50*
		w	38889	*101,16*	1826	*293,42*	280	*12,01*	125	*4,94*
			79417	*109,74*	4268	*330,08*	639	*14,46*	322	*6,25*

Tabelle XXXV

Nr. des dtsch. T.U.V. 1950	Todesursachen	G	45–50		50–55		55–60		60–65	
			abs.	rel.	abs.	rel.	abs.	rel.	abs.	rel.
00, 01	Tuberkulose der Atmungsorgane	m	79	*3,31*	98	*4,18*	119	*5,95*	109	*7,91*
		w	25	*0,82*	22	*0,80*	31	*1,29*	22	*1,09*
			104	*1,92*	120	*2,35*	150	*3,40*	131	*3,98*
02	Tuberkulose der Hirnhäute und des ZNS	m	2	*0,08*	5	*0,21*	1	*0,05*	1	*0,07*
		w	–	–	–	–	1	*0,04*	1	*0,05*
			2	*0,04*	5	*0,10*	2	*0,04*	2	*0,06*
03	Tuberkulose anderer Organe	m	4	*0,17*	6	*0,26*	6	*0,30*	11	*0,79*
		w	6	*0,20*	5	*0,18*	8	*0,33*	5	*0,25*
			10	*0,18*	11	*0,21*	14	*0,32*	16	*0,47*
02+03	Tbk. der Hirnhäute usw. + Tbk. anderer Organe	m	6	*0,25*	11	*0,47*	7	*0.35*	12	*0,87*
		w	6	*0,20*	5	*0,18*	9	*0,37*	6	*0,30*
			12	*0,22*	16	*0,31*	16	*0,36*	18	*0,53*
00–03	Tuberkulose insgesamt	m	85	*3,56*	109	*4,65*	126	*6,30*	121	*8,78*
		w	31	*1,02*	27	*0,98*	40	*1,66*	28	*1,39*
			116	*2,14*	136	*2,66*	166	*3,76*	149	*4,41*
0–9	Allgemeine Todesursachen insgesamt	m	1294	*54,21*	2228	*95,05*	3196	*159,93*	3539	*256,84*
		w	1098	*36,20*	1573	*57,14*	2107	*87,48*	3133	*156,45*
			2392	*44,13*	3801	*74,57*	5303	*120,34*	6672	*197,37*

auf 10000 Einwohner nach Alter und Geschlecht — absolute und relative Zahlen
(Angaben des Statistischen Landesamtes)

10–15		15–20		20–25		25–30		30–35		35–40		40–45	
abs.	rel.	abs.	rel.	abs.	rel.	abs.	rel.	abs.	rel.	abs.	rel.	abs.	rel.
–	–	4	*0,12*	7	*0,23*	19	*0,68*	28	*1,24*	35	*1,90*	19	*1,05*
1	*0,04*	2	*0,06*	10	*0,35*	28	*1,07*	25	*0,89*	21	*0,82*	26	*1,05*
1	*0,02*	6	*0,09*	17	*0,29*	47	*0,87*	53	*1,05*	56	*1,27*	45	*1,05*
–	–	1	*0,03*	4	*0,13*	1	*0,04*	1	*0,04*	1	*0,05*	–	–
3	*0,13*	1	*0,03*	1	*0,03*	3	*0,11*	2	*0,07*	3	*0,11*	1	*0,04*
3	*0,07*	2	*0,03*	5	*0,08*	4	*0,07*	3	*0,06*	4	*0,91*	1	*0,23*
–	–	1	*0,03*	1	*0,03*	–	–	3	*0,13*	1	*0,05*	–	–
–	–	–	–	1	*0,03*	–	–	1	*0,04*	2	*0,08*	1	*0,04*
–	–	1	*0,02*	2	*0,03*	–	–	4	*0,07*	3	*0,07*	1	*0,23*
–	–	2	*0,06*	5	*0,16*	1	*0,04*	4	*0,17*	2	*0,11*	–	–
3	*0,13*	1	*0,03*	2	*0,07*	3	*0,11*	3	*0,11*	5	*0,19*	2	*0,08*
3	*0,07*	3	*0,05*	7	*0,11*	4	*0,07*	7	*0,13*	7	*0,16*	2	*0,05*
–	–	6	*0,18*	12	*0,39*	20	*0,72*	32	*1,41*	37	*2,01*	19	*1,05*
4	*0,17*	3	*0,09*	12	*0,42*	31	*1,18*	28	*1,00*	26	*1,01*	28	*1,13*
4	*0,09*	9	*0,14*	24	*0,40*	51	*0,94*	60	*1,18*	63	*1,43*	47	*1,10*
136	*5,83*	481	*14,55*	594	*19,31*	493	*17,64*	399	*17,59*	434	*23,60*	634	*34,94*
87	*3,85*	174	*5,41*	194	*6,72*	265	*10,09*	368	*13,14*	436	*16,99*	620	*25,03*
223	*4,86*	655	*10,04*	788	*13,22*	758	*13,90*	707	*15,13*	870	*19,75*	1254	*29,22*

(Fortsetzung)

65–70		70–75		75–80		80–85		85–90		90 u. mehr	
abs.	rel.	abs.	rel.	abs.	rel.	abs.	rel.	abs.	rel.	abs.	rel.
99	*9,16*	70	*8,14*	54	*9,30*	14	*5,16*	5	*6,84*	2	*15,86*
35	*2,21*	39	*3,21*	25	*3,14*	11	*2,88*	4	*3,61*	–	–
134	*5,03*	109	*5,26*	79	*5,72*	25	*3,83*	9	*4,89*	2	*5,35*
–	–	1	*0,12*	–	–	–	–	–	–	–	–
–	–	2	*0,17*	–	–	–	–	–	–	–	–
–	–	3	*0,15*	–	–	–	–	–	–	–	–
5	*0,47*	4	*0,46*	4	*0,69*	–	–	2	*2,73*	–	–
9	*0,57*	5	*0,41*	6	*0,75*	2	*0,53*	–	–	–	–
14	*0,52*	9	*0,43*	10	*0,73*	2	*0,31*	2	*1,08*	–	–
5	*0,47*	5	*0,58*	4	*0,69*	–	–	2	*2,73*	–	–
9	*0,57*	7	*0,58*	6	*0,75*	2	*0,53*	–	–	–	–
14	*0,52*	12	*0,58*	10	*0,73*	2	*0,31*	2	*1,08*	–	–
104	*9,63*	75	*8,72*	58	*9,99*	14	*5,16*	7	*9,57*	2	*15,86*
44	*2,78*	46	*3,79*	31	*3,89*	13	*3,41*	4	*3,61*	–	–
148	*5,55*	121	*5,84*	89	*6,45*	27	*4,14*	11	*5,97*	2	*5,35*
4619	*427,72*	5879	*683,25*	6365	*1095,71*	4743	*1749,60*	2001	*2736,59*	495	*3925,46*
4241	*267,87*	5965	*491,63*	7133	*894,74*	5758	*1510,65*	2690	*2424,52*	816	*3290,32*
8860	*332,69*	11844	*571,14*	13498	*979,45*	10501	*1609,97*	4691	*2548,48*	1311	*3504,41*

Tabelle XXXVI. *Allgemeine Sterblichkeit und Sterblichkeit an Tuberkulose in Bayern im Jahre 1957*

Nr. des dtsch. T.U.V. 1950	Todesursachen	G	Insgesamt abs.	Insgesamt rel.	0–1 abs.	0–1 rel.	1–5 abs.	1–5 rel.	5–10 abs.	5–10 rel.
00, 01	Tuberkulose der Atmungsorgane	m	1307	*3,08*	2	*0,26*	4	*0,14*	1	*0,03*
		w	550	*1,12*	1	*0,14*	–	–	1	*0,03*
			1857	*2,03*	3	*0,20*	4	*0,07*	2	*0,03*
02	Tuberkulose der Hirnhäute und des ZNS	m	34	*0,08*	1	*0,13*	11	*0,39*	2	*0,06*
		w	33	*0,07*	3	*0,41*	6	*0,22*	5	*0,15*
			67	*0,07*	4	*0,27*	17	*0,31*	7	*0,11*
03	Tuberkulose anderer Organe	m	54	*0,13*	–	–	–	–	–	–
		w	60	*0,12*	–	–	–	–	–	–
			114	*0.13*	–	–	–	–	–	–
02+03	Tbk. der Hirnhäute usw. + Tbk. anderer Organe	m	88	*0,21*	1	*0,13*	11	*0,39*	2	*0,06*
		w	93	*0,19*	3	*0,41*	6	*0,22*	5	*0,15*
			181	*0,20*	4	*0,27*	17	*0,31*	7	*0,11*
00–03	Tuberkulose insgesamt	m	1395	*3,29*	3	*0,39*	15	*0,53*	3	*0,09*
		w	643	*1,31*	4	*0,55*	6	*0,22*	6	*0,18*
			2038	*2,23*	7	*0,47*	21	*0,38*	9	*0,13*
0–9	Allgemeine Todesursachen insgesamt	m	55396	*130,71*	3661	*475,46*	521	*18,54*	280	*8,16*
		w	52645	*107,02*	2585	*354,11*	416	*15,58*	173	*5,29*
			108041	*117,99*	6246	*416,41*	937	*17,10*	453	*6,76*

Tabelle XXXVI

Nr. des dtsch. T.U.V. 1950	Todesursachen	G	45–50 abs.	45–50 rel.	50–55 abs.	50–55 rel.	55–60 abs.	55–60 rel.	60–65 abs.	60–65 rel.
00, 01	Tuberkulose der Atmungsorgane	m	110	*3,65*	161	*5,31*	247	*9,29*	211	*10,99*
		w	39	*1,00*	32	*0,89*	45	*1,38*	53	*1,92*
			149	*2,16*	193	*2,91*	292	*4,93*	264	*5,64*
02	Tuberkulose der Hirnhäute und des ZNS	m	3	*0,10*	3	*0,10*	1	*0,04*	2	*0,10*
		w	2	*0,05*	2	*0,06*	2	*0,06*	–	–
			5	*0,07*	5	*0,08*	3	*0,05*	2	*0,04*
03	Tuberkulose anderer Organe	m	2	*0,07*	7	*0,23*	5	*0,19*	8	*0,42*
		w	3	*0,08*	2	*0,06*	5	*0,15*	3	*0,11*
			5	*0,07*	9	*0,14*	10	*0,17*	11	*0,24*
02+03	Tbk. der Hirnhäute usw. + Tbk. anderer Organe	m	5	*0,17*	10	*0,33*	6	*0,23*	10	*0,52*
		w	5	*0,13*	4	*0,11*	7	*0,21*	3	*0,11*
			10	*0,14*	14	*0,21*	13	*0,22*	13	*0,28*
00–03	Tuberkulose insgesamt	m	115	*3,82*	171	*5,64*	253	*9,51*	221	*11,51*
		w	44	*1,13*	36	*1,00*	52	*1,60*	56	*2,03*
			159	*2,30*	207	*3,12*	305	*5,15*	277	*5,92*
0–9	Allgemeine Todesursachen insgesamt	m	1847	*61,36*	3163	*104,39*	4661	*175,23*	5227	*272,24*
		w	1498	*38,51*	2092	*58,11*	2908	*89,20*	4100	*148,55*
			3345	*48,48*	5255	*79,30*	7569	*127,85*	9327	*199,29*

auf 10000 Einwohner nach Alter und Geschlecht – absolute und relative Zahlen
(Angaben des Statistischen Landesamtes)

10–15		15–20		20–25		25–30		30–35		35–40		40–45	
abs.	rel.	abs.	rel.	abs.	rel.	abs.	rel.	abs.	rel.	abs.	rel.	abs.	rel.
2	0,06	6	0,15	16	0,49	17	0,55	41	1,51	48	2,06	58	2,50
1	0,03	9	0,22	12	0,36	27	0,86	26	0,73	26	0,79	24	0,75
3	0,05	15	0,19	28	0,43	44	0,71	67	1,07	74	1,31	82	1,49
1	0,03	–	–	1	0,03	–	–	3	0,11	2	0,09	–	–
–	–	1	0,02	1	0,03	1	0,03	3	0,08	–	–	2	0,06
1	0,02	1	0,01	2	0,03	1	0,02	6	0,10	2	0,04	2	0,04
–	–	1	0,02	2	0,06	2	0,07	3	0,11	–	–	2	0,09
1	0,03	–	–	1	0,03	–	–	2	0,06	3	0,09	2	0,06
1	0,02	1	0,01	3	0,05	2	0,03	5	0,08	3	0,05	4	0,07
1	0,03	1	0,02	3	0,09	2	0,06	6	0,22	2	0,09	2	0,09
1	0,03	1	0,02	2	0,06	1	0,03	5	0,14	3	0,09	4	0,12
2	0,03	2	0,02	5	0,08	3	0,05	11	0,18	5	0,09	6	0,11
3	0,10	7	0,17	19	0,58	19	0,62	47	1,73	50	2,15	60	2,59
2	0,07	10	0,25	14	0,42	28	0,89	31	0,87	29	0,88	28	0,88
5	0,08	17	0,21	33	0,50	47	0,76	78	1,24	79	1,40	88	1,60
203	6,57	607	14,91	681	20,89	573	18,66	586	21,62	574	24,64	851	36,68
108	3,61	243	6,04	260	7,88	320	10,16	462	12,98	565	17,07	838	26,27
311	5,12	850	10,51	941	14,34	893	14,36	1048	16,71	1139	20,20	1689	30,65

(Fortsetzung)

65–70		70–75		75–80		80–85		85 u. mehr	
abs.	rel.	abs.	rel.	abs.	rel.	abs.	rel.	abs.	rel.
149	10,00	125	10,96	70	9,21	28	7,37	11	9,17
72	3,33	90	5,59	58	5,58	28	5,60	6	3,53
221	6,05	215	7,82	128	7,11	56	6,36	17	5,86
3	0,20	1	0,09	–	–	–	–	–	–
2	0,09	1	0,06	2	0,19	–	–	–	–
5	0,14	2	0,07	2	0,11	–	–	–	–
8	0,54	7	0,61	5	0,66	2	0,53	–	–
7	0,32	16	0,99	4	0,38	9	1,80	2	1,18
15	0,41	23	0,84	9	0,50	11	1,25	2	0,69
11	0,74	8	0,70	5	0,66	2	0,53	–	–
9	0,42	17	1,06	6	0,58	9	1,80	2	1,18
20	0,55	25	0,91	11	0,61	11	1,25	2	0,69
160	10,74	133	11,67	75	9,87	30	7,89	11	9,17
81	3,75	107	6,65	64	6,15	37	7,40	6	4,71
241	6,60	240	8,73	139	7,72	67	7,61	17	6,55
6299	422,75	7559	663,07	8164	1074,21	6467	1701,84	2831	2893,33
5930	274,54	8268	513,54	9518	915,19	7549	1509,85	3685	2830,58
12229	335,04	15827	575,53	17682	982,33	14016	1592,73	6516	2856,55

Tabelle XXXVII. *Allgemeine Sterblichkeit und Sterblichkeit an Tuberkulose in Berlin-West im Jahre 1957*

Nr. des dtsch. T.U.V. 1950	Todesursachen	G	Insgesamt		0–1		1–5		5–10	
			abs.	rel.	abs.	rel.	abs.	rel.	abs.	rel.
00, 01	Tuberkulose der Atmungsorgane	m	391	*4,14*	–	–	–	–	–	–
		w	173	*1,35*	–	–	–	–	–	–
			564	*2,53*	–	–	–	–	–	–
02	Tuberkulose der Hirnhäute und des ZNS	m	17	*0,18*	–	–	1	*0,29*	–	–
		w	12	*0,09*	–	–	–	–	1	*0,19*
			29	*0,13*	–	–	1	*0,15*	1	*0,10*
03	Tuberkulose anderer Organe	m	7	*0,07*	–	–	–	–	–	–
		w	11	*0,09*	–	–	–	–	–	–
			18	*0,08*	–	–	–	–	–	–
02+03	Tbk. der Hirnhäute usw. + Tbk. anderer Organe	m	24	*0,25*	–	–	1	*0,29*	–	–
		w	23	*0,18*	–	–	–	–	1	*0,19*
			47	*0,21*	–	–	1	*0,15*	1	*0,10*
00–03	Tuberkulose insgesamt	m	415	*4,39*	–	–	1	*0,29*	–	–
		w	196	*1,53*	–	–	–	–	1	*0,19*
			611	*2,75*	–	–	1	*0,15*	1	*0,10*
0–9	Allgemeine Todesursachen insgesamt	m	16007	*169,39*	365	*405,56*	87	*25,59*	31	*5,96*
		w	17893	*139,79*	274	*342,50*	75	*23,44*	16	*3,20*
			33900	*152,36*	639	*375,89*	162	*24,55*	47	*4,61*

Tabelle XXXVII

Nr. des dtsch. T.U.V. 1950	Todesursachen	G	45–50		50–55		55–60		60–65	
			abs.	rel.	abs.	rel.	abs.	rel.	abs.	rel.
00, 01	Tuberkulose der Atmungsorgane	m	28	*3,50*	50	*5,56*	60	*5,79*	62	*10,16*
		w	18	*1,50*	13	*1,07*	15	*1,33*	16	*1,50*
			46	*2,30*	63	*2,99*	75	*3,91*	78	*4,64*
02	Tuberkulose der Hirnhäute und des ZNS	m	1	*0,13*	2	*0,22*	–	–	3	*0,49*
		w	1	*0,08*	–	–	–	–	3	*0,28*
			2	*0,10*	2	*0,09*	–	–	6	*0,36*
03	Tuberkulose anderer Organe	m	–	–	–	–	1	*0,13*	1	*0,16*
		w	–	–	–	–	2	*0,18*	1	*0,09*
			–	–	–	–	3	*0,16*	2	*0,12*
02+03	Tbk. der Hirnhäute usw. + Tbk. anderer Organe	m	1	*0,13*	2	*0,22*	1	*0,13*	4	*0,66*
		w	1	*0,08*	–	–	2	*0,18*	4	*0,37*
			2	*0,10*	2	*0,09*	3	*0,16*	8	*0,48*
00–03	Tuberkulose insgesamt	m	29	*3,63*	52	*5,78*	61	*7,72*	66	*10,82*
		w	19	*1,58*	13	*1,07*	17	*1,50*	20	*1,87*
			48	*2,40*	65	*3,08*	78	*4,06*	86	*5,12*
0–9	Allgemeine Todesursachen insgesamt	m	529	*66,13*	1005	*111,67*	1531	*193,80*	1766	*289,51*
		w	496	*41,33*	744	*61,49*	1101	*74,34*	1621	*151,50*
			1025	*51,25*	1749	*82,90*	2632	*137,08*	3387	*201,61*

auf 10000 Einwohner nach Alter und Geschlecht — absolute und relative Zahlen
(Angaben des Statistischen Landesamtes)

10–15		15–20		20–25		25–30		30–35		35–40		40–45	
abs.	rel.	abs.	rel.	abs.	rel.	abs.	rel.	abs.	rel.	abs.	rel.	abs.	rel.
—	—	—	—	2	0,30	11	2,08	12	2,61	15	3,33	19	3,59
—	—	2	0,24	3	0,44	6	1,03	16	2,32	8	1,07	17	1,97
—	—	2	0,12	5	0,37	17	1,53	28	2,43	23	1,92	36	2,59
1	0,16	—	—	—	—	—	—	1	0,22	—	—	2	0,38
—	—	—	—	—	—	—	—	1	0,15	1	0,13	—	—
1	0,08	—	—	—	—	—	—	2	0,17	1	0,08	2	0,14
—	—	—	—	1	0,15	—	—	—	—	—	—	1	0,19
—	—	—	—	—	—	—	—	—	—	—	—	—	—
—	—	—	—	1	0,07	—	—	—	—	—	—	1	0,07
1	0,16	—	—	1	0,15	—	—	1	0,22	—	—	3	0,57
—	—	—	—	—	—	—	—	1	0,15	1	0,13	—	—
1	0,08	—	—	1	0,07	—	—	2	0,17	1	0,08	3	0,22
1	0,16	—	—	3	0,45	11	2,08	13	2,83	15	3,33	22	4,15
—	—	2	0,24	3	0,44	6	1,03	17	2,46	9	1,20	17	1,98
1	0,08	2	0,12	6	0,45	17	1,53	30	2,61	24	2,00	39	2,81
28	4,45	69	8,12	90	13,64	89	16,79	91	19,78	111	24,67	183	34,53
16	2,62	46	5,35	52	7,65	53	9,14	105	15,22	156	20,80	263	30,58
44	3,55	115	6,73	142	10,60	142	13,69	190	17,04	267	22,25	446	32,09

(Fortsetzung)

65–70		70–75		75–80		80–85		85 u. mehr	
abs.	rel.	abs.	rel.	abs.	rel.	abs.	rel.	abs.	rel.
37	7,12	39	10,00	39	16,25	16	14,55	1	3,33
15	1,64	15	2,23	19	4,52	8	4,00	2	2,86
52	3,64	54	5,09	58	8,79	24	7,74	3	3,00
3	0,58	3	0,77	—	—	—	—	—	—
1	0,11	—	—	2	0,48	2	1,00	—	—
4	0,28	3	0,28	2	0,30	2	0,65	—	—
—	—	1	0,26	1	0,42	1	0,91	—	—
3	0,33	1	0,15	2	0,48	2	1,00	—	—
3	0,21	2	0,19	3	0,45	3	0,97	—	—
3	0,58	4	1,03	1	0,42	1	0,91	—	—
4	0,44	1	0,15	4	0,95	4	2,00	—	—
7	0,49	5	0,47	5	0,76	5	1,61	—	—
40	7,69	43	11,03	40	16,67	17	15,45	1	3,33
19	2,09	16	2,39	23	5,48	12	6,00	2	2,86
59	4,13	59	5,57	63	9,55	29	9,35	3	3,00
2351	452,12	2749	704,87	2528	1053,39	1656	1505,45	748	2497,00
2316	254,51	3009	449,10	3245	772,62	2653	1326,50	1652	2061,00
4667	326,36	5758	543,21	5773	867,12	4309	1390,00	2400	2180,00

Tabelle XXXVIII. *Allgemeine Sterblichkeit und Sterblichkeit an Tuberkulose im Bundesgebiet im Jahre 1957*

Nr. des dtsch. T.U.V. 1950	Todesursachen	G	Insgesamt		0–1		1–5		5–10	
			abs.	rel.	abs.	rel.	abs.	rel.	abs.	rel.
0, 01	Tuberkulose der Atmungs-	m	6165	*2,53*	11	*0,26*	9	*0,06*	1	*0,00*
	organe	w	2447	*0,89*	5	*0,12*	6	*0,04*	1	*0,00*
			8612	*1,66*	16	*0,19*	15	*0,05*	2	*0,00*
2	Tuberkulose der Hirnhäute	m	150	*0,06*	6	*0,14*	33	*0,21*	13	*0,07*
	und des ZNS	w	157	*0,06*	14	*0,35*	30	*0,20*	13	*0,07*
			307	*0,06*	20	*0,24*	63	*0,21*	26	*0,07*
03	Tuberkulose anderer Organe	m	267	*0,11*	–	–	2	*0,01*	1	*0,00*
		w	279	*0,10*	–	–	–	–	–	–
			546	*0,11*	–	–	2	*0,00*	1	*0,00*
02+03	Tbk. der Hirnhäute usw.	m	417	*0,17*	6	*0,14*	35	*0,22*	14	*0,07*
	+ Tbk. anderer Organe	w	436	*0,16*	14	*0,35*	30	*0,20*	13	*0,07*
			853	*0,16*	20	*0,24*	65	*0,21*	27	*0,07*
00–03	Tuberkulose insgesamt	m	6582	*2,70*	17	*0,40*	44	*0,28*	15	*0,08*
		w	2883	*1,05*	19	*0,47*	36	*0,24*	14	*0,08*
			9465	*1,83*	36	*0,43*	80	*0,26*	29	*0,08*
0–9	Allgemeine Todesursachen	m	297166	*122,05*	17990	*42,23*	2393	*15,18*	1325	*6,98*
	insgesamt	w	273429	*99,48*	13033	*32,06*	1926	*12,87*	853	*4,72*
			570595	*110,08*	31023	*37,38*	4319	*14,06*	2178	*5,88*

Tabelle XXXVIII

Nr. des dtsch. T.U.V. 1950	Todesursachen	G	45–50		50–55		55–60		60–65	
			abs.	rel.	abs.	rel.	abs.	rel.	abs.	rel.
00, 01	Tuberkulose der Atmungs-	m	543	*3,15*	799	*4,51*	1042	*6,83*	862	*8,03*
	organe	w	172	*0,79*	170	*0,84*	200	*1,12*	201	*1,34*
			715	*1,83*	969	*2,56*	1242	*3,74*	1063	*4,13*
02	Tuberkulose der Hirnhäute	m	11	*0,06*	17	*0,10*	6	*0,04*	9	*0,08*
	und des ZNS	w	6	*0,03*	7	*0,03*	8	*0,04*	9	*0,06*
			17	*0,04*	24	*0,06*	14	*0,04*	18	*0,07*
03	Tuberkulose anderer Organe	m	17	*0,10*	25	*0,14*	36	*0,24*	35	*0,33*
		w	23	*0,11*	17	*0,08*	29	*0,16*	23	*0,15*
			40	*0,10*	42	*0,11*	65	*0,20*	58	*0,23*
02+03	Tbk. der Hirnhäute usw.	m	28	*0,16*	42	*0,24*	42	*0,28*	44	*0,41*
	+ Tbk. anderer Organe	w	29	*0,13*	24	*0,12*	37	*0,21*	32	*0,21*
			57	*0,15*	66	*0,17*	79	*0,24*	76	*0,30*
00–03	Tuberkulose insgesamt	m	571	*3,32*	841	*4,75*	1084	*7,10*	906	*8,44*
		w	201	*0,92*	194	*1,10*	237	*1,32*	233	*1,55*
			772	*1,98*	1035	*2,73*	1321	*3,98*	1139	*4,42*
0–9	Allgemeine Todesursachen	m	9706	*56,27*	17182	*97,07*	25429	*166,64*	27834	*259,40*
	insgesamt	w	7895	*36,25*	11234	*63,47*	15436	*86,09*	21951	*146,05*
			17601	*45,10*	28416	*74,94*	40865	*123,12*	49785	*193,26*

auf 10000 Einwohner nach Alter und Geschlecht — absolute und relative Zahlen
(Angaben des Statistischen Bundesamtes)

10–15		15–20		20–25		25–30		30–35		35–40		40–45	
abs.	rel.	abs.	rel.	abs.	rel.	abs.	rel.	abs.	rel.	abs.	rel.	abs.	rel.
3	*0,02*	17	*0,07*	55	*0,28*	132	*0,73*	262	*1,67*	249	*1,89*	282	*2,13*
5	*0,03*	33	*0,15*	72	*0,38*	144	*0,81*	162	*0,82*	156	*0,86*	171	*0,96*
8	*0,02*	50	*0,11*	127	*0,33*	276	*0,77*	424	*1,20*	405	*1,30*	453	*1,46*
5	*0,03*	10	*0,04*	8	*0,04*	3	*0,02*	6	*0,04*	7	*0,05*	3	*0,02*
5	*0,03*	12	*0,05*	3	*0,02*	6	*0,03*	11	*0,06*	5	*0,03*	6	*0,03*
10	*0,03*	22	*0,05*	11	*0,03*	9	*0,03*	17	*0,05*	12	*0,04*	9	*0,03*
1	*0,00*	5	*0,02*	5	*0,03*	10	*0,06*	15	*0,10*	8	*0,06*	14	*0,11*
4	*0,02*	3	*0,01*	3	*0,02*	7	*0,04*	11	*0,06*	10	*0,06*	5	*0,03*
5	*0,01*	8	*0,02*	8	*0,02*	17	*0,05*	26	*0,07*	18	*0,06*	19	*0,06*
6	*0,04*	15	*0,07*	13	*0,07*	13	*0,07*	21	*0,13*	15	*0,11*	17	*0,13*
9	*0,06*	15	*0,07*	6	*0,03*	13	*0,07*	22	*0,11*	15	*0,08*	11	*0,06*
15	*0,05*	30	*0,07*	19	*0,05*	26	*0,07*	43	*0,12*	30	*0,10*	28	*0,09*
9	*0,05*	32	*0,14*	68	*0,35*	145	*0,81*	283	*1,80*	264	*2,00*	299	*2,26*
14	*0,09*	48	*0,22*	78	*0,41*	157	*0,89*	184	*0,93*	171	*0,95*	182	*1,02*
23	*0,07*	80	*0,18*	146	*0,38*	302	*0,85*	467	*1,32*	435	*1,39*	481	*1,55*
938	*5,54*	3069	*13,31*	4131	*21,33*	3298	*18,31*	3064	*19,50*	3157	*23,95*	4639	*35,01*
550	*3,37*	1263	*5,66*	1363	*7,18*	1762	*9,95*	2511	*12,73*	3077	*17,04*	4483	*25,31*
1488	*4,47*	4332	*9,55*	5494	*14,33*	5060	*14,17*	5575	*15,73*	6234	*19,96*	9122	*29,42*

(Fortsetzung)

65–70		70–75		75–80		80–85		85 u. mehr	
abs.	rel.	abs.	rel.	abs.	rel.	abs.	rel.	abs.	rel.
756	*8,96*	591	*9,11*	355	*8,14*	155	*7,11*	41	*5,69*
278	*2,34*	289	*3,30*	221	*3,87*	128	*4,54*	33	*3,20*
1034	*4,63*	880	*5,77*	576	*5,72*	283	*5,66*	74	*4,23*
8	*0,09*	3	*0,05*	2	*0,05*	—	—	—	—
6	*0,05*	6	*0,07*	8	*0,14*	2	*0,07*	—	—
14	*0,06*	9	*0,06*	10	*0,10*	2	*0,04*	—	—
24	*0,28*	26	*0,40*	27	*0,62*	12	*0,55*	4	*0,56*
43	*0,36*	41	*0,47*	29	*0,51*	22	*0,78*	9	*0,87*
67	*0,30*	67	*0,44*	56	*0,56*	34	*0,68*	13	*0 74*
32	*0,38*	29	*0,45*	29	*0,67*	12	*0,55*	4	*0,56*
49	*0,41*	47	*0,54*	37	*0,65*	24	*0,85*	9	*0,87*
81	*0,36*	76	*0,50*	66	*0,66*	36	*0,72*	13	*0,74*
788	*9,34*	620	*9,55*	384	*8,80*	167	*7,66*	45	*6,25*
327	*2,75*	336	*3,83*	258	*4,52*	152	*5,39*	42	*4,08*
1115	*4,99*	956	*6,27*	642	*6,38*	319	*6,38*	87	*4,97*
34103	*404,06*	41204	*634,88*	43798	*1004,54*	34742	*1593,67*	19164	*2661,67*
30873	*260,09*	41374	*471,77*	48344	*846,65*	39928	*1415,88*	25573	*2482,82*
64976	*291,24*	82578	*541,14*	92142	*915,01*	74670	*1493,40*	44737	*2556,41*

Tabelle XL. *Tuberkulose in verschiedenen Ländern. Todesfälle an Tuberkulose seit 1953*

Country	Deaths					Death Rate per 100000 Population				
	1953	1954	1955	1956	1957	1953	1954	1955	1956	1957
United States	19544	16392	14940	14061	13260 *	12,3	10,2	9,1	8,4	7,8
Puerto Rico	1037	861	731	831	760	46,5	38,6	32,3	36,7	33,3
Canada	1856	1591	1382	1256	1183	12,6	10,5	8,8	7,8	7,1
England and Wales	8902	7897	6543	5375	4784	20,2	17,8	14,7	12,0	10,7
Scotland	1341	1128	982	801	723 *	26,2	22,0	19,1	15,6	14,0
Northern Ireland	316	251	211	164	175	22,8	18,1	15,1	11,7	12,5
Eire	1187	1005	889	689	697 *	40,3	34,3	30,6	23,8	24,2
Norway	539	520	434	355	—	16,0	15,3	12,7	10,3	—
Sweden	1022	945	907	714	663	14,3	13,2	12,6	9,8	9,1
Denmark	383	341	278	227	203	8,8	7,7	6,3	5,1	4,5
Finland	1848	1697	1773	1636	1649	44,6	40,5	41,8	38,1	38,0
France	15687	13960	13535	12711	12902 *	36,7	32,7	31,7	29,3	29,4
Belgium	2505	2325	2237	2039	—	28,5	26,3	25,1	22,8	—
Netherlands	966	798	717	596	425 *	9,2	7,5	6,7	5,4	3,9
Spain	11533	10802	10255	9704	—	40,4	37,6	35,4	33,2	—
Switzerland	1143	1090	1070	975	—	23,4	22,1	21,4	19,3	—
Malta	53	39	46	37	35	16,7	12,2	14,6	11,8	11,0
German Fed. Rep. (West)	10594	10110	10039	9689	—	21,6	20,4	20,0	19,4	—
West Berlin	719	686	753	660	611	32,6	31,3	34,3	29,7	27,4
Israel (a)	151	137	113	99	90	10,3	9,1	7,3	6,1	5,2
Iraq (Resp. TB)	—	912	897	839	997	—	18,4	18,0	16,6	15,2
Australia	974	897	729	724	—	11,0	10,0	7,9	7,7	—
New Zealand: Europeans	238	204	218	160	181	12,4	10,4	11,0	7,8	8,7
Maoris	119	100	75	78	70	95,9	77,8	57,4	56,4	48,9
Union of So. Africa:										
Europeans	271	262	238	237	—	9,8	9,3	8,3	8,2	—
Asiatics	124	128	124	100	—	32,0	32,1	30,2	23,8	—
Coloured	2912	2618	2013	1758	—	248,7	216,9	162,1	137,2	—
Japan	57849	55124	46735	43874	42652 *	66,7	62,4	52,3	48,6	46,8
Singapore (Colony)	1006	964	989	784	650	89,8	82,7	81,7	56,0	44,1
Hong Kong	2939	2876	2810	2629	2675	130,6	126,3	120,1	107,7	103,6
Chile	4879	4615	4530	4129	4110	77,8	72,6	70,2	63,1	61,9
Ecuador	900	802	875	830	689	26,0	22,4	23,7	21,9	17,6

* vorläufig.

a) aktive Tuberkulose der jüdischen Bevölkerung.

Die oben aufgeführten Zahlen beruhen auf amtlichen Angaben der betreffenden Länder. Zusammengestellt vom Stat. Amt New York.

Anhang

1. Tuberkulosefürsorge der Deutschen Bundesbahn

1. Zahl der Tuberkulosefälle 1958 (1957)

Im Berichtsjahr wurden 3439 (3642) neue Tuberkulosefälle gemeldet oder festgestellt. Davon entfielen auf

Beamte	55	(568)
Arbeiter und Angestellte	880	(861)
Pensionäre	188	(208)
Rentenempfänger	179	(178)
Ehefrauen von Beamten.	219	(230)
Ehefrauen von Arbeitern und Angestellten.	265	(275)
Ehefrauen von Pensionären	134	(140)
Ehefrauen von Rentenempfängern	91	(104)
Kinder von Beamten	370	(424)
Kinder von Arbeitern und Angestellten	450	(542)
Kinder von Pensionären	40	(52)
Kinder von Rentenempfängern	68	(60)

Von den 3439 Fällen waren

ansteckend mit positivem Bacillenbefund	355	(391)
ansteckend ohne positiven Bacillenbefund	142	(164)
aktive nicht ansteckende (geschlossene) Tuberkulose .	1246	(1290)
inaktive Tuberkulose	1352	(1432)
extrapulmonale Tuberkulose	344	(365)

Die Gesamtzahl der bei den Bezirksfürsorgen des Sozialwerks der Deutschen Bundesbahn in Betreuung stehenden Tuberkulosekranken betrug am Ende des Berichtsjahres 14633 (12286).

Ferner wurden 19383 (15606) (20446) Überwachungsfälle bei inaktiver Tuberkulose oder Tuberkulose-Verdacht gezählt.

2. Zahl der Heilstättenkuren und Krankenhausbehandlungen

Von den beantragten 4308 (4144) Heilstättenkuren und Krankenhausbehandlungen wurden 4029 (4116) bewilligt, und zwar:

für	Heilstätten-kuren	Krankenhaus-behandlungen	zusammen
Beamte.	603	103	706 (750)
Arbeiter und Angestellte	814	198	1012 (1062)
Ehefrauen von Beamten	248	70	318 (276)
Ehefrauen von Arbeitern und Angestellten . .	179	105	284 (283)
Kinder von Beamten	204	81	285 (306)
Kinder von Arbeitern und Angestellten	249	114	363 (419)
Versorgungsempfänger	398	298	696 (694)
Ehefrauen von Versorgungsempfängern . . .	150	113	263 (201)
Kinder von Versorgungsempfängern	86	16	102 (135)
zusammen:	2931	1098	4029 (4116)

Von den bewilligten 4029 Heilstättenkuren und Krankenhausbehandlungen wurden im Berichtsjahr durchgeführt und abgeschlossen:

in Tuberkuloseheilstätten	2746	(3209)	Fälle
	976	(1042)	Fälle
zusammen	3722	(4251)	

und zwar

als 1. Kur	2106 =	56%	(2387)	Fälle
als 2. Kur	721 =	19%	(899)	Fälle
als 3. Kur	365 =	10%	(4444)	Fälle
als 4. Kur	223 =	6%	(238)	Fälle
als 5. Kur	131 =	4%	(176)	Fälle
und mehr	176 =	5%	(117)	Fälle

3. Kosten in eigenen und fremden Heilstätten und in Krankenhäusern

	Bundesbahn-Heilstätten	fremde Heilstätten	Krankenhäuser
Kostenaufwand.	2730721	2509417	1289203 DM
insgesamt	(3154668)	(2135514)	(1296194) DM
für 1 Kranken	1974	1841	1321 DM
	(1632)	(1632)	(1244) DM
Durchschnittliche Behandlungsdauer	136 (144)	131 (187)	90 (115) Tg.
Durchschnittlicher Kostenaufwand für einen Verpflegungstag	14,54 (12,54)	14,11 (12,73)	14,75 (12,80)

4. Vor- und Nachfürsorge und wirtschaftliche Fürsorge

Die Vor- und Nachfürsorge und wirtschaftliche Fürsorge oblag den Bezirksfürsorgen des Sozialwerks der DB.

Die Ausgaben der Bezirksfürsorgen haben betragen:

Vor- und Nachfürsorge	782003	(797000) DM
Krankenhausbehandlung und Asylierung . . .	670667	(620000) DM
Wirtschaftliche Fürsorge		(2122000) DM
Vorbeugende Tbk.-Fürsorge, Kinderfürsorge .	2068190	(2963000) DM
Gehälter und Löhne für die in der Tbk.-Fürsorge arbeitenden Personen und Betriebskosten für die Tbk.-Fürsorge	1545056	(1211000) DM
zusammen		(7713000) DM

Zur Erfüllung dieser Aufgaben hat die DB dem Sozialwerk der Deutschen Bundesbahn für die Bezirksfürsorge 6760000 (6550000) DM zur Verfügung gestellt. Den Restbetrag hat das Sozialwerk der DB aus anderen Mitteln gedeckt.

5. Gesamtkosten der Tbk.-Fürsorge

Abgeschlossene Kuren in Bundesbahn-Heilstätten	2730720	(3154668) DM
Abgeschlossene Kuren in fremden Heilstätten	2509317	(2135514) DM
Behandlung in Krankenhäusern	1289203	(1296194) DM
Nebenkosten und sonstige Leistungen	—	—
Zuschüsse an die Bezirksfürsorgen für die Aufwendungen unter h)	6760000	(6550000) DM
Kosten der am 31. 12. 1957 noch nicht abgeschlossenen oder abgerechneten Kuren (geschätzt) . . . . rd.	94422	(300000) DM
insgesamt wurden aufgewendet	13383662	(13436376) DM

Die Klammerzahlen sind die Zahlen des Jahres 1957 und zum Vergleich angegeben.

2. Tuberkulosehilfe der Deutschen Bundespost

1. Die *Tuberkulosestatistik* der Deutschen Bundespost hat ergeben, daß Tuberkuloseerkrankungen unter dem Personal der DBP nicht häufiger auftreten als in der Gesamtbevölkerung. Auch bei ihr sind die Fälle in Großstädten häufiger als auf dem Lande. Die DBP hat keine eigenen Tbk.-Krankenhäuser oder Heime. Das ist nicht Aufgabe der DBP, sondern Aufgabe der Gesundheitsverwaltungen.

2. Bei der *Einstellung* von Bewerbern für den Postdienst und auch bei ihrer Übernahme in das Beamtenverhältnis finden Tauglichkeitsuntersuchungen statt. Dafür bestehen *Tauglichkeitsrichtlinien.* Tuberkulose schließt grundsätzlich die Tauglichkeit für den anstrengenden, den Witterungseinflüssen besonders ausgesetzten Postdienst aus. Für Kriegsbeschädigte mit geschlossener Tuberkulose und bei Anstellungsuntersuchungen sind mildere Bestimmungen vorgesehen.

3. Falls ein Postbediensteter an Tuberkulose erkrankt, dann obliegt die Heilfürsorge

a) bei den in der gesetzlichen Rentenversicherung Versicherten (Arbeitern und Angestellten bis DM 750,— Monatseinkommen) den *Rentenversicherungsträgern* (LVA, BfA). Diese führen Heilfürsorge durch.

b) bei den *nicht* in der gesetzlichen Rentenversicherung Versicherten, also den Beamten, Angestellten mit mehr als DM 750,— Monatseinkommen, den *Landesfürsorgeverbänden.* Diese erhalten von der DBP den Betrag der Beihilfe, den die DBP nach den Beihilfegrundsätzen ihren Bediensteten zahlen kann (entsprechend der VO über Tbk.-Hilfe vom 8. 9. 1942 und den dazu erlassenen Durchführungsbestimmungen). Falls der Postbedienstete darüber hinaus durch die Tuberkuloseerkrankung in eine Notlage kommt, kann ihm eine Unterstützung gewährt werden. Dies gilt sowohl für den unter a) als auch unter b) angeführten Personenkreis.

Diese Regelung gilt entsprechend auch bei Erkrankungen von Familienangehörigen.

4. An Tuberkulose erkrankte Postbedienstete genießen einen besonderen *Schutz vor vorzeitiger Zurruhesetzung oder Entlassung.* Nach Verfügungen des Reichspostministeriums und des Bundespostministeriums soll er erst dann pensioniert werden, wenn mit der Wiederherstellung der Dienstfähigkeit in absehbarer Zeit nicht mehr gerechnet werden kann. Da nach § 45 BGB Beamte, die wegen Dienstunfähigkeit entlassen worden waren, wieder als Beamte eingestellt werden können, wenn sie wieder dienstfähig geworden sind, wird die Frage der Zurruhesetzung im allgemeinen 2 Jahre nach Beginn der Erkrankung von den Oberpostdirektionen geprüft.

5. Tuberkulosekranke, die geheilt sind, werden weiterbeschäftigt, dabei wird auf ihren Gesundheitszustand Rücksicht genommen, damit sie sich langsam wieder in den Dienst einleben können. Soweit ohne Gefährdung des Publikums und der Mitarbeiter möglich, werden auch an offener Lungentuberkulose leidende Postbedienstete beschäftigt, allerdings abgesondert von dem übrigen Personal.

6. Allgemeine *Röntgenreihenuntersuchungen* führt die Post nicht durch (Kostenfrage, technische Durchführung auf dem Lande bei den über das ganze Land verteilten Postdienststellen sehr schwierig, Reisekosten, Vertreterkosten). Es sind aber bei Auftreten von Tuberkuloseerkrankungen bei im Dienst befindlichen Personen *Umgebungsuntersuchungen* vorgeschrieben, die auf Kosten der Deutschen Bundespost durchgeführt werden. Die Mitarbeiter des Erkrankten sollen dabei erfaßt werden.

7. Falls notwendig, bemüht sich auch die *Wohnungsfürsorge* der DBP im Rahmen des Möglichen, in Tuberkulosefällen für ausreichenden Wohnraum der betroffenen Familie des Postbediensteten zu sorgen.

8. Die von der Deutschen Bundespost durchgeführte *Kinderfürsorge* (Verschickung der Kinder auf vier bis sechs Wochen) dient der Vorbeugung gegen Erkrankungen, damit auch gegen Tuberkuloseerkrankungen.

9. Nach der Tuberkulosestatistik der Deutschen Bundespost für das Jahr 1958 waren vorhanden:

Zu Beginn des Jahres Erkrankte	4139
Am Schluß des Jahres Erkrankte	4022
Abnahme	117
Personalstand am Schluß des Jahres	378468
Zugang im Lauf des Jahres	6827
%-Satz an Tuberkulosekranken auf das Personal bezogen	1,06

Diese Zahlen betreffen nur das aktive Personal.

Für die Bekämpfung der Tuberkulose unter den Postbediensteten und ihren Angehörigen sind im Jahr 1958 aufgewendet worden:

a) für Heilverfahren	888381 DM
b) für die Unterbringung von Kindern in Kindererholungsheimen	28910 DM
c) für amtsärztliche Untersuchungen	22687 DM
d) für Heil- und Stärkungsmittel und für andere Maßnahmen	208615 DM
zusammen:	1148593 DM

3. Tuberkulosebekämpfung im Bundesgrenzschutz

Im Berichtsjahr wurde die Ausstattung der *Schirmbildstelle des BGS* — Leiter: Oberfeldarzt im BGS Dr. Nolte — ergänzt. Ein neuer Schirmbildkraftwagen (Mercedes-Omnibus) mit eingebautem Röntgenapparat und Schirmbildgerät (Odelca) gibt dem Schirmbildtrupp seit Oktober 1958 größere Beweglichkeit und erlaubt eine elastischere Planung der Untersuchungstermine; ein leistungsfähiges stationäres Röntgendiagnostikgerät steht dem Leiter der Schirmbildstelle für lungenfachärztliche Untersuchungen seit dem 1. 5. 1958 zur Verfügung*). Das bisher verwendete Gerät (leichtes Feldröntgengerät und Schirmbildgerät) dient seit November 1958 in einem norddeutschen Standort als stationäres und Reservegerät hauptsächlich örtlichen lungenfachärztlichen Aufgaben im Auftrag der Schirmbildstelle. Sie werden von einem GS-Sanitätsoffizier mit Anerkennung als Lungenfacharzt — neben seinen sonstigen Aufgaben — wahrgenommen. In Bonn wurden seit 1. 4. 1958 930 *Bewerber* bei der Schirmbildstelle *lungenfachärztlich untersucht,* davon waren 6 (= 6,5‰) wegen tuberkulöser Lungenveränderungen untauglich, 4 (= 4,3‰) wegen nur bei Röntgenuntersuchung erkennbarer Reste einer tuberkulösen Pleuritis und 3 (= 3,2‰) wegen unspezifischer Lungenveränderungen vorläufig untauglich.

Schirmbilduntersuchungen im BGS hatten 1958 folgende Ergebnisse: Bei 3908 *Dienstanfängern* wurde nur *eine Lungentuberkulose* festgestellt, das ist 0,25 auf Tausend. Diese erfreulich niedrige Zahl ist zweifellos der 1957 eingeführten lungenfachärztlichen Untersuchung innerhalb des Auswahlverfahrens zu danken. Bei den turnusmäßigen Wiederholungs-Schirmbilduntersuchungen wurden 7936 GS-Beamte erfaßt; dabei wurden 5 = 0,63‰ bis dahin unbekannte Tuberkulosefälle (davon 2 = 0,25‰ aktive Tuberkulose) festgestellt. Die folgende Tabelle enthält die absoluten und relativen Zahlen der bei Schirmbilduntersuchungen im BGS seit 1955 festgestellten Lungentuberkulosen.

Das allmähliche Absinken und die kleine Zahl der bei Schirmbilduntersuchungen festgestellten Tuberkulosefälle darf nicht zu dem Fehlschluß verleiten, den Wert solcher Untersuchungen als gering anzusehen. Nur ständiges, nicht nachlassendes Bemühen in der Aufdeckung bisher unbekannter oder frischer Tuberkulosefälle kann zu solchen Ergebnissen führen; die Schirmbilduntersuchung ist dabei nur eine aus der Reihe der Tuberkulose-Fürsorgemaßnahmen zum Schutz der Truppe vor Ansteckung. Einen Anhalt für den ungleich höheren

* Seit 1. 7. 1958 ist im Standort Bonn außer dem Leiter der Schirmbildstelle ein weiterer GS-Sanitätsoffizier (Lungenfacharzt) eingesetzt, so daß die heute allgemein geforderte Simultanauswertung der Schirmbilder durch 2 Auswerter gewährleistet ist.

Tabelle 1. *Bei Einstellungs- und Wiederholungsschirmbilduntersuchungen der GS-Beamten festgestellte Tbk. der Atmungsorgane 1955 bis 1958 (absolut und auf je 1000 Untersuchte)*

	1955	1956	1957	1958
A. Einstellungs-Schirmbilduntersuchungen	4131	1220	4621	3908
nicht eingestellt wegen Tbk.	7 = 1,7‰	2 = 1,6‰	8 = 1,7‰	1 = 0,25‰
B. Wiederholungs-Schirmbilduntersuchungen	10789	6317	5628	7936
a) ansteckende Tbk. (Ia/b)	6 = 0,6‰	1 = 0,15‰	2 = 0,35‰	—
b) nicht ansteckende aktive Tbk. (Ic)	14 = 1,4‰	3 = 0,47‰	4 = 0,71‰	2 = 0,25‰
c) Überwachungsfälle (IIa), z.T. bekannt	31 = 2,9‰	23 = 3,64‰	20 = 3,55‰	15 = 1,89‰
Bisher unbekannte Tbk. bei Wiederholungs-Schirmbilduntersuchungen	38 = 2,52‰	20 = 3,17‰	10 = 1,78‰	5 = 0,63‰

Anteil bisher unbekannter Tuberkulosen bei den Schirmbilduntersuchungen ziviler Hilfskräfte im BGS 1956 bis 1958 gibt folgende Aufstellung:

Tabelle 2. *Bei Schirmbilduntersuchungen ziviler Hilfskräfte im BGS festgestellte bisher unbekannte Tbk. der Atmungsorgane 1956 bis 1958 (absolut und auf je 1000 Untersuchte)*

	1956	1957	1958
C. Schirmbilduntersuchungen (Zivil)	1016	1104	1348
davon bisher unbekannte Tbk.	12 = 11,8‰	20 = 18,1‰	15 = 11,1‰

Die *Erkrankungshäufigkeit an Tuberkulose* im BGS hat, wie schon seit 1955, auch 1958 weiter abgenommen. Es erkrankten im Berichtszeitraum 8 BGS-Beamte (= 0,69‰) an Tuberkulose der Atmungsorgane, davon 4 an Pleuritis exsudativa und 2 (= 0,17‰) an Tbk. anderer Organe. Die nachstehende Tabelle umfaßt für 1955 bis 1958 sowohl die bei Schirmbilduntersuchungen festgestellten, bis dahin oft symptomlosen Fälle, als auch solche, die auf Grund von Beschwerden und klinischen Symptomen aufgedeckt wurden. Der Aufmerksamkeit der GS-Sanitätsoffiziere kommt bei den letztgenannten Fällen besondere Bedeutung zu, zumal frische, im einjährigen Intervall der Schirmbildkontrolle entstandene Lungentuberkulosen bei jugendlichen, kasernierten Erwachsenen trotz der BCG-Impfung eine große Gefahr für die Truppe bedeuten. Die GS-Sanitätsoffiziere haben jedoch in guter Zusammenarbeit mit dem Leiter der Schirmbildstelle alle Maßnahmen getroffen, diese Gefahr zu verringern; das betrifft besonders die Meldung tbk.-verdächtiger Krankheitsfälle, die Veranlassung von Nach- und Umgebungsuntersuchungen und die Kontrolle der Beobachtungs- und Überwachungsfälle. Diese Maßnahmen waren auch für die Fälle extrapulmonaler Tbk. wichtig, die ebenfalls in der folgenden Tabelle aufgeführt sind:

Tabelle 3. *Zugänge an Tuberkulose im BGS 1955 bis 1958 (absolut und auf je 1000 der Iststärke)*

	1955	1956	1957	1958
Tbk. der Atmungsorgane, davon Pleuritis exs. in ( )	34	22	12 (4)	8 (4)
	= 1,9‰	1,87‰	1,31‰	0,69‰
Tbk. anderer Organe	10	1	2	2
	= 0,6‰	0,08‰	0,22‰	0,17‰
Tbk. insgesamt	44	23	14	10
	= 2,5‰	1,95‰	1,53‰	0,86‰

12 GS-Beamte wurden 1958 zu *Heilverfahren* eingewiesen. Zehn GS-Beamte wurden 1958 wegen Polizeidienstunfähigkeit *entlassen* (0,86‰); davon 5 wegen Lungentuberkulose, 4 wegen tuberkulöser Pleuritis und 1 wegen Spondylitis tbc.

Ob bei der Senkung der Tuberkulose-Erkrankungshäufigkeit 1958 die im Vorjahr eingeführte *Tuberkulose-Schutzimpfung* ursächlich beteiligt war, läßt sich nicht nachweisen. Jedenfalls ist bis Mai 1959 keiner der 1957 und 1958 BCG-Geimpften an Tbk. erkrankt. Zeitraum und Zahlen reichen aber zu der beabsichtigten wissenschaftlichen Auswertung noch nicht aus. Die freiwillige *BCG-Impfung* in Form der Multipunktur nach Rosenthal wurde auch 1958 fortgesetzt. Nachdem 1957 nahezu alle tuberkulin-negativen GS-Beamten geimpft worden waren, wurden 1958 Tuberkulinproben und BCG-Impfungen außer bei Nachzüglern überwiegend bei Dienstanfängern vorgenommen. Moro-Pflasterproben und 2017 intracutane Tuberkulinproben (1 : 200) ergaben bei 4347 GS-Beamten einen Tuberkulin-Kataster von 78,23% (Moro-positiv waren 53,98%). Der Tuberkulin-Kataster dieser Personengruppe in den einzelnen Altersgruppen weicht 1958 bei den 18- bis 22Jährigen kaum von den im Vorjahresbericht aufgezeichneten Werten der 1957 Erfaßten ab. In den höheren Altersstufen sind die Zahlen der Probanden zu klein, um aus dem Absinken in den Gruppen der 23- bis 25jährigen und dem Ansteigen bei den 25- bis 40jährigen bindende Schlüsse zu ziehen. (Selbstverständlich muß sich der 1957 — vor Einführung der BCG-Impfung — aufgestellte Tuberkulin-Kataster des gesamten BGS durch die infolge der Impfung erworbene Tuberkulin-Allergie geändert haben. Erhebungen hierüber setzen jedoch eine Tuberkulin-Kontrolltestung voraus). Von den 951 Tuberkulin-Negativen wurden 923 (97,05%) 1958 mit BCG geimpft. Komplikationen (z. B. Impf-Ulcera) wurden in keinem Falle beobachtet; nur in einem Falle kam es zu kurzdauernder geringfügiger Lymphdrüsenschwellung in der Leistenbeuge nach BCG-Impfung am Oberschenkel. Die Impfnachschau ließ in 95,35% eine lokale Reaktion an der Impfstelle erkennen. Bei den Tuberkulin-Proben nach der Impfung reagierten 79,22% bereits auf die Moro-Pflasterprobe. Der Tuberkulin-Kataster stieg nach der Impfung von 0 auf 97,16%. Diese Prozentwerte entsprechen etwa den für 1957 mitgeteilten. In der Zahl der Geimpften sind 13 vor der Einstellung bei anderen Impfstellen und 39 beim BGS Tuberkulose-Schutzgeimpfte enthalten, die eine Tuberkulin-Allergie nach der ersten Impfung nicht erworben hatten; nach der 2. Impfung reagierten die ersten (13) nunmehr zu 100%, die anderen (39) zu 89,47% positiv auf Tuberkulin.

Es kann festgestellt werden, daß die Tuberkulose-Fürsorge im BGS dank der eifrigen Mitarbeit der GS-Sanitätsoffiziere nun soweit ausgebaut ist, daß sie die ihr obliegenden wichtigen Aufgaben in der vorbeugenden Gesundheitsfürsorge zum Nutzen der Truppe erfüllen kann, wenn auch auf einzelnen Gebieten noch Ergänzungen wünschenswert sind.

4. Tuberkuloseüberwachung in der Bundeswehr

Für das Berichtsjahr 1958 können erstmalig Gesamtzahlen über die Ergebnisse der Schirmbilduntersuchungen bei Soldaten der Bundeswehr bekanntgegeben werden. Sie betragen 156573 und gliedern sich in 57319 Einstellungs- und 99234 Wiederholungsuntersuchungen. In die letzte Zahl sind die Schirmbilduntersuchungen anläßlich der Beendigung des Wehrdienstes eingeschlossen.

Die im Tuberkulosejahrbuch 1957 erläuterte Organisation hat sich als geeignet erwiesen und wurde beibehalten.

Die Verdachtsfälle bei den Wiederholungsuntersuchungen der Soldaten auf Zeit und der Berufssoldaten werden durch Lungenfachärzte des Wehrmedizinalamtes nachuntersucht. Das Verfahren, die Nachuntersuchungen bei Einstellungen und Entlassungen durch freipraktizierende Fachärzte, Krankenhäuser, Lazarette oder Gesundheitsämter vornehmen zu lassen, hat sich bewährt. Dadurch ist es möglich, in kürzester Zeit die endgültige Diagnose und den Tauglichkeitsgrad zu ermitteln. Am Tage der Auswertung werden den zuständigen Truppenärzten über Fernschreiber die Namen der einer Lungenerkrankung verdächtigen Soldaten bekanntgegeben mit der Aufforderung, eine umgehende Nachuntersuchung zu veranlassen. Die Nachuntersuchungsergebnisse werden dann nochmals im Wehrmedizinalamt nach den Tauglichkeitsbestimmungen der Bundeswehr überprüft. Notwendige Behandlungsmaßnahmen sind von den Truppenärzten nach den Vorschlägen der nachuntersuchenden Ärzte inzwischen bereits eingeleitet. Rekruten, bei denen die Nachuntersuchung eine behandlungsbedürftige, aber auch eine inaktive Lungentuberkulose ergeben hat, werden unter Benachrichtigung der zuständigen Gesundheitsämter wieder aus dem Wehrdienst entlassen. Unter den im Berichtsjahr untersuchten Soldaten wurden im einzelnen folgende Erkrankungen ermittelt.

	Einstellungsuntersuchungen	Wiederholungsuntersuchungen
Ia	0,23‰	0,11‰
Ic	1,7 ‰	0,52‰
IIa	2,7 ‰	2,5 ‰
III	0,34‰	0,23‰

Bei den Einstellungsuntersuchungen liegt die Zahl der bestätigten Befunde deutlich höher als bei den Wiederholungsuntersuchungen der bereits im Wehrdienst befindlichen Längerdienenden.

Besonders augenfällig ist der Unterschied bei den Ia- und Ic-Fällen. Der geringere Anteil dieser Erkrankungsformen bei den schon im Wehrdienst befindlichen beweist den Wert und die Bedeutung der Schirmbilduntersuchung als Maßnahme der Auslese und der Expositionsprophylaxe.

Im Berichtsjahr wurden für 169 Soldaten Heilverfahren genehmigt. Diese ergeben sich naturgemäß nur zu einem Teil aus den Resultaten der RRU, zum anderen aus den anläßlich akuter pulmonaler oder anderweitiger Erkrankungen getroffenen diagnostischen Maßnahmen. Die Pleuritis exsudativa ist mit 29, die Boecksche Erkrankung mit 2 Fällen beteiligt.

Des weiteren wurden wegen extrapulmonaler Tuberkulose 15 stationäre Einweisungen notwendig.

Diese verteilen sich wie folgt:

Urogenitaltuberkulose	6
Halslymphknotentuberkulose	3
Mesenterialdrüsentuberkulose	2
Augentuberkulose	1
Coxitis tuberkulosa	2
Spondylitis tuberkulosa	1

Alle Soldaten auf Zeit und Berufssoldaten, bei denen eine inaktive überwachungsbedürftige Tuberkulose festgestellt wird, sind in einer Überwachungskartei des Wehrmedizinalamtes erfaßt. Ihre Nachuntersuchungen werden zentral gesteuert. Schließlich gehört zu den Aufgaben des Amtes die Beurteilung der Dienstfähigkeit aller an Tuberkulose erkrankten Soldaten und die Prüfung der Anträge auf Wehrdienstbeschädigung.

5. Wohnraumbeschaffung für Tuberkulöse in Schleswig-Holstein

Ein nicht unwesentlicher Teil der Neuerkrankungen ist auf intrafamiliäre Infektionen zurückzuführen. Deshalb bildet die ausreichende Isolierung besonders Offentuberkulöser durch Beschaffung geeigneten Wohnraums ein vordringliches Problem. Die im Rahmen des sozialen Wohnungsbaues gegebenen Möglichkeiten reichen zur Bewältigung dieser Aufgabe nicht aus. Landesvereine zur Bekämpfung der Tuberkulose bemühen sich deshalb darum, diese Bestrebungen finanziell zu unterstützen. Die dafür aufzuwendenden Geldmittel stammen zum Teil aus den Erträgen der Weihnachtsmarkenaktionen, die in Niedersachsen, Nordrhein-Westfalen, Hessen, Baden-Württemberg, Bayern und West-Berlin seit Jahren regelmäßig durchgeführt werden, zum Teil werden sie durch sonstige Sammlungen aufgebracht.

Nachstehend berichtet Direktor Zappe, der Präsident der Schleswig-Holsteinischen Vereinigung zur Bekämpfung der Tuberkulose über Verfahrensfragen bei der Beschaffung von Wohnraum für Tuberkulose:

„Die Vereinigung ist seit Jahren tätig, Tuberkulösen bei der Beschaffung und Sanierung von Wohnräumen zu helfen. Neben der Beratung werden billige Darlehen zur Verfügung gestellt. Diese gelten bei Neubauten als Eigenleistung oder als Baukostenzuschuß bzw. Genossenschaftsanteil.

Die Bedingungen sind günstig. Zinsen und Verwaltungskosten werden den Veränderungen auf dem Geldmarkt angepaßt und sie betragen z. Zt. 2½% und ½% per anno. Die Tilgung richtet sich individuell nach den wirtschaftlichen Verhältnissen des Darlehensnehmers. Die Darlehen fügen sich somit gut in die übliche Finanzierung des sozialen Wohnungsbaues ein und werden deshalb gerne und reichlich von den Bauwilligen wie den Bauträgern in Anspruch genommen.

Das Verfahren der Darlehensbewilligung ist ausschließlich persönlich, weil die jeweils vorliegenden wirtschaftlichen, menschlichen und wunschmäßigen Gegebenheiten berücksichtigt werden sollen, indem Höhe der Darlehen und die Laufzeit nach diesen ausgerichtet werden.

Alle Baumöglichkeiten, An-, Um-, Ausbau und Neubau sowie Ermietungen werden zur geeigneten Wohnraumsanierung herangezogen. Wegen der Individualität sind feststehende Anleitungen und Ratschläge von uns nicht formuliert. Bei Neubauten reichen in baulicher Hinsicht nach unserer Ansicht im allgemeinen die landesüblichen technischen Anweisungen aus. Prof. Dr. Klose, Leiter des hygienischen Institutes in Kiel hatte vor Jahren angeregt, bei Bauvorhaben des sozialen Wohnungsbaues Wohnungen mit einem besonderen Zimmer, das für Tuberkulöse reserviert bleiben sollte, einzuplanen. Dieses Zimmer sollte einen getrennten Zugang haben, mindestens 10 qm groß sein, ein Waschbecken enthalten und möglichst einen kleinen Austritt vorweisen. Den Bemühungen der Vereinigung gelang es, im Jahre 1951 einen bautechnischen Erlaß der Landesregierung in Schleswig-Holstein durchzusetzen, der die Anregung von Prof. Dr. Klose berücksichtigte und lautete:

Landesregierung Schleswig-Holstein — Kiel-Wik, 3. 3. 1951

Der Landesminister für Arbeit,
Soziales und Vertriebene
Abt. II — Bau-, Wohnungs- und
Kleinsiedlungswesen
IX/20.38.8

Bautechnischer Erlaß Nr. 154

Bei größeren Bauvorhaben von mehr als 20 Wohnungen sind 3% als Tbk.-Wohnungen zu bauen und dementsprechend zu finanzieren.

Wohnungen für Tbk.-Kranke brauchen nicht in abgeschlossenen Blocks errichtet zu werden. Sie können ohne Gefahr für die Allgemeinheit einzeln in das ganze Wohngebiet einer Stadt eingestreut werden. In erster Linie sind die baulich weniger ausgenutzten Randgebiete für Tbk-Wohnungen vorzusehen. Kleinsiedlungen, ein -und zweigeschossige Ein- und Zweifamilienhäuser sind am besten dafür geeignet. Aber auch im Geschoßwohnungsbau ist die hygienisch einwandfreie und unauffällige Einfügung zweckentsprechender Wohnungen möglich. Innerhalb einer größeren Siedlung sind in erster Linie die Einzelhäuser für Tbk-Wohnungen vorzusehen, danach die Doppelhäuser und die Endhäuser von Gruppen- und Reihenhäusern. Bei Doppelhäusern sind Tbk-Wohnungen immer in dem besser besonnten Hausteil vorzusehen, bei Gruppen- und Reihenhäusern immer in dem günstigeren von beiden Endhäusern, d. h. Tbk-Wohnungen sollen immer drei Außenwände haben. Es sollen möglichst geringe Raumtiefen gewählt werden, da in derartigen Räumen eine ausreichende Besonnung am ehesten gewährleistet ist. Tbk-Zimmer sollten nur ausnahmsweise in Erdgeschossen vorgesehen werden. In mehr als zweigeschossigen Bauten kann die Anordnung von Tbk-Wohnungen wegen der damit verbundenen Häufung von solchen Wohnungen an einem Treppenhaus unerwünscht sein. Wohnungen, die keine direkte Querdurchlüftung haben, dürfen nicht als Tbk-Wohnungen ausgebaut werden, d. h. in den Wohnungen von Drei- und Vier-Spännern, die nur über ein Treppenhaus hinweg querdurchlüftbar sind, dürfen keine Zimmer für Tbk-Kranke vorgesehen werden. Außenganghäuser sind für den Einbau solcher Wohnungen jedoch günstiger. Krankenzimmer sollten nach Möglichkeit im obersten Geschoß (bzw. auch im Dach) untergebracht werden, da, wo eine günstige Besonnung am wenigsten durch eine Nachbarbebauung beeinträchtigt werden kann. Sie dürfen nur vom Flur aus zu betreten sein und keine Tür zum Nachbarzimmer haben.

Krankenzimmer müssen mindestens 10 qm groß und heizbar sein. Die Beheizung mittels eines durchgebauten Ofens ist erwünscht, weil dadurch die Mitbenutzung des Krankenzimmers durch andere Familienangehörige eingeschränkt werden kann. Ein Austritt ins Freie soll vorhanden sein. Dieser braucht kein großer Balkon zu sein, sondern nur eine kleine Tragplatte mit Gitter, die es gestattet, daß die Fenstertüren geöffnet werden können und der ruhende Körper teilweise draußen liegen kann.

Ein eigener Abort für den Kranken ist anzustreben; er ist jedoch nicht unbedingt notwendig. Ein besonderer im Krankenzimmer liegender Waschtisch mit fließendem Wasser ist dringend erwünscht."

Die Vereinigung hatte sich bereit erklärt, DM 1500,— zu diesen evtl. Mehrkosten beizusteuern. Die Empfehlungen dieses Erlasses konnten sich in der Praxis nicht durchsetzen. Wohnungen in Häuserblocks, bei denen einige Balkone und Austritte versuchsweise gebaut und eingestreut mit tbk-kranken Familien belegt wurden, waren schon äußerlich als Tbk-Wohnungen markiert und dementsprechend bekannt. Statt Liegekuren verführten diese Balkone zur Einnahme des Nachmittagskaffees mit der Verwandtschaft. Die mit einer Waschgelegenheit zusätzlich ausgestatteten Zimmer wurden vorzugsweise zur finanziellen Verbesserung untervermietet und damit dem Zweck entfremdet. Das Krankenzimmer im Dachgeschoß war ungeeignet, da die Tbk-Kranken wegen ihrer Atmungsbeschwerden eine Erdgeschoßwohnung bevorzugten.

Man sollte unserer Meinung nach wegen dieser Erfahrungen, die sich vielleicht mit anderorts gemachten decken, von solchen Besonderheiten für Tbk-Kranke im Wohnungsbau absehen.

Für sehr wesentlich dagegen halten wir, daß neben den im Tuberkulosehilfegesetz vorgesehenen Beihilfen für Verbesserungen der Wohnverhältnisse solche auch als Mietbeihilfen vorgesehen werden, die *noch dann* für eine gewisse Zeit *weitergezahlt* werden, wenn die Fürsorge, die Arbeitsämter und die Rentenversicherungsträger Mietbeihilfen nicht mehr leisten, da der Empfänger wieder in Arbeit steht. Die volle Mietzahlung ist bei den doch immerhin hohen Mieten im Wohnungsneubau für den, der gerade wieder zu arbeiten anfängt, eine finanzielle Belastung, die zu Einsparungen in der Lebenshaltung zwingt, vor allem beim Essen. Eine Staffelung der Mietbeihilfen nach Einkommen und Familienstand wäre zweckmäßig.

Merkblatt

über die Strahlenbelastung bei der Röntgendiagnostik der Tuberkulose im Kindesalter

Herausgegeben vom „Arbeitsausschuß für Kindertuberkulose" in Zusammenarbeit mit dem „Arbeitsausschuß für Röntgenschirmbilduntersuchungen und für Röntgentechnik" und dem „Arbeitsausschuß für Tuberkulosefürsorge" des Deutschen Zentralkomitees zur Bekämpfung der Tuberkulose

im Benehmen mit der Deutschen Gesellschaft für Kinderheilkunde und der Deutschen Röntgengesellschaft

Die enggezogene Indikationsstellung ist Voraussetzung für jede Röntgenuntersuchung. Speziell in der Tuberkulosediagnostik (vor allem bei Umgebungsuntersuchungen, Reihenuntersuchungen bzw. RP) soll eine sachgerechte Tuberkulindiagnostik (vergleiche Richtlinien für die Tuberkulose-Schutzimpfung mit BCG des Deutschen Zentralkomitees zur Bekämpfung der Tuberkulose) der radiologischen Untersuchung vorausgehen.

Der Strahlenschutz

bei der Röntgendiagnostik im Kindesalter — insbesondere bei der Tuberkulose — soll sich sowohl auf den Patienten, als auch auf das Personal erstrecken. Der Strahleneffekt betrifft die Körperzellen (= somatische Strahlenbelastung) oder/und die Keimzellen (= genetische Strahlenbelastung).

Die *somatische Strahlenbelastung* muß auf ein für die diagnostischen Ziele vertretbares Minimum eingeschränkt werden. Die *genetische Strahlenbelastung* soll bei gonadenfernen Untersuchungen möglichst weitgehend ausgeschaltet, bei Untersuchungen in der Gonadenregion auf ein Mindestmaß reduziert werden.

Die Hauptgefahren beim Kinde sind:

1. die hohe Strahlenempfindlichkeit des kindlichen Organismus,
2. das beim Kinde im Vergleich zum Erwachsenen relativ ungünstige Verhältnis des durchstrahlten Volumens zum Gesamtkörpervolumen,

3. die geringe Distanz der Gonaden vom Strahlenkegel bei der Mehrzahl der Untersuchungen; diese Gefahrenquelle wird durch die Unruhe des Kindes noch verstärkt.

Um diesen Gegebenheiten Rechnung zu tragen, sind folgende Maßnahmen zu beachten:

1. Verwendung der Röntgenaufnahmen (gegebenenfalls in 2 Ebenen) anstelle der Durchleuchtung als *Basis* der Routineuntersuchung.

   Trotz sachgerechter Durchleuchtung (kleines Feld, Wandern des Zentralstrahles, beste Adaptation) liegt die Strahlenbelastung bei der Durchleuchtung wesentlich höher als bei einer sachgerechten Aufnahme; bei schlechter Durchleuchtungstechnik (weiche ungefilterte Strahlung, großes Feld, schlechte Adaptation, lange Durchleuchtungszeit) kann sie bis auf das 50-fache ansteigen.
2. Verminderung der Strahlendosis bei *Röntgenaufnahmen* durch
   a) Beschränkung des Belichtungsfeldes auf eine diagnostisch mögliche Minimalgröße durch Lichtvisier-Blende oder Bleiabdeckung
   b) ausreichende Strahlenfilterung (Gesamtfilterwert mindestens 2 mm Al)
   c) Anwendung möglichst hoher Röhrenspannungen bei Untersuchungen in gonadennahen Körperregionen
   d) Vermeidung von unnötigen Aufnahmewiederholungen (wegen „Schönheitsfehlern", Überschneidung verschiedener Untersuchungsstellen, Berücksichtigung von Voruntersuchungen — Filmaustausch)
   e) Verwendung von geeigneten Verstärkerfolien und hochempfindlichen Filmen, soweit sie den diagnostischen Wert der Aufnahme nicht beeinträchtigen
   f) besondere Sorgfalt in der Dunkelkammerarbeit (vor allem rechtzeitige Erneuerung und laufende Regenerierung der Entwicklerlösung sowie richtige Entwicklertemperatur)
   g) Einhaltung eines optimalen Focushautabstandes (keinesfalls unter 0,5 m)
   h) Verwendung strahlensparender technischer Verfahren bei Spezialuntersuchungen z. B. Simultanschichtverfahren.
3. Verminderung der Strahlendosis bei der *Durchleuchtung*, soweit diese aus diagnostischen und technischen Gründen überhaupt notwendig ist, durch
   a) bestmögliche Adaptation (Mindestzeit 30 Minuten im Dunkeln oder 10 Minuten im Dunkeln nach vorherigem Tragen einer DIN 6842 entsprechenden Adaptationsbrille)
   b) Beschränkung des Durchleuchtungsfeldes auf eine diagnotsisch mögliche Minimalfeldgröße, Wandern des Zentralstrahles
   c) ausreichende Strahlenfilterung (Gesamtfilterwert mindestens 2 mm Al)
   d) Beachtung des Leistungsabfalles des Leuchtschirmes
   e) Berücksichtigung neuerer strahlensparender technischer Verfahren z. B. Bildverstärker unter Adaptation
4. *Zusätzliche Maßnahmen zur Verminderung der genetischen Strahlenbelastung durch*
   a) völliges Abdecken der Gonadenregion bei gonadenfernen Aufnahmen einschließlich Schirmbildaufnahmen (z. B. mit Bleigummischürzen, -platten und spezieller Strahlenschutztischen)
   b) Anbringen von Strahlenschutzkapseln (Scrotum) und -platten (Ovarien) bei Röntgenuntersuchungen in unmittelbarer Nachbarschaft der Gonaden, soweit das diagnostische Ziel nicht beeinträchtigt wird
5. *Auflockerung der zeitlichen Dichte der Röntgenuntersuchungen durch*
   a) Beschränkung der Aufnahmezahl und Durchleuchtungszeiten bei mehrteiligen Untersuchungsverfahren (Schichtaufnahmen, Breipassagen, Urogrammen, Angiocardiogrammen, Herzkatheter). Voruntersuchungen sind zu berücksichtigen
   b) Kontrollen in nicht zu engen Zeitabständen (bei Lungentuberkulosen z. B. akute Generalisierungsformen etwa nach einem Monat, heilende Primärtuberkulosen etwa nach 3 Monaten, sicher inaktive Primärtuberkulosen im Abstand von etwa 6 Monaten bis 1 Jahr)

Der Strahlenschutz des technischen Personals und der Hilfspersonen richtet sich nach den berufsgenossenschaftlichen Vorschriften (Unfallverhütungsvorschrift der Berufsgenossenschaft für Gesundheitsdienst und Wohlfahrtspflege, Hamburg, Holstenwall 8).

Den besonderen Belastungen dieses Personenkreises bei der Röntgendiagnostik im Kindesalter müssen zusätzliche Schutzmaßnahmen Rechnung tragen. Im übrigen sind auch die einschlägigen DIN-Vorschriften und -Empfehlungen, insbesondere DIN 6801, 6811, 6812, 6813,

6814 und 6815 zu beachten (siehe hierzu H. Graf und A. Schaal: „Erläuterungen zu den Strahlenschutznormen für medizinische Röntgeneinrichtungen, -anlagen und Röntgenschutzkleidung").

Bei Erfüllung aller dieser Maßnahmen stellt die Routine-Röntgendiagnostik auch beim Kinde keine Gefahrenquelle dar.

Augsburg, im November 1959

Veröffentlichungen

Janz, Hj.: Kritische Betrachtung der Rehabilitation Tuberkulöser. Tuberk.-Arzt **7**, 488 (1959)

Keutzer, A.: Neuere Gesichtspunkte zur Frage der Röntgen-Reihenuntersuchungen. Ärztliche Praxis **1**, 17. (1959)

— Vergleichende Betrachtungen über die Tuberkulose-Situation in West- und Mitteldeutschland. Tuberk.-Arzt **7**, 460 (1959)

Sachverzeichnis

(Fette Zahlen: Hauptabschnitte)